Micologia Médica

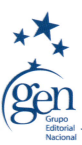

O GEN | Grupo Editorial Nacional – maior plataforma editorial brasileira no segmento científico, técnico e profissional – publica conteúdos nas áreas de ciências da saúde, exatas, humanas, jurídicas e sociais aplicadas, além de prover serviços direcionados à educação continuada e à preparação para concursos.

As editoras que integram o GEN, das mais respeitadas no mercado editorial, construíram catálogos inigualáveis, com obras decisivas para a formação acadêmica e o aperfeiçoamento de várias gerações de profissionais e estudantes, tendo se tornado sinônimo de qualidade e seriedade.

A missão do GEN e dos núcleos de conteúdo que o compõem é prover a melhor informação científica e distribuí-la de maneira flexível e conveniente, a preços justos, gerando benefícios e servindo a autores, docentes, livreiros, funcionários, colaboradores e acionistas.

Nosso comportamento ético incondicional e nossa responsabilidade social e ambiental são reforçados pela natureza educacional de nossa atividade e dão sustentabilidade ao crescimento contínuo e à rentabilidade do grupo.

Micologia Médica

Regina Casz Schechtman
Professora Associada e Coordenadora do Curso de Pós-Graduação em Dermatologia
da Pontifícia Universidade Católica do Rio de Janeiro (PUC-Rio). Chefe do Setor de Micologia
do Instituto de Dermatologia Professor Rubem David Azulay (IDPRDA) da Santa Casa
da Misericórdia do Rio de Janeiro. Doutora em Dermatologia pela University of London
(St. John's Institute of Dermatology, St. Thomas & Guy's Hospitals). Médica Graduada
pela Universidade do Estado do Rio de Janeiro (UERJ). Pós-Graduada no Serviço
de Dermatologia do Hospital Universitário Pedro Ernesto (HUPE/UERJ).

David Rubem Azulay
Professor Titular do Curso de Pós-Graduação em Dermatologia da Pontifícia
Universidade Católica do Rio de Janeiro (PUC-Rio). Chefe de Serviço do Instituto
de Dermatologia Professor Rubem David Azulay (IDPRDA) da Santa Casa da Misericórdia
do Rio de Janeiro. Professor Adjunto de Dermatologia da Universidade Federal do Rio
de Janeiro (UFRJ) e da Fundação Técnico-Educacional Souza Marques.
Mestre e Doutor em Dermatologia pela UFRJ. Pós-Graduado no Serviço de Dermatologia
(Professor Raul Fleischmajer) do Mount Sinai Hospital, EUA, e no Serviço de Dermatologia
(Professor Jean Civatte) do Hospital Saint Louis, França.

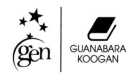

- Os autores deste livro e a editora empenharam seus melhores esforços para assegurar que as informações e os procedimentos apresentados no texto estejam em acordo com os padrões aceitos à época da publicação, *e todos os dados foram atualizados pelos autores até a data do fechamento do livro*. Entretanto, tendo em conta a evolução das ciências, as atualizações legislativas, as mudanças regulamentares governamentais e o constante fluxo de novas informações sobre os temas que constam do livro, recomendamos enfaticamente que os leitores consultem sempre outras fontes fidedignas, de modo a se certificarem de que as informações contidas no texto estão corretas e de que não houve alterações nas recomendações ou na legislação regulamentadora.

- Data do fechamento do livro: 25/02/2022

- Os autores e a editora se empenharam para citar adequadamente e dar o devido crédito a todos os detentores de direitos autorais de qualquer material utilizado neste livro, dispondo-se a possíveis acertos posteriores caso, inadvertida e involuntariamente, a identificação de algum deles tenha sido omitida.

- **Atendimento ao cliente: (11) 5080-0751 | faleconosco@grupogen.com.br**

- Direitos exclusivos para a língua portuguesa
  Copyright © 2022 by
  EDITORA GUANABARA KOOGAN LTDA.
  Uma editora integrante do GEN | Grupo Editorial Nacional
  Travessa do Ouvidor, 11
  Rio de Janeiro – RJ – CEP 20040-040
  www.grupogen.com.br

- Reservados todos os direitos. É proibida a duplicação ou reprodução deste volume, no todo ou em parte, em quaisquer formas ou por quaisquer meios (eletrônico, mecânico, gravação, fotocópia, distribuição pela Internet ou outros), sem permissão, por escrito, da Editora Guanabara Koogan Ltda.

- Capa: Bruno Sales

- Imagens da capa: iStock (Christoph Burgstedt - ID: 1159091594; iLexx - ID: 483767844; Dr_Microbe - ID: 1164939439)

- Editoração eletrônica: Know-how Desenvolvimento Editorial Ltda.

- Ficha catalográfica

CIP-BRASIL. Catalogação na Publicação
Sindicato Nacional dos Editores de Livros, RJ

S333m

Schechtman, Regina Casz
Micologia Médica / Regina Casz Schechtman, David Rubem Azulay. - 1. ed. - Rio de Janeiro : Guanabara Koogan, 2022.
: il. ; 28 cm.

Inclui bibliografia e índice
ISBN 978-85-277-3807-1

1. Micologia médica. I. Azulay, David Rubem. II. Título.

22-75914 CDD: 616.96901
          CDU: 579.887:616

Meri Gleice Rodrigues de Souza – Bibliotecária – CRB-7/6439

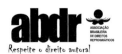

Epígrafe

Certa vez, um professor muito querido da Faculdade de Ciências Médicas da Universidade do Estado do Rio de Janeiro (UERJ), Américo Piquet Carneiro, me disse: "Certa está Cora Coralina quando afirmou a necessidade de uma cadeira de sonhos na Universidade." Essa frase muito me impressionou e marcou meu caminho. Por ocasião de minha formatura em medicina em 1986, escrevi este poema:

Faça um "Z" no meu caminho.
Corte com a faca o inacessível.
Chore as lágrimas do Mar Egeu.
Riso-risonho-enfadonho destino.
Mude a lua de lugar.
Esfrie o sol na canção.
Enquadre o mundo na parede.
Seja o-rei-do-seu-eu. (Seja a rainha-do-seu-eu)
Dentro de mim...
Uma Semente,
Gente,
Quente,
Serena.
Valeu a pena!
(Por Regina Casz, em novembro de 1986)

Esse é o meu recado para todos os que estudarem neste livro. Compartilhem! Sonhem! Realizem!

Regina Casz Schechtman

Dedicatória

Desejo homenagear algumas pessoas muito queridas que, ao longo da minha vida profissional, me auxiliaram e me incentivaram a trilhar o conhecimento e a paixão pela micologia médica.

Às minhas fiéis escudeiras no Laboratório de Micologia do Instituto de Dermatologia Professor Rubem David Azulay (IDPRDA) da Santa Casa da Misericórdia do Rio de Janeiro:

- Euzarlinda Eurich Reis, que trabalhou comigo no laboratório durante 14 anos e partiu prematuramente. Gostaria de fazer um agradecimento especial à ela. Parte do acervo fotográfico deste livro contou com sua valiosa colaboração

- Jeanne Macedo, uma funcionária muito especial com quem tenho a sorte de trabalhar. Ela que, com entusiasmo e amor à profissão, cuida do nosso Laboratório de Micologia e do material de ensino para os alunos da pós-graduação. Sua contribuição para a execução deste livro foi inestimável.

A meus mestres na medicina, na dermatologia e na micologia médica:

- Ao queridíssimo Professor Américo Piquet Carneiro, por me incentivar a sonhar e a ter resiliência

- Agradeço o Professor Jefferson Carvalhaes de Oliveira, pelos ensinamentos em micologia médica durante minha formação no Serviço de Dermatologia do Hospital Universitário Pedro Ernesto da Universidade do Estado do Rio de Janeiro (HUPE/UERJ). Com muita paciência e tolerância diante de nossas dúvidas e questionamentos, o Professor Jefferson demonstrou, acima de tudo, seu amor pelo ensino, compartilhando com todos seu conhecimento, sem barreiras

- Deixo uma homenagem póstuma a meu querido e estimado Professor Bodo Wanke, que perdemos no ano de 2021 para a Covid-19. O Professor Bodo não apenas me ensinou micologia como também abriu as portas de seu serviço e laboratório no INI/Fiocruz, para que eu pudesse aprimorar meus conhecimentos durante inúmeras etapas da minha vida profissional. Um verdadeiro mestre e um exemplo de ser humano

- Gostaria de dedicar este livro e agradecer imensamente ao Professor Roderick James Hay, membro da International Foundation of Dermatology, meu orientador de doutorado na London University, no período de 1990 a 1995, que expandiu meus conhecimentos ao me aceitar no departamento de micologia do St John's Institute of Dermatology do St Thomas' & Guy's Hospitals. Mais do que tudo, mostrou-me o mundo por meio da micologia, com suas diversas realidades, e me deixou sua parceria e amizade, que continuam até os dias de hoje, mesmo após mais de 25 anos, e apesar da distância

- Por fim, não poderia deixar de homenagear e agradecer o Professor Rubem David Azulay, que, no ano de 1996, após retornar do doutorado na Inglaterra, acreditou em meu potencial e me convidou para chefiar o Setor de Micologia do IDPRDA da Santa Casa da Misericórdia do Rio de Janeiro e também para a coordenação de seu Curso de Pós-Graduação em Dermatologia.

Meu muito obrigada a todos!

Regina Casz Schechtman

Agradecimentos

Gostaria de agradecer a todos os colaboradores, personagens fundamentais na elaboração desta obra. Sou grata também a todos os que fizeram ou fazem parte da construção do Setor de Micologia do Instituto de Dermatologia Professor Rubem David Azulay (IDPRDA) da Santa Casa da Misericórdia do Rio de Janeiro. Ao querido chefe e amigo David Rubem Azulay, às amigas dermatologistas Luna Azulay Abulafia e Angela Gasparini, obrigada pelo incentivo. Ao colega Professor José Augusto da Costa Nery, à Andreia Nery e a todos os funcionários do Setor de Dermatologia Sanitária do IDPRDA, onde se iniciou o Ambulatório de Esporotricose, que depois foi transformado no Ambulatório de Micologia. A todos meus colegas do IDPRDA, que, de maneira direta ou indireta, incentivaram e colaboraram para a elaboração deste livro e para a história do Setor de Micologia do IDPRDA.

Sou imensamente grata a todos os que contribuíram com sua dedicação, sugestões e incentivos a esta obra, que resulta de mais de 25 anos de estudo e ensino na área da micologia médica. Meus agradecimentos se estendem também aos alunos do curso de pós-graduação em dermatologia, objetivo principal de minha dedicação ao ensino da micologia.

Agradeço todos os colegas que me ajudaram e que compartilham comigo a dedicação à micologia, em especial: Jefferson Carvalhaes de Oliveira, Elzarlinda Eurich Reis (*in memoriam*), Jeanne Macedo, Alba Regina Magalhães, Maria Helena Galdino Figueiredo de Carvalho, Leonardo Silva Barbedo, Marcos Vinicius Santos, Deborah Magalhães C. de Castro e Eduardo Mastrangelo Marinho Falcão.

Regina Casz Schechtman

Colaboradores

Alex Panniza Jalkh

Médico Cirurgião da Universidad de Cartagena, Colômbia (validado pela Universidade Federal do Rio de Janeiro [UFRJ]). Residência Médica em Dermatologia pelo Hospital Universitário Getúlio Vargas (HUGV), Manaus/AM. Mestre em Doenças Infecciosas e Tropicais pela Fundação de Medicina Tropical (FMT-HVD) da Universidade do Estado do Amazonas (UEA). Membro Efetivo da Sociedade Brasileira de Dermatologia (SBD), da Sociedade Brasileira de Cirurgia Dermatológica (SBCD) e do Colegio Ibero Latinoamericano de Dermatología (CILAD). Ex-Preceptor da Residência Médica da HUGV e da FMT-HVD. Professor da Faculdade de Medicina da Faculdade Metropolitana de Manaus (Fametro).

Alexandro Bonifaz

Chefe do Departamento de Micologia do Hospital General de México "Dr. Eduardo Liceaga", Cidade do México, México. Pesquisador Sênior. Professor da Universidad Nacional Autónoma de México (UNAM).

Ana Carolina Gonçalves Brito

Graduação em Medicina pela Universidade do Estado do Rio de Janeiro (UERJ). Residência Médica em Anatomia Patológica pela UERJ. Professora Auxiliar de Patologia da Faculdade de Medicina da Universidade Federal Fluminense (UFF).

Beatriz Moritz Trope

Doutora em Medicina (área de concentração: Dermatologia) pela Faculdade de Medicina da Universidade Federal do Rio de Janeiro (UFRJ). Dermatologista do Hospital Universitário Clementino Fraga Filho (HUCFF) da UFRJ. Chefe dos ambulatórios de Dermatologia do HUCFF da UFRJ. Responsável pelo ambulatório de Imunossupressão do HUCFF da UFRJ.

Bodo Wanke

Mestrado e Doutorado em Doenças Infecciosas e Parasitárias pela Universidade Federal do Rio de Janeiro (UFRJ). Professor Titular e Pesquisador Emérito da Fundação Oswaldo Cruz (Fiocruz). Coordenador do Laboratório de Referência Nacional para Micoses Sistêmicas do Ministério da Saúde.

Carmelia Matos Santiago Reis

Membro titular da Sociedade Brasileira de Dermatologia (SBD), Sociedade Brasileira de Cirurgia Dermatológica (SBCD), da Academia Europeia de Dermatologia (EADV) e da Sociedade Brasileira de Micologia (SBMy). Mestre em Dermatologia pela Universidade Federal Fluminense (UFF). Doutora em Dermatologia pela Universidade Federal do Rio de Janeiro (UFRJ). Preceptora de Micologia Médica do Hospital Universitário de Brasília (HUB-UnB). Docente dos cursos de Graduação e Pós-Graduação da Escola Superior de Ciências da Saúde da Fundação de Ensino e Pesquisa do Distrito Federal (ESCS/FEPECS/SES/DF).

Carolina Chrusciak Talhari

Graduação em Medicina pela Universidade Federal do Amazonas (UFAM). Doutorado em Medicina Tropical pela Universidade do Estado do Amazonas (UEA). Professora Adjunta de Dermatologia da Universidade do Amazonas (UEA). Coordenadora do Programa de Pós-Graduação em Ciências Aplicadas à Dermatologia (PPG-CAD) da UEA. Membro Titular da Sociedade Brasileira de Dermatologia (SBD).

Clarisse Zaitz

Sócia Titular da Sociedade Brasileira de Dermatologia (SBD). Mestrado e Doutorado em Dermatologia pela Universidade Federal de São Paulo (Unifesp). Professora Adjunta da Faculdade de Ciências Médicas da Santa Casa de São Paulo. Médica Voluntária do Setor de Dermatoses Infecciosas da Clínica de Dermatologia do Hospital da Santa Casa de São Paulo.

Dayvison Francis Saraiva Freitas

Médico formado pela Universidade Federal do Rio de Janeiro (UFRJ). Dermatologista associado à Sociedade Brasileira de Dermatologia (SBD). Doutor em Medicina Tropical pelo Instituto Oswaldo Cruz da Fundação Oswaldo Cruz (IOC/Fiocruz). Pesquisador em Dermatologia Infecciosa no Instituto Nacional de Infectologia Evandro Chagas-Fiocruz.

Eduardo Mastrangelo Marinho Falcão

Médico Dermatologista pela Sociedade Brasileira de Dermatologia (SBD). Mestre em Medicina Tropical pelo Instituto Oswaldo Cruz da Fundação Oswaldo Cruz (IOC/Fiocruz). Doutorando em Pesquisa Clínica em Doenças Infecciosas pelo Instituto Nacional de Infectologia Evandro Chagas da Fundação Oswaldo Cruz (Fiocruz). Preceptor dos Ambulatórios de Dermatologia Geral e de Micologia do Instituto de Dermatologia Professor Rubem David Azulay (IDPRDA) da Santa Casa da Misericórdia do Rio de Janeiro. Colaborador do Serviço de Dermatologia do Hospital Universitário Clementino Fraga Filho (HUCFF) da Universidade Federal do Rio de Janeiro (UFRJ).

Eugênio G. M. Reis Filho

Médico Dermatologista. Membro Titular da Sociedade Brasileira de Dermatologia (SBD). Docente na Disciplina de Dermatologia da Universidade Católica de Brasília (UCB). *Staff* no Serviço de Dermatologia do Hospital Regional da Asa Norte (HRAN) – Secretaria de Estado de Saúde do Distrito Federal (SES/DF).

Fabio Francesconi

Graduação em Medicina e Residência em Dermatologia pela Universidade do Estado do Rio de Janeiro (UERJ). Mestrado em Doenças Tropicais pela Universidade do Estado do Amazonas (UEA)/Fundação de Medicina Tropical Dr. Heitor Vieira. Doutorado em Dermatologia pela Universidade de São Paulo (USP). Professor Assistente da Universidade Federal do Amazonas (UFAM). Membro Titular da Sociedade Brasileira de Dermatologia (SBD).

Felipe da Costa Llanos

Dermatologista do Instituto de Dermatologia Professor Rubem David Azulay (IDPRDA)/Pontifícia Universidade Católica do Rio de Janeiro (PUC-Rio). Membro da Sociedade Chilena de Dermatología y Venereología (Sochiderm) e do Colegio Ibero Latinoamericano de Dermatología (CILAD).

Flávio de Queiroz Telles Filho

Médico Infectologista. Doutor em Doenças Infecciosas e Parasitárias pela Universidade de São Paulo (USP). Professor Associado do Departamento de Saúde Coletiva da Universidade Federal do Paraná (UFPR). Coordenador do Comitê de Micologia da Sociedade Brasileira de Infectologia (SBI). Coordenador do INFOCUS LATAM da Sociedade Internacional de Micologia Humana e Animal (ISHAM).

Francisca Regina Oliveira Carneiro

Doutora em Dermatologia pela Universidade Federal de São Paulo (Unifesp). Titular de Dermatologia da Universidade do Estado do Pará (UFPA). Especialista em Dermatologia pela Sociedade Brasileira de Dermatologia (SBD).

Guilherme Camargo Julio Valinoto

Sócio Titular da Sociedade Brasileira de Dermatologia (SBD). Aperfeiçoando em Dermatoses Infecciosas na Clínica de Dermatologia do Hospital da Santa Casa de São Paulo.

John Verrinder Veasey

Sócio Titular da Sociedade Brasileira de Dermatologia (SBD). Doutor em Ciências Médicas pela Faculdade de Ciências Médicas da Santa Casa de São Paulo. Professor Assistente da Faculdade de Ciências Médicas da Santa Casa de São Paulo. Responsável pelo Laboratório de Micologia e Setor de Dermatoses Infecciosas da Clínica de Dermatologia do Hospital da Santa Casa de São Paulo.

Kátia Sheylla Malta Purim

Doutora em Medicina e Ciências da Saúde pela Universidade Federal do Paraná (UFRJ).

Kelsen Dantas Eulálio

Graduação em Medicina pela Universidade Federal do Piauí (UFPI). Mestrado e Doutorado em Medicina Tropical pela Fundação Oswaldo Cruz (Fiocruz). Médico da Fundação Municipal de Saúde e do Instituto de Doenças Tropicais Nathan Portela, Teresina/PI. Professor Colaborador com Curso de Especialização em Saúde da Família e Comunidade (EAD) e Mestrado em Saúde da Mulher da UFPI.

Leonardo Lora Barraza

Pós-Graduação em Dermatologia pelo Instituto de Dermatologia Professor Rubem David Azulay (IDPRDA) da Santa Casa da Misericórdia do Rio de Janeiro. Mestrado em Biologia Celular e Molecular pelo Instituto Oswaldo Cruz da Fundação Oswaldo Cruz (IOC/Fiocruz).

Leonardo Quintella

Graduação em Medicina pela Faculdade de Medicina (FM) da Universidade Federal do Rio de Janeiro (UFRJ). Residência médica em Patologia pelo Hospital Universitário Clementino Fraga Filho da UFRJ. Mestre em Anatomia Patológica pelo Departamento de Patologia da FM-UFRJ. Doutor em Pesquisa Clínica em Doenças Infecciosas pelo Instituto Nacional de Infectologia Evandro Chagas (INI-EC) da Fundação Oswaldo Cruz (Fiocruz). Pesquisador Titular do Serviço de Anatomia Patológica do INI-EC da Fiocruz. Professor Adjunto da Disciplina de Anatomia Patológica do Departamento de Patologia e Laboratórios da Faculdade de Ciências Médicas da Universidade do Estado do Rio de Janeiro (UERJ) e Chefe do Setor de Patologia do Instituto de Dermatologia Professor Rubem David Azulay (IDPRDA).

Leonardo Silva Barbedo

Biólogo pela Universidade do Grande Rio (Unigranrio). Mestre em Microbiologia e Parasitologia Aplicadas pela Universidade Federal Fluminense (UFF). Doutorado em Ciências pelo Instituto Nacional de Infectologia Evandro Chagas da Fundação Oswaldo Cruz (INI/Fiocruz). Professor no Instituto de Saúde e Biotecnologia/Coari da Universidade Federal do Amazonas (UFAM).

Ligia Rangel Barboza Ruiz

Sócia Titular da Sociedade Brasileira de Dermatologia (SBD). Mestre em Microbiologia pela Universidade de São Paulo (USP). Médica Voluntária do Setor de Dermatoses Infecciosas da Clínica de Dermatologia do Hospital da Santa Casa de São Paulo.

Luna Azulay Abulafia

Especialista em Dermatologia pela Sociedade Brasileira de Dermatologia (SBD) e em Hansenologia pela Sociedade Brasileira de Hansenologia (SBH). Professora Associada da Faculdade de Ciências Médicas da Universidade do Estado do Rio de Janeiro (UERJ). Professora Titular de Dermatologia da Faculdade de Medicina da Universidade Gama Filho (UGF). Coordenadora do Curso de Dermatologia da Faculdade Estácio de Sá. Professora do Curso de Pós-Graduação em Dermatologia do Instituto de Dermatologia Professor Rubem David Azulay (IDPRDA) da Santa Casa da Misericórdia do Rio de Janeiro. Mestre e Doutora em Dermatologia pela Universidade Federal do Rio de Janeiro (UFRJ).

Marcelo Ricardo Zúñiga Ulloa

Pós-Graduando em Dermatologia no Instituto de Dermatologia Professor Rubem David Azulay (IDPRDA).

Marcos Vinicius Santos

Graduado em Biomedicina: Biomédico. Mestrando em Microbiologia pela Universidade Federal do Rio de Janeiro (UFRJ).

Maria Carolina Zafra Páez

Especialista em Dermatologia pela Sociedade Brasileira de Dermatologia (SBD).

Maria Clara Gutierrez Galhardo

Médica do Laboratório de Pesquisa Clínica em Dermatologia Infecciosa do Instituto Nacional de Infectologia Evandro Chagas da Fundação Oswaldo Cruz (Fiocruz)/Rio de Janeiro. Graduação pela Universidade Federal do Rio de Janeiro (UFRJ). Mestrado em Doenças Infecciosas e Parasitárias pela UFRJ. Doutorado em Dermatologia pela UFRJ. Pós-Doutorado no Instituto de Salud Carlos III do Centro Nacional de Microbiología, Madri/Espanha.

Maria Helena Galdino Figueiredo de Carvalho

Doutora em Ciências pelo Instituto Nacional de Infectologia Evandro Chagas da Fundação Oswaldo Cruz (INI/Fiocruz). Bióloga formada pela Universidade Federal do Rio de Janeiro (UFRJ). Técnica em Saúde Pública do Laboratório de Micologia (INI/Fiocruz). Coordenadora e docente do módulo de Micologia Médica do curso técnico em Biotecnologia do Instituto Oswaldo Cruz (IOC/Fiocruz). Docente Permanente do Programa de Pós-Graduação em Pesquisa Clínica do INI/Fiocruz. Docente do Programa de Pós-Graduação em Dermatologia da Santa Casa de Misericórdia do Rio de Janeiro do módulo Práticas em Micologia Médica.

Miguel Ceccarelli

Pós-Graduação em Dermatologia pelo Instituto de Dermatologia Professor Rubem David Azulay (IDPRDA) do Hospital Geral da Santa Casa da Misericórdia do Rio de Janeiro. Preceptor do Ambulatório de Doenças das Unhas do Serviço de Dermatologia do Hospital Universitário Pedro Ernesto da Universidade Estadual do Rio de Janeiro (HUPE-UERJ). Especialista em Dermatologia pela Sociedade Brasileira de Dermatologia (SBD).

Nicole Fernandez Rodriguez

Pós-Graduanda de Dermatologia no Instituto de Dermatologia Professor Rubem David Azulay (IDPRDA) da Santa Casa da Misericórdia do Rio de Janeiro/Pontifícia Universidade Católica do Rio de Janeiro (PUC-Rio).

Nisansala Nagodavithana

MBBS, MD Dermatology, Consultant Dermatologist do Hospital Universitário da General Sir John Kotelawala Defence University, Sri Lanka.

Paulina Avila Jaramillo

Pós-Graduanda em Dermatologia no Instituto de Dermatologia Professor Rubem David Azulay (IDPRDA). Médica pela Universidad de los Andes, Santiago, Chile.

Prasad Kumarasinghe

Doctor of Medicine University of Colombo, Sri Lanka. Clinical Professor, Faculty of Health and Medical Sciences, University of Western Australia. Dermatologist at Royal Perth Hospital and Western Dermatology. Editorial Board Member, International Journal of Dermatology and Journal of American Academy of Dermatology. Director of International Society of Dermatology.

Priscila Marques de Macedo

Doutorado em Pesquisa Clínica em Doenças Infecciosas pelo Instituto Nacional de Infectologia Evandro Chagas, Fundação Oswaldo Cruz. Pesquisadora em Saúde Pública da Fundação Oswaldo Cruz (Fiocruz).

Regielly Caroline Raimundo Cognialli

Doutoranda em Medicina Interna pela Universidade Federal do Paraná (UFPR). Mestrado em Microbiologia, Parasitologia e Patologia pela UFPR. Residência Multiprofissional em Farmácia e Bioquímica, programa de Hematologia e Oncologia. Hospital de Clínicas pela UFPR. Especialização em Preceptoria em Saúde pela Universidade Federal do Rio Grande do Norte (UFRN). Especialização em Análises Clínicas pela UFPR. Graduação em Farmácia pela UFPR.

Robertha Nakamura

Graduação Médica pela Fundação Técnico Educacional Souza Marques. Pós-Graduação em Dermatologia pelo Instituto de Dermatologia Professor Rubem David Azulay (IDPRDA) da Santa Casa da Misericórdia do Rio de Janeiro. Especialista em Dermatologia pela Sociedade Brasileira de Dermatologia (SBD). Mestre em Dermatologia pela Faculdade de Medicina da Universidade Federal do Rio de Janeiro. Coordenadora do Centro de Estudos da Unha do IDPRDA. Membro Efetivo do Council for Nail Disorders, EUA. Membro Efetivo do European Nail Society, Europa.

Rodrigo de Almeida Paes

Chefe do Laboratório de Micologia do Instituto Nacional de Infectologia Evandro Chagas da Fundação Oswaldo Cruz (Fiocruz)/Rio de Janeiro. Bacharel em Ciências Biológicas (área de concentração: Microbiologia e Imunologia) pela Universidade Federal do Rio de Janeiro (UFRJ). Mestrado e Doutorado em Biologia Celular e Molecular pelo Instituto Oswaldo Cruz da Fundação Oswaldo Cruz (IOC/Fiocruz).

Silvio Alencar Marques

Professor Titular do Departamento de Infectologia, Dermatologia, Diagnóstico por Imagem e Radioterapia da Faculdade de Medicina de Botucatu da Universidade Estadual Paulista (Unesp).

Sinésio Talhari

Graduação em Ciências Médicas pela Universidade Federal Fluminense (UFF). Mestrado em Ciências Médicas pela UFF. Doutorado em Dermatologia pela Escola Paulista de Medicina. Professor Titular de Dermatologia da Universidade Federal do Amazonas (UFAM). Professor da Universidade Nilton Lins. Médico Dermatologista da Fundação Alfredo da Matta. Membro Titular da Sociedade Brasileira de Dermatologia (SBD).

Thomás Novoa Jaeger

Graduação em Medicina pela Universidade de São Paulo (USP). *Fellow* na Harvard University, EUA. Pós-Graduação em Dermatologia pelo Instituto de Dermatologia Professor Rubem David Azulay (IDPRDA). Preceptor de Dermatologia no IDPRDA. Membro da Sociedade Brasileira de Dermatologia (SBD).

Valeska Albuquerque Francesconi do Valle

Graduação em Medicina e Residência Médica pela Universidade Federal do Amazonas (UFAM). Doutorado em Medicina Tropical pela Universidade do Estado do Amazonas (UEA). Professora Adjunta da UEA e da Faculdade Metropolitana de Manaus (Fametro). Dermatologista da Fundação de Medicina Tropical Dr. Heitor Vieira. Membro Titular da Sociedade Brasileira de Dermatologia (SBD).

Vidal Haddad Junior

Professor Titular do Departamento de Infectologia e Dermatologia da Faculdade de Medicina de Botucatu da Universidade Estadual Paulista (Unesp).

Apresentação

A publicação deste livro reflete toda uma experiência adquirida em mais de três décadas de vivência profissional apaixonada da Professora Regina Casz Schechtman pelo tema. Ao longo do tempo, a paixão se tornou um amor apaixonado. O exercício há anos da merecida chefia do Laboratório de Micologia do Instituto de Dermatologia Professor Rubem David Azulay (IDPRDA) da Santa Casa da Misericórdia do Rio de Janeiro reflete todo um comprometimento com o assunto.

Vale lembrar que a tese de seu doutorado, em 1995, sobre *Dermatite seborreica e sua relação com a levedura* Malassezia spp. *em pacientes soropositivos para o vírus HIV*, realizado no St Thomas' & Guy's Hospital, em Londres, só confirma o interesse primordial da autora principal desta obra pela micologia. A participação do Professor David Rubem Azulay, que, como dermatologista eminentemente clínico, reconhece, em muito, a importância da micologia na prática médica e, por conseguinte, interessa-se vivamente pelo tema, deve-se também a sua grande experiência editorial, adquirida como coeditor de um livro-texto e de um atlas tão bem aceitos pela comunidade acadêmica.

Ressalto, ainda, a valiosa contribuição de todos os colaboradores, que foram escolhidos a dedo e que, com sua *expertise*, tornaram denso o conteúdo do livro, disposto em 28 capítulos. A participação desses profissionais é de extrema relevância porque reflete, sobretudo, a vivência diária de cada um deles.

Os autores, cientes de que a modernidade também chegou à micologia, colocam-na ao longo dos diversos capítulos deste livro por meio da valorização de métodos atuais de diagnóstico, como PCR, testes sorológicos, meios de cultura, e talvez, mais importante, dos modernos antifúngicos, tão imprescindíveis para as novas situações clínicas advindas de um número cada vez maior de pacientes imunossuprimidos, de exposições decorrentes de viagens a locais exóticos, assim como a questão das interações medicamentosas com os novos fármacos introduzidos na medicina. É abordado, ainda, o crescente desenvolvimento da resistência fúngica a vários antifúngicos, outrora eficientes.

Esta obra, com certeza superatual, preenche uma lacuna na literatura médica brasileira e será de grande importância a todos aqueles que percebem a importância da micologia na prática médica, ou mesmo veterinária, e que procuram fazer de sua atividade profissional diária a mais responsável possível.

David Rubem Azulay

Prefácio

Meu interesse pela micologia médica surgiu em 1987, durante a formação em dermatologia, quando fui agraciada com uma bolsa de iniciação científica do Conselho Nacional de Desenvolvimento Científico e Tecnológico (CNPq) para pesquisar sobre o tratamento da pitiríase versicolor. Tive como orientador o Professor Jarbas Anacleto Porto, chefe do Serviço de Dermatologia do Hospital Universitário Pedro Ernesto (HUPE) da Universidade do Estado do Rio de Janeiro (UERJ). Durante o curso de pós-graduação, estagiei na Fundação Oswaldo Cruz (Fiocruz) com o Professor Bodo Wanke e a Professora Euzenir Nunes Sarno. Em 1989, fui aceita para estagiar no St. John's Institute of Dermatology e posteriormente para doutoramento sob a orientação do Professor Roderick James Hay, do London School of Tropical Medicine da London University, na Inglaterra, no Reino Unido.

Retornei ao Brasil no fim de 1995, após 5 anos de estágio e estudos, com filho e diploma de doutorado debaixo do braço. Em 1997, recebi a bolsa de pós-doutorado da Coordenação de Aperfeiçoamento de Pessoal de Nível Superior (Capes) para trabalhar no Instituto Fernandes Figueiras da Fiocruz, onde permaneci até o ano de 2001. Em 1998, fui convidada pelo Professor Rubem David Azulay a assumir o Laboratório de Micologia do Instituto de Dermatologia Professor Rubem David Azulay (IDPRDA) do Hospital da Santa Casa da Misericórdia do Rio de Janeiro. Com o passar dos anos, fui organizando o laboratório e criei também um ambulatório de micologia, que passou a fazer parte do Setor de Micologia do IDPRDA, onde trabalho até os dias de hoje.

Com o passar do tempo, senti a necessidade de atualizar meus conceitos e ingressei no curso de Formação Docente em Medicina e Ciências da Saúde: Novas Metodologias na MED da Pontifícia Universidade Católica do Rio de Janeiro (PUC-Rio).

Em 2017, recebi o prêmio Hilton Koch com o resultado do trabalho de conclusão de curso (TCC): *Aprendizagem baseada em problemas e interesse*: metodologia ativa aplicada no ensino de micologia médica para alunos do curso de pós-graduação em dermatologia. Em 2018, coordenei o Curso de Micologia *Online* usando metodologia ativa ligada à tecnologia para a Sociedade Brasileira de Dermatologia (SBD) sob a gestão do Professor José Antonio Sanches Jr. e do Professor Sergio Palma. Mais de 3 mil alunos, de todas as regiões do Brasil, tiveram a oportunidade de aprender micologia gratuitamente e *online*.

Em decorrência desse curso e também dos mais de 25 anos de ensino na área da micologia, organizei este livro, no que contei com o apoio e a orientação de meu amigo e chefe Professor David Rubem Azulay, a quem muito estimo.

Dedico este livro a todos os que desejam aprender micologia médica ligada à dermatologia. A obra conta com a participação de colegas experientes na área de medicina tropical e dermatologia de todo o Brasil e também do exterior.

Dividido nos principais temas da área de micologia médica, contendo micoses superficiais, subcutâneas e sistêmicas profundas, o livro apresenta também capítulo sobre introdução à micologia, métodos diagnósticos em micologia e micoses sistêmicas associadas a pacientes imunodeprimidos. Também oferece uma inédita e importante atualização micológica durante a pandemia da Covid. Cada capítulo é composto por uma parte teórica, bibliografia atualizada, um quadro final com o resumo do tema e um fluxograma para auxiliar o médico nos processos decisórios de seu dia a dia.

Aproveitem esta viagem apaixonante ao mundo da micologia médica!

Regina Casz Schechtman

Sumário

1 Noções Básicas de Micologia, *1*

Leonardo Silva Barbedo
Maria Helena Galdino Figueiredo de Carvalho
Marcos Vinicius Santos

2 Diagnóstico Laboratorial das Micoses, *17*

Maria Helena Galdino Figueiredo de Carvalho
Leonardo Silva Barbedo
Marcos Vinicius Santos

3 *Tinea Nigra*, *31*

John Verrinder Veasey
Guilherme Camargo Julio Valinoto
Ligia Rangel Barboza Ruiz
Clarisse Zaitz

4 *Piedra Negra*, *37*

Alex Panniza Jalkh
Fabio Francesconi
Paulina Avila Jaramillo

5 *Piedra Branca*, *43*

Alex Panizza Jalhh
Fabio Francesconi
Paulina Avila Jaramillo

6 Pitiríase Versicolor, *49*

Ligia Rangel Barboza Ruiz
John Verrinder Veasey
Guilherme Camargo Julio Valinoto
Clarisse Zaitz

7 Dermatofitoses, *55*

Luna Azulay Abulafia
Regina Casz Schechtman
Felipe da Costa Llanos

8 Candidíases, *71*

Regina Casz Schechtman
Eduardo Mastrangelo Marinho Falcão
Beatriz Moritz Trope
Paulina Avila Jaramillo
Nicole Fernandez Rodriguez

9 Infecções Superficiais por Fungos Filamentosos não Dermatófitos, *81*

Regina Casz Schechtman
Robertha Nakamura
David Rubem Azulay
Marcelo Ricardo Zúñiga Ulloa
Thomás Novoa Jaeger

10 Feoifomicoses Subcutâneas, *89*

John Verrinder Veasey
Guilherme Camargo Julio Valinoto
Ligia Rangel Barboza Ruiz
Clarisse Zaitz

11 Cromoblastomicose, *97*

Francisca Regina Oliveira Carneiro

12 Esporotricose, *107*

Dayvison Francis Saraiva Freitas

13 Micetomas, *119*

Carmelia Matos Santiago Reis
Eugênio G. M. Reis Filho
Thomás Novoa Jaeger

14 Lobomicose, *135*

Alex Panizza Jalkh
Fabio Francesconi
Valeska Albuquerque Francesconi do Valle

Micologia Médica

15 Rinosporidiose, *141*

Prasad Kumarasinghe
Nisansala Nagodavithana
Eduardo Mastrangelo Marinho Falcão

16 Entomoftoromicoses, *149*

Eduardo Mastrangelo Marinho Falcão
Alexandro Bonifaz

17 Criptococose, *157*

Maria Clara Gutierrez Galhardo
Rodrigo de Almeida Paes

18 Paracoccidioidomicose, *165*

Silvio Alencar Marques
Priscila Marques de Macedo

19 Histoplasmose, *173*

Sinésio Talhari
Carolina Chrusciak Talhari
Regina Casz Schechtman
Maria Carolina Zafra Páez

20 Coccidioidomicose, *181*

Kelsen Dantas Eulálio
Bodo Wanke

21 Mucormicoses, *195*

Eduardo Mastrangelo Marinho Falcão
Alexandro Bonifaz

22 Talaromicose (Antiga Peniciliose), *203*

Vidal Haddad Junior
Leonardo Lora Barraza

23 Prototecose e Pitiose ("Fungos Falsos"), *205*

Vidal Haddad Junior
Paulina Avila Jaramillo

24 Antifúngicos, *213*

David Rubem Azulay
Regina Casz Schechtman
Miguel Ceccarelli
Paulina Avila Jaramillo

25 Micoses Oportunistas por Leveduras, *225*

Flávio de Queiroz Telles Filho
Kátia Sheylla Malta Purim
Regielly Caroline Raimundo Cognialli

26 Micoses Oportunistas por Fungos Filamentosos, *235*

Flávio de Queiroz Telles Filho
Kátia Sheylla Malta Purim

27 Micoses de Importação, *247*

Kátia Sheylla Malta Purim
Flávio de Queiroz Telles Filho

28 Histopatologia das Micoses, *257*

Leonardo Quintella
Ana Carolina Gonçalves Brito

Índice Alfabético, *267*

Micologia Médica

1 Noções Básicas de Micologia

Leonardo Silva Barbedo* • Maria Helena Galdino Figueiredo de Carvalho • Marcos Vinicius Santos

CARACTERÍSTICAS GERAIS DOS FUNGOS

Os fungos, antigamente considerados plantas primitivas ou degeneradas, durante muito tempo foram classificados como pertencentes ao reino Vegetalia (Plantae). Apesar de os fungos apresentarem aspectos conflitantes com as plantas, sabe-se que as únicas características compartilhadas entre ambos, excluindo as comuns a todos os eucariotos, são a natureza séssil e a forma de crescimento multicelular. Não apresentam clorofila nem pigmentos fotossintéticos, obtendo sua energia por absorção de nutrientes; não armazenam amido e não apresentam celulose na parede celular, salvo alguns fungos aquáticos. Os fungos têm ainda algumas semelhanças com o reino Animalia, ou seja, armazenam glicogênio e contêm quitina na parede celular.

Alguns fungos apresentam, no processo de reprodução sexuada, a fase dicariótica, característica encontrada apenas entre esses organismos, ou seja, após a plasmogamia, não ocorre de imediato a cariogamia, mas, sim, uma fase prolongada na qual a frutificação é composta de células binucleadas com a presença simultânea de dois núcleos haploides sexualmente opostos. Eventualmente, a cariogamia pode não ocorrer, e o dicário se perpetuar na espécie.

Fungos são heterotróficos e eucarióticos, com um núcleo apenas, como as leveduras (Figura 1.1), ou multinucleados, como os fungos filamentosos (bolores) (Figura 1.2) e os cogumelos (fungos macroscópicos) (Figura 1.3). São, em sua maioria, aeróbios obrigatórios, com exceção de certas leveduras fermentadoras anaeróbias facultativas. Todas essas características resumidas é que justificaram, a partir de 1969, com R. H. Whittaker, a criação de um reino separado, o Fungi, também conhecido como Mycetalia.

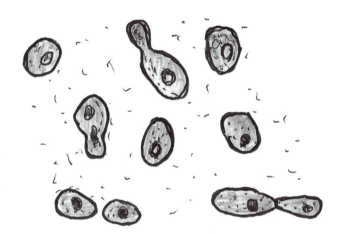

Figura 1.1 Esquema de micromorfologia para leveduras do gênero *Rhodotorula*.

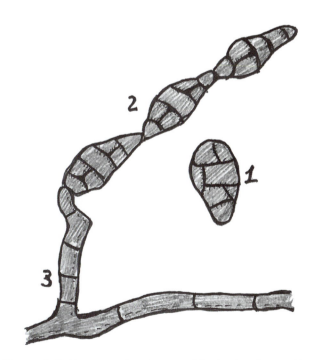

Figura 1.2 Esquema de micromorfologia do gênero *Alternaria*, um bolor negro. Conídio multisseptado (**1**); conídios catenulados de formação acropétala (**2**); e conidióforo (**3**).

---

* Todas as ilustrações do capítulo são de autoria de Leonardo Silva Barbedo e reproduzidas com sua autorização.

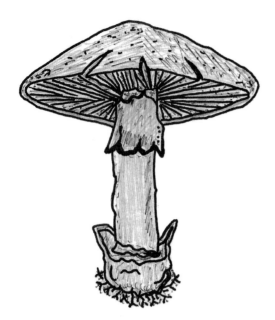

Figura 1.3 Cogumelo. Típico representante dos fungos macroscópicos.

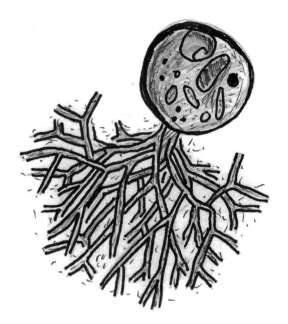

Figura 1.5 Esquema de micromorfologia de *Chytridium confervae*, um quitrídio comum, em que se observam os rizoides que se estendem para baixo.

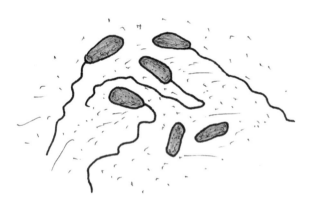

Figura 1.4 Esquema de micromorfologia de esporos em microsporídios do gênero *Tubolinosema*, dos quais quatro projetaram seus tubos polares.

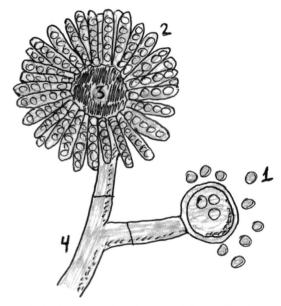

Figura 1.6 Esquema de micromorfologia do gênero *Syncephalastrum*, um zigomiceto da ordem Mucorales. Esporangiósporos (**1**); merosporângio (**2**), um esporângio tubular; vesícula (**3**); e esporangióforo (**4**).

Micologia ou micetologia é a ciência que estuda os fungos. Na atualidade, a maioria dos micólogos (micologistas ou micetologistas) reconhece seis filos de fungos: Microsporidia, Chytridiomycota, Zygomycota, Glomeromycota, Ascomycota e Basidiomycota.

▶ **Microsporídios (Figura 1.4).** São formadores de esporos, portadores de tubo polar, consistem em parasitas unicelulares de animais, e no ser humano causam a microsporidiose.

▶ **Quitrídios (Figura 1.5).** Grupo predominantemente aquático, flagelados, unicelulares e pluricelulares, são parasitas de algas, protistas, plantas e animais.

▶ **Zigomicetos (Figura 1.6).** São pluricelulares de hifas cenocíticas, sapróbios e alguns são parasitas de animais e plantas.

▶ **Glomeromicetos (Figura 1.7).** São pluricelulares de hifas cenocíticas e formadores de micorrizas arbusculares.

▶ **Ascomicetos (Figura 1.8).** São pluricelulares de hifas septadas e formadores de ascocarpo. Cada asco contém geralmente oito ascósporos.

▶ **Basidiomicetos (Figura 1.9).** São pluricelulares de hifas septadas e formadores de basidiocarpo.

Capítulo 1   Noções Básicas de Micologia   3

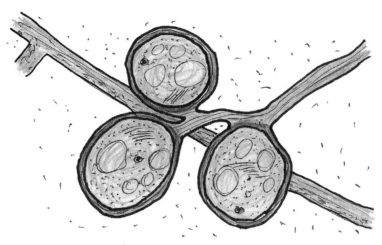

Figura 1.7 Esquema de micromorfologia em que se mostram três esporos assexuados do gênero *Glomus,* um glomeromiceto formador de micorrizas arbusculares.

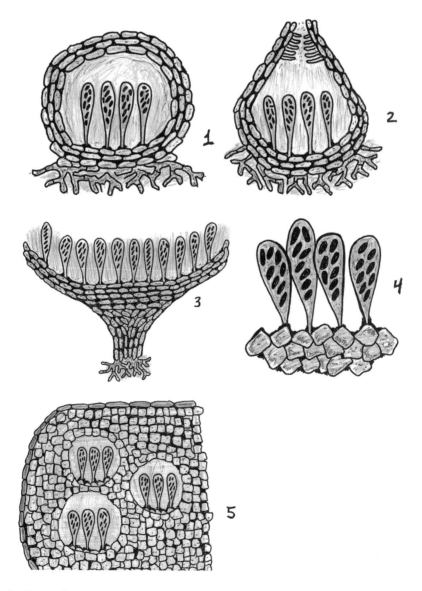

Figura 1.8 Esquemas de típicas formações em ascomicetos. Cleistotécio (**1**); peritécio (**2**); apotécio (**3**); ascos livres (**4**); e ascostroma (**5**).

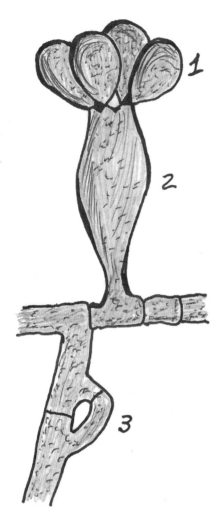

Figura 1.9 Esquema de típicas estruturas em basidiomicetos. Basidiósporos (**1**), geralmente em quatro; basídio (**2**); e ansas de conexão (**3**).

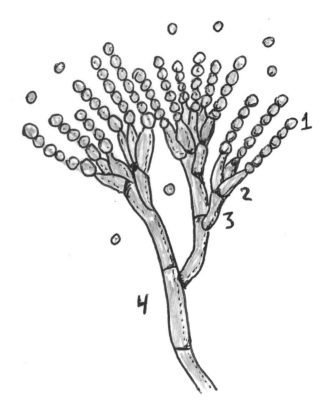

Figura 1.10 Esquema de micromorfologia do gênero *Penicillium*. Conídios catenulados de formação basipétala (**1**); fiálide (**2**); métula (**3**); e conidióforo (**4**).

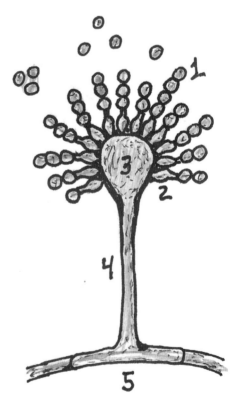

Figura 1.11 Esquema de micromorfologia do gênero *Aspergillus*. Conídios catenulados de formação basipétala (**1**); fiálide (**2**); vesícula (**3**); conidióforo (**4**); e célula podal (**5**).

Os fungos anteriormente classificados como deuteromicetos (filo Deuteromycota), também conhecidos como fungos mitospóricos ou fungos imperfeitos, são formas anamorfas (assexuadas) de muitos ascomicetos, mas também podem ser de basidiomicetos e zigomicetos. Essas evidências provêm de dados de sequenciamento do DNA ribossômico, semelhanças na estrutura do micélio, na formação da parede celular das hifas e na natureza da divisão nuclear, conforme observado em microscopia eletrônica. Historicamente, os fungos cujo ciclo sexuado ainda não se havia observado ou era inexistente, e não produziam zoósporos, eram alocados em uma "categoria de espera", denominada Deuteromycota. Assim, as espécies dos gêneros bem conhecidos de fungos assexuados, *Penicillium* (Figura 1.10) e *Aspergillus* (Figura 1.11), que eram classificadas nesse grupo, atualmente são consideradas dentro do grupo dos ascomicetos.

CÉLULA FÚNGICA

Os fungos são organismos que podem ser unicelulares ou pluricelulares. Todas as células fúngicas são eucarióticas, isto é, possuem núcleo definido por membrana nuclear, dessa forma, ela é constituída pelos principais componentes encontrados nos organismos eucarióticos.

A parede celular é responsável pela rigidez da célula, sendo composta basicamente por polissacarídeos de natureza celulósica ou quitínica. Dependendo do grupo fúngico, encontramos as duas substâncias, além de proteínas e lipídios. As glucanas e as mananas estão combinadas com proteínas formando as glicoproteínas, manoproteínas e glicomanoproteínas. Variações na parede celular estão em função de espécie de fungo, idade, composição do substrato de crescimento, pH e temperatura. Algumas espécies de fungos apresentam melanina na sua parede celular, sendo estes conhecidos como fungos demácios (Figura 1.12), em virtude da produção do pigmento acastanhado. Alguns fungos apresentam uma cápsula (Figura 1.13) de natureza mucopolissacarídica com estrutura fibrilar composta de amilose e de um poliosídeo semelhante à goma arábica.

A membrana plasmática delimita o citoplasma e é composta de duas camadas de fosfolipídios revestidas por proteínas, apresentam uma série de invaginações que originam um sistema de vacúolos ou vesículas responsáveis pelo contato entre o meio externo e o interior da célula. Enquanto os lipídios dão à membrana propriedade estrutural, as proteínas servem como enzimas fornecendo diferentes propriedades funcionais. A membrana citoplasmática dos fungos contém esteróis na forma de ergosterol, diferentemente da membrana citoplasmática da célula animal em que encontramos o colesterol.

É no citoplasma que ocorrem o metabolismo energético e as sínteses. No citoplasma encontramos inclusões de glicogênio, principal substância de reserva energética dos fungos; vacúolos de alimentos e gorduras com funções digestivas ou de reserva; mitocôndrias, que possuem DNA e ribossomos próprios, são responsáveis pelos mecanismos energéticos (fosforilação oxidativa); ribossomos e retículo endoplasmático são responsáveis pela síntese de proteínas. O retículo endoplasmático se espalha pela célula como um sistema de comunicação, é ligado à membrana nuclear,

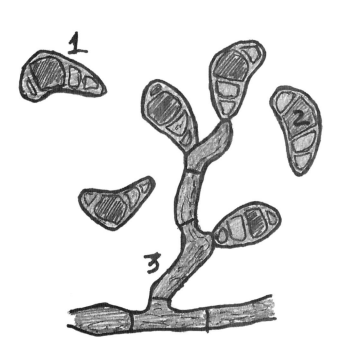

Figura 1.12 Esquema de micromorfologia do gênero *Curvularia*, um fungo demácio. Conídio curvo (**1**), multisseptado de septos transversais e, geralmente, com quatro compartimentos celulares; segundo compartimento celular mais dilatado e pigmentado (**2**); e conidióforo (**3**).

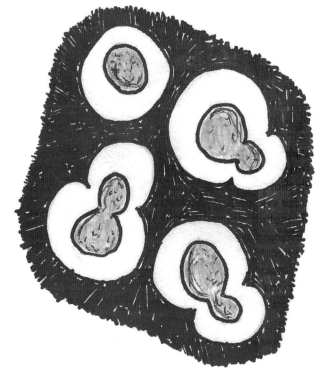

Figura 1.13 Esquema de micromorfologia do gênero *Cryptococcus*. Características quando em contraste com tinta nanquim em exame direto do liquor. Células leveduriformes, arredondadas, gemulantes e encapsuladas.

mas não à membrana plasmática, e pode ser revestido de ribossomos ou não; conhecidos como retículo endoplasmático rugoso e retículo endoplasmático liso, respectivamente. O complexo golgiense é um sistema de vesículas e estruturas tubulares que está envolvido em processos de síntese e secreção. Microfilamentos associados a microtúbulos compõem o citoesqueleto fúngico. Os corpúsculos de Woronin (Figura 1.14) são pequenas estruturas esféricas que têm a função de isolar a região lesada do resto do filamento fúngico, obstruindo os poros entre as células, preservando assim a integridade estrutural, não deixando o material celular das células vizinhas extravasar.

Os fungos podem ter um, dois ou mais núcleos envoltos pela membrana nuclear (carioteca) com numerosos poros. No núcleo encontramos os cromossomos lineares, compostos de DNA de dupla fita, cuja função é armazenar e transmitir as informações genéticas. Dentro do núcleo encontra-se o nucléolo, corpúsculo esférico contendo DNA, RNA, proteínas e sítio de produção do RNA ribossômico. Um dos aspectos mais característicos dos fungos envolve a divisão nuclear. Na maioria dos fungos, o envoltório nuclear não se desintegra nem volta a se formar, porém sofre constrição próximo ao ponto médio entre os dois núcleos-filhos. Em outros, rompe-se próximo à região mediana. Na maioria dos fungos, o fuso forma-se dentro do envoltório nuclear, entretanto, em alguns basidiomicetos, forma-se dentro do citoplasma e dirige-se para o núcleo. Com exceção dos quitrídios, todos os fungos carecem de centríolos, exibindo assim estruturas singulares denominadas corpos centriolares, que aparecem nos polos do fuso. À semelhança dos centríolos, os corpos centriolares funcionam como centros organizadores de microtúbulos durante a mitose e a meiose.

MORFOLOGIA E REPRODUÇÃO DOS FUNGOS

Os fungos são, em sua maioria, filamentosos e os que produzem estruturas, tais como os cogumelos, são constituídos de inúmeros filamentos densamente unidos. Os filamentos dos fungos são denominados hifas, e a massa formada pela reunião de hifas é conhecida como micélio (Figura 1.15) (as palavras "micélio" e "micologia" derivam do grego *mico*, que significa fungo.) Os micélios são divididos em três tipos: o micélio vegetativo cresce no ou sob o substrato, fixa o fungo, e o seu papel está na absorção dos nutrientes; o micélio aéreo cresce acima da superfície do substrato, formando a maioria da porção visível do fungo; o micélio reprodutivo é aquele no qual surgem as estruturas reprodutivas. Os três tipos de hifas constituem o talo. Colônia é o termo que indica o crescimento *in vitro* de hifas (talo) que se formam radialmente (Figura 1.16) a partir de um mesmo ponto e observadas a olho nu. Hifas especializadas, conhecidas como rizoides (Figura 1.17), fixam-se ao substrato e absorvem nutrientes em alguns fungos. Os fungos parasitos frequentemente apresentam hifas especializadas similares, denominadas apressórios, para fixação, e haustórios (Figura 1.18), para absorção direta do alimento das células de outros organismos.

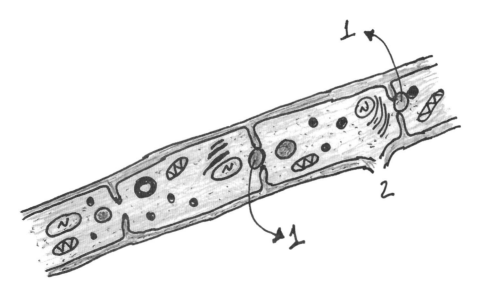

Figura 1.14 Esquema de hifa septada com poros e constituintes celulares. Corpúsculos de Woronin (**1**); e região lesada da hifa com extravasamento celular (**2**).

Capítulo 1   Noções Básicas de Micologia   7

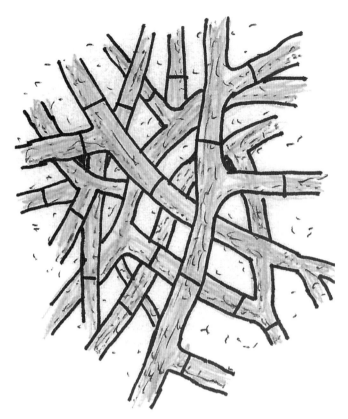

Figura 1.15 Micélio, massa formada pela reunião de hifas.

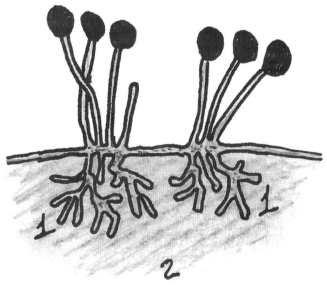

Figura 1.17 Esquema de micromorfologia do gênero *Rhizopus*. Os rizoides fixam-se e absorvem nutrientes do substrato. Rizoides (**1**); e substrato (**2**).

As hifas da maioria das espécies de fungos são divididas por paredes transversais denominadas septos ou tabiques, onde são descritas como septadas ou apocíticas. As hifas que não apresentam septos são chamadas de asseptadas ou cenocíticas (Figura 1.19), que significa "contidas em um citoplasma comum" ou multinucleadas. Na maioria dos fungos septados, os septos são perfurados, ou seja, apresentam poros, de modo que os protoplastos das células adjacentes ficam essencialmente em continuidade de célula a célula. Por esse motivo, o conjunto celular não pode ser classificado como um tecido verdadeiro. Os septos com poros presentes nas hifas podem ser divididos em três tipos: com poro central, com múltiplos poros e doliporo com parentessomos. Os dois primeiros caracterizam os ascomicetos e o terceiro caracteriza os basidiomicetos. Em membros dos ascomicetos, os poros são normalmente desobstruídos e grandes o suficiente para permitirem a livre passagem dos núcleos, que são pequenos, e, por conseguinte, esses micélios são funcionalmente cenocíticos. Existem septos que tipicamente só ocorrem na base de estruturas reprodutivas (esporângios e gametângios), em porções mais velhas e altamente vacuoladas das hifas e quando há alguma ruptura em hifas adjacentes. Esses septos são ditos verdadeiros (Figura 1.20), pois não possuem poros, assim sendo encontrados em todos os fungos, inclusive nos asseptados.

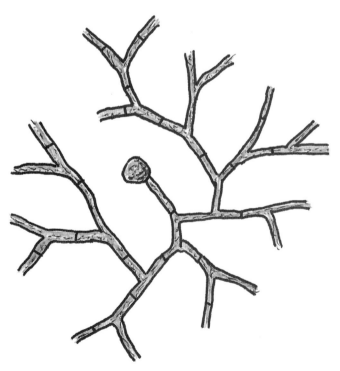

Figura 1.16 Crescimento radial. A partir da germinação de um esporo (tubo germinativo), as hifas dão início a um crescimento centrífugo. Após o tempo determinado para desenvolvimento de cada espécie, colônias são observadas a olho nu.

8 **Micologia Médica**

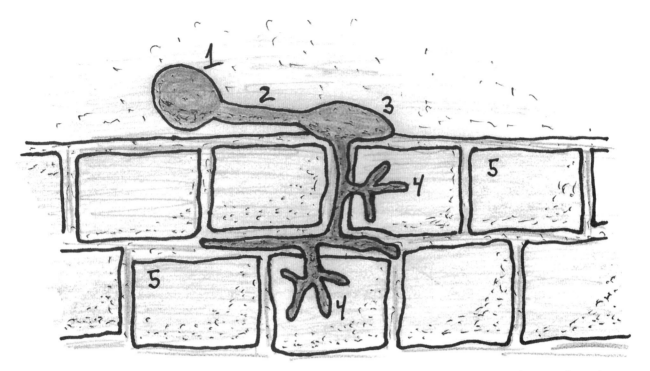

Figura 1.18 Modificações morfológicas das hifas. Esporo (**1**); tubo germinativo (**2**); apressório (**3**); haustórios (**4**); e células do hospedeiro (**5**).

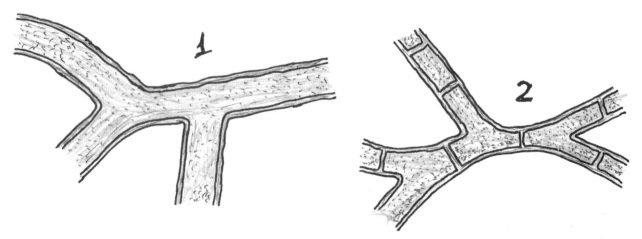

Figura 1.19 Esquema de micromorfologia em diferentes tipos de hifas quanto a ausência ou a presença de septos (tabiques), respectivamente. Hifas asseptadas ou cenocíticas (**1**); e hifas septadas ou apocíticas (**2**).

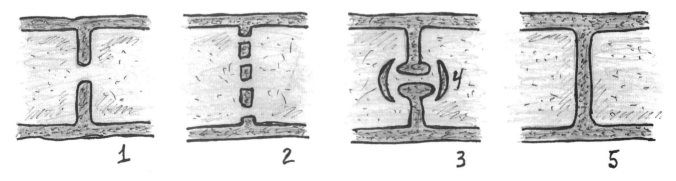

Figura 1.20 Esquema de micromorfologia em diferentes tipos de septos. Septo com poro central (**1**); septo com múltiplos poros (**2**); doliporo (**3**) com parentessomos (**4**); e septo verdadeiro (**5**).

Nem todos os fungos são filamentosos. As leveduras são as representantes unicelulares dos fungos e se reproduzem por fissão binária (bipartição/cissiparidade) (Figura 1.21) ou, com mais frequência, por brotamento (gemulação) (Figura 1.22), dando origem ao blastósporo ou ao blastoconídio (estruturas arredondadas ou ovais). Outro achado estrutural das leveduras é a ocorrência de pseudo-hifas, que nada mais são do que o alongamento dos blastoconídios durante o brotamento (Figura 1.23). O conjunto de pseudo-hifas, por analogia às hifas verdadeiras, é denominado pseudomicélio. Clamidoconídios ou clamidósporos, que são estruturas de resistência de parede espessa, também são encontrados em algumas leveduras, assim como em certos fungos filamentosos (Figura 1.24). As leveduras não formam um grupo taxonômico, constituem meramente uma forma morfológica de crescimento. A forma de desenvolvimento como levedura é observada em uma ampla variedade de fungos não relacionados (por isso não configuram um táxon), abrangendo representantes dos ascomicetos, em sua maioria, e também basidiomicetos e zigomicetos.

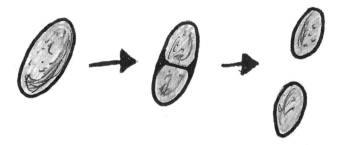

Figura 1.21 Esquema de reprodução assexuada em levedura por fissão binária, também conhecida como bipartição e cissiparidade.

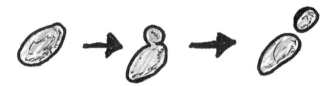

Figura 1.22 Esquema de reprodução assexuada em levedura por brotamento, também conhecida como gemulação.

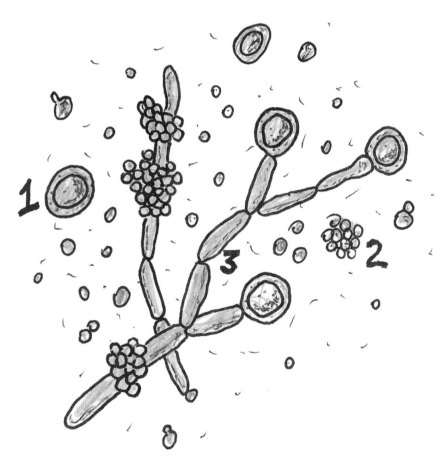

Figura 1.23 Esquema de micromorfologia em *Candida albicans*, em meio ágar *Corn-meal* com Tween 80. Clamidoconídios (**1**); blastoconídios (**2**); e pseudo-hifas (**3**).

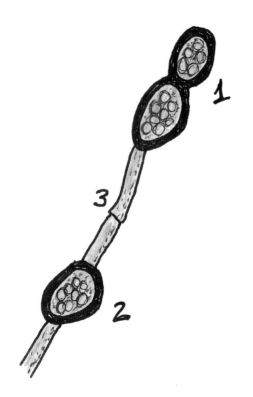

Figura 1.24 Esquema de micromorfologia para clamidoconídios terminais, clamidoconídio intercalar e hifa septada, para fungos filamentosos. Clamidoconídios terminais (**1**); clamidoconídio intercalar (**2**); e hifa septada (**3**).

Os fungos se reproduzem por meio da formação de esporos de maneira sexuada e assexuada. Com exceção dos quitrídios (zoósporos) (Figura 1.26), os esporos imóveis constituem os propágulos característicos da reprodução dos fungos. Certos esporos são secos e bem pequenos, podendo assim permanecer suspensos no ar por longos períodos e ser transportados até grandes alturas e por grandes distâncias. Outros esporos são pegajosos e aderem aos corpos de insetos e outros artrópodes, que podem então levá-los de um local para outro. Já os esporos de alguns fungos são propelidos balisticamente no ar (Figura 1.27). Essas propriedades, em conjunto, ajudam a explicar a ampla distribuição de numerosas espécies de fungos. As cores vivas e as texturas variadas de muitos tipos de bolores são derivadas dos esporos. Todavia, alguns fungos nunca produzem esporos.

A reprodução sexuada nos fungos consiste em três fases distintas: plasmogamia, cariogamia e meiose. As primeiras duas são fases da singamia ou fertilização. A plasmogamia, que é a fusão de protoplastos, precede a cariogamia, que é a fusão de núcleos. Em algumas espécies, a cariogamia ocorre quase imediatamente após a plasmogamia, ao passo que, em outras espécies, os dois núcleos haploides não se fundem por algum tempo, formando um dicário (dois núcleos). A cariogamia pode não ocorrer por meses ou anos, e, durante esse tempo, os pares de núcleos se dividem produzindo um micélio dicariótico. Por fim, os núcleos se fundem dentro de uma célula esporogênica, formando um núcleo diploide, que logo sofre meiose para restabelecer a condição haploide. A reprodução sexuada na maioria dos fungos resulta na formação de esporos especializados, como zigósporos

Alguns fungos são dimórficos, isto é, exibem formas de crescimento leveduriforme e filamentosas, passando de uma forma para outra quando mudam as condições ambientais. A temperatura a que o fungo é exposto é um exemplo (dimórficos termais): na temperatura ambiente entre 25 e 28°C, apresenta-se como filamentoso, e na temperatura entre 35 e 37°C, mostra-se como levedura (Figura 1.25).

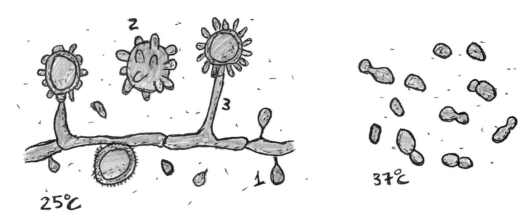

Figura 1.25 Esquema de micromorfologia em *Histoplasma capsulatum*, um fungo dimórfico termal. Morfologia filamentosa a 25°C em que encontramos microconídios, macroconídios tuberculados e conidióforo. A morfologia leveduriforme se expressa a 37°C. Microconídios (**1**); macroconídios tuberculados (**2**); e conidióforo (**3**).

(Figura 1.28), ascósporos (esporos endógenos) (Figura 1.29) e basidiósporos (esporos exógenos) (Figura 1.30). É importante frisar que a fase diploide no ciclo de vida de um fungo é representada apenas pelo zigoto. Tipicamente, a meiose ocorre após a formação do núcleo zigótico, dessa forma, a meiose nos fungos é zigótica, embora algumas espécies fúngicas apresentem também a meiose espórica (formação de esporos haploides). O nome geral da estrutura produtora de gametas dos fungos é o gametângio que forma células sexuadas denominadas gametas ou simplesmente pode conter núcleos que funcionam como gametas.

O método mais comum de reprodução assexuada nos fungos é por meio de esporos, que são produzidos em esporângios (Figura 1.31) ou em células de hifas denominadas células conidiogênicas. O esporângio é uma estrutura saculiforme, cujo conteúdo é convertido em um ou mais, geralmente muitos, esporos. Já os esporos gerados pelas células conidiogênicas são produzidos de forma isolada ou em cadeias e são chamados de conídios (Figura 1.32). Quando um fungo produz mais de um conídio, sendo estes de tamanhos diferentes, o maior é chamado de macroconídio e o menor de microconídio (Figura 1.33). Alguns fungos também se reproduzem assexuadamente pela fragmentação de suas hifas, em suas extremidades, onde a desarticulação ocorre na região do septo. Esses propágulos são denominados artroconídios ou artrósporos (Figura 1.34).

Entre os fungos assexuados, bem como outros fungos, os núcleos haploides geneticamente diferentes fundem-se em certas ocasiões, como mencionado. Dentro dos núcleos diploides resultantes, os cromossomos podem se associar, ocorrendo recombinação e com isso haver formação de núcleos haploides geneticamente novos. A restauração da condição haploide, neste caso, não envolve a meiose, em vez disso, resulta de perda gradual de cromossomos, em um processo denominado haploidização. Esse fenômeno genético em que a plasmogamia, a cariogamia e a haploidização ocorrem em sequência é conhecido como parassexualidade, e já

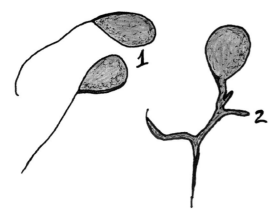

Figura 1.26 Esquema de micromorfologia para zoósporos de *Allomyces arbusculus*, um quitrídio comum. Zoósporos flagelados (**1**); e zoósporo em germinação (**2**).

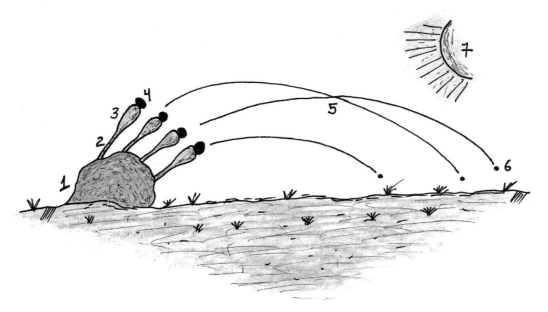

Figura 1.27 Esquema do gênero *Pilobulos*, um zigomiceto fototrópico positivo. Excremento de herbívoro (**1**); esporangióforo (**2**); vesícula subesporangial (**3**); esporângio contendo esporangiósporos (**4**); trajetória dos esporangiósporos ejetados após rompimento da vesícula (**5**); alcance dos esporangiósporos, que pode passar de 2 m (**6**); e fonte luminosa (**7**), geralmente o sol.

foi observado em espécies de *Aspergillus*. O ciclo parassexual pode contribuir consideravelmente para a flexibilidade genética e evolutiva nos fungos que carecem de um verdadeiro ciclo sexuado.

FISIOLOGIA DOS FUNGOS

Em virtude de sua parede celular rígida, os fungos são incapazes de fagocitar pequenos microrganismos e outras partículas. Tipicamente, os fungos secretam enzimas (exoenzimas) sobre a fonte de alimento (macromoléculas), tornando-os assimiláveis e, na sequência, absorvem as moléculas menores (micromoléculas) por meio de mecanismos de transporte. As formas filamentosas absorvem o alimento principalmente pelo ápice em crescimento das hifas ou em sua proximidade. Alguns fungos, principalmente as leveduras, obtêm a sua energia por meio da fermentação, produzindo álcool etílico a partir da glicose. Todos os fungos são quimio-heterotróficos e, para a obtenção de alimento, funcionam como sapróbios/saprófitas, parasitos ou simbiontes mutualistas. O glicogênio é o principal polissacarídio de armazenamento nos fungos e os lipídios são uma fonte de armazenamento em certos fungos.

Para seu desenvolvimento, os fungos exigem, de preferência, carboidratos simples como a D-glicose, entretanto, outros como a sacarose, a maltose e fontes mais complexas como o amido e a celulose também podem ser utilizados. Compostos nitrogenados inorgânicos, como sais de amônia e nitratos, ou orgânicos,

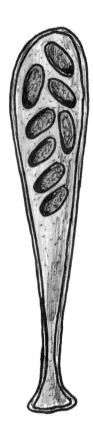

Figura 1.29 Esquema de micromorfologia de um asco contendo oito ascósporos (esporos sexuados endógenos).

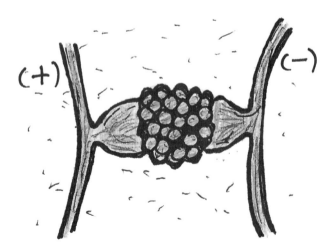

Figura 1.28 Esquema de micromorfologia de um zigosporângio, na qual em seu interior se encontra o zigósporo. Na reprodução sexuada em zigomicetos é necessário diferentes linhagens (heterotálicas).

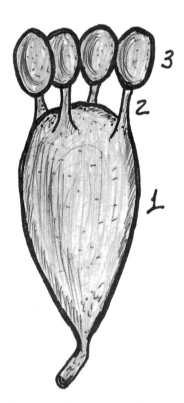

Figura 1.30 Esquema de micromorfologia de um basídio, na qual esterigmas suportam basidiósporos, geralmente quatro (esporos sexuados exógenos). Basídio (**1**); esterigmas (**2**); e basidiósporos (**3**).

Capítulo 1   Noções Básicas de Micologia   13

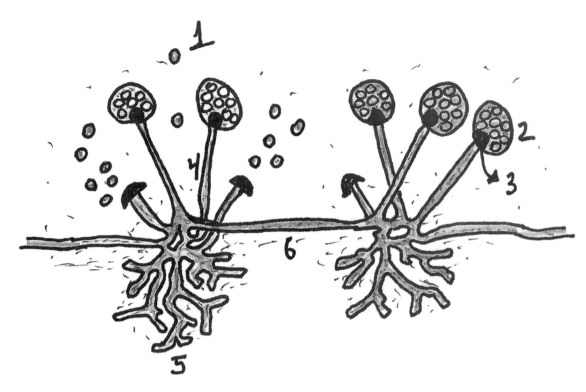

Figura 1.31 Esquema de micromorfologia do gênero *Rhizopus*. Esporangiósporos (esporos assexuados endógenos) (**1**); esporângio contendo esporangiósporos (**2**); columela (**3**); esporangióforo (**4**); rizoides (**5**); e estolão (**6**).

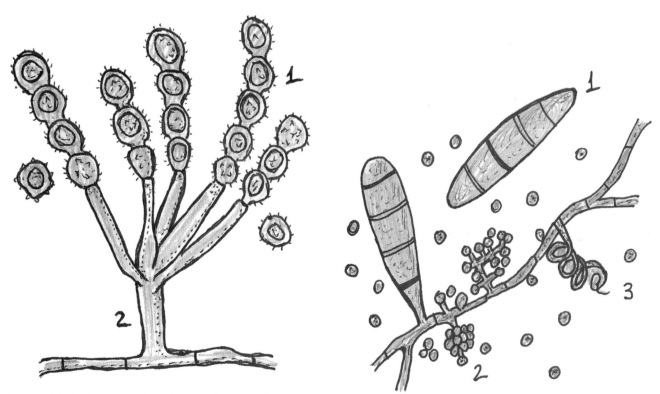

Figura 1.32 Esquema de micromorfologia do gênero *Scopulariopsis*. Observam-se conídios (esporos assexuados exógenos) catenulados de formação basipétala, piriformes/arredondados, espiculados, de paredes espessas e estreitos na base. Conídios (**1**); e conidióforo (**2**).

Figura 1.33 Esquema de micromorfologia em *Trichophyton mentagrophytes*, um dermatófito. Macroconídio multisseptado (**1**); microconídios arredondados e geralmente agrupados (**2**); e hifa em espiral (gavinha) (**3**).

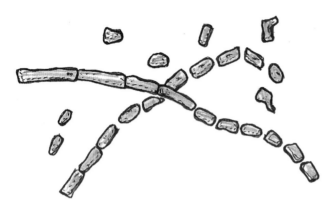

Figura 1.34 Esquema de micromorfologia do gênero *Geotrichum*, na qual as hifas septadas se desarticulam na região do septo, gerando, assim, artroconídios geralmente retangulares.

como peptonas e sais minerais, como sulfatos e fosfatos, também são necessários. Oligoelementos como ferro, zinco, manganês, cobre, molibdênio e cálcio são exigidos, porém em quantidades pequenas. Alguns fungos também requerem fatores de crescimento que não conseguem sintetizar, em especial vitaminas como tiamina, biotina, riboflavina, ácido pantotênico e outros. Um propágulo de fungo, tendo os nutrientes adequados à sua disposição, germina e se desenvolve sucessivamente originando novas estruturas. Nesse processo, vários fatores importantes interferem como umidade relativa do ar, temperatura, pH, dentre outros. Os fungos absorvem oxigênio e desprendem anidrido carbônico durante seu metabolismo oxidativo. Alguns fungos podem germinar muito lentamente em meio com pouco oxigênio, o crescimento vegetativo e a reprodução assexuada geralmente ocorrem nessas condições. Já a reprodução sexuada tende a se efetuar em atmosfera rica em oxigênio.

A umidade relativa do ar ótima para seu desenvolvimento se situa na faixa de 75 a 95%, mas os fungos também suportam uma ampla variação de umidade, conseguindo se desenvolver em ambientes com teores extremamente baixos. Algumas espécies são halofílicas e se desenvolvem em ambientes com elevada concentração de sal. Atualmente, de modo geral, sabe-se que as necessidades de crescimento dos fungos devem ser expressas em referência à atividade de água do substrato, isto é, à quantidade de água disponível para que os microrganismos se desenvolvam e realizem suas funções metabólicas. A atividade de água é um conceito químico definido como a relação entre a pressão de vapor de um determinado material e a pressão de vapor de água pura nas mesmas condições. Os valores da atividade de água variam entre 0 e 1, e a atividade mínima para o crescimento da maioria dos fungos é na faixa de 0,8, abaixo de 0,6, os fungos em geral não se reproduzem. Eles são considerados xerofílicos, quando requerem uma baixa disponibilidade de água para o crescimento ótimo, e xerotolerantes, quando crescem a uma baixa atividade de água, mas têm um crescimento ótimo a altos níveis de atividade de água. A temperatura de crescimento dos fungos abrange uma larga faixa, havendo espécies psicrófilas, mesófilas e termófilas, embora não haja uma linha divisória clara entre esses grupos. A maioria dos fungos tolera uma ampla variação de pH e, de modo geral, um pH em torno de 5,6 é o valor ótimo para o desenvolvimento deles. Geralmente, os fungos filamentosos podem crescer em ampla faixa de pH, variando entre 1,5 e 11. As leveduras, normalmente não toleram pH alcalino. No desenvolvimento vegetativo, os fungos preferem a obscuridade ou a luz difusa e, no afloramento do micélio reprodutivo, procuram a luz para a sua formação. A luz solar direta, geralmente, é um fator fungicida, devido às radiações ultravioletas.

ECOLOGIA DOS FUNGOS

Os fungos são organismos onipresentes e fazem parte de uma infinidade de ecossistemas diferentes (distribuídos no solo, na água, em alimentos, nos vegetais, em detritos em geral, em animais e no ser humano), desempenhando um variado número de papéis em cada um deles e participando, dessa forma, do equilíbrio dinâmico da natureza. Junto às bactérias heterotróficas, os fungos (espécies terrestres, marinhas e dulcícolas) são os principais decompositores da biosfera. Os decompositores (degradadores da matéria orgânica morta, ditos sapróbios) são tão necessários quanto os produtores de alimentos, pois a decomposição quebra a matéria orgânica incorporada nos organismos, liberando dióxido de carbono para a atmosfera e devolvendo compostos nitrogenados e outras substâncias ao solo, onde essas moléculas podem ser novamente utilizadas, ou seja recicladas pelas plantas e, por fim, pelos animais.

Considerando a classificação proposta pelo ecólogo Eugene Odum, podemos dizer que os fungos interagem com outros seres vivos de três maneiras: mutualismo, parasitismo e predação. No mutualismo, tanto o fungo como o outro ser vivo beneficiam-se dessa interação e precisam obrigatoriamente permanecer juntos (simbiose). Parasitismo e predação são relações nas quais uma das espécies beneficia-se, enquanto a outra é prejudicada. No primeiro caso, a interação é mais específica e íntima, na qual o fungo parasita interage com um único indivíduo durante seu desenvolvimento. Já na predação, indivíduos da espécie afetada negativamente servem de alimento ao fungo predador.

A simbiose mutualista mais prevalente e, possivelmente, mais importante no reino vegetal é a das micorrizas, um termo que literalmente significa "raízes com fungos". São associações íntimas entre fungos e raízes, que ocorre na grande maioria das plantas vasculares selvagens e cultivadas. Os fungos das micorrizas beneficiam suas plantas hospedeiras ao aumentar a capacidade da planta em absorver água e elementos essenciais, particularmente fósforo, zinco, manganês e cobre. Proporcionam também proteção contra o ataque por fungos patogênicos e nematódeos. Em troca, o fungo recebe da planta carboidratos e vitaminas para o seu desenvolvimento. As raízes de plantas vizinhas podem ser interligadas por uma rede de hifas, proporcionando assim, uma via de transferência de água e nutrientes minerais de uma planta para outra. Existem dois tipos principais de micorrizas, as endomicorrizas (glomeromicetos), em que os fungos penetram nas células da raiz, e as ectomicorrizas (ascomicetos e basidiomicetos), em que os fungos circundam as células da raiz.

Um líquen é uma associação entre um fungo e uma população de algas (protistas) unicelulares ou filamentosas ou de cianobactérias. O fungo componente do líquen é denominado micobionte, enquanto o componente fotossintetizante é denominado fotobionte. O fungo é o maior responsável por dar a forma e o aspecto final do líquen, já que o fotobionte constitui entre 5 e 10% da biomassa do organismo inteiro. Enquanto o organismo fotobionte fornece carboidratos e compostos nitrogenados aos fungos, porque são incapazes de realizar a fotossíntese, os fungos oferecem em troca um ambiente físico apropriado (proteção contra danos mecânicos e alta intensidade luminosa, que pode causar dessecação) onde podem crescer e absorver água e minerais necessários do ar na forma de poeira ou chuva. Cerca de 98% das espécies de fungos formadores de liquens são ascomicetos, o restante é basidiomicetos.

Existem também relações simbióticas entre fungos e insetos, em uma dessas relações, os fungos, que produzem celulase e outras enzimas necessárias para digestão de materiais vegetais, são cultivados por formigas e cupins em "jardins" de fungos. Os insetos fornecem ao fungo pedaços de folhas e excreções anais, e se alimentam apenas dos fungos. Outras relações envolvem uma grande variedade de fungos conhecida como endófitos que vivem dentro de folhas e dos caules de plantas. Esses fungos produzem metabólitos secundários tóxicos que protegem seus hospedeiros contra microrganismos patogênicos, ataque de insetos e mamíferos que pastam, além de aumentar a tolerância à seca e o estado nutricional, melhorar o crescimento e ajudar também algumas plantas a tolerar temperaturas mais altas. Em contrapartida, os fungos endófitos obtêm nutrição e proteção, bem como um meio de disseminação através dos propágulos das plantas.

Na relação de parasitismo, uma das espécies é beneficiada enquanto a outra tem prejuízo. Fungos que se enquadram nesse tipo de interação, ao se associarem a diversas espécies (protistas, plantas, animais e até mesmo outros fungos) provocam doenças que podem levar os hospedeiros à morte. Por esse motivo, esses fungos são denominados de agentes patogênicos, isto é, causadores de doenças. Muitos fungos atacam mais organismos vivos do que mortos. Trata-se dos agentes etiológicos (fitopatógenos) mais importantes nas doenças de plantas, atacando culturas de valor econômico, plantas ornamentais, árvores e plantas silvestres. Outros fungos causam doenças (alergias, intoxicações e micoses) em animais e seres humanos. Embora infecções fúngicas de seres humanos sejam mais comuns nas regiões tropicais, foi constatado um aumento do número de indivíduos infectados por fungos em todas as regiões do mundo. Esse aumento se deve, em parte, à população crescente de indivíduos com comprometimento do sistema imunológico.

Entre os fungos mais especializados, destacam-se os fungos predadores, que desenvolvem diferentes mecanismos para capturar pequenos animais que utilizam como alimento. O cogumelo *Pleurotus ostreatus* secreta uma substância que anestesia nematódeos, em seguida as hifas envolvem esses vermes, penetram neles, e aparentemente os utilizam como fonte suplementar de nitrogênio. Alguns fungos microscópicos assexuados secretam uma substância pegajosa, fazendo que protozoários, rotíferos, insetos e outros animais fiquem aderidos às suas hifas. Um dos mais sofisticados mecanismos de predação utilizados pelos fungos é a produção de anéis de constrição, que funcionam como uma armadilha. As hifas desses fungos produzem alças que se dilatam rapidamente, fechando a abertura como um laço quando um nematódeo passa pela sua superfície interna. Presumivelmente, o estímulo da parede celular aumenta a quantidade de material osmoticamente ativo na célula, causando assim a entrada de água e aumentando a pressão de turgescência. A parede externa se rompe e uma parede interna se expande fechando a armadilha, o que faz o nematódeo ficar preso e ser esmagado.

IMPORTÂNCIA DOS FUNGOS

Didaticamente, dependendo do ponto de vista, podemos dizer que os fungos geram benefícios e malefícios aos seres humanos. Dentre os benefícios dos fungos podemos citar as leveduras (*Saccharomyces cerevisiae*) como fonte de etanol na produção de bebidas em geral e na panificação, processo em que o fungo libera dióxido de carbono, fazendo a massa do pão crescer. Sabores, texturas e aromas distintos de diferentes queijos são conferidos por fungos, como *Penicillium roqueforti* e *Penicillium camemberti*. Dezenas de tipos de cogumelos (*champignon*, *shiitake* e *shimeji*) e liquens são consumidos regularmente pelo ser humano, e muitos deles são cultivados comercialmente, sendo a maioria basidiomiceto e alguns ascomicetos. Os usos de metabólitos secundários dos fungos são amplamente explorados, como medicamentos e pigmentos pelas indústrias farmacêuticas, de cosméticos, alimentícias e têxtil. Podemos citar a penicilina produzidas por *P. notatum* e *P. chrysogenum*, e a ciclosporina isolada de *Tolypocladium inflatum*. As enzimas que degradam a celulose produzidas pelo gênero *Trichoderma*, são utilizadas pela indústria de confecções para dar aos *jeans* o aspecto lavado característico desse tecido. As mesmas enzimas são adicionadas a alguns sabões em pó para máquinas de lavar com a finalidade de ajudar a remover manchas de tecidos. A capacidade dos fungos de decompor qualquer tipo de material está levando a pesquisas em programas de limpeza (biorremediação e biossorção) de lixo tóxico, como pesticidas, resíduos industriais, radioativos e metais pesados depositados em grandes quantidades nos solos e em mananciais. Destacam-se ainda os fungos como agentes de controle biológico, visando à redução das populações de pragas, de modo a não interferir em inimigos naturais e como alternativa para evitar ou diminuir inseticidas químicos tradicionais. Dentre os micopesticidas, os fungos entomopatogênicos de ação inseticida de maior expressão no biocontrole pertencem aos gêneros *Metarhizium*, *Beauveria*, *Nomuraea* e *Isaria*.

Os malefícios podem ser divididos em menores e maiores. São considerados malefícios menores aqueles que indiretamente afetam o ser humano, como fitopatologias, prejuízos na agricultura, contaminação de alimentos estocados, dentre outros. Por sua vez, os malefícios maiores são aqueles que afetam o ser humano diretamente, ou seja, são as doenças causadas pelos fungos, que podem ser divididas em três grupos:

1. Alergias, causadas principalmente por fungos encontrados no ar e na poeira, como elementos alergizantes, na qual a inalação dos propágulos gera normalmente coriza e quadros asmatiformes.
2. Intoxicações (micotoxicose e micetismo), na qual a micotoxicose ocorre quando alimentos contaminados por exotoxinas (micotoxinas exógenas) são ingeridos, e ocorrem quadros de micetismo que são intoxicações causadas pela ingesta de macrofungos (cogumelos tóxicos/venenosos) que contêm endotoxinas (micotoxinas endógenas).
3. Micoses, que são doenças causadas pelo desenvolvimento do fungo no seu hospedeiro.

BIBLIOGRAFIA

Evert RF, Eichhorn SE. Raven biologia vegetal. 8. ed. Rio de Janeiro: Guanabara Koogan; 2014.

Fisher F, Cook NB. Micologia: fundamentos e diagnóstico. Rio de Janeiro: Revinter; 2001.

Guerrero RT, Silveira RMB. Glossário ilustrado de fungos. 2. ed. Porto Alegre: UFRGS; 2003.

Madigan MT, Martinko JM, Bender KS et al. Microbiologia de Brook. 14. ed. Porto Alegre: Artmed; 2016.

Oliveira JC. Micologia médica. 4. ed. Rio de Janeiro: ControlLab; 2014.

Putzke J, Putzke MTL. Glossário ilustrado de micologia. Santa Cruz do Sul: EDUNISC; 2004.

Sidrim JJC, Rocha MFG. Micologia médica à luz de autores contemporâneos. Rio de Janeiro: Guanabara Koogan; 2004.

Terçarioli GR, Paleari LM, Bagagli E. O incrível mundo dos fungos. São Paulo: UNESP; 2010.

Tortora GJ, Funke BR, Case CL. Microbiologia. 12. ed. Porto Alegre: Artmed; 2017.

Trabulsi LR, Alterthum F. Microbiologia. 6. ed. Rio de Janeiro: Atheneu; 2015.

2 Diagnóstico Laboratorial das Micoses

Maria Helena Galdino Figueiredo de Carvalho • Leonardo Silva Barbedo • Marcos Vinicius Santos

COLETA DE ESPÉCIME CLÍNICO

A investigação diagnóstica laboratorial das micoses tem início com a coleta de espécime clínico, seguida de acondicionamento, preservação e transporte em tempo hábil até o laboratório de micologia onde será realizado o processamento da amostra. Junto ao espécime clínico, é fundamental o envio da requisição médica contendo os dados clínicos e epidemiológicos do paciente e, se possível, as hipóteses diagnósticas que auxiliarão o micologista na realização dos exames solicitados e na interpretação dos resultados (Quadro 2.1).

A coleta deve ser realizada da forma mais asséptica possível para evitar contaminações, e pode ser realizada pelo próprio médico (p. ex., biopsia de tecidos ou órgãos, raspagem de córnea ou conjuntiva, aspirado de medula óssea, liquor ou lavado broncoalveolar), por profissionais capacitados do laboratório de micologia (p. ex., raspado de pele e pelos, unha, exsudatos e membranas mucosas) ou, em alguns casos, pelo próprio paciente desde que devidamente orientado (p. ex., escarro e urina).

Antes do procedimento (Quadro 2.2) é recomendável higienizar todo o local da lesão utilizando uma gaze embebida em água destilada ou salina estéreis ou em álcool a 70%. Evite o algodão porque as fibras

Quadro 2.1	Ficha médica para obtenção de dados clínicos e epidemiológicos do paciente.

Nome do paciente:		
Endereço:		
Data de nascimento:		
Origem: ( ) Primeiro atendimento ( ) Ambulatório ( ) Enfermaria ( ) CTI ( ) Outros		
Comorbidades? ( ) Não ( ) Sim. Quais?		
Aspectos clínicos da lesão:		
Tempo de evolução da doença:		
Contato com animais? ( ) Não ( ) Sim. Quais?		
Suspeita clínica:		
Tipo de espécime clínico:		
Localização da lesão:		
Faz uso de medicação antifúngica?	( ) Não ( ) Sim Qual(is)?	Há quanto tempo?

Micologia Médica

vegetais podem ser confundidas com hifas. Também pode ser utilizado um sabão cirúrgico, no caso de úlceras ou feridas. Todo o material necessário para a coleta deve ser submetido ao processo de esterilização em autoclave por calor úmido (placa de Petri, tesoura cirúrgica e pinça) ou ser descartável (alça de semeadura, cureta dermatológica, *swab* etc.). Por fim, todas as amostras devem ser coletadas em recipientes apropriados devidamente identificados e encaminhadas ao laboratório de micologia o mais rápido possível.

Quadro 2.2	Coleta, armazenamento e transporte de espécimes clínicos.	
Espécime clínico	**Coleta**	**Armazenamento e transporte**
Pele e pelos	Coletar borda da lesão por raspagem com uma cureta ou com o vértice cortante da lâmina de microscopia. Remover os pelos tonsurados com uma pinça estéril. O uso da lâmpada de Wood pode orientar a coleta de pelos parasitados (fluorescência esverdeada) nas tinhas microspóricas.	Acondicionar o material clínico em placa de Petri estéril ou entre duas lâminas de microscopia.
Unhas	Coletar o material entre a região de tecido são e o tecido afetado com uma tesoura estéril de ponta reta. Se não for possível, coletar o material de toda a unha, inclusive da camada inferior. Desprezar os três primeiros raspados.	
Pus e material de abscesso	Coletar o pus de abscesso não drenante com uma seringa e agulha estéreis. Se a lesão estiver aberta, coletar com um *swab* estéril.	Retirar a agulha e manter a seringa fechada. Para lesão aberta, *swab* com meio de Stuart ou umidificado em salina.
Mucosa oral e orofaringe	Coletar material com um *swab* estéril.	*Swab* com meio de Stuart ou umidificado em salina.
Córnea e conjuntiva	Puncionar o humor vítreo ou coletar do fundo do saco inferior ou do canto interno do olho com uma pipeta estéril.	Em frasco estéril.
Escarro	Proceder à expectoração espontânea: três amostras matutinas sucessivas (5 a 10 mℓ); expectoração induzida: após nebulização com salina ou mucolíticos.	Em frasco estéril em até 2 h em temperatura ambiente ou sob refrigeração a 4°C em até 18 h.
Urina	Coletar a urina pela técnica do jato médio de micção, por cateterismo ou por aspiração suprapúbica.	Em frasco estéril em até 2 h em temperatura ambiente ou sob refrigeração a 4°C em até 18 h.
Secreções pulmonares (aspirado traqueal; lavado broncoalveolar)	Realizar aspiração ou escovamento brônquico; lavagem brônquica e alveolar com broncoscópio de fibra óptica.	Em frasco estéril em até 2 h em temperatura ambiente ou sob refrigeração a 4°C em até 18 h.
Liquor	Realizar punção lomboespinal no espaço entre as vértebras L3 e L4.	Em frasco estéril em temperatura ambiente.
Medula óssea (aspirado)	Puncionar o osso esterno ou ilíaco com agulha e seringa estéreis. A seringa deve conter 0,5 mℓ de heparina estéril.	Na própria seringa ou em frascos estéreis com 0,5 mℓ de heparina.
Sangue (destinado para hemocultivo ou exames sorológicos)	Proceder à punção venosa periférica (cerca de 5 a 10 mℓ) com seringa e agulha estéreis.	Frascos de hemocultura (método simples ou automatizado) ou em tubos sem EDTA (sistema *vacutainer*) para a separação do soro.
Fluidos corporais (líquidos: pleural, ascítico, pericárdico e sinovial)	Coletar cerca de 5 a 10 mℓ de líquido por aspiração ou drenagem.	Em frasco estéril.
Tecidos	Realizar biopsia abrangendo os tecidos normais e lesionados. Coletar grânulos, quando presentes.	Em frasco estéril com salina. Nunca usar formol!

EDTA: ácido etilenodiamino tetra-acético (do inglês, *ethylenediamine tetraacetic acid*).

PROCESSAMENTO DAS AMOSTRAS

A qualidade da coleta, a quantidade da amostra, o transporte adequado e o processamento correto têm enorme importância para a identificação do fundo causador da micose.

Os espécimes clínicos devem ser processados em cabines de segurança biológica para evitar contaminação das amostras e para proteger o operador que as manipula e o ambiente. Alguns podem ser processados imediatamente após a coleta, outros precisam passar por procedimentos específicos como descritos no Quadro 2.3.

DIAGNÓSTICO MICOLÓGICO

Dois métodos convencionais são utilizados para o diagnóstico das micoses e a identificação de seus agentes etiológicos: o exame direto e a cultura para fungos.

O exame direto tem como finalidade detectar microscopicamente estruturas fúngicas em espécimes clínicos colhidos de pacientes com suspeita de infecção fúngica. Para tal, o material clínico é colocado entre lâmina e lamínula, em preparações a fresco ou utilizando uma solução clarificante de hidróxido de potássio (KOH) de 10 a 40% ou tinta nanquim (ou tinta da China). A preparação com KOH, após 20 a 30 minutos em repouso em temperatura ambiente, permite a visualização de hifas (hialinas ou demácias; septadas ou asseptadas; com ou sem artroconídios) ou pseudo-hifas e/ou blastoconídios. Já a montagem com tinta nanquim permite a observação imediata e o diagnóstico rápido da criptococose sobretudo no liquor, pois a cápsula polissacarídea de *Cryptococcus* spp. não é impregnada pela tinta nanquim e se destaca em um fundo negro como um halo hialino ao redor da levedura.

As estruturas fúngicas também podem ser observadas no exame direto por meio da coloração pelo Gram (os fungos são gram-positivos), coloração pelo Giemsa e pelas colorações histológicas (hematoxilina-eosina [HE], ácido periódico de Schiff [PAS], mucicarmim de Mayer e a impregnação argêntea de Gomori-Grocott).

Embora o exame microscópico direto seja um importante instrumento de diagnóstico capaz de orientar a conduta clínica, esse método não é suficiente para a identificação definitiva do agente etiológico. Por vezes, o isolamento do fungo em cultivo a partir de espécimes clínicos é o único meio de identificação. Entretanto, em alguns casos como a lacaziose e a pneumocistose, o exame microscópico é a única forma de estabelecer o diagnóstico e direcionar as medidas de controle da infecção, porque os agentes etiológicos dessas micoses são fungos não cultiváveis até o momento.

Em cultura, os fungos crescem a partir de espécimes clínicos semeados em meios de cultivo de rotina usados no laboratório de micologia como ágar Sabouraud dextrose a 2% (com ou sem antibióticos) e ágar Mycosel (com ciclo-heximida e cloranfenicol) que são mantidos a 25°C por 4 a 6 semanas. Em espécimes clínicos oriundos de sítios não estéreis, faz-se necessário a prevenção de crescimento excessivo de bactérias e fungos anemófilos. Gentamicina, amicacina e cloranfenicol são antibióticos comumente adicionados ao meio de cultura para suprimir o crescimento

Quadro 2.3	Espécimes clínicos que necessitam de procedimentos específicos.
Espécime clínico	**Procedimentos**
Escarro	Fluidificar com 10 mℓ de N-acetil-L-cisteína em solução de citrato de sódio 0,1 mol/ℓ e centrifugar 2.000 a 3.000 g de 10 a 15 min. Semear o sedimento.
Urina, secreções pulmonares (aspirado traqueal, lavado broncoalveolar), liquor (volume > 0,5 mℓ) e fluidos corporais (líquido pleural, ascítico, pericárdico e sinovial)	Centrifugar 2.000 a 3.000 g de 10 a 15 min. Semear o sedimento.
Fragmento de tecido	Fragmentar o tecido com auxílio de uma tesoura cirúrgica de ponta curva em uma placa de Petri estéril.
Fragmento ósseo	Macerar o fragmento ósseo com auxílio de um gral e pistilo.

Micologia Médica

bacteriano, enquanto a adição de ciclo-heximida inibe os fungos anemófilos. No entanto, vale ressaltar que a ciclo-heximida também inibe o crescimento de fungos de importância médica como *Cryptococcus gattii*, *C. neoformans*, *Aspergillus fumigatus* e *Talaromyces marneffei*, algumas espécies de *Candida* e a maioria dos membros da ordem Mucorales. Sendo assim, recomenda-se o uso de ágar Sabouraud dextrose a 2% e ágar Mycosel para o crescimento fúngico.

A partir do cultivo primário, as colônias isoladas são observadas macroscopicamente, notando-se a rapidez do crescimento, topografia da superfície, textura, cor da colônia, cor do reverso da colônia e qualquer pigmento que se difunde no meio. Paralelamente, a microscopia das estruturas fúngicas também é observada utilizando o corante lactofenol azul de algodão para visualização dos fungos hialinos e o lactofenol de Aman para visualização dos fungos demácios.

MÉTODOS CONVENCIONAIS PARA IDENTIFICAÇÃO DE FUNGOS FILAMENTOSOS

Alguns fungos filamentosos podem ser identificados durante o cultivo primário. Outros, contudo, requerem o teste de termotolerância e o microcultivo em lâmina. O teste da termotolerância permite a diferenciação entre espécies patogênicas capazes de crescerem em temperaturas elevadas ($\geq 37°C$) e também é útil no teste da termoconversão de fungos dimórficos. O microcultivo em lâmina permite a preservação e a observação das estruturas fúngicas. Não é uma técnica rápida, mas é útil na identificação do fungo. Ela

consiste em uma placa de Petri de 90 mm com um bastão de vidro encurvado em U em cima de um papel de filtro umedecido em água destilada estéril. Sobre o bastão, é colocada uma lâmina de vidro com um bloco de meio de cultivo (ágar batata dextrose – *potato dextrose ágar* [PDA]). O fungo é inoculado em cada lado do bloco. A seguir, é colocada uma lamínula sobre o bloco. A placa de Petri é incubada a 25°C por até 3 semanas, quando a lamínula será retirada e transferida para uma nova lâmina para observação ao microscópico das estruturas fúngicas.

Fungos dimórficos termodependentes

Fungos dimórficos termodependentes são aqueles que dependendo das condições nutricionais e da temperatura se apresentam sob duas formas: (i) filamentosa na natureza (saprofitismo) ou quando cultivados *in vitro* a 25°C; e (ii) leveduriforme nos tecidos (parasitismo) ou quando cultivados *in vitro* a 37°C.

A termoconversão da fase filamentosa para a forma de levedura é essencial para a confirmação do dimorfismo. A fase micelial pode ser mantida em meios de cultura (ágar Sabouraud dextrose a 2% e Mycosel) a 25°C, enquanto a fase leveduriforme é observada quando o fungo é cultivado em meios enriquecidos (p. ex., *brain heart infusion* [ágar BHI]) a 37°C ou, no caso de *Coccidioides* spp., que pode ser obtida em meio *converse* em ambiente rico em CO_2 ou através de inoculação em animais. Em ambas as fases, é importante observar a morfologia da colônia (Quadro 2.4) e a morfologia microscópica do fungo em cultura que é realizada por meio da coloração das estruturas fúngicas pelo lactofenol azul de algodão (Quadro 2.5).

Quadro 2.4	Morfologia da colônia de fungos dimórficos termodependentes.	
Fungos	**Fase filamentosa (25°C)**	**Fase leveduriforme (37°C)**
Paracoccidioides spp.	Colônia preguedada branca com uma rachadura lembrando uma pipoca estourada. Reverso castanho.	Colônia de aspecto úmido, pregueada, de coloração branca ou bege.
Histoplasma capsulatum	Colônia algodonosa, de coloração branca a acastanhada. Reverso castanho. O crescimento pode ser lento de 6 a 12 semanas.	Colônia de aspecto úmido, lisa e de coloração branco-amarelada.
Coccidioides immitis/C. posadasii	Colônia algodonosa, inicialmente branca passando a marrom-clara. Reverso castanho.	Difícil de ser reproduzida em laboratório. Pode ser obtida *in vivo* (inoculação de animais) ou *in vitro* empregando-se meio de cultivo rico em sais minerais, temperaturas de 40°C e alto teor de CO_2.

(continua)

Capítulo 2 **Diagnóstico Laboratorial das Micoses** 21

Quadro 2.4	Morfologia da colônia de fungos dimórficos termodependentes. (*continuação*)	
Fungos	**Fase filamentosa (25°C)**	**Fase leveduriforme (37°C)**
Sporothrix spp.	Colônia esteliforme inicialmente branca tornando-se membranosa e sulcada, de cor escura na borda. Reverso com pigmento escuro.	Colônia de aspecto cremoso de coloração branca ou bege.
Blastomyces dermatitidis	Colônia algodonosa, inicialmente branca passando a marrom-clara.	Colônia de aspecto úmido ou ceroso, com uma superfície elevada, rugosa, de coloração branco-amarelada.
Talaromyces (Penicillium) marneffei	Colônia flocosa e cinza com pigmento vermelho-amarronzado.	Colônia de aspecto seco, branca a creme, superfície lisa.

Quadro 2.5	Morfologia microscópica de fungos dimórficos termodependentes.	
Fungos	**Fase filamentosa ou infectante (25°C)**	**Fase leveduriforme ou parasitária (37°C)**
Paracoccidioides spp.	Clamidoconídios intercalares e terminais.	Célula leveduriforme com multibrotamentos e parede celular birrefringente, de 5 a 40 μm de diâmetro, conhecidas como "chapéu de Mickey" ou "roda de leme".
Histoplasma capsulatum	Hifas hialinas septadas; macroconídios, de 10 a 15 μm de diâmetro, esféricos e tuberculados; microconídios de 2 a 6 μm de diâmetro.	Pequenas leveduras unibrotantes, ovais ou esféricas, de paredes finas, de 2 a 4 μm de diâmetro.
Coccidioides immitis/C. posadasii	Artroconídios em forma de barril e disjuntores (células estéreis) dispostos alternadamente.	Elementos esféricos, não brotantes, de paredes espessas, de 5 a 100 μm de diâmetro. Quando maduros, denominam-se esférulas e estão repletas de endosporos.
Sporothrix spp.	Hifas; conídios isolados ou em grupos dispostos em pétalas de flor na extremidade do conidióforo.	Leveduras em forma de charuto, de 4 a 8 μm de diâmetro, com típico brotamento claviforme alongado e único.
Blastomyces dermatitidis	Hifas; conidióforos curtos ou longos suportam um conídio esférico, de 2 a 10 μm de diâmetro.	Célula leveduriforme de parede dupla, de 8 a 15 μm de diâmetro, com um único brotamento que se liga à célula-mãe por uma base larga.
Talaromyces (Penicillium) marneffei	Hifas; conidióforos lisos e ramificados, com 3 a 5 métulas.	Células leveduriformes ovais ou elípticas, de 2 a 6 μm de diâmetro, com um septo transversal.

MÉTODOS CONVENCIONAIS PARA A IDENTIFICAÇÃO DE LEVEDURAS

As principais leveduras de importância médica pertencem aos gêneros *Candida*, *Cryptococcus*, *Trichosporon*, *Rhodotorula* e *Malassezia*.

A identificação convencional de leveduras é baseada em suas características macro e micromorfológicas, bem como em seu perfil de assimilação de fontes de carbono e nitrogênio (auxanograma) e de fermentação de açúcares (zimograma), e por meio de testes fisiológicos.

Meios cromogênicos como CHROMagar® Candida (BD Difco), Candida® ID2 (bioMérieux), Hicrome® Candida (HiMedia) também são eficazes na detecção e identificação de algumas leveduras do gênero *Candida* como *C. albicans*, *C. tropicalis* e *C. krusei*.

Além disso, sistemas comerciais de fácil execução e interpretação, desenvolvidos por meio da capacidade assimilativa em substratos bioquímicos e enzimáticos,

Micologia Médica

Quadro 2.6 — Identificação de leveduras de importância médica.

Provas adicionais	Finalidade
Meio cromogênico CHROMagar® Candida	Detecção e identificação de *Candida* spp. pela morfologia e cor da colônia: Verde-clara: *Candida albicans* Verde-escura: *Candida dubliniensis* Rosa e rugosa: *Candida krusei* Azul: *Candida tropicalis* Branca ou rosa lisa: *Candida* spp.
Prova do tubo germinativo	*Candida albicans* e *C. dubliniensis* produzem tubo germinativo verdadeiro (sem constrição) quando incubadas no soro humano a 37°C por 3 h, ao contrário de outras espécies de *Candida*.
Método de Dalmau	Distinção de diferentes gêneros de leveduras e espécies de *Candida*, por meio do microcultivo em meio ágar fubá com Tween 80.
Prova da urease	Produzindo urease, o fungo decompõe a ureia com formação de amônia que alcaliniza o meio provocando a mudança de cor. Urease positiva: meio rosa → *Cryptococcus* spp.; *Trichosporon* spp.; *Rhodotorula* spp. Urease negativa: meio amarelo → *Candida* spp.
Auxanograma/zimograma ou uso de sistemas comerciais como API®20 C AUX/Vitek® 2 System	Identificação bioquímica de leveduras de importância médica.
Prova da fenol-oxidase (ágar semente de Níger)	Diferenciação entre os gêneros *Candida* e *Cryptococcus*. Somente *Cryptococcus gattii* e *Cryptococcus neoformans* produzem a enzima fenol-oxidase (denominada de lacase) que é capaz de detectar substratos fenólicos que estão no meio ágar semente de Níger, produzindo melanina, o que confere às suas colônias a cor marrom-escura. Fenol-oxidase positiva: colônias marrom-escuras = *Cryptococcus gattii* ou *Cryptococcus neoformans*; fenol-oxidase negativa: colônias brancas a creme = *Candida* spp.
Prova da canavanina glicina azul de bromotimol (prova do CGB)	Diferenciação entre *Cryptococcus gattii* e *Cryptococcus neoformans*. Baseia-se em diferenças na resistência à L-canavanina e à assimilação de glicina como única fonte de carbono e nitrogênio. CGB positivo: meio azul = *Cryptococcus gattii*; CGB negativo: meio verde-amarelado = *Cryptococcus neoformans*.

como API®20 C AUX e Vitek® 2 System, entre outros, também podem ser utilizados no laboratório de micologia para a identificação rápida de leveduras de importância médica, variando de 48 a 72 horas para o API®20 C AUX e cerca de 18 horas para o Vitek® 2 System.

O Quadro 2.6 apresenta um resumo dos principais métodos de identificação de leveduras de importância médica.

TÉCNICA DE MALDI-TOF MS

Outro método que vem sendo amplamente utilizado para a identificação de fungos é a espectrometria de massa por tempo de voo – ionização/dessorção a *laser* assistida por matriz (*matrix assisted laser desorption/ionisation – time of flight mass spectrometry*), mais conhecido como MALDI-TOF MS. Essa técnica tem sido usada como uma abordagem fenotípica e permite a identificação tanto de fungos filamentosos quanto de leveduras. A análise é dividida em cinco etapas:

1. A colônia fúngica é misturada à matriz (ácido α-ciano-hidroxicinâmico) para dessorção das proteínas em uma placa metálica.
2. Ocorre evaporação do solvente e cristalização.
3. A matriz absorve a energia do *laser* de radiação UV e ocorre evaporação da amostra com formação de íons com massas diferentes.

Capítulo 2 Diagnóstico Laboratorial das Micoses 23

4. Os íons formados passam por um tubo de tempo de voo, em que na extremidade há um detector que analisa a relação massa/carga do espectro gerado pela amostra ionizada.

5. O microrganismo desconhecido é identificado por comparação de seu espectro gerado com um banco de dados de espectros de referência.

A técnica de MALDI-TOF MS é simples, rápida (cerca de 30 minutos), eficaz e precisa, e, sobretudo, tem um custo reduzido por análise. No entanto, o custo de aquisição e manutenção do equipamento é elevado, o que pode limitar seu uso na rotina de diagnóstico laboratorial.

SOROLOGIA PARA FUNGOS

Os testes sorológicos são baseados na detecção de anticorpos e/ou antígenos, sendo importantes instrumentos de diagnóstico presuntivo/prognóstico das micoses profundas tais como histoplasmose, paracoccidioidomicose, aspergilose e criptococose. Embora os testes sorológicos forneçam resultados rápidos, o isolamento do fungo em cultivo continua sendo o padrão-ouro para o diagnóstico definitivo das micoses.

Dentre os ensaios sorológicos já descritos na literatura, podemos destacar a imunodifusão dupla de Ouchterlony (ID) e os ensaios imunoenzimáticos *Western blot* e ELISA, além de *kits* comerciais para o diagnóstico rápido de aspergilose invasiva e criptococose.

A técnica de ID se baseia na formação do complexo antígeno e anticorpo sob um gel formando uma linha de precipitação visível macroscopicamente. É um teste relativamente rápido (se comparado à cultura) e de fácil execução para o diagnóstico indireto de histoplasmose paracoccidioidomicose e aspergilose, pois avalia a presença do patógeno no hospedeiro por meio da detecção de anticorpos.

Os principais componentes antigênicos de *Histoplasma capsulatum* são a fração H de 120 KDa e a fração M de 94 KDa, enquanto *Paracoccidioides brasiliensis* apresenta a glicoproteína extracelular de 43 KDa (gp43).

Em resumo, o teste de ID pode ser realizado em lâmina contendo gel de agarose na concentração de 1% em que são produzidos orifícios com furadores especiais para a disposição do antígeno no centro e dos soros a serem testados ao redor. Antígenos e anticorpos se difundem pelo ágar e, ao se encontrarem, formam uma linha de precipitação. Uma amostra de soro padrão (controle positivo) deve ser utilizada na reação para facilitar a leitura e a interpretação dos resultados. Considera-se uma reação positiva (soro reagente) quando houver a presença de uma linha de precipitação que possui sua extremidade unida com a linha do soro padrão, formando uma linha de identidade total.

Na ID para o diagnóstico de histoplasmose, há visualização de duas linhas de precipitação conhecidas como bandas H e M. A banda H é diagnóstica de doença, ao contrário da banda M, que não distingue infecção prévia de infecção ativa. Apesar da especificidade alta, essa técnica apresenta uma sensibilidade variável, que pode gerar resultados falso-negativos, especialmente em pacientes imunocomprometidos (p. ex., AIDS), que podem não produzir níveis suficientes de anticorpos durante a fase aguda da doença.

Entre os ensaios imunoenzimáticos, o *Western blot* se destaca como uma ferramenta de imunodiagnóstico, com maior sensibilidade que a ID na detecção de anticorpos, podendo ser utilizado para confirmar casos de histoplasmose quando negativos no teste de ID. A técnica de *Western blot* se baseia na separação de proteínas antigênicas por peso molecular através de eletroforese em gel de poliacrilamida, seguindo-se da transferência dessas proteínas para uma membrana de nitrocelulose. A presença de anticorpos específicos anti-*H. capsulatum* no soro de pacientes pode ser detectada pela presença das bandas H e/ou M na membrana de nitrocelulose após a reação imunoenzimática. Embora tenha boa acurácia e seja reprodutível, esse teste ainda não está disponível nos laboratórios clínicos, sendo realizado somente em grandes centros de pesquisa.

Para o diagnóstico de aspergilose invasiva, pode-se utilizar o teste comercial Platelia™ Aspergillus, que se baseia no ensaio imunoenzimático ELISA, tipo sanduíche, para a detecção de galactomanana em amostras de soro e lavado broncoalveolar (LBA). O teste apresenta boa sensibilidade em amostras de LBA, em pacientes neutropênicos e não neutropênicos, quando comparado com teste em soro. É um método rápido e não invasivo, em que a concentração de galactomanana detectada é proporcional ao crescimento fúngico no tecido infectado mesmo na ausência de sinais e sintomas clínicos. Ademais, esse teste também pode ser aplicado no monitoramento de aspergilose invasiva comprovada, uma vez que há decaimento da titulação de galactomanana em pacientes em terapia antifúngica, o que representa um indicador de tratamento eficaz.

Para o diagnóstico de criptococose, a pesquisa do antígeno polissacarídio capsular de *Cryptococcus* spp. (CrAg) pode ser realizada em amostras de soro, liquor e urina por meio da técnica imunocromatográfica conhecida como *lateral flow assay* (LFA). Esse método se baseia no uso de uma fita impregnada com anticorpos monoclonais capazes de detectar o antígeno capsular glucuronoxilomanana que está presente nos quatros sorotipos (A, B, C e D) de *Cryptococcus* spp. É um teste rápido e de fácil execução, envolvendo cinco etapas:

1. Adicionar uma gota do diluente em um tubo.
2. Adicionar um volume determinado do espécime clínico.
3. Inserir a fita de CrAg LFA dentro do tubo.
4. Aguardar 10 minutos em temperatura ambiente.
5. Ler a fita visualmente. A presença de duas linhas (teste e controle) indica teste positivo para criptococose, enquanto uma única linha (controle) indica teste negativo. Se a linha controle não aparecer, o teste é invalido e deve ser repetido. O CrAg LFA é um teste altamente específico e sensível, além de ser de baixo custo, sendo uma alternativa acessível e segura para o diagnóstico de criptococose.

IDENTIFICAÇÃO MOLECULAR DE FUNGOS PATOGÊNICOS

Apesar de sua importância, os métodos convencionais no diagnóstico das infecções fúngicas apresentam algumas limitações como: baixa especificidade do exame microscópico direto, demora no isolamento e na identificação do fungo em cultivo (método de referência), e necessidade de profissionais treinados e capacitados para realizar o diagnóstico micológico. Cabe salientar que, em alguns casos, os métodos convencionais não são suficientes para identificar o fungo, muito menos para distinguir espécies filogeneticamente relacionadas.

Métodos moleculares podem ser utilizados como ferramentas complementares ao diagnóstico laboratorial de infecções fúngicas. Genes ribossômicos fúngicos são alvos comuns de DNA utilizados em procedimentos para a identificação desses microrganismos no nível de espécie por meio da reação em cadeia da polimerase (PCR). A grande variabilidade das sequências ITS1 e ITS2 (espaçadores transcritos internos [ITS]) associadas com as regiões conservadas 18S, 5,8S e 28S do DNA ribossômico (rDNA) têm sido utilizadas na PCR, em diferentes formatos, para a discriminação e a identificação de fungos, assim como a região D1/D2 da subunidade maior (28S) do rDNA. Além das regiões variáveis do rDNA, outros genes como a calmodulina (CAL), a β-tubulina (BT2), a actina (ACT1) e o fator de alongamento da tradução 1-α (TEF1-α), entre outros, podem ser utilizados no sequenciamento de DNA para a identificação de fungos, sendo possível também estabelecer relações filogenéticas entre diferentes grupos fúngicos.

A extração de DNA é a etapa inicial e fundamental do processo de identificação molecular. Resumidamente, essa etapa é baseada nos processos de lise celular, remoção de proteínas, precipitação do DNA e, por fim, reidratação e quantificação do material genético obtido.

A PCR é uma técnica que permite a obtenção *in vitro* de várias cópias de um segmento de DNA específico (região, gene ou parte deste). Para que a reação ocorra, são necessários outros componentes, como desoxirribonucleotídios fosfatados (dNTPs), cloreto de magnésio ($MgCl_2$), DNA polimerase (enzima termoestável) e um par de iniciadores (*primers*). A PCR ocorre em um termociclador programado para a realização de ciclos repetidos que envolvem três etapas:

1. Desnaturação para separação da dupla fita de DNA.
2. Anelamento dos *primers*.
3. Extensão da fita pela enzima DNA polimerase por meio da inserção de nucleotídios.

A detecção do produto de amplificação normalmente é feita em eletroforese em gel de agarose, após coloração com brometo de etídio que permite a visualização da banda do DNA pesquisado.

Diferentes técnicas de biologia molecular têm sido aplicadas para a identificação de fungos patogênicos, inclusive de espécies fenotipicamente indistinguíveis. Essas técnicas são baseadas em dois procedimentos: (i) PCR espécie-específica; e (ii) PCR seguida de sequenciamento de DNA.

A PCR espécie-específica utiliza um par de *primers* espécie-específicos que identifica uma única espécie, por exemplo, um par de *primers* específicos para a identificação de *Candida albicans*. Ou pode utilizar mais de um par de *primers* espécie-específicos, a chamada Multiplex-PCR, que é capaz de identificar espécies diferentes em uma única reação, por exemplo, o uso de oito pares de *primers* espécie-específicos em uma única PCR permite a identificação de oito espécies: *Candida albicans*, *C. dubliniensis*, *C. parapsilosis*, *C. glabrata*, *C. krusei*, *C. guilliermondii*, *C. lusitaniae* e *C. tropicalis*. Já a PCR aninhada (conhecida como Nested-PCR) é uma técnica que envolve duas PCR consecutivas, sendo que o produto da primeira PCR serve como alvo específico para os iniciadores (*primers*) na segunda PCR, o que aumenta sua especificidade (100%), mas nem tanto sua sensibilidade (cerca de 50%). Por exemplo, a região do gene que codifica a proteína Hc100 (de 100 KDa) específica de *Histoplasma capsulatum* tem sido utilizada como alvo na Nested-PCR para o diagnóstico da histoplasmose em espécimes clínicos.

A PCR seguida de sequenciamento de DNA utiliza um par de *primers* universais que identifica qualquer espécie de fungo. Para tal, o produto amplificado na

PCR é purificado e enviado a uma plataforma de sequenciamento genômico. A sequência de DNA obtida é editada, alinhada, analisada e comparada com outras sequências depositadas no banco de dados do NCBI/GenBank para a identificação do fungo.

O sequenciamento de DNA, assim como outros métodos empregados na biologia molecular como polimorfismo de comprimento de fragmentos de restrição (*restriction fragment length polymorphisms* [RFLP]), polimorfismo de DNA amplificado randomicamente (*randomly amplified polymorphic* DNA[RAPD]), polimorfismo de comprimento de fragmento amplificado (*amplified fragment lenght polymorphism* [AFLP]) e microssatélites, também tem sido utilizado para a detecção da variabilidade na sequência de DNA dentro de uma mesma espécie, por meio da determinação de marcadores moleculares (denominados polimorfismos de DNA). Essas ferramentas moleculares permitem avaliar a genética de populações, realizar o mapeamento epidemiológico, acompanhar surtos, variações na virulência e progressão das infecções fúngicas.

Ademais, uma outra ferramenta diagnóstica ainda pouco disponível em muitos laboratórios parece muito promissora: a PCR em tempo real, que não depende do isolamento do fungo em cultura. É uma técnica que permite quantificar o alvo durante o processo de amplificação do DNA. O resultado é visualizado imediatamente por meio de um software acoplado a um termociclador, sem a necessidade de gel de agarose. Isso é possível por meio do uso de sistemas para detectar os produtos da PCR em tempo real como TaqMan® ou SYBR® Green I. O sistema TaqMan® utiliza uma sonda fluorescente para detectar um produto específico da PCR, enquanto o sistema SYBR® Green I utiliza o corante SYBR® Green I que possui ligação altamente específica ao DNA dupla-fita. À medida que o DNA é amplificado, o nível de fluorescência ou de cor aumenta proporcionalmente, sendo possível determinar com precisão a quantidade de DNA-alvo presente na amostra original. De fato, estudos indicam que a PCR em tempo real é uma técnica rápida e segura para o diagnóstico diretamente do espécime clínico, com sensibilidade e especificidade relativamente alta quando comparada à cultura, especialmente para o diagnóstico de micoses sistêmicas. Entretanto, apresenta um custo elevado e ainda não há testes comerciais disponíveis para uso na rotina laboratorial.

ANTIFUNGIGRAMA

Métodos para investigar a sensibilidade *in vitro* aos fármacos antifúngicos foram desenvolvidos a partir do surgimento de espécies resistentes, da disponibilidade de novos fármacos, do aumento do consumo de antifúngicos disponíveis para tratamento e prevenção das infecções fúngicas e da ocorrência de falhas terapêuticas no tratamento dessas infecções.

Em 1997, foram publicados os primeiros documentos de referência para determinar a sensibilidade aos fármacos antifúngicos tanto de leveduras quanto de fungos filamentosos. Duas metodologias foram propostas: (i) pelo Clinical and Laboratory Standards Institute (CLSI); e (ii) pelo European Committee on Antimicrobial Susceptibility Testing (EUCAST).

Desde então, os documentos preconizados pelo CLSI (disponível mediante pagamento no *site* https://clsi.org) e pelo EUCAST (disponível gratuitamente em http://www.EUCAST.org) passaram por algumas modificações até as versões atuais.

De acordo com os documentos de referência citados, os testes de sensibilidade aos antifúngicos disponíveis são a microdiluição em caldo e a disco difusão. A microdiluição em caldo é realizada em placas de 96 poços, na qual cada placa corresponde a um antifúngico que é avaliado em 10 diferentes concentrações seriadas. Dessa maneira, é possível testar vários fármacos antifúngicos. O parâmetro para avaliar a sensibilidade aos fármacos antifúngicos é baseado na concentração inibitória mínima (CIM; do inglês, *minimum inhibitory concentration* [MIC]). Esta é definida como a menor concentração de um fármaco, em mg/mℓ, capaz de inibir o crescimento fúngico.

Ao contrário da microdiluição em caldo, o teste de disco difusão não utiliza concentrações de antifúngicos variadas. Neste caso, são usados discos empregnados com concentrações fixas. O critério de leitura é a medida das zonas de inibição do crescimento fúngico. Quanto maior o halo de inibição, mais sensível é o fungo. A grande desvantagem desse método é que ele está padronizado apenas para alguns fármacos.

Em 2018, foi determinado aos laboratórios das redes pública e privada do Brasil, a utilização das normas de interpretação para os testes de sensibilidade aos antifúngicos para leveduras de *Candida* spp. e *Cryptococcus neoformans*; e para fungos filamentosos do gênero *Aspergillus*, tendo como base os documentos da versão brasileira do EUCAST/versão BrCAST (disponível em http://brcast.org.br). Ainda não há pontes de corte definidos para outras leveduras e demais fungos filamentosos, o que dificulta a interpretação dos testes de sensibilidade aos antifúngicos.

De acordo com o documento, cada antifúngico deve ser avaliado em 10 diferentes concentrações seriadas que são distribuídas em placas de microtitulação de

96 poços. O meio recomendado para as diluições é o RPMI-1640 (com L-glutamina e sem bicarbonato de sódio) suplementado com 2% de glicose, tamponado com 0,165 M de MOPS, pH 7,0. Em cada placa de microtitulação, podem ser testados seis isolados fúngicos (inóculo final de 0,5 a 2,5 × 10^5 UFC/mℓ) e duas cepas de referência que são utilizadas como controle interno de qualidade. Após o período de incubação, a leitura dos resultados é realizada em um leitor de microplacas e os valores de CIM são interpretados de acordo com os pontos de corte do BrCAST.

A CIM informa sobre a sensibilidade ou a resistência de isolados fúngicos frente aos fármacos antifúngicos testados, o que pode auxiliar na conduta terapêutica.

De fato, nem todas as infecções fúngicas devem ser tratadas da mesma forma. Algumas espécies podem apresentar resistência intrínseca ou adquirida a determinados fármacos antifúngicos. Por exemplo, a maioria das espécies de *Candida* apresenta sensibilidade aos azólicos. Entretanto, *C. albicans*, apesar de sensível ao fluconazol, pode desenvolver resistência após exposição contínua a esse fármaco. Por outro lado, *C. krusei* é intrinsecamente resistente ao mesmo fármaco. Por isso, a identificação da espécie e os estudos de sensibilidade antifúngica são importantes para a prática clínica.

Com base nos documentos de referência padronizados para testes de sensibilidade aos antifúngicos frente às leveduras, *kits* ou sistemas comerciais mais simples para uso nos laboratórios clínicos foram desenvolvidos. Muitos microbiologistas preferem o uso desses sistemas ao método de referência da microdiluição em caldo, pelas vantagens oferecidas como facilidade de execução e resultados mais rápidos, por exemplo: Etest®, sistema Sensititre YeastOne® e o Vitek® 2 System. Este último é um sistema automatizado tanto para identificação de leveduras quanto para teste de sensibilidade aos antifúngicos. Apesar da disponibilidade de *kits* ou sistemas comerciais, cabe salientar que o método da microdiluição em caldo é o padrão-ouro para teste de sensibilidade aos antifúngicos.

ESQUEMAS DE DIAGNÓSTICO E IDENTIFICAÇÃO MOLECULAR

Esquema de diagnóstico laboratorial em micologia

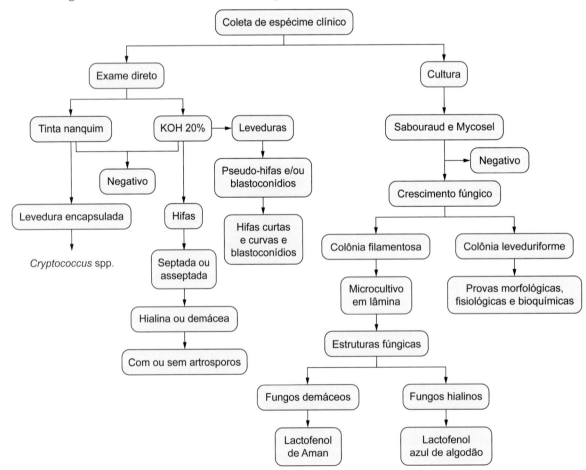

Capítulo 2 **Diagnóstico Laboratorial das Micoses** 27

Esquema de diagnóstico das leveduroses

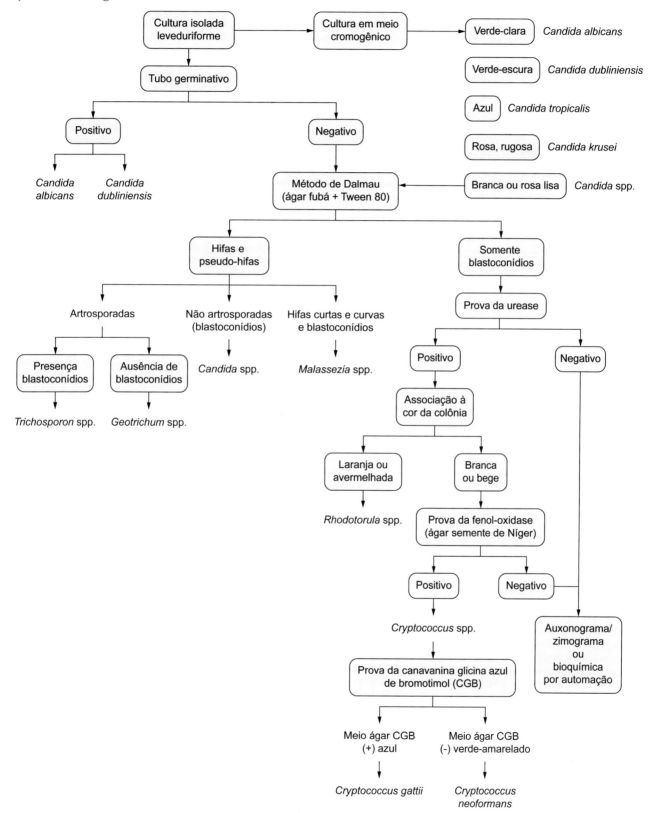

Micologia Médica

Identificação molecular de fungos por sequenciamento

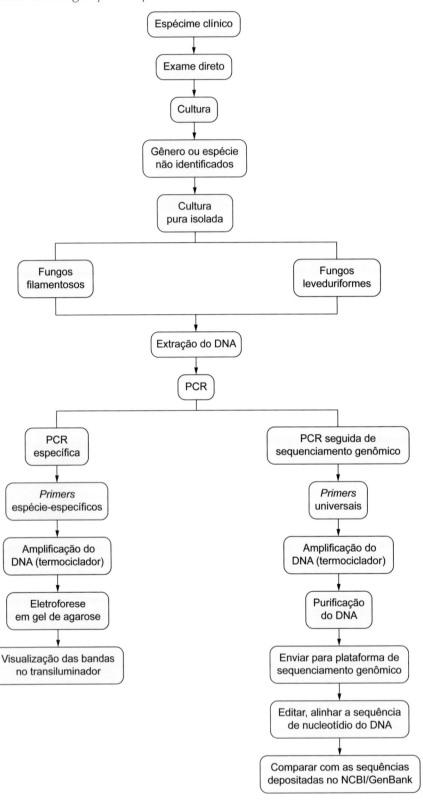

BIBLIOGRAFIA

Almeida MA, Pizzini CV, Damasceno LS et al. Validation of Western blot for Histoplasma capsulatum antibody detection assay. BMC Infec Dis. 2016;16(1). doi: 10.1186/s12879-016-1427-0.

Brasil. Agência Nacional de Vigilância Sanitária. Microbiologia clínica para o controle de infecção relacionada à assistência à saúde – Módulo 8: detecção e identificação de fungos de importância médica. Brasília: Agência Nacional de Vigilância Sanitária (Anvisa); 2013.

Casadevall A. Fungal diseases in the 21st century: the near and far horizons. Pathog Immun. 2018;3:183-196.

Kwon-Chung KJ, Bennett JE. Medical mycology. Philadelphia: Lea & Febiger; 1992.

Lacaz C, Porto E, Martins J et al. Tratado de micologia médica. 9. ed. São Paulo: Sarvier; 2002.

Larone D, Walsh TJ, Hayden RT. Larone's medically important fungi: a guide to identification. 6th ed. Washington, DC: American Society for Microbiology Press; 2018.

Mesquita-Rocha S. Teste de galactomanana para o diagnóstico de aspergilose invasiva: uma revisão. Rev Inst Adolfo Lutz. 2018;(77):1-12.

Neufeld PM. Manual de micologia médica: técnicas básicas de diagnóstico. Rio de Janeiro: Programa Nacional de Controle de Qualidade; 1999.

Oliveira JC. Diagnóstico micológico por imagens: um guia para o laboratório de micologia médica. Rio de Janeiro, 2014.

Petrucelli MF et al. Epidemiology and diagnostic perspectives of dermatophytoses. Journal of Fungi. 2020;6(4):310.

Rodrigues ML, Nosanchuk JD. Fungal diseases as neglected pathogens: a wake-up call to public health officials. PLoS Negl Trop Dis. 2020;14(2):e0007964.

Sidrim JJ, Rocha MF. Micologia médica à luz de autores contemporâneos. Rio de Janeiro: Guanabara Koogan; 2003.

3 *Tinea Nigra*

John Verrinder Veasey • Guilherme Camargo Julio Valinoto • Ligia Rangel Barboza Ruiz • Clarisse Zaitz

> **Sinonímia:** ceratofitose negra; cladosporiose epidérmica; *Keratomicosis nigricans palmaris*; *Keratomycosis nigricans*; *Keratophytia nigra*; *Microsporosis nigra*; pitiríase negra; queratofitose negra; tinha negra.

EPIDEMIOLOGIA

A *tinea nigra*, ou tinha negra, é uma micose causada pelo fungo filamentoso demácio *Hortaea werneckii*. Sua manifestação clínica clássica é a presença de mácula acastanhada assintomática, especialmente nas regiões palmoplantares de crianças. Por se tratar de uma infecção que acomete apenas a camada córnea, na qual a resposta imune celular do hospedeiro é mínima ou ausente, é classificada dentro das micoses superficiais (propriamente ditas), junto com *piedra branca*, *piedra preta* e pitiríase versicolor. Pelo fato de essa micose ser provocada pela presença de hifas demácias septadas no tecido (camada córnea), há alguns autores que consideram possível classificar a doença como uma feo-hifomicose superficial.

A *tinea nigra* foi descrita originalmente em 1891 por Alexandre Cerqueira em Salvador, Bahia, que a denominou *Keratomycosis nigricans palmaris*. Seu filho, Antônio Gil de Cerqueira, transmitiu informações sobre a doença aos médicos brasileiros em 1916. Ramos e Silva relatou o primeiro caso no Rio de Janeiro em 1921 e Parreiras Horta nomeou o agente causal *Cladosporium werneckii* em homenagem ao dermatologista brasileiro Werneck Machado.

Em 1970, Von Arx reconheceu que os conídios desta espécie se originaram de anelídeos e, com a comunidade médica, os transferiu para o gênero *Exophiala* como *E. werneckii*. Outros estudos corroboraram que esse microrganismo continha elementos de levedura, como blastoconídios originários de anelídeos e outros conídios originários de hifas dispostos em uma distribuição simpodial. Levando isso em consideração, Nishimura e Miyaji propuseram em 1984 o gênero *Hortae* em homenagem a Parreiras Horta, e McGinnis et al. sugeriram o gênero *Phaeoannellomyces* em 1985. O primeiro desses nomes permaneceu: *Hortae werneckii*, nome que está intrinsicamente ligado à dermatologia brasileira, uma vez que tanto Paulo Parreiras Horta quanto Werneck Machado foram membros fundadores da Sociedade Brasileira de Dermatologia em 4 de fevereiro de 1912.

A *tinea nigra* é uma micose que predomina em jovens abaixo dos 20 anos, caucasianos, do sexo feminino, em regiões tropicais e subtropicais. Foi descrita nas Américas, Austrália, sul da África, Europa e Extremo Oriente.

No Brasil é mais comum nas áreas litorâneas, uma vez que seu agente é um fungo geofílico de comportamento halofílico encontrado principalmente nos solos com alta concentração salina; embora já tenha sido isolado também em florestas, vegetação deteriorada, água suja e outros ambientes extremamente úmidos.

ETIOLOGIA

O agente da *tinea nigra* é um fungo filamentoso demácio, isolado pela primeira vez em 1921 e batizado de *Cladosporium werneckii*. Desde então, foi renomeado algumas vezes, já tendo sido chamado de *Exophiala werneckii* e *Phaeoannellomyces werneckii*. Atualmente, é denominado *Hortaea werneckii*.

Existem, ainda, relatos de casos de *tinea nigra* causados por outros agentes demácios, como *Stenella araguata*, *Scopulariopsis brevicaulis*, *Phoma eupyrena* e *Chaetomium globosum*.

Acredita-se que a *tinea nigra* seja adquirida pela penetração do fungo na camada córnea, através de pele erosada das regiões palmoplantares.

CLÍNICA

Sob o ponto de vista clínico, a *tinea nigra* se manifesta como uma mácula acastanhada assintomática, não descamativa, de bordas irregulares e crescimento centrífugo, tipicamente unilateral, observada com maior frequência na região palmar, seguida da plantar (Figura 3.1). Na Ásia, foram descritos casos com acometimento do pescoço e tronco, e há relatos de outras localizações atípicas como interdigital. Por ser uma micose superficial propriamente dita, confinada à camada córnea, não costuma haver resposta imune do hospedeiro, tornando a cura espontânea um desfecho raro. Pelo mesmo motivo, por outro lado, pode ser removida facilmente com uma cureta ou outro método físico abrasivo.

A entodermatoscopia, nome dado para a aplicação da dermatoscopia no diagnóstico das dermatoses infecciosas, é uma ferramenta valiosa na diferenciação clínica entre a *tinea nigra* e outras lesões pigmentadas acrais. O padrão dermatoscópico característico na infecção pela *Hortaea werneckii* é a presença de pigmentação salpicada ou fibrilar, acastanhada e superficial, que não respeita um padrão de sulcos ou cristas, diferentemente do que se espera nas lesões de origem melanocítica (Figura 3.2). Muitas vezes, o dermatologista não tem acesso a laboratórios que disponham de exames micológicos para o diagnóstico da *tinea nigra*. Desse modo, o conhecimento de seu padrão dermatoscópico ajuda a evitar biopsias e procedimentos desnecessários, tornando a dermatoscopia um método propedêutico auxiliar importante no diagnóstico correto desta condição.

Em 2016, Veasey et al. descreveram pela primeira vez o uso da microscopia confocal de reflectância (MCR) *in vivo* na *tinea nigra*. No artigo em questão, foi evidenciada a presença de estruturas lineares de alta refletividade, com aspecto salpicado, semelhante ao observado na dermatoscopia. Com a aproximação da imagem, percebeu-se que este padrão salpicado, ao ser isolado, era morfologicamente correspondente às hifas curtas, irregulares e tortuosas visualizadas no exame micológico direto, e ao padrão fibrilar, evidenciado na entodermatoscopia. É preciso cautela, porém, na interpretação de tais achados, pois podem ser confundidos com outras estruturas fúngicas filamentosas, especialmente dermatófitos que com frequência acometem a região palmoplantar, ou artefatos epidérmicos que podem se assemelhar aos filamentos fúngicos.

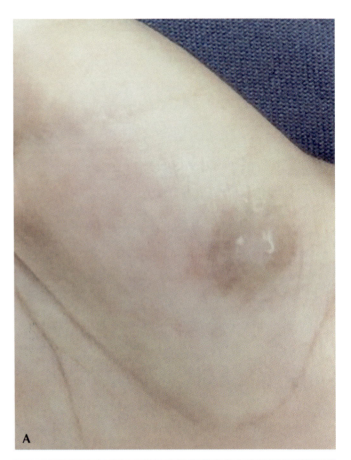

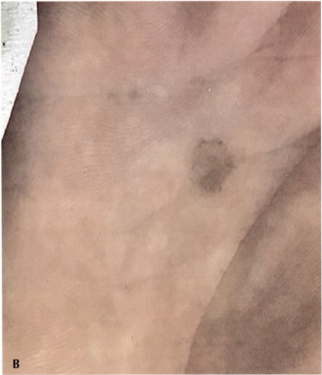

Figura 3.1 Aspecto clínico da *tinea nigra*: mácula enegrecida assintomática, geralmente isolada, de localização preferencial na região palmoplantar. Fonte: Veasey JV. Beware of reflectance confocal microscopy artifacts when searching hyphae in acral skin – Reply. An Bras Dermatol. 2020;95(1):130-132.

DIAGNÓSTICO LABORATORIAL

Como toda micose, o padrão-ouro diagnóstico é feito por meio da identificação do agente por exame micológico direto (EMD) associado ao isolamento do fungo em cultura, com análise macro e microscópica do micélio. Para o EMD, o material coletado é obtido por raspagem da lesão cutânea, colocado sobre lâmina de vidro e clarificado com hidróxido de potássio a 20%. No microscópio óptico são visualizadas hifas septadas demácias, geralmente curtas, irregulares e tortuosas (Figura 3.3).

A cultura é realizada em ágar Sabouraud e o crescimento ocorre entre 21 e 25 dias, após os quais podem ser observadas colônias negro-oliváceas, com brilho metálico e bordas bem definidas dando aspecto de "gotas de petróleo". No microcultivo, apresenta hifas septadas demácias com conídios que se assemelham a células leveduriformes que se dividem por cissiparidade (Figura 3.4).

O exame anatomopatológico, por sua vez, não é realizado na rotina, visto que existem métodos diagnósticos menos invasivos. Em casos excepcionais, pode ser realizado quando a *tinea nigra* não for considerada a principal hipótese. A histopatologia revela uma camada córnea espessada, na qual são observadas hifas septadas demácias. Pode estar presente também acantose discreta, além de infiltrado inflamatório linfocitário perivascular ausente ou mínimo.

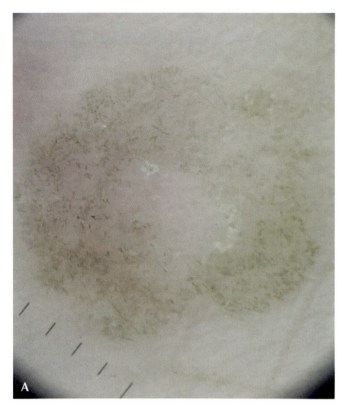
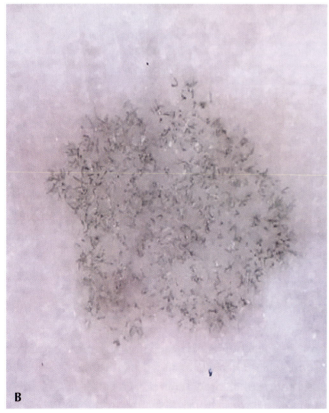

Figura 3.2 Entodermatoscopia da *tinea nigra*: lesão hipercrômica de padrão não melanocítico, com pigmentação marrom-acastanhada salpicada e fibrilar sem predomínio em sulcos ou cristas. Fonte: Veasey JV. Beware of reflectance confocal microscopy artifacts when searching hyphae in acral skin – Reply. An Bras Dermatol. 2020; 95(1):130-132.

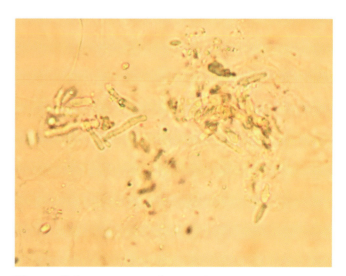

Figura 3.3 Exame micológico direto (KOH 20%, aumento ×400) de material coletado de raspado cutâneo de *tinea nigra*: visualização de hifas septadas demácias curtas e irregulares. Fonte: imagem cedida por Dr. John Veasey, responsável pelo Laboratório de Micologia da Clínica de Dermatologia do Hospital da Santa Casa de São Paulo.

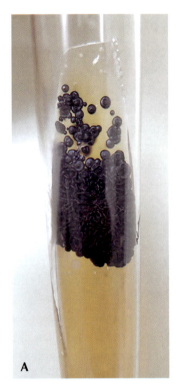 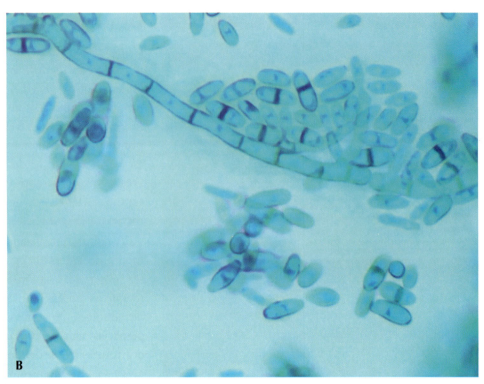

Figura 3.4 A. Cultura para fungos do agente *Hortaea werneckii*. Macrocultivo em tubo de ensaio em ágar Sabouraud de aspecto negro-oliváceas, com brilho metálico e bordas bem definidas dando aspecto de "gotas de petróleo". **B.** Microcultivo em lâmina em ágar batata corado com azul de algodão evidenciando hifas septadas demácias com conídios leveduriformes apresentando divisão por cissiparidade. Fonte: imagens cedidas por Dr. John Veasey, responsável pelo Laboratório de Micologia da Clínica de Dermatologia do Hospital da Santa Casa de São Paulo.

Já a microscopia eletrônica de varredura de amostra superficial da lesão de *tinea nigra*, conforme publicação, de 2014, de Guarenti et al., evidencia colônias de hifas agregadas entre os ceratinócitos, as quais, segundo os autores, devem corresponder ao padrão salpicado descrito na dermatoscopia. Na superfície mais externa da lesão, é também possível observar descamação dos corneócitos e eliminação de estruturas filamentosas fúngicas.

micose superficial. A ausência de descamação e a localização fora de área seborreica, todavia, facilitam a distinção entre as duas dermatoses, mesmo antes de realizados exames micológicos.

Deve ser diferenciada, ainda, de outras condições que podem evoluir com máculas escurecidas em palmas e plantas, como hematomas, pigmentação exógena, hipercromia pós-inflamatória, sífilis, eritema pigmentar fixo e até mesmo acúmulo de sujeira.

DIAGNÓSTICO DIFERENCIAL

O principal diagnóstico diferencial deve ser feito com as lesões melanocíticas acrais, pois o aspecto clínico da *tinea nigra* assemelha-se em muito com o dos nevos juncionais e dos melanomas que acometem a região palmoplantar. O reconhecimento dessa infecção fúngica previne procedimentos cirúrgicos desnecessários, evitando iatrogenias que podem ocorrer nos casos de *tinea nigra* que são diagnosticados erroneamente.

Outro diagnóstico diferencial é a pitiríase versicolor. Acredita-se, inclusive, que os primeiros casos de *tinea nigra* foram descrições errôneas desta outra

TRATAMENTO

Desde que diagnosticada corretamente, a *tinea nigra* é uma doença fúngica de fácil tratamento e excelente prognóstico. Dispensa o uso de antifúngicos sistêmicos, sendo suficiente a terapia com condutas abrasivas e/ou medicações tópicas. Na literatura, são relatados bons resultados com o uso dos derivados imidazólicos, ciclopirox olamina, terbinafina e butenafina. Além disso, tendo em mente que o agente dessa micose não ultrapassa a camada córnea, pode-se lançar mão de ceratolíticos tópicos ou abrasões mecânicas com gaze, cureta ou bucha para maior eficácia do tratamento.

RESUMO

Sinonímia	Ceratofitose negra; cladosporiose epidérmica; *Keratomicosis nigricans palmaris*; *Keratomycosis nigricans*; *Keratophytia nigra*; *Microsporosis nigra*; pitiríase negra; queratofitose negra; tinha negra.
Epidemiologia	Predomínio em jovens e crianças em regiões tropicais e subtropicais, principalmente áreas litorâneas.
Etiologia	*Hortaea werneckii*.
Clínica	Mácula acastanhada, não descamativa, de bordas irregulares, unilateral e assintomática em região palmoplantar (ver Figura 3.1).
Diagnóstico laboratorial	Exame micológico direto: presença de hifas septadas demácias (ver Figura 3.3). Cultura de fungos: macroscopia com colônias enegrecidas de aspecto membranoso – "gotas de petróleo" (ver Figura 3.3). Microcultivo com hifas septadas demácias com conídios leveduriformes apresentando divisão por cissiparidade (ver Figura 3.4).
Diagnóstico diferencial	Acúmulo de sujeira; melanoma acrolentiginoso; nevo juncional.
Tratamento	Abordagem medicamentosa tópica com antifúngicos derivados imidazólicos, terbinafina, butenafina e ciclopirox olamina em monoterapia ou associado a métodos ceratolíticos ou abrasivos.

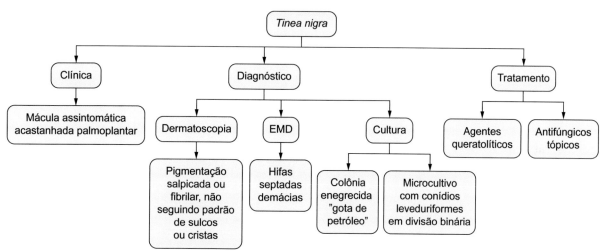

EMD: exame micológico direto.

BIBLIOGRAFIA

Abinader MVM, Maron SMC, Araújo LO et al. Tinea nigra dermoscopy: a useful assessment. J Am Acad Dermatol. 2016; 74(6):e121-e122.

Criado PR, Delgado L, Pereira GA. Dermoscopy revealing a case of tinea nigra. An Bras Dermatol. 2013;88(1):128-9.

Dinato SLM, Almeida JRP, Romiti N et al. Tinea nigra in the City of Santos: five case reports. An Bras Dermatol. 2002; 77(6):713-8.

Guarenti IM, Almeida Jr HL, Leitão AH et al. Scanning electron microscopy of tinea nigra. An Bras Dermatol. 2014;89(2):334-6.

Negroni R. Historical aspects of dermatomycoses. Clin Dermatol. 2010;28(2):125-32.

Rossetto AL, Cruz RC. Tinea nigra: successful treatment with topical butenafine. An Bras Dermatol. 2012;87(6):939-41.

Veasey JV, Avila RB, Ferreira MAMO et al. Reflectance confocal microscopy of tinea nigra: comparing images with dermoscopy and mycological examination results. An Bras Dermatol. 2017;92(4):568-9.

Veasey JV, Avila RB, Miguel BAF et al. White piedra, black piedra, tinea versicolor and tinea nigra: contribution to the diagnosis of superficial mycosis. An Bras Dermatol. 2017; 92(3):413-6.

Veasey JV. Beware of reflectance confocal microscopy artifacts when searching hyphae in acral skin – Reply. An Bras Dermatol. 2020;95(1):130-2.

Zalaudek I, Giacomel J, Cabo H et al. Entodermoscopy: a new tool for diagnosing skin infections and infestations. Dermatology. 2008;216(1):14-23.

4 Piedra Negra

Alex Panniza Jalkh • Fabio Francesconi • Paulina Avila Jaramillo

> **Sinonímia:** *quirana* (na língua tupi-kirána); *tinea* nodosa; tricomicose nodular; tricomicose dos estudantes; *zoôhei* (na língua tupi mondé).

EPIDEMIOLOGIA

A *piedra negra* (PN) é uma micose superficial da haste capilar, encontrada principalmente em regiões tropicais e subtropicais da América do Sul, da África e do Sudeste Asiático. Em países da América do Sul, tem sido descrita tanto na população geral como nos povos indígenas que habitam estas regiões. A maior parte dos casos ocorre em regiões com alta pluviosidade, ao exemplo da Amazônia, onde é descrita com relativa frequência em homens, mulheres jovens e crianças. Não parece ter predileção quanto a sexo ou etnia.

O fator predisponente mais importante é o clima quente e úmido, o que favorece o desenvolvimento e a viabilidade do fungo por longos períodos. O uso de produtos oleosos e a higiene pessoal deficiente também têm sido apontados como fatores predisponentes por alguns pesquisadores, embora questionado por outros. O uso de turbantes e/ou de *hijab*, com o cabelo úmido, pode ser um fator favorável ao desenvolvimento das *piedras*. Há relatos de infecções mistas: *piedra branca* (PB) associada à PN.

As fontes de infecção de *Piedraia (P.) hortae* em humanos ainda são um assunto controverso. Solo, água dos rios e vegetação têm sido implicados e considera-se o contato com pessoas infectadas e material contaminado a principal forma de transmissão. A transmissão sexual também tem sido relatada em ambos os tipos de *piedras*.

Seu agente etiológico tem sido encontrado no pelo de diferentes espécies de macacos (*Cebidae* e *Callitrichidae*) em áreas onde são alvo de caça pelos indígenas que habitam a região.

Em 2014, Chávez-López et al. curiosamente obtiveram um achado raro e acidental de PN em uma peruca de cabelo humano armazenada durante 2 anos em ambiente fechado à beira-mar em uma praia do México.

Apesar de a PN ter sido descrita e classificada do ponto de vista clínico e microbiológico há mais de 100 anos, ainda faltam esclarecimentos a respeito de sua epidemiologia e ecologia.

ETIOLOGIA

A PN tem como agente etiológico *P. hortae*, um fungo filamentoso demácio. Inicialmente, PN e PB foram confundidas, mas em uma publicação de 1911, Parreiras Horta as diferenciou claramente, embora considerasse o agente etiológico da PN uma espécie de *Trichosporum*. Segundo Horta, o termo *Piedra* corresponde à denominação popular dada à referida micose na Colômbia, que deriva da palavra *piedra*, em espanhol. Ele também observou *hyalini loculi* nos nódulos da PB que mais tarde foram identificados como ascos. Em 1913, o fungo foi denominado *Trichosporum hortae*, e, em 1928, *P. hortae* por Fonseca e Leão, que consideraram a formação de ascos e ascósporos representativa de sua reprodução sexuada, que, igualmente, dão origem aos nódulos (ascotroma). Essas estruturas, por sua vez, caracterizam esse fungo como pertencente ao filo *Ascomycota*.

De acordo com o *Index Fungorum* (*International Code of Nomenclature for algae, fungi and plants*, art. 42.1), a posição taxonômica do fungo *P. hortae* é descrita como pertencente ao filo Ascomycota, subfilo Pezizomycotina, classe Dothideomycetes, subclasse

Dothideomycetidae, ordem Capnodiales e família Piedraiaceae. Esse fungo apresenta hifas e conídios melanizados, configurando uma coloração enegrecida; além de habitar nichos ecológicos diferentes, sendo então isolado de diversos substratos como água, solo e restos de vegetais em decomposição.

P. hortae é capaz de produzir um material extracelular, pseudoparenquimatoso, que junto com sua capacidade de produzir melanina é responsável pelo mecanismo protetor contra os raios ultravioleta, desidratação, altas temperaturas e resistência às agressões do meio ambiente. O nódulo de PN atua como uma estrutura de resistência que se desenvolve lentamente, de modo que pequenas quantidades de nutrientes garantam a sobrevivência do agente etiológico. O material cementante ou do pseudoparênquima que é secretado por *P. hortae* é o principal responsável por manter a integridade e a viabilidade do estroma dos nódulos.

Após invadir a cutícula, a pressão mecânica exercida pelas hifas durante o crescimento do fungo e a degradação da queratina, a partir de processos enzimáticos, enfraquecem o pelo podendo em alguns casos afetar o córtex.

Em 2015, a pesquisadora brasileira Ana Paula Rocha tentou identificar novos agentes da PN. Sua conclusão foi de que *P. hortae* é o único agente etiológico da PN. Entretanto, revelou que outros fungos demácios podem produzir tricomicose experimental, ou seja, *in vitro*. Rocha e sua equipe demonstraram que *Exophiala dermatitidis* e *Cladosporium tenuissimum* têm potencial de colonizar e infectar o pelo.

CLÍNICA

É uma infecção fúngica crônica, assintomática, que afeta as hastes dos cabelos, limitando-se essencialmente à cutícula, principalmente do couro cabeludo, embora tenha sido descrita em outras áreas como barba, bigode, axilas e púbis.

Apresenta-se na forma de nódulos micóticos: concreções escuras, do castanho ao preto, duras, firmemente aderidas ao longo das hastes pilosas. As concreções crescem e podem envelopar a haste, parecendo grãos ou pedras a olho nu, daí o seu nome *piedra*. As ditas "pedras" são perceptíveis ao toque dos fios e podem ocasionar um som característico ao se passar um pente metálico no cabelo afetado (Figura 4.1).

Esta micose é considerada inócua, embora existam relatos na literatura médica da atividade ceratinolítica

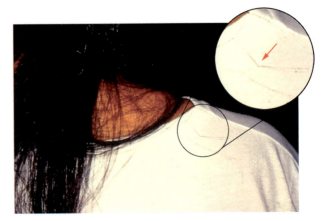

Figura 4.1 Nódulo escuro endurecido (*seta vermelha*) aderido à haste do pelo. Fonte: arquivo do Setor de Micologia do Instituto de Dermatologia Professor Rubem David Azulay da Santa Casa da Misericórdia do Rio de Janeiro (IDPRDA-SCMRJ).

do fungo, tornando a haste facilmente suscetível à quebra e consequentemente levando à perda de cabelos. Por outro lado, pode afetar a estética e consequentemente a autoestima do portador da doença. Assim como existem relatos anedóticos de que a presença da doença pudesse representar um sinal de beleza e/ou um amuleto de caça entre indígenas da Amazônia.

DIAGNÓSTICO LABORATORIAL

Exame direto

O pelo afetado tratado com KOH (10 a 20%) é observado ao microscópio óptico e apresenta nódulos escuros (castanho a preto), medindo entre 30 e 45 µm, aderidos à sua haste (Figura 4.2), contendo hifas

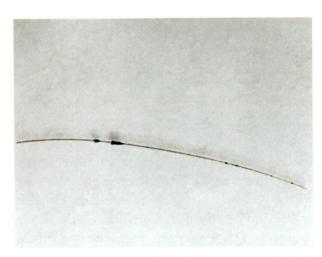

Figura 4.2 Exame direto do pelo ao microscópio óptico (×40). Nódulo duro aderido ao pelo. Fonte: imagem cedida por Dr. Fernando Gómez Daza.

septadas, paralelas ao eixo do pelo e numerosos ascos, localizados no interior do nódulo (Figura 4.3). Ao esmagamento do nódulo, evidenciam-se os ascósporos hialinos em formato fusiforme característicos de *P. hortae* (Figura 4.4).

A microscopia de transmissão eletrônica demonstrou um microssistema complexo, bem organizado, no qual as hifas produtoras de cimento constituem o pseudoparênquima. Foram vistas tanto reprodução sexual (ascósporos) quanto reprodução assexuada (artrósporos). Os ascósporos foram encontrados em sacos de paredes grossas, chamados de asco. Os artrósporos, que sofrem gemação, são eliminados pelos canais, disseminando a doença. À microscopia eletrônica de varredura foram visualizados ascósporos poliédricos, arredondados ou ovalados, medindo de 2,0 a 3,5 μm, os quais eram unidos por material cimentante (pseudoparênquima).

Cultura

O isolamento do agente etiológico da PN ocorre no meio de cultura de ágar Sabouraud glicose e/ou ágar batata dextrose, crescendo melhor em torno de 28°C, apresentando colônias muito aderentes ao meio, de centro elevado ("colônias grávidas"), aspecto aveludado e coloração que pode variar de marrom a preto esverdeado (Figura 4.5A e B). Apresenta crescimento lento,

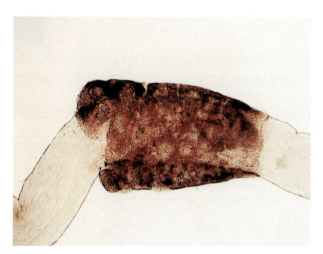

Figura 4.3 Exame direto do pelo ao microscópio óptico (×100). Nódulos escuros aderidos à haste do pelo com numerosos ascos. Fonte: imagem cedida por Dr. Fernando Gómez Daza.

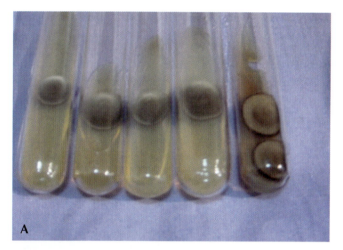

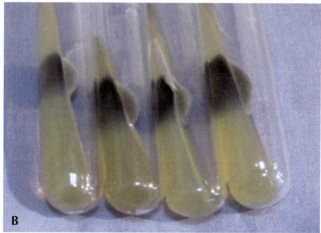

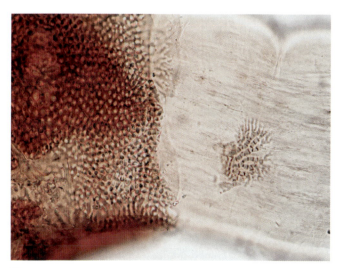

Figura 4.4 Exame direto do pelo ao microscópio óptico (×100). Nódulo escuro contendo ascos com ascósporos no seu interior. Fonte: imagem cedida por Dr. Fernando Gómez Daza.

Figura 4.5 A. Cultura em ágar Sabouraud a 26°C. Colônia aveludada castanho escuro com centro elevado, "colônia grávida". **B.** Face lateral dos tubos de cultura demonstra o aspecto característico de "colônias grávidas". Fonte: arquivo do Setor de Micologia do Instituto de Dermatologia Professor Rubem David Azulay da Santa Casa da Misericórdia do Rio de Janeiro (IDPRDA-SCMRJ).

em média de 7 a 14 dias. Na microscopia das colônias (microcultivo) podem ser visualizadas hifas demácias septadas, e, por vezes, clamidósporos ou clamidoconídeos podem ser também encontrados (Figura 4.6).

DIAGNOSTICO DIFERENCIAL

Piedra branca, cilindros capilares, tricorrexe nodosa, moniletrix, lêndeas (pediculose *capitis*), tricoptilose, dermatite seborreica e *tinha capitis*. A dermatoscopia das *piedras* é semelhante às imagens obtidas a exame direto, porém apresenta uma definição mais tênue quando comparada às imagens obtidas ao microscópio óptico. No entanto, são muito úteis porque ao exame dermatoscópico dos cabelos, é possível diferenciar os nódulos de *piedras* das lêndeas produzidas na pediculose *capitis*.

TRATAMENTO

O corte ou a tricotomia do pelo na área afetada permite o controle definitivo da infecção, no entanto, pode não ser socialmente aceitável. Como alternativa, podem ser prescritos antifúngicos tópicos do grupo dos imidazólicos em loções e também em xampus. As evidências existentes na literatura médica sobre o uso de antifúngicos é escassa. Há relatos de casos sobre a eficácia da terbinafina 250 mg/dia por via oral durante 6 semanas, porém com alto índice de recidiva.

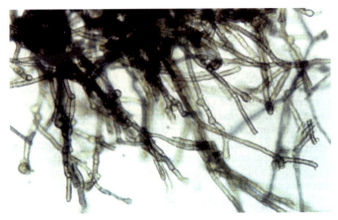

Figura 4.6 Microscopia de cultura/micromorfologia (×100). Hifas septadas acastanhadas ou enegrecidas e ramificadas.

RESUMO

Sinonímia	*Quirana* (na língua tupi-kirána); *tinea nodosa*; tricomicose nodular; tricomicose dos estudantes; *zoôhei* (na língua tupi mondé).
Epidemiologia	Regiões tropicais e subtropicais de América do Sul e Sudeste Asiático. Endêmica na Amazônia. Fatores predisponentes: higiene inadequada, umidade alta, cabelos compridos e uso de óleos capilares. Contato com primatas, água e vegetais em áreas endêmicas.
Etiologia	*Piedraia hortae*.
Clínica	Crônica assintomática. Acomete a cutícula das hastes dos pelos, principalmente do couro cabeludo, apresentando-se como múltiplos nódulos endurecidos castanhos ou pretos, de até 1 mm de diâmetro, firmemente aderidos à haste capilar.
Diagnóstico laboratorial	Exame direto: nódulos escuros aderidos à haste do pelo, contendo hifas demácias septadas, paralelas ao eixo do pelo, contidas em massa viscosa tipo cimento. Nas regiões mais espessas se acham numerosos ascos em forma de bastão contendo cerca de oito ascósporos fusiformes e um filamento terminal. Cultura: colônias cremosas verdes ou pretas, com centro cerebriforme. O lado reverso da cultura é preta. Microscopia de cultura: ascos arredondados, castanhos ou pretos com ascósporos.
Diagnóstico diferencial	*Piedra branca*; pediculose (lêndeas); cilindros capilares.
Tratamento	Corte do pelo da área afetada (se culturalmente aceitável). Antifúngicos tópicos em loções e xampus como cetoconazol a 2% ou miconazol a 2%, 1 a 2 vezes/semana durante 3 semanas. Ciclopirox em loção a 0,8% ou em xampu a 1 a 1,5%. Ceratolíticos tópicos como coadjuvante da terapia tópica. Casos resistentes: terbinafina 250 mg VO 1 vez/dia durante 6 semanas; itraconazol 100 mg a cada 12 h durante 2 semanas.

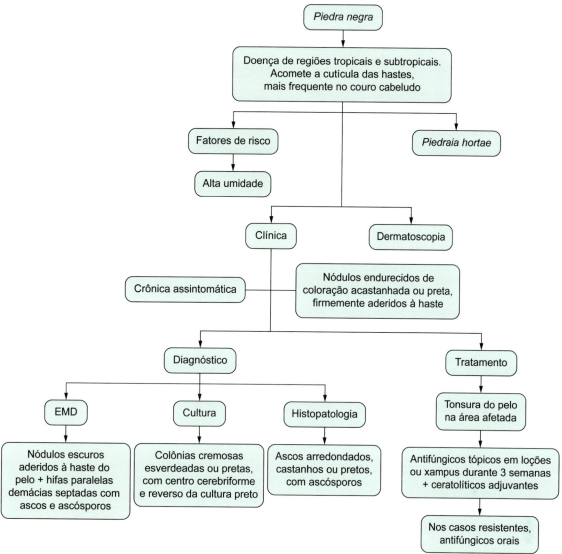

EMD: exame micológico direto.

BIBLIOGRAFIA

Almeida Junior HL, Salebian A, Rivitti EA. Ultrastructure of black piedra. Mycoses. 1991;34:447-51.

Bonifaz A, Gómez-Daza F, Paredes V et al. Tinea versicolor, tinea nigra, white piedra and black piedra. Clin Dermatol. 2010; 28:140-5.

Cardonaa CAM, Ramírezb AOJ, Hortúac CV et al. Piedra negra y piedra blanca: aspectos diferenciales. Infectio. 2013;17(2):106-10.

Coimbra CEA, Santos RV. Black piedra among the Zoro indians from Amazonia (Brazil). Mycopathol. 1989;107:57-60.

Desai D, Nadkarni NJ. Piedra: an ethnicity related trichosis? Inter J Dermatol. 2014;53:1008-11.

Figueras MJ, Guarro J. Ultrastructural aspect of the keratinolytic activity of piedra. Rev Iberoam Micol. 2000;17:136-41.

Khatu SS, Poojary SA, Nagpur NG. Nodules on the hair: a rare case of mixed piedra. Int J Trichology. 2013;5(4):220-3. doi: 10.4103/0974-7753.130421.

Qiu CC, Brown AE, Lobitz GR et al. The color of skin: black diseases of the skin, nails and mucosa. Clin Dermatol. 2019; 37:447-67.

Rocha APS. Piedra preta: características in vitro, aspectos ultra-estruturais e identificação de novos agentes etiológicos [internet], 2015. Disponível em: https://repositorio.ufpe.br/handle/123456789/16596. Acesso em: 6 dez. 2021.

Turland NJ, Wiersema JH, Barrie FR et al. (eds.). 2018: International Code of Nomenclature for algae, fungi, and plants (Shenzhen Code) adopted by the Nineteenth International Botanical Congress Shenzhen, China, July 2017. Regnum Vegetabile 159. Glashütten: Koeltz Botanical Books. doi.org/10.12705/Code.2018.

Veasey JV, Avila RB, Fraletti BA et al. White piedra, black piedra, tinea versicolor and tinea nigra: contribution to the diagnosis of superficial mycosis. An Bras Dermatol. 2017;92(3):413-6.

5 *Piedra Branca*

Alex Panizza Jalhh • Fabio Francesconi • Paulina Avila Jaramillo

> **Sinonímia:** doença de Beigel; *piedra alba*; tricosporia nodosa.

EPIDEMIOLOGIA

As pedras são infecções fúngicas superficiais e assintomáticas caracterizadas pela presença de nódulos firmes compostos por elementos fúngicos localizados ao longo da haste do cabelo. A *piedra branca* (PB) é a mais comum delas, afeta igualmente homens e mulheres, embora predomine em mulheres de acordo com algumas séries de casos. A maioria dos casos tem sido relatada em crianças e adultos jovens. PB pode ser encontrada em diversas regiões pilosas, incluindo couro cabeludo, barba, bigode, sobrancelhas, axilas e particularmente pelos genitais.

Possui distribuição universal e há relatos de casos em vários países de regiões tropicais, subtropicais e climas temperados, incluindo Espanha e sul dos EUA onde já foi descrito um foco endêmico. Entretanto, a maioria dos casos foi descrita na América do Sul, mais precisamente no Brasil e na Colômbia. Em um estudo colombiano com mais de mil pacientes pediátricos diagnosticados com micoses cutâneas, foi demonstrado que a PB está presente em 0,7% dos casos. Alguns consideram que a PB é mais frequente do que relatado porque clinicamente é semelhante a *Pediculus humanus capitis* (pediculose). Há relatos na literatura de PB e pediculose em um mesmo paciente.

O sexo feminino é o mais afetado pela PB, principalmente durante a infância e no início da idade adulta. Os fatores de risco incluem cabelos longos e cabelos cacheados, uso de água estagnada e umidade excessiva do cabelo. Hábitos como amarrar o cabelo úmido ou molhado associado ao uso de adereços como turbantes, lenços, presilhas, bandanas, véus ou *hijabs* podem contribuir para maior umidade e facilitar a presença do fungo no local.

A transmissão entre seres humanos pode ocorrer se adereços de cabelos forem compartilhados e também em casos de condições de vida de superlotação e/ou insalubridade. PB na genitália foi atribuída à transmissão sexual, embora isso seja muito controverso. Diferentemente da *piedra negra* (PN), os agentes da PB do gênero *Trichosporon* ocasionalmente fazem parte do sistema gastrintestinal e da microbiota da cavidade oral e podem colonizar transitoriamente o trato respiratório e a pele humana.

Embora a maioria dos agentes da PB isolados rotineiramente em laboratório esteja relacionada à microbiota normal da superfície cutânea (colonizadores) e também às infecções cutâneas superficiais (patogênicos), este fungo é reconhecido como um agente oportunista que pode ocasionar infecções invasivas graves em pacientes oriundos de hospitais terciários (ver Capítulo 26, *Micoses Oportunistas por Fungos Filamentosos*).

ETIOLOGIA

Ao gênero *Trichosporon* pertencem organismos anamórficos, leveduriformes e basidiomicetos (*Basidiomycota*, *Hymenomycetes*, *Tremelloidae* e *Trichosporonales*) que estão amplamente distribuídos na natureza e são encontrados predominantemente em áreas tropicais e temperadas. Esses organismos podem ser encontrados em substratos como solo, madeira em decomposição, ar, rios, lagos, água do mar, queijo, escaravelhos, besouros, excrementos de pássaros, morcegos, pombos e gados.

O gênero *Trichosporon* compreende diferentes organismos oportunistas, onipresentes e conhecidos não só por fazer parte do microbioma humano, como também por causar micoses superficiais e ocasionalmente micoses invasivas. Este gênero está filogeneticamente relacionado às leveduras basidiomicetas, como *Cryptococcus neoformans*, embora a habilidade de formar blastoconídios, hifas, pseudo-hifas e artroconídios seja característica do gênero. A presença de paredes celulares multilamelares e doliporos com ou sem parentossomas é uma característica importante do gênero *Trichosporon*, no entanto algumas espécies possuem outras estruturas morfológicas que também podem ser usadas para diferenciá-lo, incluindo apressórios, macroconídios ou outras estruturas e processos morfológicos.

A PB é causada por leveduras do gênero *Trichosporon*. As espécies mais frequentemente relatadas por causarem as infecções superficiais são: *T. inkin*, *T. cutaneum*, *T. ovoides* e *T. loubieri*. Por outro lado, *T. asahii*, *T. asteroides* e *T. mucoides* são geralmente encontradas em formas disseminadas ou invasivas chamadas de tricosporonoses, particularmente em pacientes imunocomprometidos. *Trichosporon inkin* e *Trichosporon ovoides* são mais frequentemente encontrados como agentes de PB genital e PB do couro cabeludo, respectivamente. Todavia, esta informação foi contestada em publicações recentes em que é mencionado que na maioria dos casos identificados por biologia molecular ou proteômica, a espécie predominante em ambos os casos é *T. inkin*. Anedoticamente, outros fungos como *Rhodotorula rubra*, *Candida parapsilosis* e *Cephalosporium acremonium* foram isolados e documentados em relatos de casos que simulavam clinicamente a PB.

O gênero foi descrito pela primeira vez em 1865, e as espécies foram nomeadas conjuntamente como *Trichosporon beigelii*. Uma revisão taxonômica baseada em análise molecular demonstrou que o táxon *T. beigelii* consistia em um grande número de espécies, seis delas consideradas patógenos humanos: *T. asahii*, *T. asteroides*, *T. cutaneum*, *T. inkin*, *T. mucoides* e *T. ovoides*. Atualmente, pelo menos 50 espécies de *Trichosporon* são descritas na literatura, incluindo 16 espécies clinicamente relevantes.

O gênero *Trichosporon* está normalmente associado a infecções superficiais, incluindo as onicomicoses que podem servir como reservatórios para infecções invasivas em pacientes imunocomprometidos. Por isso, o médico deve ficar atento aos resultados do exame micológico direto e à cultura para fungos.

T. asahii foi recentemente detectado como um colonizador da pele humana, porém relatos desta espécie como agente etiológico da PB são raros na literatura. Em um modelo experimental de PB com *T. asahii*, o fungo excretou uma substância formando um biofilme ao redor do pelo que posteriormente desenvolveu um nódulo irregular. A capacidade de adesão ao pelo e a formação de biofilmes são importantes fatores de virulência. *T. inkin* apresenta maior capacidade de adesão, seguido de outras espécies como *T. asteroides*, *T. faecale* e *T. asahii*. O *Trichosporon* spp. pode invadir a cutícula da haste do pelo e se multiplicar por entre as células e abaixo da cutícula, causando degradação das camadas. A análise da atividade enzimática desta levedura demonstrou uma série de enzimas ativas, incluindo fosfatase, esterase e lipase. Estas enzimas podem facilitar a invasão na haste do pelo ao digerirem a camada lipídica que fica entre as camadas de cutícula deixando-a, assim, mais suscetível à penetração fúngica.

CLÍNICA

A característica mais marcante da PB é a produção de nódulos castanho-esbranquiçados de consistência amolecida aderidos à haste do cabelo que podem facilmente ser destacados, em contraste com os nódulos da PN. A infecção se inicia rapidamente quando o pelo sai do folículo e, à medida que este cresce, forma-se um nódulo que invade a cutícula da haste capilar sem causar destruição do pelo. Alguns pesquisadores consideram que possa haver invasão do córtex do pelo auxiliado por uma atividade sinérgica com *Corynebacterium* sp.

O curso da doença é geralmente assintomático ou levemente pruriginoso e a consulta geralmente ocorre por questões cosméticas. A PB se apresenta então como concreções ou nódulos macios, de cor branca a creme, medindo cerca de 1 a 3 mm, distribuídos ao redor da haste do pelo terminal e facilmente destacáveis. A infecção pode afetar potencialmente qualquer área pilosa, mas envolve principalmente o couro cabeludo e a região púbica. Mais raramente, sobrancelhas, cílios, barba e axila podem mostrar sinais clínicos de doença. A forma clínica mais frequentemente relatada é a PB do couro cabeludo (Figura 5.1).

A suspeita diagnóstica da PB se dá no exame clínico, no qual pode ser utilizado a lâmpada de Wood para ressaltar sua presença e a dermatoscopia para diferenciá-la, de forma prática, de lêndeas (Figura 5.2A e B).

Capítulo 5 *Piedra Branca* 45

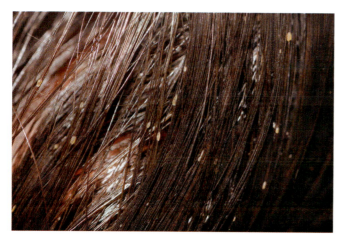

Figura 5.1 *Piedra branca*. Nódulos brancos e cremosos ao longo da haste do pelo.

O modo de transmissão da tricosporonose superficial permanece obscuro, mas hábitos de higiene inadequados, banhos em água contaminada, compartilhamento de adereços e também contato sexual podem estar implicados. Ainda não existe um consenso sobre a via de infecção em seres humanos. O contato próximo com um paciente contaminado, a umidade do cabelo e o comprimento dos pelos foram reconhecidos como fatores de risco para PB.

Outras doenças causadas por *Trichosporon* spp.

O gênero *Trichosporon*, além de causar infecções, é o principal agente etiológico da pneumonite de hipersensibilidade (PH) do tipo verão no Japão. As espécies de *Trichosporon* são responsáveis pela PH, que leva a alergias dos tipos III e IV por meio da inalação repetida de poeira orgânica e artroconídios fúngicos que contaminam os ambientes domésticos durante o verão quente, úmido e chuvoso no oeste e sul do Japão. A PH é uma doença pulmonar induzida imunologicamente, com mecanismos de patogênese envolvendo uma injuria pulmonar inicialmente mediada por imunocomplexos, seguida por infiltração maciça de linfócitos nos pulmões.

Além de o gênero *Trichosporon* estar geralmente associado a micoses superficiais tais como PB, onicomicose, lesões interdigitais e inguinocrurais, este tem adquirido maior relevância na medicina contemporânea por causar o que é denominado de tricosporonose invasiva (TI) (ver Capítulo 25, *Micoses Oportunistas por Leveduras*).

DIAGNÓSTICO LABORATORIAL

Exame direto

Para uma avaliação rápida, os cabelos afetados são coletados do local afetado e tratados com KOH 10 a 15%. Após 5 a 10 minutos podem ser observados com microscopia óptica vários artrósporos e blastósporos hialinos formando concreções densas ao redor da haste do pelo (Figura 5.3A e B).

Outras colorações podem auxiliar no diagnóstico micológico, como negro Clorazol-E, azul de algodão ou tinta Parker azul.

Os nódulos são observados com precisão à microscopia eletrônica de varredura. Todas as espécies de *Trichosporon* formam pseudo-hifas, bem como hifas, e são reproduzidas por artroconídios e blastoconídios.

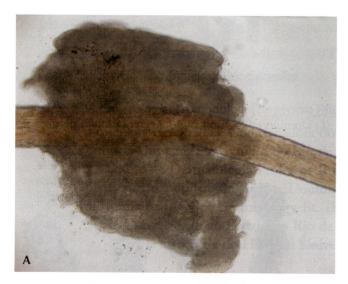

Figura 5.2 A. Exame direto do pelo em KOH 20% demonstra blasto e artroconídios formando um aglomerado homogêneo ao redor da haste do pelo. **B.** Maior aumento demonstra blasto e artroconídios sobre o pelo formando o nódulo.

46 Micologia Médica

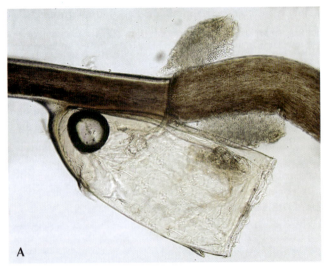 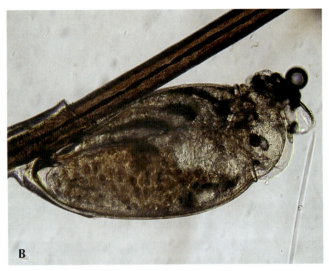

Figura 5.3 A. Exame direto com KOH 20%. Ao microscópio óptico, vemos nódulo claro aderido ao pelo junto com lêndea de *S. scabiei*. **B.** Ao microscópio óptico (maior aumento). Visualizamos lêndea parasitada com conídios de *Trichosporon* sp.

Cultura

As culturas são de fácil obtenção com rápido crescimento. No meio de cultura ágar Sabouraud dextrose a 37°C, a colônia cresce em 7 a 10 dias, branca cremosa, com superfície cerebriforme e sem formação de zona marginal. A colônia torna-se seca e membrácea com o passar do tempo (Figura 5.4). A micromorfologia revela a presença de artroconídios, blastoconidios e ocasionalmente apressório (Figura 5.5A a C).

A identificação morfológica apenas nos permite determinar o gênero. Os métodos clássicos para identificação de leveduras têm precisão e reprodutibilidade limitadas para identificação de *Trichosporon* spp. Métodos moleculares são mais precisos na identificação de espécies, embora sejam dispendiosos para uso laboratorial de rotina. A identificação molecular do agente suspeito é necessária para vigilância epidemiológica adequada de micoses causadas por espécies de *Trichosporon*.

É importante notar que as espécies *Trichosporon* e *Geotrichum* são capazes de produzir artroconídios. Em análises clínicas laboratoriais, quando os artroconídios são visualizados, o teste da urease é recomendado. Ao contrário de *Geotrichum* spp., todas as espécies do gênero *Trichosporon* são capazes de hidrolisar ureia.

DIAGNÓSTICO DIFERENCIAL

Lêndeas (*Pediculus humanus capitis* [pediculose]), *piedra negra*, tricobacteriose, anormalidades estruturais da haste capilar.

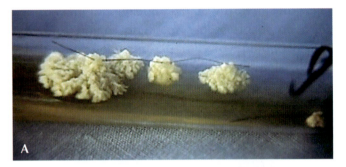

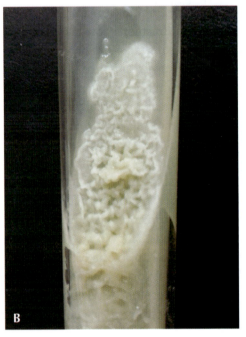

Figura 5.4 A. Cultura em ágar Sabouraud do pelo parasitado demonstra anverso com colônias leveduriformes, cerebriformes e elevadas no centro com reverso incolor. **B.** Colônias leveduriformes, úmidas, planas e cerebriformes. Reverso pigmento incolor.

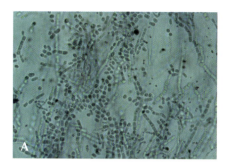 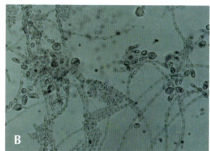 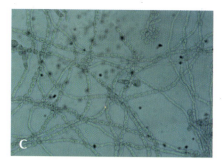

Figura 5.5 A. Microscopia de cultura. Presença de artroconídios característico de *Trichosporon* spp. **B.** Microscopia de cultura. Apresenta blastoconídios encadeados e clamidoconídios. **C.** Microscopia de cultura. Presença de artroconídios em cadeia ou hifas em barril. Típicas de *Trichosporon* spp.

TRATAMENTO

No caso da PB, preconizou-se que o corte dos cabelos poderia ser suficiente para a cura, o que atualmente é inaceitável, considerando o fato de que o couro cabeludo pode estar colonizado pelo fungo e ser um bom reservatório, desta forma favorecendo recorrências. Além disso, o paciente poderia ser contaminado de outra área corporal colonizada, da infecção intrafolicular, ou também recontaminado a partir da reutilização de objetos compartilhados (p. ex., pentes, acessórios etc.). Recomenda-se, portanto, o uso de xampus antimicóticos (p. ex., cetoconazol a 2%) durante, no mínimo, 1 mês para eliminar os nódulos associado ao uso de antifúngicos sistêmicos (p. ex., itraconazol 100 mg/dia durante 3 a 4 semanas), que sabidamente possui alta afinidade pelo epitélio ceratinizado.

No tratamento de todas as formas clínicas de tricosporonoses, deve-se considerar que, no gênero *Trichosporon*, o grande número de novas espécies apresenta variabilidade em termos de virulência, manifestações clínicas em seres humanos e suscetibilidade antifúngica. Consequentemente, antes de definir estratégias de tratamento e prevenção das infecções fúngicas causadas por *Trichosporon* spp., é necessário identificar com precisão a espécie do microrganismo causador, principalmente quando se trata de doença invasiva. O microbioma humano tem sido cada vez mais alvo de pesquisas, com identificação de novas espécies, novas interfaces e novos mecanismos, que ratificam de maneira irrefutável sua importância para a saúde humana. O seu estudo conduz a um conhecimento melhor de sua complexa dinâmica, assim como ao desenvolvimento de novas formas de diagnóstico, de estratégias de prevenção e ao tratamento de muitas doenças que acometem o ser humano.

RESUMO

Sinonímia	Doença de Beigel; *piedra alba*; tricosporia nodosa.
Epidemiologia	Dermatose cosmopolita. Afeta ambos os sexos e qualquer área pilosa. Mais frequente nos pelos do couro cabeludo e região inguinal. Predomínio em crianças e mulheres jovens. Fatores de risco: cabelos longos e presos por muito tempo, úmidos ou molhados, uso de acessórios que facilitem a umidade local no couro cabeludo.
Etiologia	*Trichosporon* spp.
Clínica	Nódulos castanho-esbranquiçados na haste capilar, assintomáticos, mas o couro cabeludo pode ser pruriginoso. Nódulos facilmente destacáveis. Dermatoscopia facilita diferenciação com lêndeas.
Diagnóstico laboratorial	Exame direto: parasitismo do tipo ectotrix; entre as células da cutícula observa-se artrósporos e blastósporos hialinos formando concreções densas ao redor da haste do cabelo. Cultura: colônias leveduriformes de superfície cerebriforme, cor branca a creme. Reverso pigmento incolor. Microscopia de cultura: presença de artroconídios, blastoconídios e ocasionalmente apressórios.
Diagnóstico diferencial	Piedra negra; lêndeas (*Pediculus humanus capitis* [pediculose]); cilindros capilares.
Tratamento	Xampus antimicóticos (p. ex., cetoconazol a 2%) durante, no mínimo, 1 mês, e itraconazol 100 mg/dia durante 3 a 4 semanas. Cuidados especiais com a higiene pessoal. Evitar uso de presilhas e estados de umidade prolongada nos fios do cabelo.

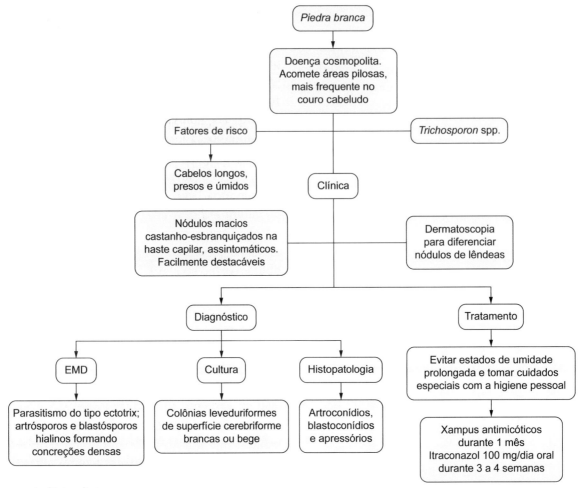

EMD: exame micológico direto.

BIBLIOGRAFIA

Bonifaz A, Tirado-Sánchez A, Araiza J et al. White piedra: clinical, mycological and therapeutic experience of fourteen cases. Ski Append Disord. 2019;5(3):135-41.

Cardonaa CAM, Ramírez AOJ, Hortúac CV et al. Piedra negra y piedra blanca: aspectos diferenciales. Infectio. 2013;17(2):106-10.

Colombo AL, Padovan ACB, Chaves GM. Current knowledge of Trichosporon spp. and Trichosporonosis. Clin Microbiol Rev Am Soc Microbiol. 2011;24:682-700.

Fischman O, Bezerra FC, Francisco EC et al. Trichosporon inkin: an uncommon agent of scalp white piedra: report of four cases in Brazilian children. Mycopathologia. 2014;178(1-2):85-9.

Inácio CP, Rocha APS, Barbosa RN et al. Experimental white piedra: a robust approach to ultrastructural analysis, scanning electron microscopy and etiological discoveries. Exp Dermatol. Wiley Online Library. 2016;25(1):79-81.

Liu M, Ortega-Loayza AG. White concretions on the hair shaft. Cutis. 2019;103:E8-9.

Ramírez-Soto MC, Andagua-Castro J, Quispe MA et al. Cases of white piedra of the hair on the American continent: a case report and a systematic literature review. J Eur Acad Dermatology Venereol. 2019;33(2):e14-6.

Robles-Tenorio A, Lepe-Moreno KY, Mayorga-Rodríguez J. White piedra, a rare superficial mycosis: an update. Current Fungal Infection Reports. 2020.

Zhuang K, Ran X, Dai Y et al. An unusual case of white piedra due to Trichosporon inkin mimicking trichobacteriosis. Mycopathol. 2016;181:909-14.

6 Pitiríase Versicolor

Ligia Rangel Barboza Ruiz • John Verrinder Veasey • Guilherme Camargo Julio Valinoto • Clarisse Zaitz

> **Sinonímia:** *tinea versicolor;* tinha versicolor.

EPIDEMIOLOGIA

Pitiríase versicolor é uma infecção da camada córnea causada por leveduras do gênero *Malassezia*, assintomática na maioria dos casos por se tratar de uma micose superficial. Evolui por surtos, sendo frequentes as formas recidivantes. Geralmente tem boa resposta terapêutica com o tratamento adequado.

É doença de distribuição universal mais prevalente em climas tropicais e subtropicais. Ocorre em ambos os sexos, em todas as raças, e pode acometer pacientes em todas as faixas etárias. É mais frequente em adultos jovens e pós-púberes, provavelmente em decorrência das alterações fisiológicas dos lipídios na pele, por ocasião da puberdade. Vários fatores são tidos como responsáveis pelo rompimento do equilíbrio entre *Malassezia* sp. e hospedeiro (ser humano): idade, predisposição genética, fatores geoclimáticos que favorecem a hiperoleosidade e a hiperidratação, hábitos como o uso excessivo de cremes, condicionadores e gel nos cabelos, além de cremes hidratantes na pele. Fatores predisponentes endógenos como má nutrição, avitaminoses, gravidez, diabetes, doença de Cushing, corticoterapia prolongada, terapia parenteral, contraceptivo oral e imunodeficiência também são relatados.

ETIOLOGIA

O gênero *Malassezia* engloba leveduras lipofílicas presentes em humanos e animais de sangue quente, sendo o maior componente do microbiota da pele no homem. Várias espécies do gênero *Malassezia* estão presentes na pele humana e de animais como microrganismos comensais. Sob certas condições, passam a determinar manifestações clínicas que permitem a pseudofilamentação da levedura. Estão associadas a várias doenças humana, como pitiríase versicolor, foliculite pitirospórica, dermatite seborreica, dermatite atópica e até mesmo psoríase. Pode ocorrer disseminação hematogênica através de cateteres em prematuros e pacientes imunodeprimidos.

Essa levedura foi inicialmente isolada por Eichstedt, em 1846, e também por Sluyter, em 1847. Esses autores denominaram a doença, porém não propuseram nome ao fungo. Malassez, em 1874, enfatizou a etiologia fúngica, caracterizando-o como "semelhante à levedura" e, em sua homenagem, Bailion, em 1889, denominou-o *Malassezia furfur*. Por muitas décadas, o gênero consistia em apenas duas espécies: *M. furfur* (lipofílica) e *M. pachydermatis* (não lipofílica). Desde o ano 2000, muitas outras espécies foram descritas por meio de técnicas moleculares, classificando as espécies do gênero *Malassezia* em três grupos principais:

- O grupo A consiste em espécies isoladas com frequência na pele humana: *M. furfur, M. japonica, M. obtusa* e *M. yamatoensis*
- O grupo B divide-se em dois subgrupos. O subgrupo B1 inclui espécies também isoladas no ser humano: *M. globosa* e *M. restrita*. No subgrupo B2 estão: *M. sympodialis, M. dermatis, M. caprae, M. equina, M. nana* e *M. pachydermatis*
- O grupo C é composto pela: *M. cuniculi* e *M. slooffiae*. Mais recentemente foram descritas três novas espécies: *M. brasiliensis* e *M. psittaci* de papagaios e *M. arunalokei* de pele humana. Até a publicação mais recente, o gênero compreende, portanto, 17 espécies.

CLÍNICA

As manifestações clínicas da pitiríase versicolor caracterizam-se por lesões maculares múltiplas, inicialmente perifoliculares, com descamação fina semelhante a farelo, que é chamada de furfurácea (Figura 6.1).

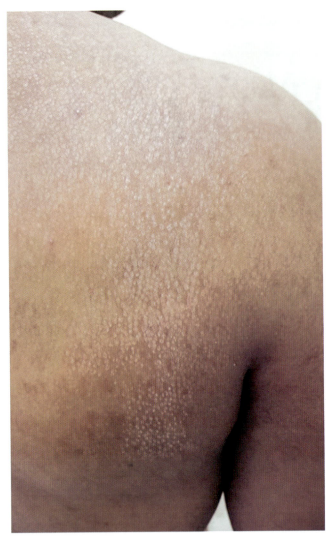

Figura 6.1 Aspecto clínico de pitiríase versicolor em tronco demonstrando descamação folicular. Fonte: imagens do Setor de Dermatoses Infecciosas da Clínica de Dermatologia do Hospital da Santa Casa de São Paulo. *Copyright* autorizado pelo médico responsável do setor, Dr. John Veasey.

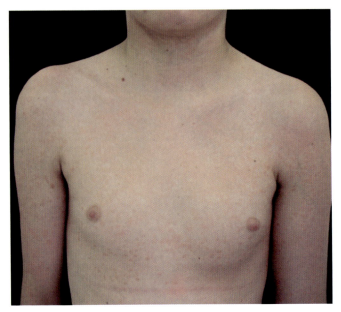

Figura 6.2 Aspecto clínico de pitiríase versicolor, com lesões eritematosas e descamativas em tronco. Fonte: imagens do Setor de Dermatoses Infecciosas da Clínica de Dermatologia do Hospital da Santa Casa de São Paulo. *Copyright* autorizado pelo médico responsável do setor, Dr. John Veasey.

A coloração é variável, do branco ao acastanhado, podendo mais raramente se tornar eritematosa, o que justifica a denominação pitiríase versicolor. As lesões crescem e coalescem até atingirem grandes áreas. Comprometem tronco, ombros, parte superior dos braços, pescoço, face e dobras flexurais. Na maioria dos casos, são assintomáticas, com exceção das formas eritematosas (Figura 6.2), que, em geral, são pruriginosas e podem ser exacerbadas com a exposição solar.

O estiramento da pele afetada pode facilitar a visualização da descamação. Essa manobra é conhecida por sinal de Zileri. O sinal da unha consiste em passar a unha sobre a lesão, com a mesma finalidade: observar a descamação (Figura 6.3).

Uma variante clínica com intensa despigmentação cutânea, denominada acromia parasitária, pode ocorrer em indivíduos melanodérmicos. Também é descrita a pitiríase versicolor atrófica, forma rara em que as lesões são deprimidas pelo uso prolongado de corticosteroides tópicos. Apesar das leveduras do gênero *Malassezia* colonizarem sistematicamente os folículos pilosos do couro cabeludo, só em alguns casos encontra-se descamação e/ou prurido na região. Recentemente, foram descritas outras variantes clínicas: pitiríase versicolor rubra (máculas eritematosas), pitiríase versicolor nigra (máculas enegrecidas) e a pitiríase versicolor alba. Vários estudos procuram explicar a variação de tonalidade das lesões, às vezes no mesmo paciente. As lesões hiperpigmentadas parecem ocorrer devido ao aumento do tamanho dos melanossomos e às mudanças em sua distribuição. Lesões hipopigmentadas podem ser resultantes da inibição da reação dopa-tirosinase por frações lipídicas (ácidos dicarboxílicos) produzidas pelo fungo quando em meio gorduroso, determinando a pouca melanização.

Pitiríase versicolor evolui por surtos, com períodos de melhora e piora, podendo se tornar recidivante ou crônica. Uma vez que *Malassezia* sp. é uma levedura lipofílica, hábitos como uso de cremes no corpo ou no cabelo, além de fatores constitucionais

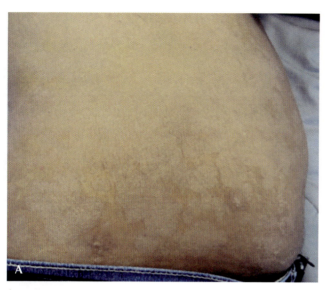 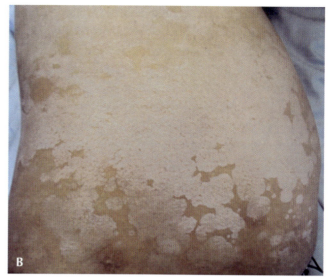

Figura 6.3 Aspecto clínico de pitiríase versicolor em tronco e abdome demonstrando a descamação da pele antes (**A**) e após (**B**) o estiramento (sinal de Zileri). Fonte: Veasey JV et al. White piedra, black piedra, tinea versicolor and tinea nigra: contribution to the diagnosis of superficial mycosis. An Bras Dermatol. 2017;92(3):423-6.

como pele oleosa e sudorese excessiva facilitam a proliferação do fungo. Provavelmente, a recorrência ocorre tanto pela presença de leveduras no folículo pilossebáceo como por diversos fatores predisponentes que permitem a multiplicação e a pseudofilamentação da levedura.

Foi proposta uma classificação clínica da pitiríase versicolor baseada no número de recidivas das lesões em 1 ano: aguda, em que ocorre um episódio em 12 meses, com cura clínica e micológica após tratamento; recidivante, com até quatro recidivas em 12 meses, mesmo após o tratamento antifúngico adequado, sendo dependente de fatores predisponentes do hospedeiro; crônica, com mais de quatro recidivas em 12 meses e pacientes não respondendo ao tratamento. Devido à presença de vários fatores predisponentes e a recorrência ser o maior problema, essa classificação é extremamente útil para a orientação aos pacientes e o esquema de tratamento profilático.

DIAGNÓSTICO LABORATORIAL

Exame micológico

O exame micológico direto, realizado a partir de material coletado por meio da raspagem da lesão com lâmina de vidro, ou com fita durex (sinal de Porto), mostra células leveduriformes agrupadas, assemelhando-se a "cachos de uva" e pseudo-hifas curtas e grossas (Figura 6.4). O material pode ser apenas clarificado por hidróxido de potássio (KOH), corado com tinta lavável azul ou Gram.

O isolamento em cultura só é possível em meios enriquecidos com azeite de oliva ou bile de boi incubados em temperaturas de 32 a 35°C durante 15 dias. A colônia é leveduriforme branco-amarelada. O estudo microscópico da cultura mostra células leveduriformes com aspecto de "garrafa de boliche", em que o brotamento é único. A identificação das espécies a partir da cultura é realizada por meio de provas bioquímicas, que são técnicas trabalhosas e demoradas, o que dificulta a obtenção dos resultados.

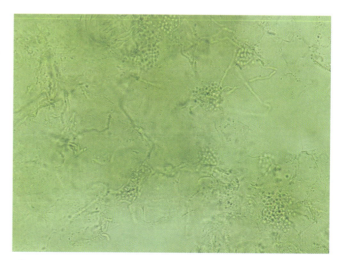

Figura 6.4 Pitiríase versicolor. Exame micológico direto com (KOH 20%, com aumento ×200). Células leveduriformes agrupadas em "cachos de uva" e pseudo-hifas curtas e grossas. Fonte: imagem do Laboratório de Micologia da Clínica de Dermatologia do Hospital da Santa Casa de São Paulo. *Copyright* autorizado pelo médico responsável do setor, Dr. John Veasey.

A ausência de identificação de espécies limitou por muito tempo o conhecimento epidemiológico sobre as infecções relacionadas com *Malassezia*. No entanto, mais recentemente novas metodologias baseadas em PCR expandiram as ferramentas de identificação, permitindo o conhecimento de novas espécies e facilitando o diagnóstico e o tratamento de pacientes mais graves.

Lâmpada de Wood

O exame com a lâmpada de Wood revela fluorescência prateada, que permite avaliar a extensão do acometimento cutâneo (Figura 6.5). A substância responsável pela fluorescência é uma coproporfirina, que também está presente em culturas do fungo e é produzida apenas pela espécie *M. furfur*.

HISTOPATOLOGIA

Na coloração por hematoxilina-eosina (HE), células globosas, células com formato de "garrafa de boliche" e pseudo-hifas curtas podem ser observadas na camada córnea, que apresenta discreta hiperceratose. Estas estruturas são melhor visualizadas pela coloração de ácido periódico de Schiff (PAS) ou Grocott. Em lesões eritematosas e pruriginosas, pode ser observado infiltrado perivascular rico em linfócitos na derme superficial (Figura 6.6).

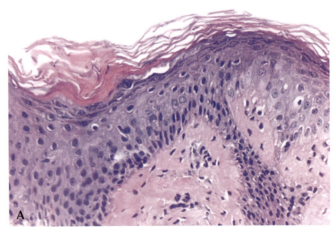
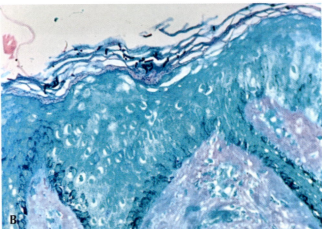

Figura 6.6 Exame histopatológico de pitiríase versicolor nas colorações de hematoxilina-eosina (**A**) e Grocott (**B**) (aumento ×200). Notam-se células leveduriformes e estruturas filamentosas curtas na camada córnea. Fonte: imagens cedidas pela patologista Dra. Rute Lellis.

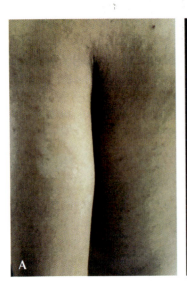
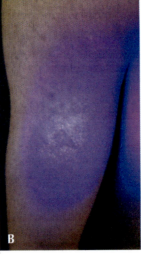

Figura 6.5 Pitiríase versicolor. Imagem clínica sem a lâmpada de Wood (**A**) e fluorescência prateada por meio da lâmpada de Wood (**B**). Fonte: imagens do Setor de Dermatoses Infecciosas da Clínica de Dermatologia do Hospital da Santa Casa de São Paulo. *Copyright* autorizado pelo médico responsável do setor, Dr. John Veasey.

DIAGNÓSTICO DIFERENCIAL

O diagnóstico diferencial das lesões hipocrômicas da pitiríase versicolor incluem a pitiríase alba e a hanseníase indeterminada. A presença de células leveduriformes e pseudo-hifas no exame micológico, além do teste de sensibilidade normal, confirmam o diagnóstico da micose. Nas lesões eritematosas, o diagnóstico diferencial é a pitiríase rósea, também afastada com o exame micológico direto positivo.

TRATAMENTO

Na medida em que *Malassezia* sp. É um componente da microbiota normal da pele, o paciente com pitiríase versicolor deve ser orientado a tentar evitar hábitos que possam transformar o fungo sapróbio em parasita (utilização de lubrificantes na pele, sudorese excessiva, higiene inadequada etc.).

O tratamento tópico pode ser feito com agentes ceratolíticos como sabonetes antiacne com ácido salicílico, xampus com sulfeto de selênio ou cetoconazol. Associado a estes tópicos, recomenda-se uso de bucha vegetal nas áreas afetadas, e os shampoos também devem ser aplicados no couro cabeludo. O uso de antifúngicos tópicos é preconizado, com aplicação 2 vezes/dia durante 6 semanas. Os fármacos de escolha são o cetoconazol em veículo espuma ou creme, a terbinafina em solução ou creme, a ciclopirox olamina em solução ou outros derivados imidazólicos. No tratamento sistêmico é preconizado o itraconazol, 200 mg/dia durante 5 a 7 dias. O fluconazol também pode ser utilizado em dose de 300 mg/semana durante 2 semanas. A pitiríase versicolor tem evolução crônica e recidivante, necessitando muitas vezes a profilaxia com esquemas de manutenção tanto tópicos como sistêmicos. Exposição ao sol deve ser recomendada para acelerar a repigmentação da frequente hipocromia residual. No tratamento profilático tópico é preconizado o uso de shampoo de cetoconazol 2 a 3 vezes/semana, além do uso de bucha vegetal nas áreas frequentemente afetadas. Na profilaxia sistêmica é recomendado o itraconazol 400 mg/mês durante 6 meses ou fluconazol 450 mg/mês durante 6 meses.

RESUMO

Sinonímia	Tinha versicolor, *tinea versicolor*.
Epidemiologia	Distribuição universal mais prevalente em climas tropicais e subtropicais. Ocorre em ambos os sexos, em todas as raças e em todas as faixas etárias. Mais frequente em adultos jovens e pós-púberes, provavelmente devido às alterações fisiológicas dos lipídios na pele, por ocasião da puberdade.
Etiologia	*Malassezia* sp.
Clínica	Máculas, inicialmente perifoliculares, com descamação fina (ver Figuras 6.1 e 6.2). Manobra propedêutica de Zileri positiva (ver Figura 6.3).
Diagnóstico laboratorial	Exame direto (ver Figura 6.4): leveduras agrupadas em aspecto de cacho de uva com pseudo-hifas curtas e grossas. Lâmpada de Wood (ver Figura 6.5): fluorescência positiva. Exame histopatológico (ver Figura 6.6): células leveduriformes e estruturas filamentosas curtas na camada córnea.
Diagnóstico diferencial	Pitiríase alba; hanseníase indeterminada.
Tratamento	Ceratolíticos, antifúngicos tópicos (de preferência em veículo não oleoso) e ocasionalmente antifúngicos sistêmicos.

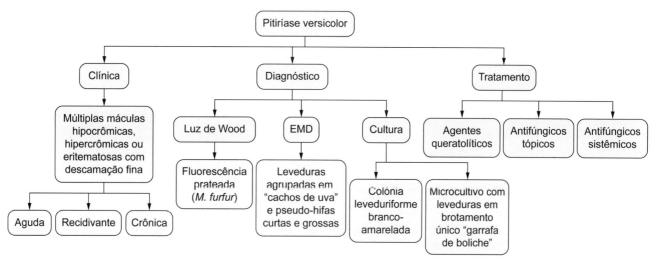

EMD: exame micológico direto.

BIBLIOGRAFIA

Framil VMS, Melhem MS, Szeszs MW et al. New aspects in the clinical course of pityriasis versicolor. An Bras Dermatol. 2011;86(6):1135-40.

Framil VMS, Melhem MSC, Szeszs MW et al. Pitiríase versicolor: isolamento e identificação das principais espécies de Malassezia. An Bras Dermatol. 2010;85(1):111-4.

Gupta A, Foley K. Review: antifungal treatment for pityriasis versicolor. J Fungi. 2015;1(1):13-29.

Theelen B, Cafarchia C, Gaitanis G et al. Malassezia ecology, pathophysiology and treatment. Med Mycology. 2018;56(suppl_1): S10-S25.

Veasey JV et al. White piedra, black piedra, tinea versicolor and tinea nigra: contribution to the diagnosis of superficial mycosis. An Bras Dermatol. 2017;92(3):423-6.

Veasey JV, Miguel BAF, Bedrikow RB. Wood's lamp in dermatology: applications in the daily practice. Surg Cosmet Dermatol. 2017;9(4):324-6.

Zaitz C, Campbell I, Marques SA et al. Compêndio de micologia médica. 2. ed. Rio de Janeiro: Guanabara Koogan; 2010.

7 Dermatofitoses

Luna Azulay Abulafia • Regina Casz Schechtman • Felipe da Costa Llanos

Sinonímia: *tinea;* tinha.

EPIDEMIOLOGIA

As dermatofitoses correspondem a um conjunto de doenças dermatológicas que são causadas por um grupo de fungos que, geralmente, vivem à custa da metabolização da queratina da pele. Um termo clínico consagrado na literatura dermatológica para se referir às doenças causadas por fungos dermatófitos é tinha ou *tinea*. Clinicamente essa nomenclatura é utilizada em conjunto com a localização envolvida pelo processo patológico. Por exemplo, a denominação *tinea pedis* descreve o quadro clínico de uma dermatofitose que acomete o pé.

Não existem dados oficiais, mas acredita-se que as dermatofitoses acometem até 25% da população mundial. Atualmente existem cerca de 40 espécies de dermatófitos descritos, sendo 30 delas patogênicas para o ser humano. Entretanto, a maioria das dermatofitoses é causada pelos gêneros *Tricophyton*, *Microsporum* e *Epidermophyton* e suas respectivas espécies (Quadro 7.1).

Os dermatófitos são fungos onipresentes, mas sua distribuição apresenta certas peculiaridades. *Trichophyton rubrum* é o dermatófito mais comum em todo o mundo, com ampla distribuição, enquanto outras espécies são específicas de certas regiões como *T. soudanense*, na África; e *T. concentricum*, na Ásia, na América Central e no Brasil. Essas variações de

Quadro 7.1 Dermatófitos mais frequentes e seu tipo de transmissão.	
Dermatófitos	**Tipo de transmissão**
***Tricophyton* (T.)**	
T. mentagrophytes (antigo *T. mentagrophytes* var. *mentagrophytes*)	Zoofílico
T. intedigitale (antigo *T. mentagrophytes* var. *interdigitale*)	Antropofílico
T. rubrum	Antropofílico
T. tonsurans	Antropofílico
T. verrucosum	Zoofílico
***Microsporum* (M.)**	
M. canis	Zoofílico
*M. gypseum**	Geofílico
M. audouinii	Antropofílico
***Epidermophyton* (E.)**	
E. floccosum	Antropofílico

*Atualmente existe a proposta de reclassificar *M. gypseum* como *Nannizzia gypsea*.

frequência dependem do clima, migrações e viagens internacionais. Em geral, a prevalência principalmente de *tinea capitis* e *corporis* é maior nas zonas tropicais e subtropicais, em regiões de clima quente e úmido. Já na Europa e América do Norte, onicomicose e *tinea pedis* despontam como as formas mais comumente encontradas.

Outros fatores associados à maior prevalência de infecção são: condição socioeconômica, tipo de calçado e vestuário, ocupação profissional, imunodepressão, corticoterapia, má higiene, dentre outros aspectos.

Algumas espécies podem ter seletividade por certos grupos etários e provocar quadros clínicos muito característicos. Esse é o caso da tinha *capitis* por *M. canis* em crianças e da tinha inguinal em adultos, causada por *Epidermophyton floccosum*, *T. rubrum* ou *T. mentagrophytes*. Nas Figuras 7.1 e 7.2, são apresentadas as características clínicas de diferentes tipos de tinhas.

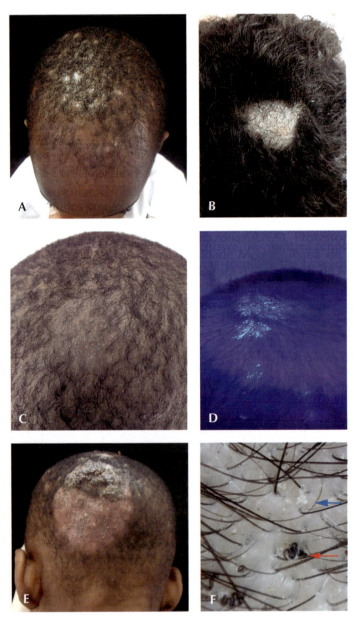

Figura 7.1 Características clínicas e dermatoscopia da dermatofitose do couro cabeludo ou *tinea capitis*. **A.** Tonsura tricofítica: várias placas pequenas de alopecia distribuídas no couro cabeludo. **B.** Tonsura tricofítica: detalhe de placa descamativa com crostas espessas em área de alopecia no couro cabeludo. **C.** Tonsura microspórica: placa única e grande de alopecia com descamação pulverulenta esbranquiçada. **D.** Tonsura microspórica: fluorescência positiva à lâmpada de Wood. **E.** Quérion ou *Kerion celsi*: placa única intensamente inflamatória e dolorosa, com presença de crostas melicéricas. **F.** Tricoscopia: pelo em saca-rolha (*seta azul*) e ponto preto (*seta vermelha*). É possível, ainda, observar descamação e eritema leves na área de tonsura. Exame tricoscópico feito sem líquido de imersão.

Capítulo 7 **Dermatofitoses** 57

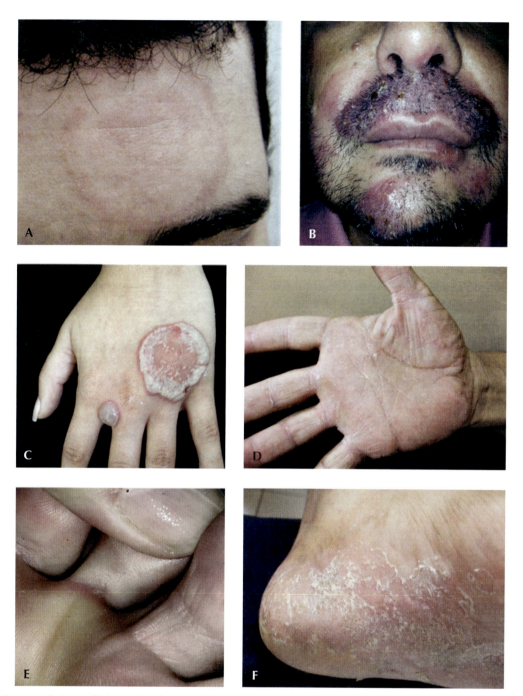

Figura 7.2 Características clínicas das dermatofitoses. **A.** *Tinea faciei*: placa eritematodescamativas de bordas ativas com crescimento centrífugo. **B.** *Tinea barbei:* presença de pápulas, pústulas, nódulos e placa de alopecia na área da barba e bigode. Presença de eritema e edema na face. **C.** *Tinea manuum* (inflamatória), forma aguda ou eczematoide: presença de placa eritematosa no dorso da mão recoberta por bolhas na periferia da lesão e outra lesão bolhosa de menor tamanho no espaço entre o 2º e o 3º quirodáctilos. **D.** *Tinea manuum,* forma crônica: descamação e eritema difusos em toda a região palmar direita. **E.** *Tinea pedis,* forma intertriginosa: presença de eritema, descamação e maceração nos espaços interpododáctilos. **F.** *Tinea pedis:* forma em mocassim ou crônica. Eritema e descamação intensa, pouco delimitada na região plantar do pé esquerdo, com discreto eritema.

A dermatofitose é uma infecção fúngica universal que se apresenta como um desafio crescente com poucas soluções. Sua epidemiologia muda de acordo com as diferentes áreas geográficas do mundo, porém há uma tendência para o aumento da incidência nas últimas décadas. As dermatofitoses podem ocasionalmente ocorrer na forma de surtos ou epidemias. *Microsporum audouinii* é um fungo antropofílico que predomina em seres humanos. É um fungo patogênico na África e pode chegar ao nosso meio no decurso de correntes migratórias vindas da África para o continente europeu e asiático. A partir do século XXI houve aumento de casos de dermatofitoses por fungos antropofílicos em detrimento dos zoofílicos. Os primeiros casos na América do Sul foram relatados em 2017. Infecções por *M. audouinii* possuem grandes semelhanças clínica e morfológica com *M. canis,* o que pode levar a erro de diagnóstico. Há relatos de casos de *T. capitis* por *M. audouinii* por transmissão autóctone presentes no Rio de Janeiro, ou seja, caso confirmado de pessoa ou animal que contraiu a doença na própria região sem que tenha se deslocado para outras regiões com risco de transmissão da doença. *M. audouinii* é um agente causador de *tinea capitis* no Brasil e possivelmente na América do Sul.

ETIOLOGIA

Os fungos dermatófitos não têm um agrupamento taxonômico que defina o grupo como um todo, porém as características morfológicas, fisiológicas e antigênicas os relacionam entre si. Pertencem a três gêneros principais: *Trichophyton, Microsporum* e *Epidermophyton.* As espécies desses gêneros que não invadem a pele e os anexos cutâneos não são consideradas como dermatófitos.

As espécies de dermatófitos patogênicas para o homem acometem a pele na sua forma assexuada. Essa infecção pode atingir os seres humanos por três mecanismos diferentes: antropofílico, quando a forma de transmissão é inter-humana; zoofílico, quando envolve animais e seres humanos; geofílico, quando o solo é fonte de infecção para animais e humanos. No Quadro 7.1, são descritos os fungos mais frequentemente vistos na prática clínica e seu tipo de transmissão.

É notável o tropismo de algumas espécies de fungos por sítios anatômicos específicos. *T. soudanense, T. tonsurans* e *M. audouinii* causam quase que exclusivamente *tinea capitis,* sendo raramente isolados em outras topografias. Já *T. interdigitale* causa majoritariamente onicomicose, enquanto *E. floccosum* provoca praticamente apenas infecções na pele propriamente dita, geralmente poupando unhas e pelos.

A etiologia das infecções varia conforme a localização geográfica estudada e é também dependente do período histórico avaliado. Um exemplo clássico é a prevalência de alguns agentes etiológicos ao longo dos últimos 100 anos na Europa. Na Alemanha, na década de 1920, *E. floccosum* despontava como o principal

agente de *tinea corporis,* mas gradualmente a prevalência de *T. rubrum* aumentou nas décadas posteriores, tornando-se o principal agente de dermatofitoses a partir da década de 1950. No caso de onicomicoses e *tinea pedis,* ele substituiu também progressivamente *T. interdigitale* como o agente principal a partir desse período.

A predominância de *T. rubrum* atualmente como agente de dermatofitose na Europa e Américas do Sul e do Norte tem uma causa plural. O motivo principal provavelmente decorre da alta infectividade de algumas cepas do fungo explicada por estudos moleculares recentes. Outro fator importante foi o surgimento da griseofulvina como agente terapêutico em 1958. Após sua ampla comercialização em algumas partes do mundo, *M. audouinii* e *M. schoenleinii* foram praticamente extintos de alguns locais, como a Europa Central. É digno de nota que alguns hábitos populacionais rotineiros facilitam a disseminação desse patógeno. Frequentar academias de ginástica, saunas e piscinas públicas são algumas medidas incorporadas ao estilo de vida atual que facilitam a disseminação desse agente antropofílico.

Agentes zoofílicos também são relevantes causas de dermatofitose no Brasil e no mundo. No Brasil, *M. canis* figura como segundo principal agente etiológico em São Paulo, de acordo com alguns estudos epidemiológicos. Sua grande adaptação a animais domésticos, como cães e gatos, torna o ambiente intradomiciliar o foco principal de sua transmissão, principalmente nas grandes cidades brasileiras. Em algumas áreas do país, como a região Amazônica, sua prevalência é menor. Houve uma queda nas últimas décadas da sua importância epidemiológica na Europa.

No Brasil, prevalência de alguns fungos apresenta evidente variação geográfica, como já mencionada. A epidemiologia de *T. tonsurans* exemplifica esse contexto. Esse fungo não é autóctone do Brasil e especula-se que sua vinda esteja vinculada a colonizadores europeus no período das Grandes Navegações. Sua prevalência é alta no Norte e Nordeste do país, mas raramente causa *tinea capitis* nas regiões Sudeste e Sul, por exemplo. Pode ser causa de microepidemias em creches, escolas e asilos.

E. floccosum, T. mentagrophytes e *M. gypseum* são outros dermatófitos de expressiva prevalência no país. Já *T. violaceum, T. verrucosum* e *T. schoenleinii* raramente estão implicados em processos patológicos no Brasil de acordo com pesquisas recentes.

CLÍNICA

O processo de infecção se inicia quando um artroconídio (estrutura reprodutora básica do dermatófito) entra em contato com a pele. Nesse momento, o processo fisiopatológico vai depender da interação entre fatores patogênicos próprios de cada dermatófito e mecanismos antimicrobianos da pele.

Existem fatores de patogenicidade comuns para todas as espécies de dermatófitos, como a expressão de enzimas do tipo queratinases, fosfolipases, lipases, proteases e gelatinases. Algumas espécies como *T. rubrum* podem ainda apresentar atividade hemolítica. Também é descrito que as mananas (polissacarídios da parede celular fúngica – ver Capítulo 1, *Noções Básicas de Micologia*) da parede celular do fungo apresentam atividade imunológica inibitória. Particularmente no caso de infecções por *T. rubrum*, por exemplo, a proliferação celular epidérmica é diminuída, facilitando assim a invasão no epitélio.

De maneira geral, os dermatófitos acometem as camadas externas queratinizadas da pele e dos anexos cutâneos. Raramente podem invadir a derme constituindo o granuloma de Majocchi.

As manifestações clínicas vão depender da interação entre o fungo e seus fatores de patogenicidade, o meio ambiente e a imunidade do hospedeiro. Essa imunidade é predominantemente celular, mediada por linfócitos T.

Formas clínicas principais das dermatofitoses

Dermatofitose do couro cabeludo (tinha do couro cabeludo ou *tinea capitis*) (ver Figura 7.1A a F)

Corresponde à invasão das hastes capilares e do couro cabeludo por dermatófitos das espécies *Trichophyton* e *Microsporum*. O acometimento ocorre tipicamente em crianças e é muito raro após a puberdade. *T. tonsurans* é atualmente a espécie mais frequentemente isolada nos EUA, seguida de *M. canis*. Na região Sudeste do Brasil, *M. canis* é considerada a espécie mais frequente. Todavia, a prevalência de cada espécie causadora é influenciada por múltiplas variáveis, havendo notáveis diferenças geográficas e até sazonais. Recentemente, a mais expressiva identificação de casos de *tinea capitis* por *M. audouinii*, especialmente em crianças, foi alvo de publicações científicas aqui no Brasil, provavelmente, resultante de correntes migratórias. Sob o ponto de vista fisiopatológico, três formas de parasitismo da haste capilar podem ser definidas:

- Tipo endotrix: acontece quando os artroconídios estão fisicamente no interior da haste capilar. É típico do gênero *Tricophyton* (ver Figura 7.5C a D)
- Tipo ectotrix: caracteriza-se pela presença de hifas fragmentadas em artroconídios ao redor da haste capilar e/ou logo abaixo da cutícula capilar associada à destruição da mesma (ver Figura 7.5E e F). A luz de Wood (lâmpada UVB 400 a 450 nm) revela a presença de fungos do gênero *Microsporum* por fluorescência amarelo-esverdeada (ver Figura 7.1D)
- Tipo fávico: apresenta hifas e espaços aéreos no interior da haste do pelo. Pode apresentar fluorescência branco-azulada característica pela luz de Wood. O fungo dermatófito *T. schoenleinii* é o agente etiológico responsável. Raramente pode, porém, ser causado por *T. violaceum* ou *M. gypseum*.

Classicamente, a dermatofitose do couro cabeludo é caracterizada por diferentes tipos de placas de rarefação capilar. A morfologia das lesões apresenta correlação íntima com a espécie de dermatófito envolvida. A tinha tonsurante tricofítica é caracterizada por múltiplas áreas de dimensões pequenas de alopecia e fratura de hastes, ao contrário da microspórica em que geralmente há apenas uma placa única com tamanho maior (ver Figura 7.1A a D). Embora essa descrição seja a clássica, na maioria das vezes, costumam ser vistos achados mais inespecíficos como descamação difusa, pápulas eritematosas e pústulas, frequentemente na periferia de uma área de alopecia. Não é raro o aparecimento de linfonodomegalia retroauricular e cervical em casos com inflamação local mais exuberante. A completa repilação é normalmente obtida após o sucesso terapêutico e é possível a ocorrência de involução espontânea no período da puberdade.

Ainda existe um tipo de tinha tonsurante com inflamação proeminente denominada tinha favosa. Ela é causada pela espécie *T. schoenleinii*, e caracteriza-se pela presença de escútulas fávicas (também denominadas *godet*), que são estruturas constituídas por micélio, esporos, células, sebo e exsudato. Como estágio evolutivo final desse tipo de alopecia, pode ocorrer alopecia cicatricial. Outras espécies zoófilas e geófilas como *T. violaceum* e *M. gypseum* (*Nannizzia gypsea*) são também capazes de produzir quadros de tinha com inflamação intensa que podem levar a cenários de alopecia definitiva.

Micologia Médica

O quérion (*Kerion celsi*) corresponde a uma reação imune intensa do hospedeiro que determina o aparecimento de lesões muito inflamatórias, geralmente com infecção bacteriana concomitante que leva à formação de abscessos e à alopecia cicatricial. Ela pode ser decorrente de qualquer espécie de dermatófito que acometa a haste capilar (ver Figura 7.1E).

Atualmente a dermatoscopia do couro cabeludo (tricoscopia) tornou-se uma ferramenta valiosa no diagnóstico presuntivo de tinha *capitis*. Os achados dermatoscópicos podem ser inespecíficos como descamação difusa, pontos pretos e pelos fraturados vistos sem líquido de interface. O uso do dermatoscópio facilita muito a visualização desses achados, mas, a rigor, é possível observá-los até mesmo clinicamente, a olho nu. Outros sinais tricoscópicos são associados significativamente ao parasitismo tipo ectotrix produzido pelo *Microsporum canis*, como os "pelos em zigue-zague" e os "pelos em código de barra", mais bem observados com líquido de interface.

Os achados tricoscópicos do couro cabeludo na vigência de parasitismo do tipo endotrix apresentam mais frequentemente os clássicos "pelos em vírgula" e "pelos em saca-rolha", produzidos em geral pelo fungo antropofílico *T. tonsurans*. Essa informação pode auxiliar na escolha inicial de um antifúngico enquanto aguardamos o resultado da cultura micológica (ver Figura 7.1F).

Dermatofitose do corpo (tinha do corpo ou *tinea corporis*)

A tinha do corpo corresponde à infecção por fungos dermatófitos da pele do tronco e das extremidades com exceção das virilhas, das palmas e plantas e dos anexos cutâneos (Figura 7.3; ver Figura 7.2). Também pode ser chamada de *tinha da pele glabra*. O agente mais frequente é o *T. rubrum* seguido do *T. mentagrophytes*.

A infecção apresenta um período de incubação variável de 1 a 3 semanas, e o aspecto clínico clássico é de uma ou várias placas eritematodescamativas de bordas circinadas, confluentes ou isoladas com aspecto policíclico e aumento da intensidade inflamatória na periferia da lesão. Ocorrem ocasionalmente pápulas e pústulas periféricas. O prurido costuma ser um sintoma frequente. Por vezes, esses achados são sutis e dificultam o diagnóstico. Existe ainda a descrição da *tinha incógnita*, definida como uma lesão de dermatofitose com atenuação do eritema e da descamação decorrentes do tratamento prévio com corticosteroides.

A seguir, são listadas outras variantes menos frequentes de dermatofitoses do corpo:

- *Tinha profunda:* reação inflamatória intensa devido a uma infecção por dermatófito apresentando clinicamente nódulos eritematosos ou de aspecto verrucoso. Segundo alguns autores, é o equivalente do quérion no contexto clínico de *tinea corporis*
- *Granuloma de Majocchi:* descrito originalmente como a presença de pápulas ou nódulos perifoliculares, geralmente acometendo as pernas, decorrentes de uma foliculite granulomatosa profunda no contexto de uma infecção por dermatófitos, geralmente por *T. rubrum*
- *Tinha imbricata:* caracterizada por lesões eritematodescamativas em círculos concêntricos, muito pruriginosa, atingindo grandes áreas do corpo. O agente etiológico é o *T. concentricum*. É típica de determinadas regiões, como a Polinésia (chamada de *tokelau*); no Brasil (Mato Grosso e Amazônia), tem o nome de chimberê.

Dermatofitose inguinal ou marginada (tinha inguinal ou *tinea cruris*)

Caracteriza-se por lesões eritematoescamosas originadas na prega inguinal. Ela costuma avançar sobre a coxa, exibindo bordas nítidas (daí o nome marginada), podendo invadir o períneo e propagar-se para as nádegas e a região pubiana. É muito pruriginosa e, por isso, a liquenificação por coçadura é frequente. O não acometimento da pele da bolsa escrotal demonstra a especificidade da ceratinofilia dos dermatófitos e representa um achado semiológico valioso no diagnóstico diferencial com a candidíase. Os agentes mais frequentes são *T. rubrum*, *E. floccosum* e *T. mentagrophytes* (Figura 7.3B e C).

Dermatofitose da mão (tinha da mão ou *tinea manuum*)

Corresponde à dermatofitose que acomete as palmas e os espaços interdigitais das mãos. O aspecto clínico é similar ao da tinha *corporis*, porém costuma ser mais descamativa e seca, em função da ausência de glândulas sebáceas na região. Os agentes mais frequentes são os mesmos da tinha *cruris* ou *pedis*. Em certos casos também pode haver uma forma aguda ou eczematoide que é causada geralmente por fungos zoofílicos ou geofílicos que elicitam maior reação inflamatória (ver Figura 7.2C e D).

Dermatofitose da barba (tinha da barba ou *tinea barbae*)

É uma dermatofitose que acomete a área da barba e pescoço nos homens. Os agentes mais frequentes são zoofílicos, principalmente *T. mentagrophytes* e

Capítulo 7 **Dermatofitoses** 61

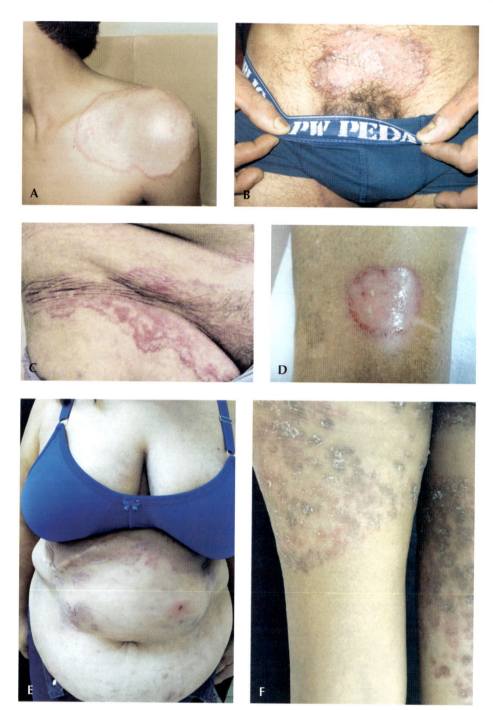

Figura 7.3 Características clínicas das dermatofitoses em pele glabra. **A.** *Tinea corporis*: placa eritematodescamativa, circinada, bem delimitada, de bordas eritematosas com tendência a cura central no ombro esquerdo. **B.** *Tinea corporis*: placa eritematodescamativa rendilhada na região suprapubiana com bordas definidas e presença de pústulas na periferia. **C.** *Tinea cruris*: placa eritematodescamativa, de bordas bem definidas ao redor da prega crural direita. **D.** *Tinea corporis*: pele glabra. Lesão em placa no membro inferior com superfície eritematosa, preenchendo todo o seu interior com bordas bem definidas. **E.** *Tinea corporis*: lesão eritematosa acastanhada com bordas circinadas, a partir da região inframamária, disseminando-se para a região abdominal. **F.** *Tinea corporis*: placas eritematosas acastanhadas, descamativas, circinadas e disseminadas por todo membro inferior direito e esquerdo.

T. verrucosum. É uma dermatose que requer uma alta suspeita diagnóstica, pois os achados clínicos são diferentes das outras dermatofitoses. Costumam ser lesões traumatizadas pelo processo de raspagem de pelos, observando-se pápulas, pústulas, nódulos, abscessos, fístulas e até placas de alopecia cicatricial. Podem existir mal-estar inespecífico e adenopatias (ver Figura 7.2B).

Dermatofitose da face (tinha da face ou *tinea faciei*)

Tem um aspecto peculiar e, às vezes, de difícil diagnóstico. São lesões eritematoescamosas de crescimento centrífugo, às vezes, com disposição em asa de borboleta, lembrando o lúpus eritematoso e a dermatite seborreica; em geral, o prurido é discreto (ver Figura 7.2A).

Dermatofitose dos pés (tinha dos pés ou *tinea pedis*)

Corresponde à infecção que acomete a planta e os espaços interdigitais dos pés. Suas características clínicas são oriundas da umidade local, da falta de glândulas sebáceas e da espessura da camada córnea na região. Os dermatófitos mais frequentemente encontrados são *T. rubrum*, *T. interdigitale* e *T. mentagrophytes*. Outros fungos não dermatófitos como *Neoscytalidium dimidiatum* ou *Fusarium* spp. podem simular uma dermatofitose nessa topografia (ver Capítulo 9, *Infecções Superficiais por Fungos Filamentosos não Dermatófitos*) (ver Figura 7.2E a F).

Existem quatro formas clínicas descritas:

- Aguda ou eczematoide: caracterizada por vesículas e bolhas pruriginosas, frequentemente na região medial. O agente etiológico mais frequente é o dermatófito zoofílico *T. mentagrophytes*. Às vezes, associa-se a reações imunológicas a distância (dermatofítides)
- Intertriginosa ou interdigital: também conhecida como "pé de atleta", associada à infecção pelo *T. interdigitale* (antropofílico) (ver Figura 7.2E). Acomete predominantemente regiões interdigitais e costuma apresentar fissuras e maceração, por vezes com dor local
- Em mocassim ou crônica: caracterizada por ceratose plantar difusa, eritema leve e descamação. Fissuras dolorosas podem ocorrer. Os agentes mais envolvidos são *T. rubrum* e *E. floccosum*
- Ulcerosa: costuma ser originada de uma forma intertriginosa. Caracteriza-se por úlceras dolorosas e frequentemente coexiste com infecção bacteriana concomitante. Quando o dorso do pé é acometido, utiliza-se a denominação *tinea corporis*.

Dermatofitose das unhas (tinha das unhas ou *tinea unguium*)

A onicomicose é um termo que abrange qualquer infecção do aparelho ungueal por fungos. Os dermatófitos são os principais agentes etiológicos das onicomicoses e caracterizam o quadro denominado tinha das unhas ou *tinea unguium*, embora o termo onicomicose seja muito mais usado na prática clínica. Os gêneros mais frequentes são *T. rubrum*, *T. mentagrophytes* e *E. floccosum*. De forma análoga ao que ocorre com a dermatofitose em outras topografias, a prevalência de cada agente etiológico depende de múltiplas variáveis epidemiológicas, como o clima e a localização geográfica. Outros fungos como *Candida* sp. e fungos filamentosos não dermatófitos (FFND) como *Scytalidium* sp., *Aspergillus* sp. e *Fusarium* sp. podem ser causa de onicomicose, porém não serão discutidos neste capítulo (ver Capítulo 9, *Infecções Superficiais por Fungos Filamentosos não Dermatófitos*).

A onicomicose é infrequente na infância, ao contrário do que ocorre em idosos, nos quais a prevalência é de 3 a 5%. Constitui a principal causa de distrofia ungueal vista nos consultórios. Os principais fatores predisponentes para a infecção são: tinha *pedis*, hiperidrose, uso de chuveiros públicos, uso de sapatos fechados, meias sintéticas, alterações morfológicas das unhas, diabetes, alterações da circulação sanguínea e imunodeficiência (Figura 7.4A a C).

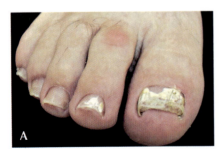 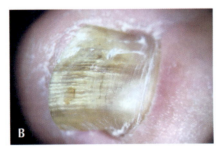 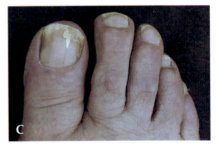

Figura 7.4 Clínica e dermatoscopia da *tinea unguium*. **A.** Onicomicose distrófica total no primeiro pododáctilo. Presença de cromoníquia esbranquiçada e amarela com intensa ceratose subungueal que acomete quase a totalidade da lâmina ungueal. Onicomicose branca superficial no segundo pododáctilo com um pequeno dermatofitoma na lateral. **B.** Onicoscopia. Presença de pigmento marrom com cromoníquia amarelada em faixas irregulares. **C.** Dermatofitoma por *T. mentagrophytes* associado à onicomicose distal.

Clinicamente, podem ser distinguidos quatro padrões principais de acometimento ungueal com significado clínico:

- Onicomicose subungueal distal e lateral (OSDL): é o tipo mais comum. Começa com acometimento do hiponíquio e dobra lateral da unha. Os fungos invadem a camada queratinizada e levam a alterações morfológicas típicas das onicomicoses – cromoníquia branco-amarelada, onicólise distal e ceratose subungueal
- Onicomicose superficial (OS): a superfície dorsal da placa ungueal é a porta de entrada principal. É mais comum nos pododáctilos. Os agentes mais frequentes são *T. interdigitale* e FFND. Clinicamente se caracteriza por grumos esbranquiçados muito superficiais que podem ser raspados da superfície
- Onicomicose subungueal proximal (OSP): a porta de entrada é a superfície inferior da dobra proximal. Clinicamente apresenta leuconíquia proximal. É mais comum em imunodeprimidos
- Onicomicose distrófica total (ODT): geralmente representa o estágio final de qualquer uma das formas anteriores.

O chamado **dermatofitoma** pode existir em todas essas formas clínicas. Corresponde a um acúmulo de fungos que forma massa subungueal envolta em uma camada de biofilme, que faz com que a penetração da medicação antifúngica seja difícil e a resposta terapêutica seja demorada.

ONICOSCOPIA

A onicoscopia, ou dermatoscopia da unha, é uma técnica que vem sendo utilizada com muita frequência na avaliação das onicomicoses. Consiste na avaliação das unhas por meio de um dermatoscópio com luz polarizada, o que permite uma observação mais profunda das estruturas ungueais, evitando o reflexo da luz que se produz ao iluminar a placa ungueal com luz não polarizada.

São descritos vários achados dermatoscópicos que permitem suspeitar de cada uma das formas clínicas das tinhas ungueais descritas anteriormente. Embora eles não sejam específicos de onicomicose e possam ser encontrados em outras afecções das unhas, permitem aumentar a suspeita clínica. O achado mais frequente é a pigmentação homogênea marrom, cinza ou preta, que pode ser localizada ou generalizada, assim como a presença de agregados de pigmentos pretos como grânulos grosseiros. Quando os agregados fúngicos se agrupam de forma maciça, formam os dermatofitomas previamente descritos. Outros achados frequentes são a onicólise distal com borda denteada irregular, a presença de ceratose subungueal com aspecto em ruínas, e as estrias ou cromoníquia longitudinal, em bandas paralelas geralmente amareladas ou de múltiplas cores (ver Figura 7.4B).

DERMATOFÍTIDES

Quadros hiperérgicos, agudos ou subagudos, de morfologia variada, com tendência à simetria e decorrentes de disseminação hematogênica de produtos antigênicos do dermatófito, com propensão a recidivas no portador de dermatofitose. O aspecto disidrosiforme é o mais comum; entretanto, têm-se descrito erupções liquenoides, psoriasiformes, morbiliformes, eritemas multiformes e nodosos, púrpura, eritema anular, dentre outros. Existem três fundamentos para este diagnóstico: as lesões serem desabitadas, o fungo ser demonstrado em foco a distância e o quadro desaparecer com a cura da dermatofitose.

DERMATOFITOSE INVASIVA

Sob certas condições raríssimas, como no caso de certas imunodeficiências primárias ou secundárias, podem ocorrer quadros crônicos de dermatofitose que eventualmente podem penetrar na derme e apresentar disseminação hematogênica, produzindo nódulos subcutâneos amolecidos com tendência à supuração. O quadro é grave e o tratamento recomendado é a abordagem cirúrgica associada a antifúngicos endovenosos.

DIAGNÓSTICO LABORATORIAL
Exame micológico direto

Após a suspeita clínica, o diagnóstico laboratorial é estabelecido com a observação de achados específicos no exame micológico direto (EMD) e na cultura para fungo (padrão-ouro). As fontes de materiais para amostragem são diversas e incluem raspados cutâneos, escamas, pelos e unhas. A observação microscópica direta de um preparado é realizada com o material embebido em hidróxido de potássio (KOH) 10 a 30% examinado se utilizando geralmente uma objetiva de 40×. Apesar de o KOH ser o mais utilizado, outros agentes clarificadores já foram utilizados nos últimos anos como dimetilsulfóxido (DMSO), hidróxido de sódio (NaOH) e *calcofluor-white* (CFW). O EMD da pele glabra mostra um micélio composto de hifas filamentosas, septadas e ramificadas e presença de artroconídios (Figura 7.5A a F).

64 Micologia Médica

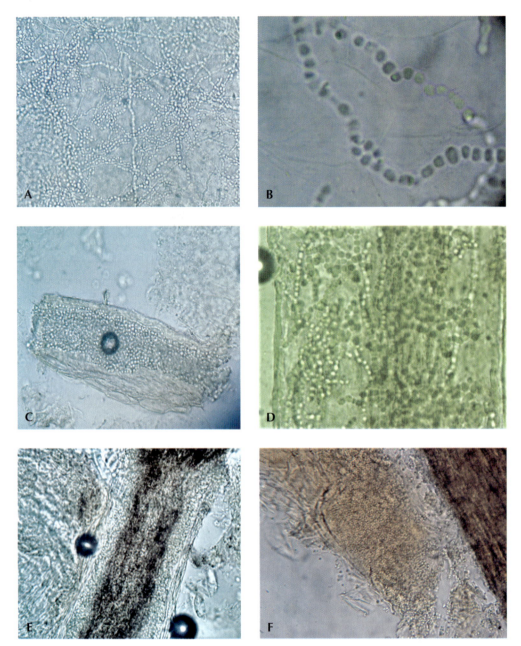

Figura 7.5 Exame micológico direto (EMD) em microscópio óptico. **A.** Raspado de pele em KOH 10%. Presença de hifas filamentosas, septadas e ramificadas com artroconídios (×40). **B.** Raspado subungueal em KOH 30%. Artroconídios em destaque (×100). **C.** EMD do couro cabeludo em KOH 20%. Pelo parasitado. Parasitismo do tipo endotrix. Presença de artroconídios no interior da haste capilar (×40). **D.** EMD do couro cabeludo em KOH 20%. Pelo parasitado. Detalhe parasitismo endotrix. Hifas no interior da haste do pelo (×100). **E.** EMD do couro cabeludo em KOH 20%. Pelo parasitado. Parasitismo do tipo ectotrix. Presença de hifas fragmentadas em artroconídios ao redor da haste do pelo e logo abaixo da cutícula capilar (×40). **F.** EMD do couro cabeludo em KOH 20%. Pelo parasitado. Detalhe parasitismo ectotrix. Hifas fragmentadas ao redor da haste do pelo (×100).

Cultura para fungos

Parte do material coletado do paciente também deve ser colocada em meio de cultura para o crescimento das colônias, cujas características macroscópicas e microscópicas podem ser identificadas. A identificação de dermatófitos feita convencionalmente em laboratórios de micologia envolve análises micro e macroscópicas que requerem profissionais habilitados (Figura 7.6A a R). Por exemplo, a análise por microscopia óptica de material obtido da cultura fúngica exibe estruturas reprodutivas que podem ser típicas de algumas espécies pouco frequentes, requerendo sólido treinamento profissional e preparo teórico. Todavia, em alguns casos, mesmo após longo

Capítulo 7   **Dermatofitoses**   65

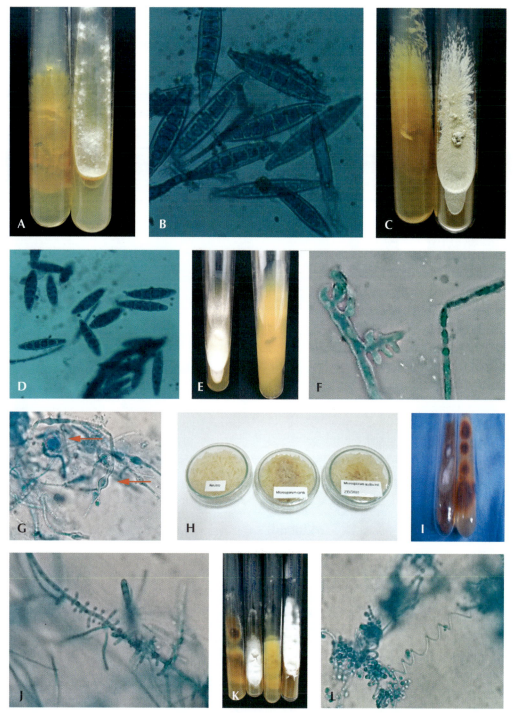

Figura 7.6 Características macroscópicas e microscópicas das culturas fúngicas. **A.** *M. canis.* Macroscopia. Colônia filamentosa de cor branca, algodonosa com reverso pigmento amarelado. **B.** *M. canis.* Microscopia de cultura. Macroconídios simétricos, fusiformes, de paredes grossas, com mais de seis células no seu interior. **C.** *M. gypseum.* Macroscopia. Colônia filamentosa de cor de canela pulverulenta com área periférica esbranquiçada. **D.** *M. gypseum.* Microscopia de cultura. Macroconídios fusiformes, de paredes finas e com menos de seis células em cada conídio. **E.** *M. audouinii.* Macroscopia. Colônias filamentosas de superfície algodonosa de coloração amarela a alaranjada. **F.** *M. audouinii* Microscopia de cultura. **G.** Hifas pectinadas (*seta vermelha*) *M. audouinii.* Microscopia de cultura. Clamidosporos intercalares e terminais (*seta vermelha*). Ausência de microconídios. **H.** Prova do arroz. Diferenciação entre *M. audouinii* e *M. canis.* Confirmação diagnóstica com cultura em arroz polido. *M. audouinii* tem crescimento pobre com pouco pigmento marrom. **I.** *T. rubrum.* Macroscopia. Colônia algodonosa de cor creme e reverso com pigmento vermelho-escuro. **J.** *T. rubrum.* Microscopia de cultura. Microconídios em gotas ou lágrima pequenas, paralelas ao longo das hifas, distribuição chamada em tirce (lembrando terço de reza) ou pregador no varal. **K.** *T. mentagrophytes.* Macroscopia. Colônia pulverulenta de cor creme com reverso amarelo-escuro ou marrom. **L.** *T. mentagrophytes.* Microscopia de cultura. Microconídios arredondados e agrupados, macroconídios esparsos em charuto, cilíndricos de parede fina. Hifas em espiral (gavinha). Em destaque microconídios arredondados.

(*continua*)

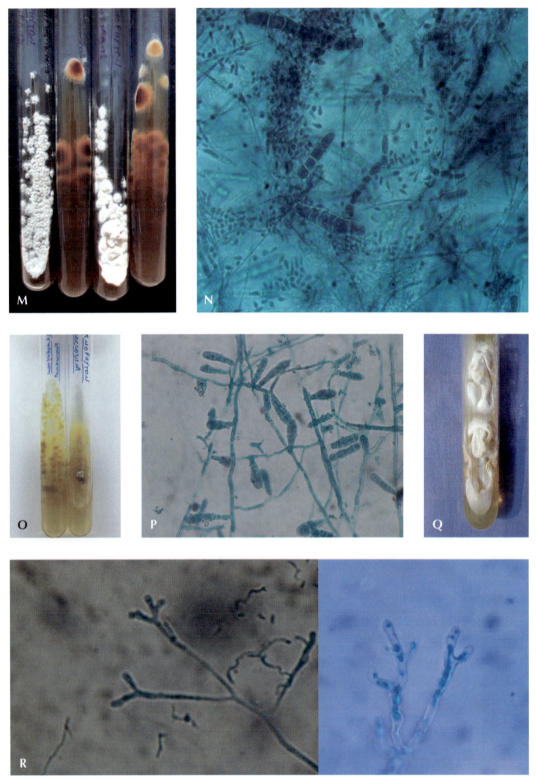

Figura 7.6 Características macroscópicas e microscópicas das culturas fúngicas (*continuação*). **M.** *T. tonsurans*. Macroscopia. Colônia filamentosa, de coloração amarelo-enxofre, com superfície pulverulenta, elevada e enrugada no centro e reverso mostrando pigmento vermelho-acastanhado. **N.** *T. tonsurans*. Microscopia de cultura. Microconídios em gotas grandes e intercalados. Detalhe de microconídios intercalados característicos. **O.** *E. floccosum*. Macroscopia. Colônia filamentosa pulverulenta de superfície enrugada e elevada no centro, cor creme a ferruginosa lembrando limão podre, reverso pigmento acastanhado. **P.** *E. floccosum*. Microscopia de cultura. Macroconídios piriformes ou em formato de raquete de tênis. **Q.** *T. schenleinnii*. Macroscopia. Colônia filamentosa cor branca, de superfície enrugada e aspecto de chiclete amassado. **R.** *T. schoenleinnii*. Microscopia de cultura. Presença de hifas terminais conhecidas como "candelabro fávico".

tempo de processamento da cultura, micro e macroconídios não são evidentes, tornando impossível a realização de um diagnóstico preciso por métodos convencionais. Estima-se que a sensibilidade da cultura para fungos seja aproximadamente de 75%. O crescimento de colônias fúngicas *in vitro* também pode ser suscetível a uma vasta gama de influências externas como temperatura e umidade. Alguns aspectos intrínsecos ao meio de cultura utilizado também podem se refletir no resultado final da cultura, como a proporção dos componentes químicos constituintes do meio utilizado. Dessa forma, não são raros os resultados falso-negativos.

Deve-se mencionar que a qualidade do espécime obtido para análise é fundamental para o diagnóstico correto. O método de amostragem e a forma de envio ao laboratório de micologia podem ser fontes possíveis de contaminação. A correta higienização do sítio anatômico amostrado pode ser uma medida simples para evitar que isso aconteça. Limpeza com água e sabão seguida por posterior aplicação de gaze embebida em álcool são passos fundamentais com essa finalidade.

Outros métodos diagnósticos

Existem outras ferramentas diagnósticas como a análise histopatológica de fragmento de unha corado pelo ácido periódico de Schiff (PAS) (*clipping* ungueal) e a reação em cadeia da polimerase (PCR). O *clipping* é uma técnica de grande valia na suspeita clínica de onicomicose. Consiste na análise de um fragmento da placa classicamente enviado ao laboratório sem produtos químicos fixadores. Uma curiosidade é que pela consistência altamente endurecida da placa ungueal, sua secção pelo micrótomo pode ser desafiadora. Frequentemente o material é embebido em KOH de 30 a 60 minutos, pelo menos, para amolecer a amostra e facilitar sua secção. Quanto aos métodos baseados em PCR, são intrinsecamente mais específicos e apresentam maior acurácia que os métodos laboratoriais convencionais de diagnóstico, principalmente pela metodologia genética sofrer menor influência de fatores externos.

DIAGNÓSTICO DIFERENCIAL

A lista de possíveis diagnósticos diferenciais deve ser feita inicialmente com micoses superficiais de outras etiologias fúngicas. Classicamente pode-se enumerar as infecções cutâneas primárias causadas por fungos do gênero *Candida* sp., além de dermatomicoses por

FFND, principalmente no contexto clínico de onicomicoses e infecções periungueais.

Sob o ponto de vista clínico, como as apresentações de tinha são variadas, é importante estabelecer uma lista de diferenciais mais específica para cada sítio anatômico principal comprometido.

No caso de *tinea capitis*, dentre os principais diagnósticos diferenciais, é possível mencionar tricotilomania, alopecia areata e foliculite decalvante. No contexto de *tinea barbae*, a lista inclui foliculite bacteriana, foliculite por *Candida* sp. e acne vulgar. No caso de *tinea faciei*, devemos citar lúpus eritematoso discoide, granuloma anular e dermatite de contato. Tratando-se de *tinea corporis*, eczema numular e de contato, medalhão da pitiríase rósea, psoríase anular e eritema anular centrífugo são importantes diagnósticos diferenciais. A *tinea cruris* deve ser diferenciada de eritrasma, candidíase cutânea e psoríase invertida. No contexto de *tinea pedis*, os principais diferenciais são dermatite de contato, psoríase em placa e psoríase pustulosa. Já no caso de onicomicose, cabe a diferenciação com psoríase ungueal, onicólise traumática e líquen plano ungueal.

TRATAMENTO

A conduta terapêutica varia com a forma clínica e a espécie etiológica. Em geral, processos inflamatórios mais intensos são causados por agentes etiológicos zoofílicos e geofílicos e são de fácil tratamento, podendo haver até cura espontânea. Todavia, infecções causadas pelos fungos antropofílicos podem ser crônicas e recorrentes como a *tinea pedis* e as onicomicoses pelo *T. rubrum*.

O tratamento das tinhas costuma ser bastante parecido entre si e vai depender principalmente dos antecedentes clínicos dos pacientes, da localização, da extensão e da intensidade do processo inflamatório. Sempre que possível deverá ser realizado o tratamento tópico além do sistêmico. É essencial interrogar o paciente sobre comorbidades e uso de outros fármacos, atentando-se a possíveis interações medicamentosas.

Tinea capitis

Visando-se atingir a queratina das hastes capilares, o tratamento sistêmico é mandatório, já que a terapêutica tópica, por si só, não é plenamente eficaz.

Micologia Médica

Diante de comprovação laboratorial ou alto índice de suspeição clínica de que o agente etiológico é o *M. canis,* o tratamento de eleição é a griseofulvina micronizada. Também pode ser empregado cloridrato de terbinafina. Ambos os medicamentos têm sua dose estabelecida de acordo com o peso da criança (Quadro 7.2).

Diante de comprovação laboratorial e/ou clínica sugestiva de infecção por *T. tonsurans* ou *T. violaceum,* o fármaco de eleição é o agente fungicida terbinafina por pelo menos 4 semanas. Deve-se verificar sempre a cura micológica ao fim do tratamento.

Tinea corporis e tinea pedis

Sempre que possível, deve ser preferido o tratamento tópico ao sistêmico. Particularmente no que se refere à *tinea corporis,* a escolha vai depender da extensão. A duração do tratamento é variável, dependendo do grau de acometimento e da imunidade do paciente. Quando a medicação sistêmica for empregada, a duração média do tratamento é de 2 a 3 semanas na *tinea corporis* e de 2 a 4 semanas na *tinea pedis* (Quadro 7.3).

Onicomicose por dermatófitos

O esquema terapêutico deve estar orientado pela cultura micológica.

Tratamento tópico

É efetivo como monoterapia na onicomicose branca superficial e na forma distal lateral subungueal quando o acometimento é menor do que 50%, ou seja, sem comprometimento da região proximal. As opções mais utilizadas são a amorolfina 5%, 1 vez/semana em esmalte, ou ciclopirox olamina 8%, em esmalte ou gotas, de uso diário. O tratamento é sempre prolongado, podendo durar de 6 a 12 meses. Recentemente foi demonstrada a eficácia do efinaconazol a 10%, 1 vez/dia, apresentando cura micológica semelhante ao itraconazol. Todavia, ainda não está disponível no Brasil.

Tratamento sistêmico

Indicado na onicomicose distal lateral subungueal com acometimento proximal, na forma proximal subungueal e na distrófica total:

- Cloridrato de terbinafina: é a medicação de escolha quando for comprovada a onicomicose por dermatófito. A duração do tratamento varia conforme a topografia acometida. No caso de envolvimento de quirodáctilos, faz-se uso de terbinafina 250 mg/dia durante 2 meses. Já no caso de onicomicose, o tratamento é feito por no mínimo 3 meses. Existem esquemas alternativos em pulso de terbinafina: uso de 500 mg/dia durante 4 semanas intercalado com pausa de 4 semanas, geralmente por 2 ou 3 meses; ou 500 mg por 7 dias intercalado com pausa de 21 dias, também por 2 ou 3 meses
- Itraconazol: uso contínuo de 100 a 200 mg/dia durante 4 a 24 semanas, dependendo do sítio de acometimento. Geralmente a duração do tratamento é menor quando quirodáctilos estão infectados e maior quando pododáctilos são afetados. Como alternativa, existe a pulsoterapia: 400 mg/dia, 1 semana por mês, por 2 ou 3 meses
- Fluconazol: 150 mg a 300 mg semanais, por 6 meses, até a cura. Essa é a alternativa com pior desfecho clínico e micológico.

Quadro 7.2	Tratamento de *tinea capitis.*
Cloridrato de terbinafina	**Griseofulvina***
< 20 kg: 62,5 mg/dia > 2 anos, 20 a 40 kg: 125 mg/dia > 40 kg: 250 mg/dia	20 a 25 mg/kg/dia durante 6 a 12 semanas

* Atualmente, no Brasil, não dispomos da griseofulvina, que é uma boa opção tanto para tinha microspórica como para tricofítica.

Quadro 7.3	Tratamento de *tinea corporis* e *tinea pedis.*
Tratamento tópico	**Tratamento sistêmico**
Terbinafina a 1% – creme: 1 vez/dia durante 2 a 3 semanas	Terbinafina 250 mg/dia durante 2 semanas
Ciclopirox olamina – creme: 2 vezes/dia durante 1 a 2 semanas	Itraconazol 100 mg/dia durante 10 dias
Cetoconazol a 2%, isoconazol a 1%, tioconazol a 1% e miconazol a 2% – creme, clotrimazol a 1% – creme ou pomada: 1 vez/dia durante 2 a 3 semanas na *tinea corporis* e 4 semanas na *tinea pedis*	Fluconazol 150 mg/semana durante 2 a 6 semanas

RESUMO

Sinonímia	Tinha, *tinea*, "impinge" (nome popular).
Epidemiologia	Compreendem 40 espécies descritas, sendo pelo menos 30 patogênicas aos humanos. Acredita-se que possam acometer até 25% da população mundial. Condição socioeconômica e ocupação profissional são algumas questões implicadas na prevalência. Classicamente onicomicose e *tinea pedis* são as formas mais comuns na Europa, e *tinea corporis* e *capitis* são as mais prevalentes nas regiões tropicais.
Etiologia	Os fungos implicados em infecções humanas são classicamente divididos em três categorias: antropofílicos, zoofílicos e geofílicos. Os gêneros *Tricophyton*, *Microsporum* e *Epidermophyton* são os principais agentes das dermatofitoses. *T. rubrum* é o dermatófito mais comum no mundo.
Clínica	As principais apresentações clínicas de *tinea* são: *capitis, corporis, cruris, manuum, barbae, faciei, pedis* e *unguium*. Dependendo do agente etiológico, as lesões podem apresentar expressões clínicas distintas. Geralmente dermatófitos zoofílicos e geofílicos causam infecções mais inflamatórias e exsudativas.
Diagnóstico laboratorial	Exame micológico direto e cultura para fungos são as metodologias de investigação tradicionais e efetivas. A identificação de dermatófitos por esses métodos envolve análises com microscopia óptica. No caso da cultura, características macroscópicas são também importantes. *Clipping* ungueal e PCR são outras ferramentas diagnósticas.
Diagnóstico diferencial	Como as apresentações clínicas são variadas, a lista de diferenciais é distinta de acordo com o sítio anatômico envolvido. Deve ser feita inicialmente com micoses superficiais como infecções por *Candida* spp. e dermatomicoses por fungos filamentosos não dermatófitos (FFND).
Tratamento	Dependerá principalmente dos antecedentes clínicos dos pacientes, da localização topográfica, extensão e intensidade do processo inflamatório. São utilizados tanto fármacos de uso tópico como sistêmico. Dos tópicos, são úteis, por exemplo, miconazol, cetoconazol e ciclopirox olamina. Dos sistêmicos, é possível destacar: terbinafina, itraconazol e griseofulvina.

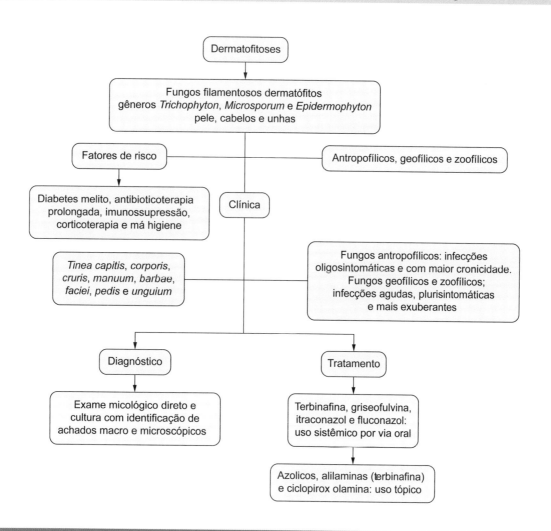

BIBLIOGRAFIA

Baert F, Stubbe D, D'Hooge E et al. Updating the taxonomy of dermatophytes of the BCCM/IHEM collection according to the new standard: a phylogenetic approach. Mycopathol. 2020;185(1):161-8. Disponível em: https://doi.org/10.1007/s11046-019 a 00338-7. Acesso em: 6 dez. 2021.

Brito-Santos F, Figueredo-Carvalho MHG, Coelho RA et al. Tinea capitis by Microsporum audouinii: case reports and review of Published Global Literature, 2000-2016. Mycopathol. 2017;182(11 a 12):1053-1060.

Elavarashi E, Kindo AJ, Rangarajan S. Enzymatic and non-enzymatic virulence activities of dermatophytes on solid media. J Clin Diagn Res JCDR. 2017 Feb;11(2):DC23-5.

Elewski BE, Hughey LC, Hunt KM et al. Fungal diseases. In: Bolognia J, Schaffer J, Cerroni L (ed). Dermatology. 4th ed. Edinburgh: Elsevier; 2017. p. 1329-43.

Hayette MP, Sacheli R. Dermatophytosis, trends in epidemiology and diagnostic approach. Curr Fungal Infect Rep. 2015; 9(3):164-79.

Leung AKC, Lam JM, Leong KF et al. Onychomycosis: an updated review. Recent Pat Inflamm Allergy Drug Discov. 2020;14(1):32-45.

Olarinoye GM, Katibi OS, Ilesanmi ON et al. Trichoscopic features of tinea capitis among primary school children in north central Nigeria. Int J Dermatol. 2020;59(11):1346-52.

Schechtman RC. Doenças ungueais infecciosas. In: Baran R, Nakamura R. Doenças da unha: do diagnóstico ao tratamento. 2. ed. Rio de Janeiro: Elsevier; 2018. p. 73-101.

Schechtman RC, Azulay DR, Azulay RD. Micoses superficiais. In: Dermatologia. 7. ed. Rio de Janeiro: Guanabara Koogan; 2017. p. 967-87.

Ruiz LRB, Zaitz C. Dermatófitos e dermatofitoses na cidade de São Paulo no período de agosto de 1996 a julho de 1998. An Bras Dermatol. 2001;76(4):391-401.

Yang X, Shi X, Chen W et al. First report of kerion (tinea capitis) caused by combined Trichophyton mentagrophytes and Microsporum canis. Med Mycol Case Reports; 2020. doi: https://doi.org/10.1016/j.mmcr.2020.05.002.

8 Candidíases

Regina Casz Schechtman • Eduardo Mastrangelo Marinho Falcão • Beatriz Moritz Trope • Paulina Avila Jaramillo • Nicole Fernandez Rodriguez

> **Sinonímia:** candidoses; moniliíase; moniliíase cutânea; perleche monilial; "sapinho" (nome popular).

EPIDEMIOLOGIA

Doença infecciosa cosmopolita ocasionada por leveduras oportunistas. O gênero *Candida* sp. contém mais de 200 espécies e pertence à classe Ascomycetes. Algumas de suas espécies fazem parte da microbiota normal do ser humano e cerca de 15 espécies são patogênicas.

É uma das infecções oportunistas mais frequentes em seres humanos. O acometimento pode ser localizado, disseminado ou, em menor frequência, sistêmico.

As candidíases correspondem a 7,5% do total das micoses e a 25% das micoses superficiais. Podem acometer indivíduos de qualquer idade, etnia ou sexo. A forma interpododáctila é mais frequente em climas tropicais e a onicomicose sem paroníquia ocorre com mais frequência em locais mais frios, principalmente em indivíduos que usam calçados fechados por muito tempo. Estima-se que 75% das mulheres serão acometidas por candidíase vaginal ao menos uma vez na vida.

Produz doença tanto em indivíduos hígidos quanto em imunodeprimidos. As formas faríngea e esofágica são consideradas doenças definidoras de AIDS (síndrome de imunodeficiência adquirida). A forma sistêmica é menos frequente e evolui de forma grave, causando de 10 a 16% das sepses em unidades de cuidado intensivo e atinge até 40% de mortalidade. Dado o uso empírico frequente e prolongado de fluconazol como terapia sistêmica, os relatos de resistência são cada vez mais frequentes.

ETIOLOGIA E ETIOPATOGENIA

Candida albicans é responsável por cerca de 80% das infecções por *Candida* spp., seguido de *C. tropicalis*. Porém, outras espécies capazes de produzir doença estão se tornando mais frequentes (*C. glabrata*, *C. tropicalis*, *C. krusei*, *C. dublinensis*). Na atualidade, *C. auris* é considerada um patógeno oportunista emergente, sendo já notificada em mais de 30 países. Esta espécie pode causar doença invasiva em pacientes internados em unidades de terapia intensiva (UTIs) por períodos prolongados (ver Capítulo 25, *Micoses Oportunistas por Leveduras*).

C. albicans faz parte da microbiota comensal que coloniza a mucosa oral e faríngea (80% da população), o trato gastrintestinal (20 a 80%) e o trato reprodutivo de indivíduos hígidos (25 a 50%). É uma levedura dimórfica com a capacidade de produzir filamentos, o que facilita a invasão de tecidos e a evasão do sistema imune. Além disso, diversas espécies de *Candida* (26,2% *C. albicans*, 70% *C. tropicalis*, 63,6% *C. glabrata*) são capazes de criar biofilmes em superfícies orgânicas ou abióticas, o que lhes confere maior capacidade defensiva e maior resistência aos antifúngicos. Existe, em condições normais, um fator sérico natural contra *Candida* spp. que dificulta a invasão da levedura.

Há múltiplos fatores predisponentes para candidíase que podem ser classificados de acordo com a região anatômica acometida ou o sistema (Quadro 8.1).

Nos recém-nascidos, a transmissão é decorrente de candidíase vaginal materna. A forma congênita pode ocorrer por invasão ascendente do canal do parto com posterior acometimento da membrana coriônica.

CLÍNICA

Não se conhece o tempo de incubação da candidíase no ser humano. A levedura do gênero *Candida* sp. pode promover doença localizada e autolimitada (forma mucocutânea e forma cutânea) e também a candidíase mucocutânea crônica (CMCC).

Quadro 8.1 — Fatores predisponentes para candidíase.

Região anatômica	Fatores predisponentes
Boca	Próteses dentais inapropriadas e uso de antibióticos tópicos.
Faringe e esôfago	Consumo abundante de frutas e alimentos açucarados, pacientes imunodeprimidos em tratamento prolongado com inibidores da bomba de prótons, asmáticos em uso de corticoterapia inalatória.
Mãos	Ambiente úmido, contato com alimentos ricos em açúcares, hábito de chupar o dedo, fazer manicure, uso de roupas sintéticas ou fraldas descartáveis.
Vagina	Diabetes, imunodepressão, gravidez (por aumento de glicídios), tratamentos hormonais, uso de inibidores de SGLT2, uso de roupas sintéticas ou trauma e atividade sexual.
Corrente sanguínea	Neutropenia, intervenção cirúrgica, neoplasias, uso de antibióticos sistêmicos de amplo espectro, uso de drogas intravenosas, cirrose e internações prolongadas nas unidades de cuidado intensivo (ver Capítulo 25, *Micoses Oportunistas por Leveduras*, seção "Candidíases invasivas").

Candidíase localizada

A forma mucocutânea tem espectro amplo de apresentações clínicas. Acomete as mucosas oral, digestiva, vaginal ou balanoprepucial.

Candidíase oral

Pode ser localizada ou difusa e ter evolução aguda ou crônica. É mais comum em recém-nascidos, idosos e pacientes com AIDS. Em geral, é assintomática, mas alguns pacientes referem sensação de queimação, xerostomia e sabor metálico (Figura 8.1). A candidíase oral é classificada de acordo com a apresentação clínica, como descrito a seguir.

▶ **Candidíase pseudomembranosa aguda.** Forma mais frequente de candidíase oral, caracterizada por área de eritema recoberta por placas pseudomembranosas esbranquiçadas friáveis semelhantes a leite coalhado na língua ou mucosa oral. Essas placas são formadas por massas de hifas, epitélio descamado, queratina e leucócitos.

▶ **Candidíase atrófica aguda (candidíase eritematosa).** Em geral, surge após degradação da pseudomembrana. Caracterizada por áreas de atrofia e enantema, principalmente na língua e no palato.

▶ **Glossite romboide mediana (atrofia papilar central da língua).** Caracterizada por placas eritematosas, lisas, bem delimitadas com forma romboide e atrofia das papilas na parte mediana do dorso da língua.

▶ **Estomatite da dentadura (candidíase atrófica crônica).** Frequente em usuários de dentadura, principalmente mulheres. Caracterizada por enantema e edema crônicos nos locais ocluídos pela prótese.

▶ **Candidíase crônica hiperplásica.** Forma rara de candidíase oral, caracterizada pela presença de placas ou nódulos esbranquiçados, homogêneos ou salpicados, aderidos, acometendo principalmente as regiões comissurais da mucosa oral. Típica de pacientes tabagistas acima dos 50 anos de idade. Há possibilidade de progressão para carcinoma espinocelular, se não tratada.

▶ **Queilite angular (perleche).** Corresponde a lesões fissuradas com descamação brancacenta nos cantos da boca. É frequente a infecção bacteriana secundária. É um quadro de alta incidência em recém-nascidos e idosos, e associa-se ao uso de prótese dentária, babar, dermatite atópica e ocasionalmente deficiência de ferro e vitaminas.

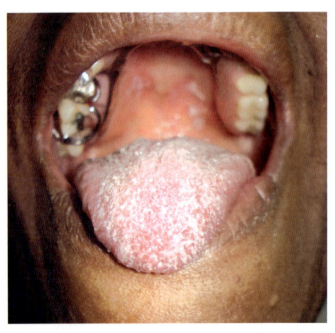

Figura 8.1 Candidíase oral em mulher adulta e soropositiva para HIV. Lesões esbranquiçadas no palato e dorso da língua. Fonte: imagem cedida por Dra. Luna Azulay Abulafia.

Candidíase vaginal

A mais frequente apresentação é aguda e isolada. Há, porém, casos crônicos recorrentes (> 3 episódios por ano), casos persistentes e casos secundários a doenças de base (p. ex., penfigoide bolhoso das mucosas ou doença de Behçet). Clinicamente, as pacientes têm leucorreia brancacenta espessa e grumosa, associado a edema, prurido intenso e disúria. Em certas ocasiões, estão associadas dor e dispareunia. A mucosa vaginal é eritematosa e exibe placas brancacentas, amarelas, ou pseudomembranosas, as quais podem se estender até a vulva ou o períneo.

Balanopostite

A pele da glande está macerada, com presença de placas brancacentas, vesículas e/ou pústulas e erosões secundárias. Além disso, podem ocorrer uretrite, eritema do meato urinário com disúria e poliúria. Tanto a candidíase vaginal como a balanite podem ser adquiridas por contato sexual.

Candidíase cutânea

De acordo com a localização, apresenta-se como intertrigo (de grandes e pequenas dobras), candidíase ungueal ou periungueal. Existem algumas formas específicas como a dermatite das fraldas, candidíase neonatal e candidíase congênita (Figuras 8.2 e 8.3).

Intertrigos

Podem ser primários ou secundários a um foco de mucosa próximo. Acometem grandes dobras, como axilas, região inframamária, inguinal ou sulco interglúteo, ou pequenos espaços interdigitais das mãos e pés. Os pacientes referem prurido e dor. Em geral, é um quadro mais frequente em diabéticos e obesos, ou como complicação de pacientes com eczema ou psoríase.

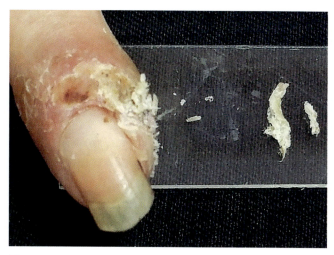

Figura 8.3 Candidíase ungueal e periungueal. Onicomicose por *Candida* om paroníquia em paciente feminina.

O comprometimento dos espaços interdigitais das mãos está relacionado com atividade profissional do paciente (lavadeira e copeira). Esporadicamente há coinfecção por fungos filamentosos dermatófitos ou bactérias. As lesões são eritematosas, erosivas, fissuradas, úmidas com macerado esbranquiçado, bordas irregulares, bem definidas e um colarete descamativo. Em geral, associado a pequenas lesões satélites arredondadas, papulosas, eritematosas, descamativas e vesicopustulosas.

Erosio interdigitalis blastomycetica corresponde a uma infecção localizada na região interdigital entre o terceiro e o quarto quirodáctilos. Mais frequente em atividades profissionais com maior exposição à umidade. Apresenta-se como uma lesão erosiva eritematosa, circundada por um halo brancacento com presença de maceração.

Dermatite das fraldas

É típica do segundo ou terceiro mês de vida. A infecção fúngica pode ser primária ou secundária à dermatite de contato ou à dermatite seborreica prévia.

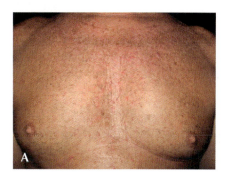
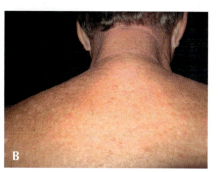
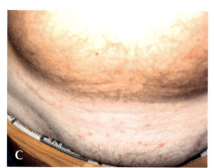

Figura 8.2A a C. Candidíase cutânea das dobras em adultos com sobrepeso e diabetes melito. Notar lesões papulosas em áreas de eritema com a presença de lesões satélites.

Clinicamente observam-se placas eritematosas, descamativas, com a presença de pápulas ou pústulas satélites sobretudo na prega inguinal. As lesões podem se estender às extremidades, ao tronco ou até à cabeça.

Candidíase congênita e neonatal

Geralmente, a candidíase congênita é consequência de infecção intrauterina e manifesta-se ao nascimento ou em até 12 horas após o nascimento. A candidíase neonatal surge após 7 dias de nascimento e é adquirida na passagem pelo canal de parto ou por fômites. A forma disseminada é mais frequente em prematuros e recém-nascidos de baixo peso.

A candidíase congênita se apresenta com um exantema maculopapuloso, sem acometimento oral ou da área das fraldas. Na forma neonatal, as lesões iniciais são pústulas e lesões satélite na área das fraldas, e pode ocorrer acometimento de outras áreas de dobra.

Candidíases ungueal e periungueal

Manifestam-se tipicamente como lesão intensa eritematoedematosa periungueal (é a principal causa de paroníquia), dolorosa, às vezes com saída de exsudato purulento. Acomete a borda proximal da unha, produzindo onicólise, estrias longitudinais, cromoníquia branco-amarelada ou até esverdeada, se associada à coinfecção por gram-negativos (principalmente *Pseudomonas aeruginosa*) pode produzir onicólise (ver Figura 8.3).

DIAGNÓSTICO LABORATORIAL

O diagnóstico laboratorial de rotina para *candidíase superficial* se faz principalmente com um exame micológico direto (EMD) e isolamento do fungo em ágar Sabouraud e ágar Mycosel em temperatura ambiente.

Exame micológico direto

As amostras para o exame micológico direto (EMD) podem ser obtidas de exsudato, esputo, escamas, raspados de unha ou centrifugado de urina. Ao exame direto com KOH, observam-se leveduras em formato arredondado ou ovoide, medindo cerca de 2 a 4 μm de diâmetro, os *blastoconídeos*. Estes, geralmente estão aglomerados sobre estruturas filamentosas de paredes finas, as pseudo-hifas, nas áreas de estrangulação (em aspecto de salsicha) (Figura 8.4).

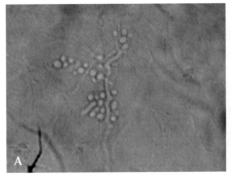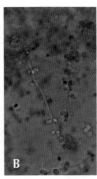

Figura 8.4 Candidíase cutânea. Exame direto em KOH 10%. **A.** Observam-se blastoconídeos aglomerados sobre estruturas filamentosas de paredes finas, as pseudo-hifas. **B.** Detalhe: pseudo-hifas com áreas de estrangulação em aspecto de salsicha.

Cultura

O cultivo da levedura é o método de escolha para o isolamento e consequentemente para o diagnóstico laboratorial de rotina da candidíase. As leveduras crescem rápido a 37°C, em ágar Sabouraud simples ou com cicloeximida.

Em 24 a 48 horas, observam-se colônias lisas cremosas de coloração branca a creme, que com o tempo podem ficar rugosas ou membranosas, com o micélio submerso. A patogenicidade da candidíase confirma-se com a presença de abundantes colônias na cultura ou resultados repetidamente positivos. O achado de *C. albicans* sempre tem significado patológico na pele e nas unhas (Figura 8.5).

Microscopia da cultura

Ao microscópio, observam-se microrganismos unicelulares esféricos ou ovoides, de paredes finas, de 4 a 10 μm de diâmetro, com evidência de gemulação, e pseudomicélio ou micélio escasso ou ausente. A presença de filamentos é característica do gênero *Candida* (Figura 8.6).

No exame histopatológico, a camada córnea tem hiperceratose com paraceratose, neutrófilos ocasionais, blastosporos e filamentos. As leveduras são mais bem evidenciadas com técnicas como ácido periódico de Schiff (PAS), Gomori-Grocott ou GMS (prata metanamina Gomori-Grocott), Grideley.

Na derme, há edema leve e infiltrado linfocitário e de células plasmáticas. Se o processo é agudo, é possível observar microabscessos; e nos processos crônicos, é frequente a existência de granulomas, células gigantes e hiperplasia pseudoepiteliomatosa (ver Capítulo 28, *Histopatologia das Micoses*).

Capítulo 8 **Candidíases** 75

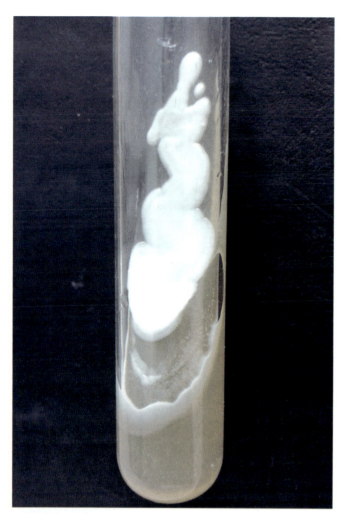

Figura 8.5 *Candida* spp. Macroscopia. Cultura em temperatura ambiente. Meio ágar Sabouraud. Colônias lisas cremosas de coloração branca a creme com aspecto membranoso.

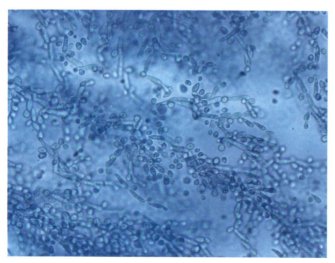

Figura 8.6 *Candida* spp. Microscopia de cultura ou microcultivo. Observam-se microrganismos unicelulares esféricos e ovoides, de paredes finas com evidência de gemulação e pseudomicélio.

DIAGNÓSTICO DIFERENCIAL

Dependendo da localização, as infecções por *Candida* sp. podem ter diagnósticos diferenciais distintos, por exemplo, intertrigo, dermatofitose, dermatite seborreica, eczema atópico, onicomicose por *Trichosporon* sp. ou fungos filamentosos e psoríase invertida. Diagnósticos diferenciais mais incomuns também devem ser incluídos como: paraceratose granular, doença de Haley-Haley, doença de Darier, pênfigo vegetante, deficiência de zinco, doença de Crohn metastática, histiocitose de células de Langerhans, doença de Paget extramamária e papulose bowenoide.

Candidíase em imunossuprimidos

Entende-se como portadores de imunossupressão primária aqueles pacientes que apresentam erros inatos da imunidade. Por outro lado, os pacientes com imunossupressão secundária são aqueles com infecção pelo vírus HIV, transplantados de órgãos sólidos ou de medula óssea, aqueles portadores de doenças autoimunes (imunodesregulação) ou aqueles submetidos à imunossupressão iatrogênica (medicamentosa). Embora, em geral, quando se refere a pacientes imunossuprimidos, a primeira hipótese a ser considerada seja AIDS; estes não são os únicos afetados por esta infecção oportunista. Todos dessa parcela da população frequentemente manifestam quadros infecciosos e inflamatórios que podem se apresentar de forma mais extensa, mais grave, com duração maior e quadro clínico incomum, eventualmente com evolução crônica. Na maioria das séries de casos, a candidíase é a mais frequente das infecções fúngicas e de ocorrência mais precoce nos indivíduos sororreativos para o HIV, sendo *C. albicans* a espécie mais prevalente. Pode ocorrer em qualquer fase da doença pelo HIV, sendo, com frequência, a primeira manifestação clínica, muitas vezes achado de exame físico, tido como marcador cutâneo precoce da infecção no início desta endemia. Pode acometer cavidade oral, áreas intertriginosas (intertrigo candidiásico), unhas (paroníquia), sistema geniturinário (vulvovaginites, uretrites), tubo digestivo (esofagites, gastrites), e até disseminar-se sistemicamente (sepse), na dependência do comprometimento imunológico do paciente. Cabe aqui ressaltar a candidíase esofágica como importante fator de morbidade entre estes pacientes por contribuir para a piora do estado geral pela dificuldade ou impossibilidade na ingestão de alimentos. Os sintomas associados

Micologia Médica

são variáveis e se relacionam com a extensão do quadro, que pode ser desde assintomático a choque séptico. A recorrência é frequente e pode representar progressão da retrovirose. Nos casos crônicos ou situações em que exista tendência à recorrência por erro genético da imunidade, pode ser necessário o uso contínuo ou profilático de antifúngico. Quando as infecções por *Candida albicans* são recorrentes e/ou extensas em pacientes sem infecção pelo HIV, ou outra causa secundária de imunodepressão, é necessário considerar o diagnóstico de imunodeficiência primária. Dentro deste vasto grupo de doenças, em sua maioria monogênicas, a candidíase pode fazer parte de um conjunto de manifestações clínicas (infecciosas ou não) ou apresentar-se de modo isolado, denotando suscetibilidade seletiva para este gênero de fungo. São relatados polimorfismos gênicos e síndromes com padrões de herança autossômica dominante ou recessiva, afetando genes que codificam moléculas da imunidade inata (p. ex., dectina-1, MBL-2, CARD9, IκBA) ou da imunidade adquirida. Estas alterações genéticas resultam em anormalidades nos processos de tolerância imunológica, na expressão de citocinas como IL-2, IL-17 e outras, e também em seus receptores e respectivos sistemas de transdução intracelular de sinais (Quadro 8.2). Em resumo, qualquer apresentação recorrente ou atípica de candidíase pode representar um verdadeiro sinal de alerta para imunossupressão primária ou secundária.

Candidíase mucocutânea crônica

A candidíase mucocutânea crônica (CMCC) corresponde à designação de um grupo heterogêneo de síndromes clínicas, muitas vezes genéticas, caracterizadas por infecção crônica e recorrente da pele, mucosas e unhas. Sem tendência a acometimento visceral. Nas crianças pode ter início durante a primeira infância, com lesões orais pseudomembranosas ou em placas, perleche; lesões cutâneas tipo escamocrostas, verrucosas ou nodulares granulomatosas, no couro cabeludo, na face, nas sobrancelhas e nas extremidades; o envolvimento ungueal pode ser grave e se associar a dedos em baqueta.

Quadro 8.2		Suscetibilidade genética a infecções por *Candida* sp.: associações genéticas.		
Gene	Padrão de herança	Aspectos clínicos	Alterações imunológicas	Outras manifestações clínicas (além de candidíase)
Defeitos monogênicos				
AIRE	AD	APECED	Autoanticorpos contra IL-17A/F e IL-22	Poliendocrinopatia autoimune, vitiligo, alopecia, displasia ectodérmica
STAT3	AD	Síndrome Hiper-IgE (síndrome de Jó)	IgE elevada, ausência de células TH-17	Pneumonias recorrentes, alterações dentárias e esqueléticas
IL-17F	AD	CMCC	Deficiência de IL-17	
DOCK8	AR	Síndrome Hiper-IgE	IgE elevada, defeitos na formação de sinapses por linfócitos T	Eczema, abscessos cutâneos (*Staphylococcus aureus*), verrugas (HPV)
STAT1	AD (GOF/LOF)	CMCC; CMCC/IPEX. Imunodeficiência combinada	Resposta reduzida a IL-17	–
Genes associados à suscetibilidade a *Candida*				
MBL-2	–	Candidíase vulvovaginal recorrente	Em investigação	–
Dectina 1	–	Candidíase recorrente em mucosas	Resposta reduzida a IL-1β e TH-17	–
NLRP3	–	Candidíase vulvovaginal recorrente	Resposta reduzida a IL-1β	–

Nos adultos, em geral afeta os que têm mais de 35 anos de idade e se relaciona com outras doenças como timoma ou lúpus eritematoso sistêmico. É refratária aos tratamentos antifúngicos usuais. Dependendo da associação com defeitos imunológicos ou doenças concomitantes, a CMCC pode ser classificada como:

- Tipo 1: defeitos imunológicos graves e letais em crianças pequenas
- Tipo 2: defeitos imunológicos não letais, associados a endocrinopatias ou granulomas
- Tipo 3: apresentação tardia, relacionada com a timoma
- Tipo 4: relacionada com a AIDS.

No Quadro 8.2, há informações adicionais a respeito da suscetibilidade genética a infecções por *Candida* sp.

TRATAMENTO

O tratamento deve considerar diversos fatores, como história médica do paciente, fatores predisponentes, condições agravantes e apresentação clínica, para avaliar o benefício de um tratamento antifúngico tópico ou sistêmico.

Candidíase oral

- Medidas iniciais como bochecho com bicarbonato, solução de clorexidina a 2% e miconazol gel são recomendados
- Nistatina suspensão 100.000 UI/mℓ:
  - Crianças e adultos: 4 a 6 mℓ. Fazer bochecho e engolir, 4 vezes/dia. Risco de cárie
  - < 2 anos: 1 mℓ na face interna de cada bochecha 4 vezes/dia
- Fluconazol 200 mg VO no dia 1 e, logo, 100 a 200 mg/dia; manter por 7 a 14 dias após resolução clínica
- O uso da apresentação em pastilha da nistatina ou clotrimazol apresenta boa resposta, porém não está disponível no Brasil
- São agentes de segunda linha: itraconazol (200 mg/dia), posaconazol (400 mg/dia) e voriconazol (400 mg/dia)
- Casos graves ou refratários ao tratamento podem ser tratados com equinocandinas ou anfotericina B.

Vulvovaginite

- Cremes vaginais:
  - Clotrimazol a 1% a cada 24 horas durante 7 a 14 dias
  - Miconazol a 2% a cada 24 horas durante 7 dias
  - Tioconazol a 6,5% em dose única
- Óvulos vaginais:
  - Clotrimazol 500 mg em dose única

- Miconazol 1.200 mg (100 mg/dia durante 14 dias ou 100 mg a cada 12 horas durante 7 dias)
- Nistatina 100.000 UI/dia durante 14 dias
- Em quadros recorrentes ou pacientes imunodeprimidos associar:
  - Fluconazol 200 a 300 mg em dose única
  - Fluconazol 150 mg/dia durante 7 dias
- Em quadros extensos: fluconazol 200 mg, 3 doses, com intervalos de 3 em 3 dias
- Em quadros recorrentes: fluconazol 150 mg/semana durante 6 meses.

Intertrigo ou balanite

- Nistatina ou imidazólicos tópicos (1 a 2 vezes/dia durante 2 a 3 semanas)
- Em quadros recorrentes:
  - Fluconazol 150 mg/semana durante 4 semanas
  - Itraconazol 200 mg a cada 12 horas durante 14 dias
- Recomendado considerar tratamento do(a) parceiro(a)
- Considerar a postectomia nos casos recorrentes, que são frequentes.

Dermatite das fraldas

- Nistatina creme 25.000 a 100.000 UI associado à hidrocortisona a 1%, indicado para alívio do quadro inflamatório em caso de maceração
- Protetores de barreira são úteis além dos cuidados gerais de higiene local e troca de fraldas frequentes.

Candidíase mucocutânea crônica

- Erradicação com fluconazol 400 a 800 mg/dia durante 4 a 6 meses
- Terapia supressora com fluconazol 200 mg/dia permanente
- Em caso de resistência, o posaconazol é o tratamento de escolha.

Paroníquia e intertrigo

- Itraconazol 100 mg/dia durante 6 meses
- Itraconazol 200 mg/dia durante 3 meses.

Complementando com terapia antifúngica tópica com ciclopirox durante 2 a 3 meses para evitar recidivas.

Nos casos crônicos ou situações em que exista tendência à recorrência por erro genético da imunidade, pode ser necessário o uso contínuo ou profilático de antifúngico.

Na cavidade oral, apresenta-se mais frequentemente como um induto esbranquiçado e cremoso, facilmente destacável com a espátula, localizado no palato, nas

Micologia Médica

mucosas jugal e alveolar e na língua. Além desta apresentação pseudomembranosa, a candidíase também pode se apresentar na forma eritematosa ou eritematoatrófica, ou na forma hiperplásica. Pode ocorrer mais de uma apresentação clínica simultaneamente em um mesmo paciente. Desse modo, a suspeita clínica deve ser confirmada com o exame micológico direto do material obtido pela raspagem da lesão, estendido sobre lâmina e tratado com KOH, e pela sua cultura.

Os diagnósticos diferenciais incluem líquen plano, leucoplasia oral, herpes simples e todas as lesões brancas da cavidade oral.

O tratamento convencional pode falhar no caso de infecção por espécies não *albicans* de *Candida*.

RESUMO

Sinonímia	Monilíase cutânea; perleche monilial; "Sapinho" (nome popular).
Epidemiologia	Doença cosmopolita frequente, que corresponde a 25% das micoses superficiais.
Etiologia	*Candida albicans*.
Clínica	Doença primária ou oportunista. **Forma mucocutânea:** oral, vaginal, balanite. **Forma cutânea:** intertrigo, *erosio interdigitalis blastomycetica,* dermatite das fraldas, paroníquia, onicomicose. **Candidíase mucocutânea crônica (CMCC):** grupo heterogêneo de síndromes clínicas, muitas vezes genéticas, caracterizadas por infecção crônica e recorrente da pele, mucosas e unhas. Sem tendência ao acometimento visceral.
Diagnóstico laboratorial	**Exame direto:** leveduras de paredes finas, de forma arredondadas ou ovoides, de 2 a 4 μm de diâmetro associado a hifas ou pseudo-hifas. **Macroscopia:** em 24 a 48 h se obtêm colônias lisas cremosas de cor branca ou creme, que com o tempo podem se tornar rugosas ou membranosas, com o micélio submergido. **Microscopia:** microrganismos unicelulares esféricos ou ovoides, de paredes finas, de 4 a 10 μm de diâmetro, com evidência de gemação, e pseudomicélio ou micélio escasso ou ausente. **Histopatologia:** camada córnea: paraqueratose, neutrófilos ocasionais e blastosporas e filamentos. **Derme:** edema leve e infiltrado linfocitário e de células plasmáticas. Presença de abscessos, granulomas ou hiperplasia pseudoepiteliomatosa, dependendo do tempo de evolução. As leveduras são melhor evidenciadas com colorações tais como PAS, Gomori-Grocott, Grideley, Gram ou GMS.
Diagnóstico diferencial	**Candidíase mucocutânea:** dermatite seborreica, tinha *cruris,* eritrasma. **CMCC:** imunodeficiência combinada grave e outras formas de candidíase.
Tratamento	Controle dos fatores predisponentes. **Candidíase oral:** ■ Medidas iniciais como bochecho com bicarbonato, solução de clorexidina a 2% e miconazol gel são recomendadas ■ Nistatina em suspensão ■ Fluconazol VO ■ Voriconazol VO. **Vulvovaginite:** ■ Cremes vaginais de clotrimazol, miconazol ou tioconazol ■ Óvulos vaginais de clotrimazol, miconazol ou nistatina ■ Quadros recorrentes ou em imunossuprimidos utilizar fluconazol VO. **Intertrigo ou balanite:** ■ Nistatina ou imidazólicos tópicos ■ Em quadros recorrentes utilizar fluconazol VO ■ Tratar parceiro. **Dermatite das fraldas:** ■ Nistatina creme associado à hidrocortisona creme ■ Protetores de barreira são uteis além dos cuidados gerais de higiene local e troca de fraldas frequentes. **Candidíase mucocutânea crônica:** ■ Erradicação com fluconazol em dose alta e logo manutenção com dose supressora ■ Em caso de resistência, posaconazol. **Paroníquia/onicomicose:** Itraconazol complementado com terapia tópica como ciclopirox ou timol.

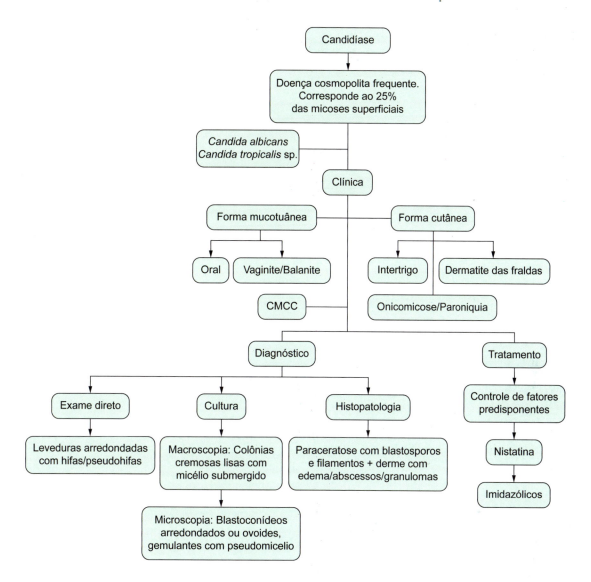

BIBLIOGRAFIA

Arenas R, Torres E. Candidosis (candidiasis). In: Micología médica ilustrada. 6. ed. Ciudad de México: McGraw-Hill; 2019. cap. 20, p. 249-69.

Bhattacharya S, Sae-Tia S, Fries BC. Candidiasis and mechanisms of antifungal resistance. Antibiotics. 2020;9(6):312.

Ciurea CN, Kosovski IB, Mare AD et al. Candida and candidiasis-opportunism versus pathogenicity: a review of the virulence traits. Microorganisms. 2020;8(6):857.

Cunha JMT. Imunodeficiências primárias. In: Azulay RD, Azulay DR, Azulay-Abulafia L. Dermatologia. 7. ed. Rio de Janeiro: Guanabara Koogan; 2017. v. 1, p. 840-7.

Elewski BE, Hughey LC, Hunt KM et al. Fungal diseases. In: Bolognia JL, Schaffer JV, Cerroni L, eds. Dermatology. 4th ed. Philadelphia: Elsevier; 2017. cap. 77, p. 1329-63.

Hay RJ, Ashbee HR. Fungal infections. In: Griffiths C. et al. Rook's textbook of dermatology. 9th ed. Oxford: John Wiley & Sons; 2016. Chapter 32, p. 923-1018.

Leung AKC, Lam JM, Leong KF et al. Onychomycosis: an updated review. Recent Pat Inflamm Aller Drug Discov. 2020;14(1):32-45.

Nahum A. Chronic mucocutaneous candidiasis: a spectrum of genetic disorders. Lympho Sign J. 2017;4:87-99.

Patil S, Rao RS, Majumdar B et al. Clinical appearance of oral candida infection and therapeutic strategies. Front Microbiol. 2015;6:1391.

Ramos-e-Silva M, Trope BM. Oral lesions in acquired immunodeficiency syndrome (AIDS). In: Lotti TM, Parish LC, Rogers III RS (ed.). Oral diseases: textbook and atlas. Berlin: Springer; 1999. p. 149-59.

Schechtman RC, Azulay RD, Azulay-Abulafia L. Micoses superficiais. In: Azulay RD. Dermatologia. 7. ed. Rio de Janeiro: Guanabara Koogan; 2017. cap. 46, p. 523-38.

Schlager E, Ashack K, Khachemoune A et al. Erosio interdigitalis blastomycetica: a review of interdigital candidiasis. Dermatol Online J. 2018;24(8):9.

Willems HME, Ahmed SS, Liu J et al. Vulvovaginal candidiasis: a current understanding and burning questions. J Fungi (Basel). 2020;6(1):27.

9 Infecções Superficiais por Fungos Filamentosos não Dermatófitos

Regina Casz Schechtman • Robertha Nakamura • David Rubem Azulay • Marcelo Ricardo Zúñiga Ulloa • Thomás Novoa Jaeger

> **Sinonímia:** dermatomicose por fungos filamentosos; dermatomicoses.

EPIDEMIOLOGIA

Os fungos filamentosos em geral constituem um grande número de agentes que se apresentam no meio ambiente como hifas hialinas ou pigmentadas transmitidos por inalação ou implantação transcutânea de propágulos infectantes e possuem baixo potencial virulência.

Em hospedeiros gravemente imunossuprimidos, alguns fungos filamentosos podem invadir estruturas profundas, comprometendo os órgãos ou tecidos e causando doenças fúngicas invasivas (DFI) que são abordadas neste livro (ver Capítulo 26, *Micoses Oportunistas por Fungos Filamentosos*). Fungos filamentosos não dermatófitos (FFNDs) são considerados um grupo heterogêneo de fungos geralmente saprófitas, mas implicados em processos infecciosos dermatológicos. Causam majoritariamente onicomicose, mas há também relatos de casos de acometimento de outras topografias, como pele, couro cabeludo e pelos. Artigos científicos que estimam a prevalência de agentes causais de onicomicoses consideram que a frequência de acometimento por FFNDs oscila entre 1 e 20%. No hemisfério norte, uma pesquisa canadense com mais de 2.500 espécimes clínicos, considerada uma das maiores casuísticas sobre o tema até o momento da elaboração deste capítulo, relatou que 3,3% dos casos de onicomicose foi por fungos filamentosos não dermatófitos. Já um estudo vinculado à Sociedade Britânica de Micologia Médica estimou que 5% das onicomicoses seria causado por eles. No Brasil, Araújo et al. relataram frequência de 4,5% em universo amostral de pacientes no Rio de Janeiro. Ultimamente FFNDs têm sido considerados agentes etiológicos de crescente importância no contexto de onicomicoses, especialmente em países de clima quente e úmido. Na Tailândia e Jamaica, por exemplo, estima-se que 10 a 50% das infecções fúngicas superficiais sejam causadas por *Scytalidium* spp.

Onicomicoses estão entre as infecções mais prevalentes de apêndices cutâneos. Algumas condições epidemiológicas, comportamentais e comorbidades são associadas com maior frequência e consideradas por muitos autores como fatores de risco ao desenvolvimento dessa doença. Entre esses fatores, podemos destacar traumatismo ungueal, psoríase, diabetes melito, coinfecção pelo HIV, imunossupressão e tabagismo, além de certas ocupações profissionais e práticas esportivas.

Raramente FFNDs causam infecções ungueais em dedos das mãos sendo principalmente relatado acometimento em pés no contexto clínico de onicomicoses. O hálux é descrito como o principal sítio de acometimento. FFNDs são saprobiontes de ampla distribuição ambiental e considerados contaminantes laboratoriais frequentes. É imprescindível que haja uma avaliação criteriosa da presença deles no contexto de exame micológico direto e de cultura. São necessárias mais pesquisas para avaliar as novas espécies descritas e a importância delas na etiologia das onicomicoses.

ETIOLOGIA

Os FFNDs são fungos geofílicos e filamentosos. Muitos autores dividem esse grupo heterogêneo de microrganismos pela coloração das suas estruturas morfológicas em laboratório. Podem ser, portanto, classificados como hialinos ou demácios. *Scytalidium hyalinum, Scopulariopsis brevicaulis, Acremonium* spp., *Fusarium* spp., *Aspergillus* spp. e *Penicillium* spp. exibem componentes claros (hialinos) à microscopia óptica. Já *Scytalidium dimidiatum* (conhecido também como *Hendersonula toruloídea* ou *Neoscytalidium dimidiatum*) é um exemplo clássico de fungo de aspecto escurecido (demácio).

CLÍNICA

As manifestações clínicas podem ser idênticas às produzidas pelos fungos dermatófitos, sendo, portanto, difícil, muitas vezes, reconhecê-los e diagnosticá-los. *Scytalidium hyalinum* causa uma doença crônica dos espaços interdigitais, unhas e regiões palmoplantares clinicamente indistinguível da causada por *Trichophyton rubrum*. A infecção se apresenta com descamação das palmas, plantas e fissuras interdigitais, podendo produzir alterações nas bordas dos dedos dos pés similares, mas não idênticas, às produzidas pelos fungos dermatófitos.

No contexto clínico da infecção por *Neoscytalidium* spp., o envolvimento das unhas tanto dos dedos dos pés como das mãos geralmente está presente, sendo bastante característica a presença de cromoníquia acastanhada nas bordas laterais das unhas com disseminação central (Figura 9.1). Parece haver tendência para a presença de edema das dobras ungueais, porém não está claro se consistiria em uma infecção independente da dobra ungueal ou se seria causada diretamente pela infecção por *Neoscytalidium*.

As características clínicas das infecções por *S. dimidiatum* e *S. hyalinum* são idênticas e frequentemente as lesões podem ser assintomáticas. Não tem sido observado tinha *capitis*, embora o fungo possa parasitar o pelo *in vitro*. Os FFNDs que mais comumente invadem a placa ungueal são *Fusarium* spp. e *Acremonium* spp.

A onicomicose superficial branca (OSB) geralmente afeta uma única unha, principalmente em adultos (Figura 9.2). Já foi relatada em pacientes que realizam atividades de jardinagem sem calçados, o que sugere possível contaminação direta por meio do solo. Clinicamente o quadro pode ser indistinguível do causado por fungos dermatófitos.

O comprometimento difuso em largura e comprimento da placa ungueal é o achado mais característico do acometimento por *Fusarium* spp. e *Aspergillus* spp. Nesses casos, a unha é difusamente opaca e friável, com pigmentação variando de branca homogênea a castanho-amarelada irregular. A cor clinicamente visível tem relação com os conídios pigmentados vistos laborialmente. A remoção mecânica da lâmina ungueal invadida revela profunda penetração de hifas, às vezes atingindo até a porção ventral da unha (Figura 9.3A e B). Nesse tipo de onicomicose, a progressão costuma ser rápida e há extensa alteração da coloração ungueal dentro de poucos meses.

A inflamação periungueal é comumente associada e geralmente sem exsudato purulento (Figura 9.4). A alteração da cor restrita à porção ungueal proximal e a invasão profunda da lâmina tornam a distinção entre a OSB por fungos filamentos não dermatófitos e a onicomicose subungueal proximal (OSP) causada por fungos dermatófitos um desafio clínico. É digno de

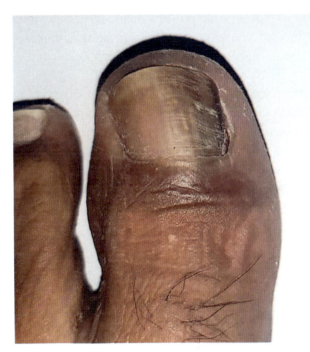

Figura 9.1 Onicomicose distal e lateral com cromoníquia por *Scopulariopsis brevicaulis*.

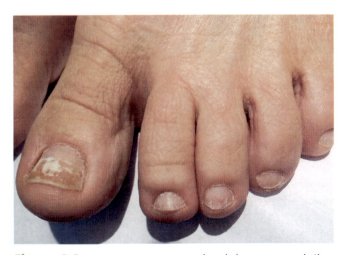

Figura 9.2 Onicomicose superficial branca no hálux esquerdo.

Capítulo 9 Infecções Superficiais por Fungos Filamentosos não Dermatófitos

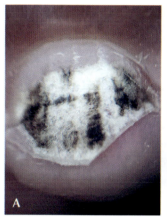
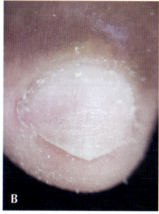

Figura 9.3 Onicoscopia. Onicomicose superficial branca antes (**A**) e depois (**B**) do desbastamento mecânico.

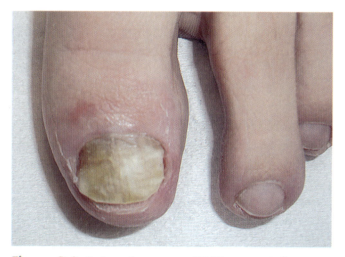

Figura 9.4 Onicomicose por FFNDs com inflamação periungueal.

nota que na OSB os organismos envolvidos não são apenas fungos saprobiontes como *Fusarium* spp., *Aspergillus* spp. e *Acremonium* spp., mas também fungos dermatófitos como *T. mentagrophytes* var. *interdigitale*.

As espécies de FFNDs que mais frequentemente causam onicomicose são *Fusarium solani* e *Fusarium oxysporum*, que também são agentes de micoses superficiais cutâneas e infecções sistêmicas. Ambos levam ao envolvimento proximal da unha, associado a dor e inflamação periungueal. A unha afetada apresenta coloração branco-amarelada e frequentemente superfície opaca. A alteração de cor comumente se inicia pela dobra proximal da unha e eponíquio, indicando a origem proximal da infecção. A unha distal pode adquirir coloração amarelada quando há progressão da micose. O curso da onicomicose causada por Fusarium é de 1 mês a 15 anos, com média de 3 anos. *Acremonium* spp. também pode ser responsável por OSB esporadicamente. Dentre os FFNDs, a espécie *S. brevicaulis* é o agente causal mais frequente de onicomicose dos pés em climas temperados, geralmente envolvendo a unha do hálux. É mais comum a localização ungueal proximal, sendo caracterizada por leuconíquia, cromoníquia amarelada ou alaranjada. O processo costuma ser deflagrado na região da lúnula e progredir distalmente.

DIAGNÓSTICO LABORATORIAL

O diagnóstico é baseado em achados clínicos e laboratoriais. Exame físico cuidadoso da topografia acometida é passo propedêutico essencial, devendo ser associado à visualização do fungo patogênico ao exame micológico direto e à cultura, que é considerada o padrão-ouro. PCR (*polimerase chain-reaction*), citometria de fluxo e biopsia com análise histopatológica são outras técnicas de maior complexidade úteis em casos especiais, mas com maiores custos e menor disponibilidade.

Exame micológico direto

A coleta da amostra deve ser feita nas áreas mais periféricas da lesão, onde o fungo é mais ativo, representado pelo limite entre a parte sã e a região afetada da unha. O instrumento utilizado deve ser estéril, assim como os recipientes para coletar, conservar e transportar a amostra. No exame direto, o achado de estruturas específicas e a morfologia das hifas indicam a possível etiologia fúngica: hifas regulares sugerem dermatófitos; hifas irregulares e atípicas, com ou sem conídios, levantam suspeita da presença de fungos diferentes (Figura 9.5).

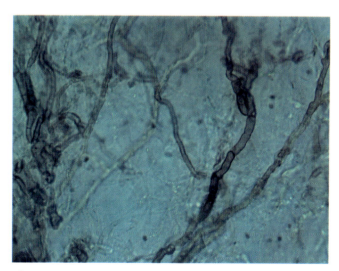

Figura 9.5 Exame micológico direto com KOH 20%. Material coletado de raspado subungueal. Hifas irregulares, septadas, demácias e artroconídios.

Se o primeiro exame for negativo, coletar novos espécimes clínicos é estratégia benéfica, reduzindo a probabilidade de falso-negativos com coletas sucessivas. O envio de material de pele volar deve ser almejado sempre que possível. Cabe ressaltar que eventualmente o exame direto pode produzir também resultados falso-positivos. À microscopia óptica, falso-positivo geralmente ocorre quando se confunde as bordas das células epiteliais, gotículas de gordura ou bolhas de ar com hifas. Já a falso-negativo acontece quando estruturas fúngicas suspeitas não podem ser visualizadas por excesso de corante sem uma dispersão adequada na espessura da queratina ungueal.

Atualmente, a abordagem simplificada requer três amostras da unha afetada colhidas durante uma segunda consulta para confirmar a infecção por FFNDs usando uma preparação de hidróxido de potássio (KOH) e enviando parte do material para cultura. O KOH é usado para dissolver grandes ceratinócitos, tornando o material mais plano e reduzindo o reflexo das bordas celulares. A microscopia de luz é usada rotineiramente para determinar a presença de elementos fúngicos. O KOH pode ser administrado rapidamente no consultório, mas além de não determinar a viabilidade do fungo, pode não identificar um fungo presente. Se uma mesma espécie de FFND for consistentemente isolada de uma série de amostras, a probabilidade de que o microrganismo seja um patógeno é bem maior. Quando houver suspeita clínica de onicomicose por FFNDs, e o exame da amostra coletada for negativo para fungos, é de consenso que e a coleta em mais de três ocasiões reduz consideravelmente a possibilidade de haver um fungo infectante não detectado nessa unha.

Cultura

A cultura fúngica é considerada o padrão-ouro dentre os exames laboratoriais rotineiros, por ser a única técnica que consegue identificar tanto o organismo como a sua viabilidade. O processo de amostragem de material ungueal pode ser segmentado em: limpeza da unha com solução alcoólica a 70%, secção da parte mais distal da lâmina ungueal e raspagem de material subungueal para o receptáculo de coleta. No laboratório, o meio de ágar Sabouraud dextrose sem cicloeximida é usado para estimular o crescimento dos FFNDs. É importante ressaltar que classicamente cicloeximida deve ser omitida do meio de cultura quando há suspeita clínica de FFNDs, já que muitos fungos filamentosos não dermatófitos são sensíveis a essa substância. Cronologicamente são esperadas 3 semanas ou mais para estabelecer os resultados da cultura em laboratório. Altas taxas de exame falso-negativo são comuns. A associação de exame micológico direto positivo e cultura negativa pode ser explicada pela distribuição irregular dos esporos na unha infectada e por dificuldades técnicas na coleta do material, principalmente nos casos de onicomicoses subungueais. Além disso, contaminação do meio de cultura com fungos e bactérias ambientais no laboratório pode ocorrer com relativa frequência. Especificamente no caso de micose ungueal, o espesso componente de queratina dificulta a identificação microscópica dos microrganismos e pode produzir culturas falso-negativas. Tratamentos clínicos vigentes ou anteriores recentes podem também comprometer a viabilidade do crescimento do organismo em cultura. Portanto, os pacientes devem ser solicitados a suspender o uso de qualquer medicamento tópico pelo menos uma semana antes da coleta da amostra.

O isolamento de um FFND pode resultar de contaminação ambiental, ser proveniente da microbiota residente do paciente, mas também pode ser agente patogênico. A interpretação e correta compreensão de resultados de cultura de espécies pouco usuais é uma tarefa desafiadora. Múltiplos fatores devem ser analisados, tais como área geográfica de residência do paciente, atividade laboral e contato com pessoas ou animais doentes (Figura 9.6).

Outros métodos diagnósticos

PCR é uma das ferramentas mais recentes no processo de identificação desses organismos. Basicamente *primers* específicos são usados, sendo quatro os alvos possíveis: um fragmento do gene da subunidade ribossômico 18s rRNA do fungo, a região espaçadora transcrita interna do DNA ribossômico, o gene da quitina sintase I e o gene da topoisomerase II. Esta técnica é capaz de fornecer resultados precisos dentro de 48 horas. Além disso, a PCR em tempo real pode fornecer informações sobre a viabilidade do organismo. No entanto, essa técnica é bastante custosa financeiramente em comparação com métodos complementares de rotina como a cultura para fungos. Citometria de fluxo é outro método possível, mas pouco acessível por seu alto custo e baixa disponibilidade. Tecnicamente, baseia-se em alguns componentes importantes como: fluxo celular, detector, sistema

Capítulo 9 Infecções Superficiais por Fungos Filamentosos não Dermatófitos

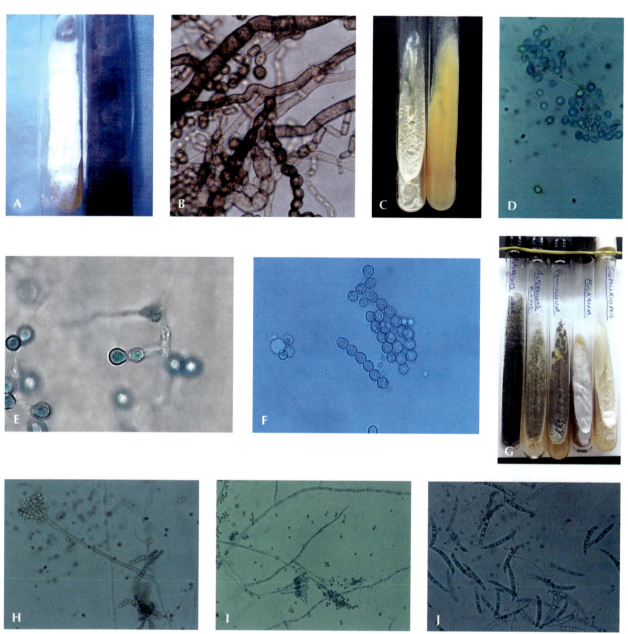

Figura 9.6 A. Macroscopia de cultura de *Scytalidium hyalinum* e *S. dimidiatum* mostrando colônia filamentosa de superfície algodonosa com micélio aéreo abundante de cor creme (*S. hyalinum*) a cinza ou negro (*S. dimidiatum*). **B.** Microscopia de cultura do *S. dimidiatum* mostrando dois tipos diferentes de hifa: hifa septada artrosporada e hifa em barril. **C.** Macroscopia de cultura de *Scopulariopsis* sp. com colônia filamentosa de superfície granulosa ou furfurácea, de cor creme a marrom-clara e reverso pigmento incolor. **D** a **F.** Microscopia de cultura de *Scopulariopsis* sp. mostrando hifas septadas hialinas e conídios piriformes, de parede espessa, tamanho homogêneo e catenulares. **G.** Macroscopia de cultura do grupo fungos filamentosos septados não dermatófitos composto de culturas de *Aspergilus niger, A. fumigatus, Penicillium* sp., *Fusarium* sp. e *Scopulariopsis* sp., respectivamente da esquerda para direita. **H.** *Aspergillus* sp. Micromorfologia: hifas septadas com conidióforo alargado formando uma vesícula volumosa que é coberta por fiálides na qual partem cadeias de conídios de formação basipétala. **I.** *Penicillium* sp. Micromorfologia: hifas septadas com conidióforos ramificados e metulas que suportam fiálides com cadeia ramificada e conídios arredondados em forma de pincel ou mão de caveira. **J.** *Fusarium* sp. Micromorfologia: macroconídios em forma de canoa, foice ou meia-lua.

de mensuração e sistema de amplificação. São criados perfis distintos para fungos dependendo de granulosidade, de tamanho celular e de marcadores de proteína ou DNA de cada fungo. A citometria pode identificar as espécies, mas uma grande amostra é necessária para gerar os perfis.

Imunofluorescência é outra técnica que pode ser usada, mas não costuma ser disponível comercialmente.

TRATAMENTO

Existem várias opções terapêuticas para o manejo de infecções por FFNDs. Antifúngicos orais, tópicos e tecnologias como *laser* são alguns dos tratamentos disponíveis. Todavia, esse grupo de fungos se caracteriza classicamente por resistência ao tratamento preconizado e pela necessidade frequente de associação de mais de um método terapêutico.

Terapia sistêmica

Rotineiramente, os antifúngicos orais têm maior eficácia clínica. No entanto, o tratamento das onicomicoses por FFNDs apresenta algumas limitações nesse uso. O itraconazol apresenta amplo espectro de ação e é eficaz contra dermatófitos, *Candida* spp. e algumas espécies de FFND. O esquema terapêutico rotineiramente preconizado consiste na administração de 200 mg desse antifúngico por dia durante 12 semanas para tratar unhas infectadas. O regime pulsado de itraconazol também é eficaz. Cada pulso consiste no uso de 400 mg/dia durante 1 semana e é sucedido por 3 semanas sem medicamento. Em geral, dois pulsos são recomendados para o tratamento da onicomicose das mãos e três pulsos para o tratamento de infecções fúngicas em unhas dos pés. A taxa de cura micológica para as unhas dos pés é de 54% e a taxa de cura completa é de 14%.

O fluconazol é outro triazólico que atua de forma semelhante ao itraconazol e tem como alvo fungos dermatófitos, alguns FFNDs e *Candida* spp. Existem alguns triazólicos novos, ainda em estudo, que prometem um espectro de ação mais amplo com bom perfil de biossegurança. Dentre eles, cabe salientar o posaconazol, o albaconazol, o ravuconazol. A terbinafina é um composto derivado da alilamina que apresenta ação fungicida contra dermatófitos e eficácia limitada para algumas leveduras. Não é, portanto, considerada como boa opção para o manejo terapêutico de infecções por fungos não dermatófitos.

Terapia tópica

No Brasil, os antifúngicos tópicos de maior relevância são ciclopirox e amorolfina. Eficonazol e tavaborol são fármacos com boa eficácia, porém não estão disponíveis no Brasil. Efeitos colaterais de antibióticos tópicos são geralmente limitados a esfoliação, eritema e dermatite de contato no local da aplicação.

Quando usados para o tratamento de onicomicose, é importante pesquisar e tratar também sítios anatômicos que guardem proximidade topográfica com o aparato ungueal afetado. Ciclopirox 8% em esmalte ou 1% em solução para unhas pode ser usado para tratar dermatófitos, *Candida* spp. e alguns FFNDs. Este medicamento também tem como alvo algumas bactérias gram-positivas e gram-negativas. As taxas de cura micológica para unhas dos pés variam de 29 a 36%, enquanto a taxa de cura completa varia de 5,5 a 8,5%. A amorolfina em esmalte a 5% é considerada por alguns autores como o melhor tratamento para onicomicoses por FFNDs. Este medicamento é aprovado na Europa para o tratamento de onicomicose e é usado de forma *off-label* nos EUA. É eficaz contra dermatófitos, algumas leveduras e FFNDs. A amorolfina alcançou taxas de cura completa de 54,2 e 46%, quando aplicado esmalte 2 vezes/semana e somente 1 vez/semana, respectivamente. Da mesma forma, as taxas de cura micológica foram de 76,1% para a aplicação 2 vezes/semana e 70,6% para a aplicação 1 vez/semana. Estudos indicam o uso da anfotericina B em solução tópica como terapia segura e eficaz no tratamento da onicomicose por FFNDs. São, porém, relatos de casos que demonstram bons resultados.

Sobre a terapia com *lasers*, há atualmente quatro tipos de *lasers* aprovados pela FDA. O tratamento a *laser* foi aprovado para o clareamento da unha, não sendo obtida cura micológica. Em relação a esse método terapêutico, a evidência científica atual é bastante heterogênea, controversa e limitada. Novas pesquisas com boa metodologia são necessárias, mas o contexto atual não permite avaliar de maneira assertiva a verdadeira eficácia do seu uso terapêutico para onicomicose.

Em relação a tratamentos cirúrgicos e mecânicos, a avulsão cirúrgica ou química da unha afetada pode ser útil em casos resistentes ao tratamento tópico e sistêmico (ver Figura 9.3A e B). Pacientes que apresentam também onicólise grave, dermatofitoma, estrias amareladas longitudinais ou envolvimento do sulco ungueal lateral também podem se beneficiar dessa terapêutica. A avulsão química com ureia a 40% aplicada sobre a placa ungueal em oclusão por 1 semana é uma opção fácil e não dolorosa. A avulsão cirúrgica permite a remoção parcial ou total da lâmina ungueal, mas requer anestesia local e é reservada para casos específicos e refratários.

Capítulo 9 Infecções Superficiais por Fungos Filamentosos não Dermatófitos

RESUMO

Sinonímia	Dermatomicose por fungos filamentosos; dermatomicoses.
Epidemiologia	Grupo heterogêneo de fungos filamentosos geofílicos saprobiontes de ampla distribuição ambiental que ocasionalmente causam infecções cutâneas em seres humanos. Acometem ambos os gêneros e são agentes *principalmente* de **onicomicoses**, *raramente* afetando pele volar, couro cabeludo e pelos.
Etiologia	Classificados como hialinos ou demácios dependendo da coloração de seus componentes à microscopia óptica. *Scytalidium hyalinum*, *Fusarium* spp., *Acremonium* spp., *Aspergillus* spp. e *Penicillium* spp. são exemplos de fungos hialinos. Já *Scytalidium dimidiatum* é um exemplo clássico de fungo demácio.
Clínica	As manifestações clínicas são muitas vezes quase idênticas às causadas por dermatófitos. Invadem geralmente a queratina danificada causando onicomicose. As alterações ungueais incluem coloração amarelada da cutícula, exsudato purulento, dor e inflamação da prega ungueal proximal.
Diagnóstico laboratorial	Um FFND é considerado agente de dermatomicose quando se identifica o fungo a partir de material clínico sucessivas vezes (no mínimo, três); o agente etiológico suspeito é capaz de crescer em meio de cultura a 25°C; não ocorre isolamento de outros fungos na mesma cultura laboratorial.
Diagnóstico diferencial	Dermatofitose; infecções superficiais causadas por *Candida* spp. e por *Malassezia* spp.
Tratamento	O itraconazol, em razão do amplo espectro de ação, é o tratamento de escolha dessas infecções. Quando a terapêutica tópica é utilizada, o fármaco amorolfina está entre os que exibem melhores resultados.

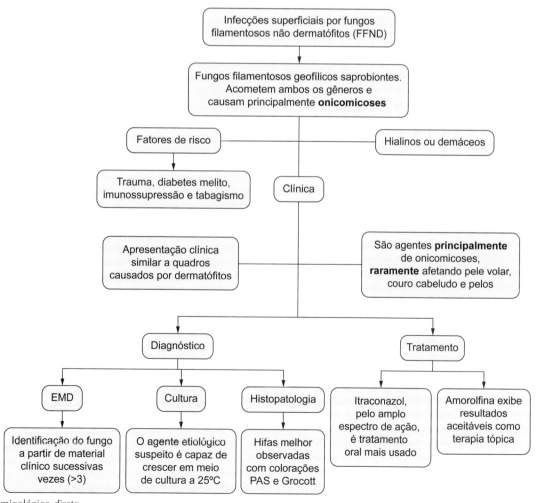

EMD: exame micológico direto.

BIBLIOGRAFIA

Griffiths C, Barker J, Bleiker TO et al. Rook's textbook of dermatology. 9th ed. Chichester, West Sussex; Hoboken, NJ: Wiley-Blackwell; 2016. v. 4, cap. 32, p. 32, 53, 56.

Gupta AK, Stec N, Summerbell RC et al. Onychomycosis: a review. J Eur Acad Dermatol Venereol. 2020 Sep;34(9):1972-90.

Gupta AK, Versteeg SG, Shear NH. Onychomycosis in the 21st century: an update on diagnosis, epidemiology and treatment. J Cutan Med Surg. 2017 Nov;21(6):525-39.

Luratti M, Baudraz-Rosselet F, Vernez M et al. Efficacious treatment of non-dermatophyte mold onychomycosis with topical amphotericin B. Dermatology. 2011;223:289-92.

Monod M, Mehul M. Recent findings in onychomycosis and their application for appropriate treatment. J Fungi. 2019;5(1):20.

Schechtman RC, Azulay DR, Azulay-Abulafia L. Micoses superficiais. In: Dermatologia. 7. ed. Rio de Janeiro: Guanabara Koogan; 2017. cap. 46, p. 523-48.

Schechtman RC. Nondermatophytic filamentous fungi infection in South America: reality or misdiagnosis? Dermatol Clin Apr. 2008;26(2):271-83.

Welsh O, Vera-Cabrera L, Welsh E. Onychomycosis. Clin Dermatol. 2010 Mar;28(2):151-9.

Yeung K, Ortner VK, Martinussen T et al. Efficacy of *laser* treatment for onychomycotic nails: a systematic review and meta-analysis of prospective clinical trials. Lasers Med Sci. 2019 Oct;34(8):1513-25.

10 Feoifomicoses Subcutâneas

John Verrinder Veasey • Guilherme Camargo Julio Valinoto • Ligia Rangel Barboza Ruiz • Clarisse Zaitz

> **Sinonímia:** cisto feoifomicótico; cisto feomicótico; granuloma cístico subcutâneo; granuloma micótico; granuloma subcutâneo.

EPIDEMIOLOGIA

O conceito de feoifomicose é facilmente compreendido com a desconstrução da palavra: "feo" deriva do termo em grego *phaeo* e significa escuro; "hifo" identifica a estrutura filamentosa pluricelular do patógeno; "micose" indica tratar-se de uma infecção fúngica. Feoifomicoses são, portanto, infecções causadas por fungos cujas estruturas morfológicas se apresentam como hifas demácias (ou melanizadas) no tecido acometido.

A classificação da doença ocorre conforme a localização do parasitismo da hifa demácia: cutânea, cerebral, ocular, pulmonar, disseminada etc. Assim, feoifomicoses subcutâneas são aquelas cujas hifas demácias localizam-se no tecido subcutâneo.

Vale ressaltar que os fungos demácios podem provocar outras infecções fúngicas subcutâneas que não são classificadas como feoifomicoses, quando estes agentes se apresentam em estruturas morfológicas diferentes de hifas septadas no tecido. Este é o caso da cromoblastomicose, em que o fungo se apresenta como corpúsculos fumagoides ou muriformes no tecido; e do eumicetoma, no qual o fungo é identificado pela presença de grãos compostos por aglomerados de hifas demácias.

Os fungos demácios são organismos de hábitat onipresente, presentes principalmente no solo e em materiais orgânicos em decomposição (fungos geofílicos) de climas tropicais e subtropicais.

A feoifomicose subcutânea representa uma doença fúngica emergente principalmente na população de pacientes imunossuprimidos, sendo considerada em alguns estudos como a mais frequente micose profunda neste grupo, com uma prevalência de até 46% em transplantados de órgão sólido. Outros fatores de risco importantes são o uso crônico de corticosteroides sistêmicos e a presença de diabetes melito.

Foram descritos, no entanto, casos de feoifomicose em pacientes sem a identificação de um fator de risco ou estado de imunocomprometimento. Com o desenvolvimento dos estudos nas áreas de genética e imunologia, novos conceitos e noções surgiram sobre a imunidade contra os agentes fúngicos, e mutações, como no gene CARD9, podem ser um fator de predisposição importante para o surgimento e recalcitrância dos casos de feoifomicose em indivíduos imunocompetentes, uma vez que pacientes com mutações neste gene mostraram comprometimento das respostas inata e adaptativa contra fungos demácios.

ETIOLOGIA

Os fungos demácios compõem um grupo que compreende mais de 70 gêneros e 150 espécies implicados em doenças humanas. A característica em comum destes agentes é a presença de melanina na parede celular, a qual confere a cor pigmentada ao fungo, e é considerada seu principal fator de virulência. Entretanto, a presença desta substância não é exclusiva deste grupo de fungos, podendo ser encontrada também em menores quantidades em outros gêneros como *Aspergillus, Cryptococcus, Histoplasma,* entre outros. A melanina é um composto imunologicamente ativo e sua virulência está relacionada à sua habilidade de proteger a célula contra o efeito de moléculas reativas de oxigênio e nitrogênio, e contra a proteólise e a fagocitose, mecanismos de defesa que se encontram alterados nos pacientes transplantados e imunossuprimidos. Essas múltiplas funções do pigmento melânico ajudam também a explicar o potencial patogênico dos fungos demácios, mesmo nos pacientes imunocompetentes. Além disso, a melanina parece exercer um efeito na redução da atividade de certos antifúngicos, como a anfotericina B e a caspofungina. Nos derivados azólicos, por outro lado, este efeito não foi demonstrado.

A exposição ambiental por meio da ruptura da barreira cutânea, seja por trauma, seja durante procedimentos cirúrgicos, é considerada um fator de risco importante nas infecções por fungos demácios. Nas feofifomicoses subcutâneas, as lesões costumam resultar da inoculação traumática, que pode ser múltipla, ocorrendo geralmente nas extremidades de indivíduos imunocomprometidos.

A maior série de casos de feofifomicose publicada até o momento incluiu 99 pacientes acometidos, dos quais um terço eram receptores de transplante de órgão sólido. Do total de indivíduos, 32 apresentaram infecção de pele e tecidos moles. Os agentes isolados com maior frequência foram *Alternaria* spp. e *Exophiala* spp. Outros agentes também descritos como causadores de feofifomicose subcutânea incluem *Curvularia* spp., *Neoscytalidium dimidiatum*, *Cladophialophora bantiana*, *Phialophora* spp., *Phoma* spp., *Bipolaris* spp., entre outros.

CLÍNICA

A apresentação clássica e mais comum da feofifomicose subcutânea é de nódulos e cistos assintomáticos e sem flogose, de localização mais frequente nas extremidades, devido à implantação traumática do fungo presente no ambiente e em materiais contaminados (Figura 10.1). Essas lesões podem evoluir para ruptura, com liberação de material hemopurulento e transformação em lesões ulceradas. O quadro também pode ser mais inespecífico, e as lesões podem variar de pequenas pápulas ou nódulos até múltiplas placas, úlceras ou celulite.

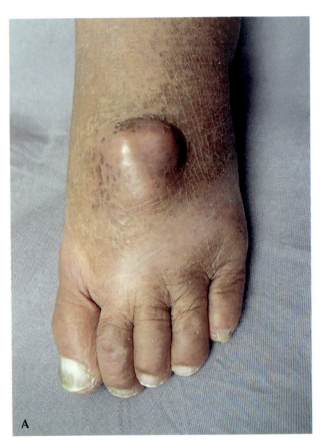
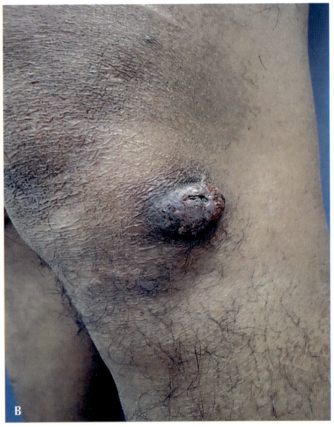

Figura 10.1 A e B. Aspecto clínico de dois casos de feofifomicose subcutânea apresentando lesões clássicas nodulo-císticas bem delimitadas em membros inferiores sem sinais de flogose. Fonte: Veasey JV et al., publicado em Surgical treatment and long-term follow-up of subcutaneous mycoses caused by dematiaceous fungi: chromoblastomycosis, phaeohyphomycosis and eumicetoma. Surg Cosmet Dermatol. 2017;9(1):29-33.

Em um estudo realizado com 46 doentes que receberam transplante de órgão sólido, a infecção fúngica cutânea profunda mais prevalente foi a feoifomicose, com uma média de intervalo de 4 meses entre o surgimento das lesões cutâneas e o diagnóstico; demora que pode ser explicada pela apresentação clínica polimorfa da doença.

Assim, deve-se suspeitar de feoifomicose subcutânea ao se deparar com lesões nodulares e císticas, solitárias ou múltiplas, nas extremidades e áreas expostas do corpo, particularmente nos membros inferiores de indivíduos imunocomprometidos. Do mesmo modo, deve ser levantada suspeita perante a presença de nódulos e cistos refratários à antibioticoterapia, nos casos em que a hipótese inicial tenha sido infecção bacteriana.

Apesar de ser postulado que pacientes imunocomprometidos apresentam um risco elevado de subsequente disseminação do processo infeccioso, a invasão sistêmica não ocorre na maioria dos casos de feoifomicose subcutânea. Casos de exceção a esta regra muitas vezes estão relacionados a quadros causados pelos fungos *Cladophialophora bantiana* e *Rhinocladiella mackenziei*, os quais são descritos com associação a acometimento de sistema nervoso central, evoluindo com abscesso cerebral, em decorrência de seu tropismo pelo órgão.

DIAGNÓSTICO LABORATORIAL

O diagnóstico das feoifomicoses subcutâneas é baseado na comprovação da presença da hifa septada demácia no tecido, coletada sob condições estéreis. O material é obtido por biopsia da lesão ou punção dos cistos, e pode ser analisado tanto por métodos tradicionais como exame histopatológico e exames micológicos, quanto por métodos mais modernos como sequenciamento de DNA.

A análise pelo exame micológico direto é realizada preferencialmente em material líquido coletado por punção, posicionando algumas gotas da secreção em lâmina de microscópio e adicionando solução de hidróxido de potássio a 20% (KOH 20%) ao material. As hifas septadas demácias são facilmente visualizadas, confirmando-se o diagnóstico em poucos minutos (Figura 10.2).

No exame histopatológico, as estruturas fúngicas podem ser observadas na coloração de rotina de hematoxilina-eosina (HE) e se coram fortemente com

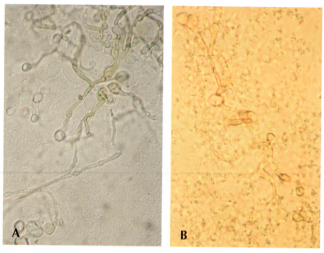

Figura 10.2 A e **B.** Exame micológico direto (KOH 20%, aumento ×200) de material coletado por punção de lesões císticas de feoifomicose subcutânea. Nota-se presença de hifas septadas demácias com morfologia irregular. Fonte: imagens do Laboratório de Micologia da Clínica de Dermatologia do Hospital da Santa Casa de São Paulo.

colorações especiais como coloração de metenamina de prata de Grocott-Gomori (GG), ácido periódico Schiff (PAS, do inglês *periodic acid Schiff*) e Fontana Masson (FM) (Figura 10.3). Esta última apresenta propriedade de marcar especificamente a melanina, auxiliando na diferenciação histológica de casos que trazem dúvida quanto à pigmentação da hifa no tecido. Entretanto, como o pigmento melânico pode ser encontrado ocasionalmente em outros gêneros, a coloração de FM não deve ser considerada 100% específica para fungos demácios.

A histopatologia revela elementos fúngicos em mais de 80% das amostras obtidas por biopsia profunda, em um contexto histológico variável e inespecífico, desde um infiltrado inflamatório de neutrófilos e células mononucleares a um infiltrado granulomatoso. As hifas septadas demácias são comumente irregulares e dilatadas, com septos proeminentes que apresentam constrições. Todavia, a histologia isolada não permite a diferenciação entre as espécies, sendo por isso importante a realização simultaneamente da cultura ou de outro método que possibilite a identificação do patógeno. Dada a inabilidade da histopatologia e dos testes antigênicos em identificar estes agentes, associado ao fato de as culturas necessitarem de um tempo relativamente prolongado, há interesse no desenvolvimento de métodos moleculares que

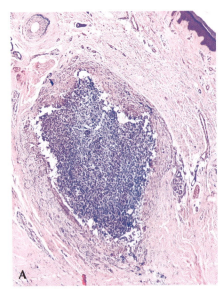 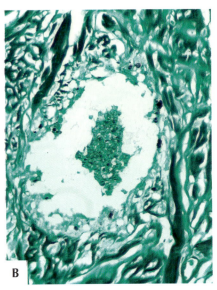 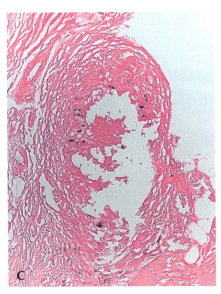

Figura 10.3 A a C. Exame histopatológico de feoifomicose subcutânea nas colorações de hematoxilina-eosina (HE), coloração de metenamina de prata de Grocott-Gomori (GG) e Fontana Masson (FM) (aumento ×50). À esquerda, nota-se lesão pseudocística contendo material supurativo, com identificação de estruturas filamentosas septadas curtas na imagem central corada pelo GG, e coloração destas estruturas também pela coloração de FM, indicando haver melanina na composição da estrutura do fungo. Fonte: imagens cedidas pela patologista Dra. Rute Lellis.

permitam um diagnóstico mais rápido; mas não há ainda testes que substituam completamente os métodos tradicionais.

Na cultura para fungos, as colônias apresentam tipicamente aspecto filamentoso ou algodonoso de cor acastanhada ou negra, decorrente da presença de melanina na parede celular dos fungos demácios. O isolamento em meio de ágar Sabouraud-dextrose acrescido de cloranfenicol é suficiente, mas durante o crescimento inicial as colônias geralmente são claras ou de coloração pálida, dificultando seu reconhecimento como feoide. Assim, recomenda-se o uso de meios pobres em nutrientes, como o meio de ágar batata dextrose incubado a 30°C, para estimular o escurecimento do meio, devendo ser examinado diariamente por alguns dias e posteriormente 2 vezes/semana. A maioria das colônias já pode ser visualizada dentro da primeira semana, e o armazenamento acima de 3 semanas é raramente necessário caso não se observe nenhum crescimento até então. Muitas vezes o isolamento de agentes a partir de uma amostra não estéril é clinicamente irrelevante, devido à natureza ubíqua destes organismos. Dessa maneira, é importante cautela e correlação clínica ao se interpretar o resultado de culturas positivas.

A análise fenotípica das colônias não é suficiente para determinar o agente envolvido, dada a semelhança macroscópica entre as culturas. Assim, após isolamento da colônia em cultura, é realizado o método de cultura em lâmina ou microcultivo para determinação do micélio reprodutivo e identificação do fungo (Figura 10.4).

DIAGNÓSTICO DIFERENCIAL

O diagnóstico diferencial inclui outras causas de lesões nodulares e císticas subcutâneas, como lipomas, cistos epidérmicos e granulomas de corpo estranho. Quadros iniciais podem assemelhar-se a leishmaniose cutânea, lobomicose, paracoccidioidomicose, coccidioidomicose e esporotricose.

No entanto, a hialoifomicose subcutânea é o principal diagnóstico diferencial. Apesar de ser menos frequente que a feoifomicose, essa doença também provocada pela presença de hifas septadas no tecido causa lesões clínicas semelhantes às encontradas na feoifomicose. A diferença principal entre as duas reside no fato de que na hialoifomicose as hifas são hialinas, sem melanina em sua parede celular. O diagnóstico histológico também pode ser confundido em exames em que a hifa demácia não apresenta grande produção melânica, dificultando a determinação pela coloração de HE e sendo bem indicada a coloração de FM para diferenciação dos casos.

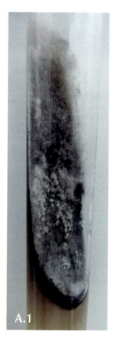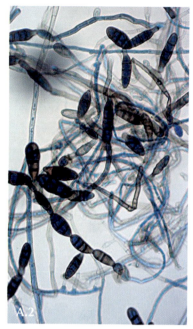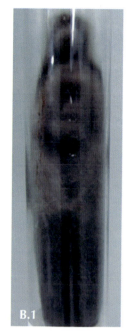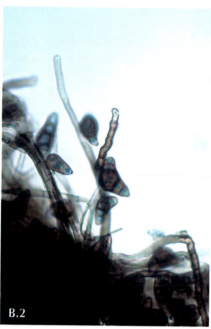

Figura 10.4 Cultura para fungos evidenciando macrocultivo em tubo de ensaio em ágar de Sabouraud (**A.1** e **B.1**) e microcultivo em lâmina em ágar batata corado com azul de algodão (**A.2** e **B.2**) evidenciando os agentes *Alternaria* sp. e *Curvularia* sp. Fonte: imagens do Laboratório de Micologia da Clínica de Dermatologia do Hospital da Santa Casa de São Paulo.

TRATAMENTO

O tratamento das feoifomicoses não é padronizado. Igualmente, não há consenso definido no que se refere ao uso dos antifúngicos para tratamento das feoifomicoses, pois pouco se sabe sobre o perfil de suscetibilidade dos fungos demácios. Os azóis de amplo espectro são os mais utilizados, sendo o itraconazol classicamente iniciado de maneira empírica em altas doses (400 mg/dia) e mantido por vários meses além da cura clínica a fim de se evitar recorrências.

Por outro lado, o itraconazol vem perdendo espaço em decorrência dos seus efeitos colaterais, ao passo que o voriconazol, um derivado azólico da terceira geração, continua a se tornar mais popular, devido ao seu amplo espectro de ação. O posaconazol também é outra opção que surgiu mais recentemente, disponível em apresentação oral e intravenosa, com menor concentração inibitória mínima, melhor distribuição e menos interações medicamentosas, quando comparado ao itraconazol. A associação do itraconazol à terbinafina também tem sido relatada como opção terapêutica em casos resistentes, para situações em que não haja disponível o posaconazol ou voriconazol.

Em relação ao tratamento das feoifomicoses subcutâneas nos indivíduos imunossuprimidos, outro ponto deve ser levado em consideração. É preciso atentar para possíveis interações medicamentosas entre o antifúngico escolhido e os fármacos imunossupressores. No caso dos receptores de transplante de órgão sólido, é comum a interação com os inibidores da calcineurina e os inibidores do mTOR, pois atuam no CYP3A4/5. Assim, muitas vezes é necessária a redução de suas doses, pelo risco de aumento dos níveis séricos a níveis tóxicos.

Paralelamente, a redução de dose dos fármacos imunossupressores, quando viável, é considerada um fator importante para o desfecho das infecções fúngicas cutâneas profundas nesse grupo de pacientes. Para validar a modulação das drogas imunossupressoras e otimizar a terapia antifúngica individualizada, uma abordagem multidisciplinar é imprescindível.

A abordagem cirúrgica isolada tem sido usada em muitos casos, com bons resultados. A terapia sistêmica com derivados azólicos em conjunto com a cirurgia também é frequentemente usada com sucesso. Recomenda-se, então, que o tratamento consista na excisão cirúrgica das lesões, quando o número e tamanho permitirem. No caso de lesões inacessíveis cirurgicamente, a introdução de terapia sistêmica se faz necessária (Figura 10.5).

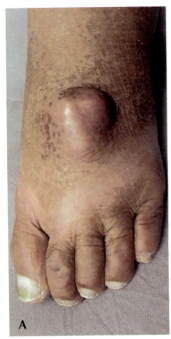 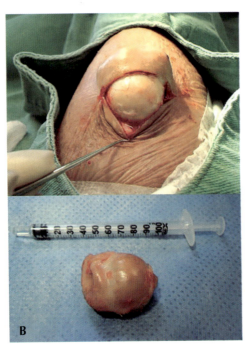 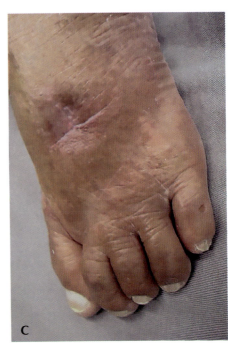

Figura 10.5 A a C. Tratamento cirúrgico de lesão de feoifomicose subcutânea evidenciando o aspecto macroscópico da lesão completamente excisada e resultado terapêutico. Fonte: Veasey JV et al. publicado em Surgical treatment and long-term follow-up of subcutaneous mycoses caused by dematiaceous fungi: chromoblastomycosis, phaeohyphomycosis and eumicetoma. Surg Cosmet Dermatol. 2017;9(1):29-33.

RESUMO

Sinonímia	Cisto feoifomicótico; cisto feomicótico; granuloma cístico subcutâneo; granuloma micótico; granuloma subcutâneo.
Epidemiologia	Maior incidência em pacientes imunossuprimidos, principalmente em transplantados de órgãos sólidos.
Etiologia	Fungos filamentosos septados demácios.
Clínica	Lesões nódulo-císticas bem delimitadas e sem sinais flogísticos, de acometimento preferencial em membros inferiores (ver Figura 10.1).
Diagnóstico laboratorial	Exame micológico direto: presença de hifas septadas demácias (ver Figura 10.2). Histopatologia: lesão nodular ou pseudocística localizada em derme ou subcutâneo. Nas colorações de Grocott-Gomori, PAS e Fontana Masson apresentam destaque das hifas septadas (ver Figura 10.3). Cultura de fungos: agentes apresentam macroscopia filamentosa escurecida inespecífica, cultivo em lâmina possibilita determinação do agente (ver Figura 10.4).
Diagnóstico diferencial	Hialoifomicoses subcutâneas; lobomicose; esporotricose.
Tratamento	Tratamento de escolha com exérese cirúrgica. Caso não, pode-se associar tratamentos medicamentosos com derivados azólicos (itraconazol, voriconazol, posaconazol) e terbinafina.

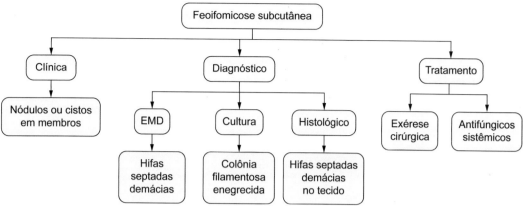

EMD: exame micológico direto.

BIBLIOGRAFIA

Arcobello JT, Revankar SG. Phaeohyphomycosis. Semin Respir Crit Care Med. 2020;41(1):131-40.

Ferrándiz-Pulido C, Martin-Gomez MT, Repiso T et al. Cutaneous infections by dematiaceous opportunistic fungi: diagnosis and management in 11 solid organ transplant recipients. Mycoses. 2019;62(2):121-7.

Galezowski A, Delyon J, Le Cleach L et al. Deep cutaneous fungal infections in solid-organ transplant recipients. J Am Acad Dermatol. 2020;83(2):455-62.

Isa-Isa R, García C, Isa M et al. Subcutaneous phaeohyphomycosis (mycotic cyst). Clin Dermatol. 2012;30(4):425-31.

Ogawa MM, Galante NZ, Godoy P et al. Treatment of subcutaneous phaeohyphomycosis and prospective follow-up of 17 kidney transplant recipients. J Am Acad Dermatol. 2009; 61(6):977-85.

Oliveira WR, Borsato MF, Dabronzo ML et al. Phaeohyphomycosis in renal transplantation: report of two cases. An Bras Dermatol. 2016;91(1):89-92.

Revankar SG, Baddley JW, Chen SC et al. A Mycoses Study Group international prospective study of phaeohyphomycosis: an analysis of 99 proven/probable cases. Open Forum Infect Dis. 2017;4(4):ofx200.

Revankar SG. Phaeohyphomycosis. Infect Dis Clin North Am. 2006;20(3):609-20.

Veasey JV, Cunha JAJ, Pipa M et al. Surgical treatment and long-term follow-up of subcutaneous mycoses caused by dematiaceous fungi: chromoblastomycosis, phaeohyphomycosis and eumicetoma. Surg Cosmet Dermatol. 2017;9(1):29-33.

Wang X, Zhang R, Wu W et al. Impaired specific antifungal immunity in CARD9-deficient patients with phaeohyphomycosis. J Invest Dermatol. 2018;138(3):607-17.

11 Cromoblastomicose

Francisca Regina Oliveira Carneiro

> **Sinonímia:** blastomicose negra; "chapa"; cladosporiose; cromomicose; dermatite verrucosa; doença de Carrion; doença de Pedroso; "figueira"; "formigueiro"; micose de Lane Medlar.

EPIDEMIOLOGIA

A cromoblastomicose (CMB) é uma doença fúngica subcutânea, granulomatosa. de evolução crônica provocada pela implantação traumática de fungos demácios na pele.

A primazia da publicação sobre a CMB é motivo de controvérsia. Para alguns autores, Lane e Medlar seriam os pioneiros quando em 1915 descreveram casos cujo agente etiológico foi isolado e denominado *Phialophora verrucosa*. Para outros, esse feito cabe a Max Rudolph que, em 1914, relatou seis pacientes oriundos do município de Estrela do Sul (no estado brasileiro de Minas Gerais) que eram portadores de uma enfermidade por ele denominada "figueira", dos quais em quatro deles foi isolado um fungo pigmentado.

Pedroso e Gomes em 1920 publicaram quatro casos, um deles acompanhado desde 1911, com lesões provocadas por um fungo isolado como *Phialophora verrucosa* e, posteriormente, classificado como *Fonsecaea pedrosoi*. Em 1927, Montpellier e Catanei descreveram o primeiro caso fora das Américas, na Argélia.

O termo cromoblastomicose foi sugerido por Terra et al. em 1922. Em 1935, Moore e Almeida sugeriram cromomicose em substituição à denominação anterior. Em 1992, a International Society for Human and Animal Mycology (ISHAM) considerou a cromoblastomicose como a nomenclatura oficial da doença.

A CMB é uma doença cosmopolita com predileção por regiões tropicais e subtropicais, especialmente entre as latitudes 30°N e 30°S. Por não ser de notificação obrigatória sua real prevalência não é conhecida, com dados da literatura estimando taxas entre 1:6.800 em Madagascar a 1:8.625.000 nos EUA.

O maior número de registros ocorre na América Latina, no Caribe, na África e Ásia. Na América do Sul, todos os países com exceção do Chile já relataram casos, sendo o Brasil responsável pelo maior número de pacientes, seguido da Venezuela e da Colômbia.

No Brasil, a doença já foi descrita em quase todos os estados, sendo o Pará o primeiro lugar em número de casos. O principal agente etiológico da CBM no Brasil é *F. pedrosoi*, seguido por relatos esporádicos de *P. verrucosa* e *E. spinifera*.

Tem predileção pelo sexo masculino e a exemplo de outras micoses profundas como a paracoccidioidomicose, supõem-se que fatores hormonais levam a uma proteção do sexo feminino. No caso da CMB, os trabalhos já relataram que tal proteção pode estar relacionada à progesterona em função da observação de receptores de citosol em cepas de *Phialophora verrucosa*, além da demonstração que o seu crescimento *in vitro* é influenciado pela progesterona e não pela testosterona. Indivíduos com idades entre a segunda e a sexta décadas de vida são responsáveis por 90% dos casos, sendo rara a descrição de casos na infância.

Por ser micose subcutânea desencadeada pela implantação traumática do fungo é considerada como doença ocupacional, comprometendo preferencialmente indivíduos com atividade rural pregressa ou atual, jardineiros, lenhadores, mineradores, vendedores de produtos agrícolas e mateiros.

A não utilização de equipamentos de proteção individual como calçados e luvas durante a atividade rural, bem como hábitos de higiene inadequados e nutrição deficiente podem favorecer o desenvolvimento das manifestações clínicas da doença após a implantação do fungo.

ETIOLOGIA E ETIOPATOGENIA

Os agentes da CMB têm sido isolados do solo, madeira, vegetais, frutos de babaçu, palha, grama, espinhos, palmeiras, bambu, cascas de coco e cactáceas. Estes são polifiléticos, encontram-se dispersos por uma única ordem, Chaetothyriales, e pertencem a uma única família: Herpotrichiellaceae. Produzem colônias de crescimento lento sendo tipicamente oliváceas, de coloração variando entre cinza-escuro a tons de preto, em decorrência da presença de melanina derivada de di-hidroxinaftaleno (DHN), que é um composto hidrofóbico com um alto peso molecular produzido por polimerização oxidativa fenólica e/ou indólica. Nos tecidos, os fungos apresentam-se como células redondas ou ovais acastanhadas, de parede espessa, medindo entre 4 e 12 µ de diâmetro, que se multiplicam por septação dupla e são denominadas corpos (células) muriformes, escleróticos ou de Medlar. Os principais gêneros e espécies são apresentados no Quadro 11.1.

A distinção do gênero é realizada pela morfologia do tipo de esporulação que são as apresentadas a seguir.

▶ **Fialófora.** Conidióforo com aspecto de vaso e os esporos estão dispostos no topo ou ao redor do conidióforo dando um aspecto de vaso de flores (Figura 11.1).

▶ *Clasdosporium.* Esporos alongados que se sucedem formando uma cadeia ou então uma sequência de dois ou três esporos em paralelo (Figura 11.2).

▶ **Rinocladiela.** Esporos alongados dispostos ao longo e na extremidade do conidióforo (Figura 11.3).

É importante salientar que as espécies do mesmo gênero costumam ser morfologicamente indistinguíveis umas das outras, sendo o sequenciamento de genes necessário para identificá-las.

A maioria dos fatores de virulência e patogênicos observados na CMB é semelhante a outras infecções por fungos, no entanto na CMB merecem destaque as células muriformes, a melanina, a adesão celular e a hidrofobicidade.

Quadro 11.1 — Principais gêneros e espécies.

Gênero *Fonsecaea*

Espécies: *Fonsecaea pedrosoi, Fonsecaea monophora, Fonsecaea nubica* e *Fonsecaea pugnacius*.

Estudos do DNA ribossômico (rDNA) demonstraram que *F. pedrosoi* e *F. compacta* são espécies idênticas e, portanto, atualmente só se considera a espécie *F. pedrosoi*.

Características micológicas: colônias oliváceas de coloração cinza com textura semelhante ao feltro. As hifas são regulares, ramificadas na parte apical. As células terminais mostram um a quatro dentículos, cada um carregando um conídio unicelular amplamente clavado, que por sua vez produz um a dois conídios menores nos dentículos.

Gênero *Phialophora*

Espécie: *Philaophora verrucosa*.

Características micológicas: colônias oliváceas pretas que crescem rapidamente. Produzem fiálides com grandes colarinhos escuros em forma de funil na parte superior, dos quais são produzidas cabeças viscosas de conídios unicelulares elipsoidais.

Gênero *Cladophialophora*

Espécies: *Cladophialophora carrionii* e *Cladophialophora samoensis*.

Características micológicas: colônias verde-acinzentadas e secas que esporulam profusamente, com conídios em cadeias longas e densamente ramificadas, semelhantes a arbustos, podendo apresentar também conídios semelhantes aos da *Phialophora* quando cultivados em meios pobres de nutrientes.

Gênero *Rhinocladiella*

Espécie: *Rhinocladiella aquaspersa, Rhinocladiella tropicalis* e *Rhinocladiella similis*.

Características micológicas: colônias aveludadas, oliváceas, pretas com conidióforos eretos, bem diferenciados, de cor castanho-escura, que produzem em suas porções terminais conídios elipsoidais a clavados numerosos.

Gênero *Exophiala*

Espécies: *Exophiala jeanselmei, Exophiala dermatitidis* e *Exophiala spinifera*.

Características micológicas: o único gênero a produzir uma fase semelhante à levedura, na qual as células se reproduzem por brotamento ou se tornam subesféricas e gradualmente mudam para hifas por meio de uma cadeia de células conhecida como micélio de torulose. Possuem colônias de crescimento lento, negras, inicialmente mucosas e posteriormente secas. Os conidióforos variam com a espécie; *Exophiala spinifera* são longos e eretos com zonas aneladas longas, e *Exophiala dermatitidis* têm várias zonas aneladas muito curtas próximas umas das outras em uma única célula.

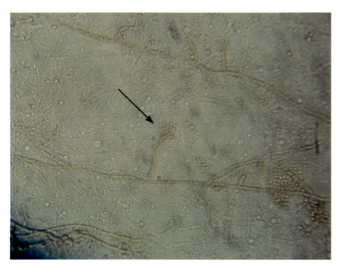

Figura 11.1 Morfologia de esporulação do tipo fialófora: conidióforo com aspecto de vaso e os esporos estão dispostos no topo ou ao redor do conidióforo dando um aspecto de vaso de flores (*seta preta*).

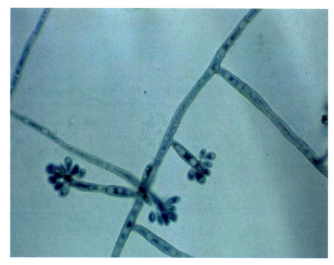

Figura 11.3 Morfologia de esporulação do tipo rinocladiela: esporos alongados dispostos ao longo e na extremidade do conidióforo.

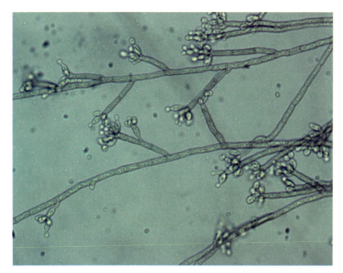

Figura 11.2 Morfologia de esporulação do tipo *Cladosporium* de cadeia curta: esporos alongados que se sucedem formando uma cadeia ou então uma sequência de dois ou três esporos em paralelo.

Após a implantação traumática na pele do hospedeiro, os propágulos dos fungos se adaptam ao ambiente tecidual por meio do dimorfismo da fase filamentosa e a diferenciação celular leva à formação das células muriformes que permitem a sobrevivência do fungo no microambiente do hospedeiro, estando diretamente relacionada à resposta granulomatosa e à diminuição de mecanismos imunológicos contra a permanência do fungo.

A melanina nos agentes da CMB é uma macromolécula, hidrofóbica, que inclui polímeros indólicos e fenólicos e pode ser derivado de L-3,4-di-hidroxifenilalaninda (L-DOPA) ou DHN. Três mecanismos são propostos para explicar o seu papel no aumento da resistência do fungo à imunidade do hospedeiro: proteção contra enzimas proteolíticas, proteção contra derivados de oxigênio ou nitrogênio e redução da fagocitose. É armazenada principalmente em camadas concêntricas em vesículas intracelulares denominadas de melanossomas, podendo ter localização extracelular como em *F. pedrosoi*.

Os agentes produzem e secretam inúmeras enzimas hidrolíticas entre as quais a fosfatase que nas paredes das células muriformes têm maior atividade do que nos conídios ou hifas, e sua atividade aumenta a adesão da célula hospedeira. Já foi também descrito que as ecto-ATPases observadas na superfície de *F. pedrosoi* podem favorecer a sobrevivência do fungo no tecido humano, bem como as peptidases também secretadas por *F. pedrosoi* podem clivar imunoglobulinas, albumina e componentes da matriz, como fibronectina.

A resposta imune não está totalmente esclarecida, sabendo-se que a celular é a principal. A atividade fungicida dos macrófagos parece ser dependente do agente etiológico do CBM, com trabalhos relatando atividade fungicida de macrófagos residentes contra *R. aquaspersa*, mas pouca ou nenhuma atividade contra *C. carrionii*, *P. verrucosa* e *F. pedrosoi*.

Já foi também descrito que formas clínicas mais graves produziram predominantemente interleucina-10 (IL-10) com inibição de interferona-gama (IFN-γ), resultando em indução de baixo nível de proliferação de células T, enquanto nas leves há aumento de IFN-γ e diminuição da produção de IL-10 com proliferação efetiva de células T. As formas leves de CBM favorecem, portanto, um perfil Th1, e as formas moderadas desencadeiam uma resposta intermediária entre Th1 e Th2.

A suscetibilidade genética também pode participar das adaptações dos agentes etiológicos ao hospedeiro, já existindo estudos associando o HLA-A29 à doença. Não há registro de transmissão inter-humana ou de animal para ser humano.

CLÍNICA

O período de incubação não é bem definido, podendo variar de semanas a meses o que leva com frequência à ausência do relato do trauma na história do paciente.

O quadro se inicia com lesões oligo ou assintomáticas representadas por mácula eritematosa que evolui para pápula de crescimento centrífugo, que pode permanecer circunscrita no local da implantação ou apresentar lesões satélites. A partir da lesão inicial, em um tempo bastante variável, ocorre a evolução para uma das formas clínicas da CMB. A classificação proposta por Carrión em 1950 é ainda a mais utilizada, sendo consideradas as formas a seguir.

▶ **Nodular.** Caracterizada pela presença de nódulos fibróticos de coloração eritematovioláceos de superfície lisa ou ceratósica (Figura 11.4).

▶ **Verrucosa.** Caracterizada por vegetações verrucosas, secas com presença de pontilhado negro (*black dots*) na superfície, rico em elementos fúngicos. Nessa forma, surgem com relativa frequência ulcerações (Figuras 11.5 e 11.6).

▶ **Em placa.** Caracterizada por placas infiltradas eritematosas ou violáceas, circunscritas de bordas elevadas nítidas de contornos irregulares, também com a presença do pontilhado negro, podendo ocorrer área central cicatricial (Figuras 11.7 e 11.8).

▶ **Tumoral.** Lesões lobuladas isoladas ou coalescentes de superfície lisa ou escamocrostosa ou vegetante.

▶ **Cicatricial ou atrófica.** Lesões anulares, irregulares ou serpiginosas de crescimento centrífugo com áreas centrais atróficas (Figura 11.9).

Ocorre preferencialmente nos membros inferiores e superiores, podendo surgir menos frequentemente em outras localizações como tronco e face.

Comprometimentos extracutâneos são raros, no entanto a disseminação hematogênica, linfática ou por contiguidade pode levar a implantes em linfonodos, pulmões e lesões osteolíticas subjacentes à lesão cutânea.

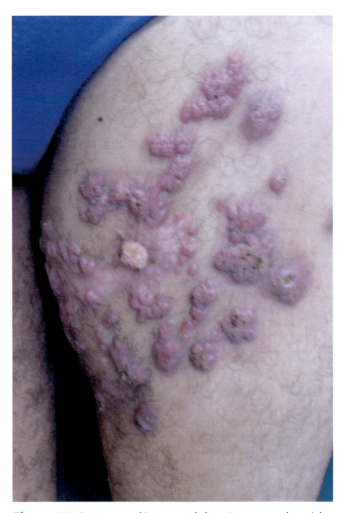

Figura 11.4 Forma clínica nodular. Presença de nódulos fibróticos de coloração eritematovioláceos de superfície lisa ou ceratósica.

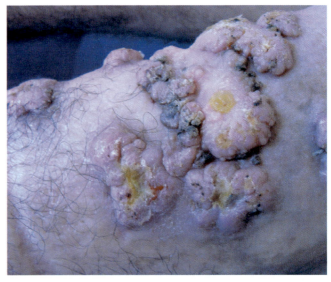

Figura 11.5 Forma clínica verrucosa. Vegetações verrucosas, secas com presença de pontilhado negro (*black dots*) na superfície, rico em elementos fúngicos. Nessa forma, surgem com relativa frequência ulcerações.

Capítulo 11 Cromoblastomicose

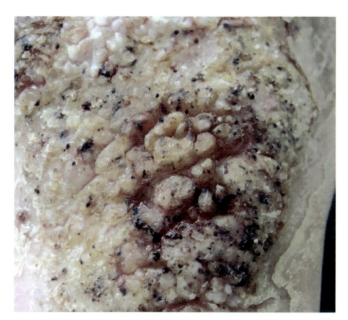

Figura 11.6 Presença de pontilhado negro (*black dots*) na superfície, rico em elementos fúngicos.

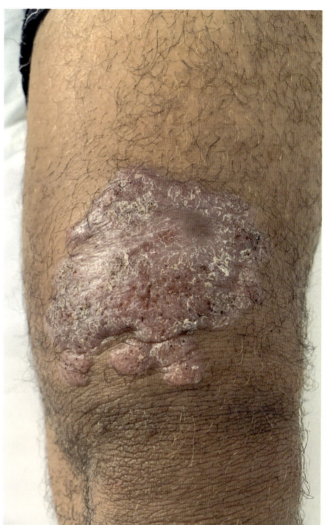

Figura 11.8 Forma em placa. Placas infiltradas violáceas, circunscritas de bordas elevadas nítidas de contornos irregulares com área central cicatricial.

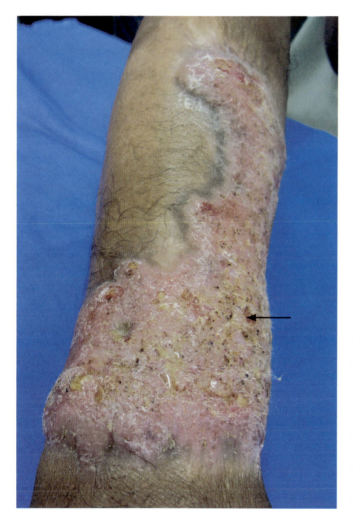

Figura 11.7 Forma clínica em placa. Caracterizada por placas infiltradas eritematosas de bordas elevadas nítidas, com a presença de pontilhado negro (*seta preta*).

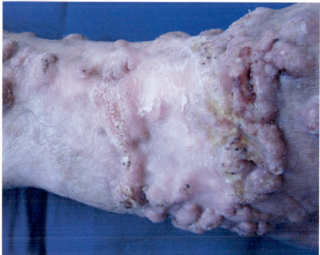

Figura 11.9 Forma clínica cicatricial. Lesões anulares, serpiginosas de crescimento centrífugo com áreas centrais atróficas.

As principais complicações descritas são infecção bacteriana secundária, elefantíase e degeneração carcinomatosa.

DIAGNÓSTICO LABORATORIAL

Exame micológico direto

Com a utilização de hidróxido de potássio (KOH) de 10 a 20% ou KOH/DMSO, observam-se, no exame micológico direto (EMD), e os corpos muriformes que podem ser acompanhados da presença de hifas demácias (Figura 11.10).

Cultura

Realizada em ágar Sabouraud ou ágar Mycosel, as culturas apresentam características macro morfológicas muito parecidas com colônias de aspecto aveludado, colorações variando entre as cores verde-musgo, marrom ou negra. As culturas não são, portanto, características e assim podem somente ser designadas como colônias de fungos demácios (Figura 11.11A e B).

No *microcultivo* ou na *microscopia da cultura*, são observados três tipos de esporulação ou frutificação: *Cladosporium* (catenulada, acrógena, esporos elípticos, em cadeias); *Phialophora* (fiálide semelhante a vaso de flores com os esporos em torno da fiálide); e *Rhinocladiella* (conidióforos ao longo de hifas e esporos ovais na extremidade superior – acroteca – e ao longo do conidióforo). (Ver seção "Etiologia" e Figuras 11.1 a 11.3.)

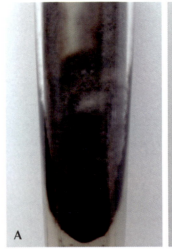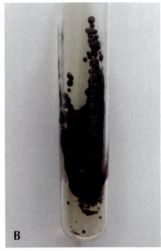

Figura 11.11 Culturas filamentosas algodonosas de coloração cinza a negro. Fungos demácios. *Fonsecaeae pedrosoi* (**A**) e *Cladosporium* sp. (**B**).

Sorologia

Ainda não está padronizada.

Exame histopatológico

Epiderme com hiperparaqueratose, hiperplasia pseudoepiteliomatosa e microabscessos. Na derme ocorre infiltrado granulomatoso com histiócitos, linfócitos e plasmócitos, células epteliodes, células gigantes do tipo Langhans e corpo estranho e polimorfonucleares em que podem ser observados as células muriformes ou em menor frequência as hifas (ver Capítulo 28, *Histopatologia das Micoses*).

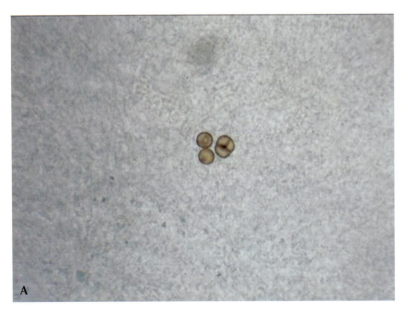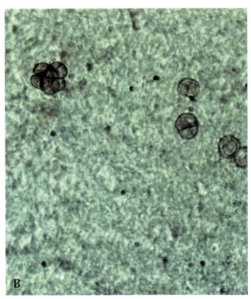

Figura 11.10 A e B. Exames micológicos diretos que mostram corpos escleróticos ou muriformes.

DIAGNÓSTICO DIFERENCIAL

Deve ser feito principalmente com as demais doenças do acrônimo **PLECT**, quais sejam: **P**aracoccidioidomicose, **L**eishmaniose verrucosa, **E**sporotricose e **T**uberculose verrucosa. Lacaziose, feoifomicose, coccidioidomicose, micetomas, hanseníase micobacterioscs não tuberculosas, sífilis terciária, ectima, blastomicose norte-americana, carcinoma espinocelular, ceratoacantoma e sarcomas também fazem parte do diferencial.

TRATAMENTO

É considerado difícil por estar associado a altas taxas de recidiva e baixas taxas de cura, sendo influenciado por vários fatores como o agente etiológico, tempo de evolução da doença, número e tamanho das lesões e presença de complicações.

Entre as diversas opções terapêuticas já utilizadas podem ser destacadas as apresentadas a seguir.

Cirurgia excisional

Ainda é considerada como o método mais eficaz para lesões iniciais, pequenas, localizadas e bem delimitadas, sendo importante observar margens amplas para diminuir o risco de recidivas. Pode ser realizada em conjunto com antifúngicos sistêmicos.

Crioterapia ou criocirurgia

Recomendada para lesões pequenas, como complementação do tratamento antifúngico. O tempo de congelamento e a profundidade ainda não estão devidamente preconizados na CMB.

Termoterapia

Sua utilização é baseada no fato de que a temperatura máxima de crescimento dos agentes da CMB é de 42 a 46°C. É pouco utilizada no Brasil, com a maioria dos casos sendo descrita no Japão.

Laser

O tratamento a *laser* de CO_2 parece ser uma alternativa interessante em lesões localizadas e bem definidas. Promove a fotocoagulação com a vantagem de provocar dano mínimo ao tecido, podendo ser utilizado em monoterapia ou associado a outras modalidades de tratamento.

Terapia fotodinâmica

Existem relatos da utilização dessa técnica com o ácido 5-aminolevulínico (ALA), associado ou não à terbinafina com a melhora e remissão das lesões. Tem a vantagem de ser minimamente invasiva e com poucos efeitos colaterais.

Antifúngicos

Vários estudos já demonstraram que os agentes da CMB têm suscetibilidades *in vitro* e *in vivo* diferentes às diversas medicações antifúngicas disponíveis. O gênero *Fonsecae*, por exemplo, já demonstrou suscetibilidade *in vitro* ao itraconazol, ao voriconazol, ao posaconazol, ao isavuconazol e à terbinafina, sendo resistente ao fluconazol, à 5-flucitosina e à anfotericina B. O itraconazol é ainda o antifúngico padrão para o tratamento da CMB, mostrando atividade clinicamente significativa contra a maioria dos agentes. As doses de itraconazol geralmente recomendadas para adultos e adolescentes são de 200 a 400 mg/dia, com a melhora clínica ocorrendo em geral dentro de 8 a 10 meses. O esquema de pulsoterapia pode ser uma opção com a administração diária de 400 mg por 1 semana, a cada mês, por 6 a 12 meses. A terbinafina é o segundo agente antifúngico mais utilizado, no entanto tem taxas de cura menores que as do itraconazol. As doses recomendadas de terbinafina são de 250 a 500 mg/dia até a cura clínica e micológica. O posaconazol tem demonstrado em trabalhos ser uma boa opção de tratamento que inclui as formas clínicas mais graves ou refratárias. A dose recomendada de posaconazol é de 800 mg/dia, divididos em duas doses por longos períodos. O voriconazol já foi testado cm alguns casos para tratar formas refratárias com bons resultados clínicos, porém com efeitos adversos, que limitaram seu uso. A associação a antifúngicos sistêmicos tem sido utilizada como uma opção para quadros extensos e refratários da doença, apesar de não haver fortes evidências clínicas da superioridade da combinação de dois antifúngicos sistêmicos para o tratamento da CBM. A associação mais frequentemente utilizada é a de itraconazol com terbinafina.

Imiquimode

Apresenta efeito imunomodulador com aumento da imunidade inata e adquirida. Tem sido demonstrado o seu papel como um agente adjuvante de tratamento especialmente associado a antifúngicos como o itraconazol. O esquema preconiza o seu uso a 5% aplicado 4 a 5 vezes/semana.

Micologia Médica

A cura clínica da CMB é definida como a resolução definitiva de todas as lesões, sendo ideal um acompanhamento de, no mínimo, 2 anos sem recorrência. Já a cura micológica se dá quando não são observados elementos fúngicos no exame micológico direto nem ocorre o crescimento de culturas.

TRATAMENTO

O tratamento é considerado desafiador, com altas taxas de recidiva e baixas taxas de cura. Na escolha terapêutica e no índice de taxa de sucesso, são variáveis importantes: o número e tamanho de lesões, o tempo de evolução, a presença de complicações e o agente etiológico envolvido. Itraconazol é o antifúngico padrão, ocorrendo melhora dentro de 8 a 10 meses. Há outras opções terapêuticas, a saber: cirurgia, terapia fotodinâmica, termoterapia e tratamento a *laser*.

Profilaxia

O uso adequado de equipamentos de proteção durante o trabalho pode diminuir o risco de infecção.

RESUMO

Sinonímia	Cromomicose, micose de Lane Medlar, doença de Pedroso, doença de Carrion, Cladosporiose, blastomicose negra, dermatite verrucosa, "figueira", "chapa" e "formigueiro".
Epidemiologia	Mais prevalente em regiões tropicais e subtropicais, sendo que o Brasil contabiliza a maior parcela dos casos na América do Sul. Acomete preferencialmente homens entre a segunda e a sexta década de vida por inoculação traumática. É considerada doença ocupacional de indivíduos com atividade rural atual ou pregressa.
Etiologia	Causada por múltiplos agentes etiológicos, sendo todos pertencentes a uma única ordem *Chaetothyriales* e a uma única família *Herpotrichiellaceae*. Os principais gêneros são: *Fonsecaea, Phialophora, Cladophialophora, Rhinocladiella* e *Exophiala*. As espécies *Phialophora verrucosa, Cladophialophora carrionii, Fonsecaea compacta, Fonsecaea pedrosoi* e *Rhinocladiella aquaspersa* despontam como as mais frequentes.
Clínica	Quadro de início oligossintomático com cronologia frequentemente imprecisa. Clinicamente apresenta-se como uma lesão nodular, verrucosa, tumoral, cicatricial ou em placa. Acomete preferencialmente membros e lesões extracutâneas são raras. Pode ocorrer infecção secundária e degeneração carcinomatosa.
Diagnóstico laboratorial	Exame micológico direto exibe corpos muriformes com ou sem hifas demácias. Cultura tem padrão pouco característico, mas o macrocultivo exibe colônias de colorações escuras, aspecto clássico de fungos demácios. O microcultivo exibe três tipos de frutificação ou reprodução: *Cladosporium, Phialophora* e *Rhinocladiella*. O exame histopatológico pode ser útil e a sorologia ainda não é padronizada.
Diagnóstico diferencial	Outras doenças do acrônimo **PLECT**: **p**aracoccidioidomicose, **l**eishmaniose verrucosa, **e**sporotricose e **t**uberculose verrucosa. Lacaziose; feoifomicose; coccidioidomicose; micetomas; hanseníase, micobacterioses não tuberculosas; sífilis terciária; ectima; blastomicose norte-americana; carcinoma espinocelular; ceratoacantoma.
Tratamento	Desafiador, com altas taxas de recidiva e baixas taxas de cura. Variáveis importantes: número e tamanho de lesões, tempo de evolução, presença de complicações e o agente etiológico envolvido. O itraconazol é o antifúngico padrão. Alternativas: cirurgia, terapia fotodinâmica, termoterapia e *laser*.

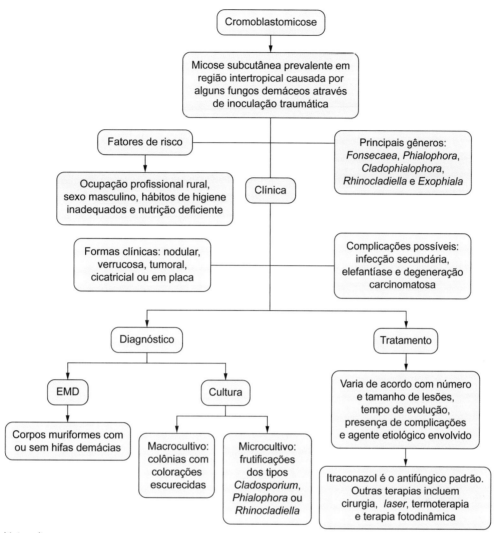

EMD: exame micológico direto.

BIBLIOGRAFIA

Andrade TS. Chromoblastomycosis in the Amazon region, Brazil, caused by Fonsecaea pedrosoi, Fonsecaea pedrosoi, Fonsecaea nubica and Rhinocladiella similis: clinicopathology, susceptibility and molecular identification. Med Mycol. 2019;58(2):172-80.

Antonio JR, Queiróz AJR, Domingos FP. Chromoblastomycosis: experience and review of literature. Int J Dermatol. 2018;57(11): 1351-5.

Azulay RD, Azulay DR, Azulay-Abulafia L. Dermatologia. 7. ed. Rio de Janeiro: Guanabara Koogan; 2017.

Belda Jr W, Di Chiacchio N, Criado PR. Tratado de dermatologia. 3. ed. São Paulo: Atheneu; 2019.

Bienvenu AL, Picot S. Mycetoma and chromoblastomycosis: prespective for diagnosis improvement using biomarkers. Molecules. 2020;25(11):2594.

Brito AC, Bittencourt MJS. Cromoblastomicose: atualização etiológica, epidemiológica, clínica, diagnóstica e terapêutica. An Bras Dermatol. 2018;93(4):495-506.

Carrasco-Zuber JE et al. Afectación cutánea en las micosis profundas: una revisíon de la literatura – Parte I: micosis subcutáneas. Actas Dermosifiliogr. 2016;107(10):806-15.

Hay R et al. The diagnosis of fungal neglected tropical diseases (fungal NTDs) and the role of investigation and laboratory tests: an expert consensus report. Trop Med Infect Dis. 2019; 4(4):122.

Heidrich D. Melanin: quantification and protection against oxidative stress in chromoblastomycosis agents. Medical Mycology. 2019;57(2):260-3.

Purim KSM, Peretti MC, Neto JF et al. Chromoblastomycosis tissue modification during itraconazole treatment. An Bras Dermatol. 2017;92(4):478-83.

Queiroz-Telles F et al. Chromoblastomycosis. Clinical Microbiology Reviews. 2017;30(1):233-76.

Santos DWL et al. Chromoblastomycosis in endemic area of Brazil: a clinical-epidemiological analysis and a worldwide haplotype network. J Fungi. 2020;6(4):204.

Schneider GX et al. New molecular markers distinguish Fonsecaea agents of chromoblastomycosis. Mycopat. 2019;184(4): 493-504.

12 Esporotricose

Dayvison Francis Saraiva Freitas

> **Sinonímia:** doença da roseira; doença do jardineiro.

EPIDEMIOLOGIA

A esporotricose foi descrita por Schenck em 1898, nos EUA, em um paciente com a forma linfocutânea, tendo o micologista Erwin F. Smith classificado o fungo causal no gênero *Sporotrichum*. Em 1900, no mesmo país, Hektoen e Perkins descreveram outro caso que regrediu espontaneamente. Os autores deram ao isolado a denominação atual do fungo, *Sporothrix schenckii*. Em 1903, a doença foi descrita na França por Beurmann e Ramond. O fungo isolado foi chamado de *Sporotrichum beurmanni* por Matruchot e Ramond, em 1905. Em 1907, foi identificado no Brasil, por Lutz e Splendore, o primeiro caso de infecção natural em animais (ratos). Em 1910, Matruchot renomeou o fungo como *Sporotrichum schenckii*, nomenclatura que passou a ser utilizada. Terra e Rabelo descreveram o primeiro caso de esporotricose no Rio de Janeiro em 1912, e, desde então, casos isolados vêm sendo descritos em várias regiões brasileiras. A suscetibilidade de gatos à infecção por *S. schenckii* foi demonstrada experimentalmente em 1909. No entanto, a esporotricose felina naturalmente adquirida foi apenas relatada no início dos anos 1950 por Singer e Muncie (1952), enquanto no Brasil isto se deu em 1956. Em 1962, por diferenciação morfológica, Carmichael determinou a nomenclatura do agente até hoje utilizada, *Sporothrix schenckii*.

No início do século XX a doença apresentava maior prevalência nos EUA e na França, com alguns casos no restante da Europa, na América do Sul, Rússia e no Extremo Oriente, com surtos documentados na África do Sul, EUA, Austrália e China. No século XXI, a doença tem se tornado mais frequente nas Américas Central e do Sul e na Ásia, mantendo um predomínio em regiões tropicais e subtropicais. No Brasil, é a micose subcutânea mais frequente.

A forma clássica de transmissão ocorre pelo traumatismo cutâneo com farpas de madeira ou espinhos de roseira, por exemplo, atinge principalmente agricultores, jardineiros ou indivíduos que entram em contato com esses e outros substratos orgânicos, hábitat natural do fungo em sua forma filamentosa. Casos raros de infecção por inalação de propágulos de células fúngicas podem ocorrer, ocasionando doença pulmonar, neste caso, esporotricose sistêmica. A transmissão zoonótica do agente causal também é possível e vem predominando na hiperendemia do Rio de Janeiro, iniciada em 1998 e que tem como principal fonte o gato doméstico ou errante (doente ou sadio), por meio da arranhadura/mordedura ou pelo contato com as lesões deste, acometendo principalmente mulheres do lar, crianças, idosos e pessoas que lidam com estes animais.

Epidemias envolvendo grande número de pessoas ou amplas regiões geográficas são raras e têm sido relacionadas a uma fonte de infecção comum no ambiente. Até o início dos anos 2000, a maior epidemia conhecida de esporotricose havia sido registrada na África do Sul, entre 1941 e 1944, envolvendo trabalhadores de minas de ouro subterrâneas, cujas madeiras de sustentação estavam com o fungo. Nos EUA, em 1988, foram descritos surtos relacionados ao trabalho com mudas de pinheiro e manipulação de musgo. Entre os anos de 1992 e 1993, também nos EUA, ocorreu um surto de esporotricose pela infecção de pessoas após contato com feno estocado em uma casa abandonada, onde havia festas de Halloween. No sudoeste da Austrália, entre os anos de 2000 e 2003, houve um surto tendo novamente o feno como material associado ao fungo. Em 2013, no nordeste da China, recente epidemia revelou a manipulação de gravetos para aquecimento domiciliar nos meses de inverno como forma de infecção.

O papel do gato na transmissão zoonótica ganhou importância nos anos 1980 quando um surto foi relatado envolvendo cinco pessoas expostas a um gato com esporotricose. No Brasil, os principais surtos descritos tinham ocorrido nos estados de São Paulo e Rio Grande do Sul, com rápido controle epidemiológico. Em Minas Gerais, Paraná e Distrito Federal também já foram publicados casos de transmissão zoonótica. Desde 1998, observa-se a maior epidemia de transmissão zoonótica no Rio de Janeiro. Até 2020, a esporotricose foi diagnosticada em cerca de 5 mil humanos e 5 mil felinos no Instituto Nacional de Infectologia Evandro Chagas – Fundação Oswaldo Cruz (INI-Fiocruz). Desde 2013, em razão do *status* hiperendêmico e do grave problema de saúde da esporotricose no Rio de Janeiro, a notificação é obrigatória no estado. Com o avanço da doença por transmissão zoonótica pelo Brasil, algumas outras unidades da federação ou municípios isolados têm determinado a mesma conduta de vigilância. Entretanto, na maior parte do país isto não ocorre e há um desconhecimento da real importância epidemiológica da doença. O que se sabe é que a doença avança nos mesmos padrões de transmissão, em grandes centros urbanos, em suas periferias e em municípios menores, de forma insidiosa e negligenciada. Há relatos de casos de transmissão zoonótica, inclusive, em países vizinhos ao Brasil, como Argentina e Paraguai.

Em 2012, de acordo com Silva et al., a esporotricose na região metropolitana do Rio de Janeiro ficou evidenciada como uma doença urbana, não laborativa e de localidades carentes em condições de infraestrutura e saneamento. Segundo os autores, esta doença não é relacionada com o grau de escolaridade dos indivíduos, mas, sim, influenciada por seus hábitos e seu estilo de vida. Já a carência de suporte laboratorial em centros de saúde para o diagnóstico da doença influencia em sua falta de controle.

ETIOLOGIA

Os fungos do gênero *Sporothrix* estão atualmente classificados no reino Fungi, divisão Ascomycota, classe Pyrenomycetes, ordem Ophiostomatales, família Ophiostomataceae. Em 2007, após análises fenotípicas

e genotípicas a partir de isolados adquiridos de diferentes países, Marimon et al. sugeriram que *S. schenckii* não fosse considerada a única espécie causadora da esporotricose. Outras espécies do gênero *Sporothrix* causadoras da doença foram identificadas e posteriormente novas espécies foram descritas. São conhecidas mais de 50 espécies no gênero, sendo sete até hoje de interesse clínico, divididas em um clado clínico (*Sporothrix schenckii sensu stricto*, *S. brasiliensis*, *S. globosa* e *S. luriei*) e um clado ambiental (*S. pallida*, *S. mexicana* e *S. chilensis*). As espécies deste segundo clado parecem ter baixa capacidade de causar infecção e, quando esta ocorre, são consideradas oportunistas. Quanto às principais espécies de interesse clínico, *S. schenckii sensu stricto* é globalmente distribuída, mais associada à transmissão clássica, porém já com relatos de transmissão zoonótica felina na Malásia; *S. globosa* é mais descrita em casos na Ásia e pouco virulenta, com clínica geralmente limitada à pele e benigna; *S. brasiliensis* está associada à transmissão zoonótica de esporotricose observada no Brasil e considerada a mais virulenta em modelos murinos, característica corroborada pelos graves e disseminados casos humanos e animais observados. Os principais fatores determinantes para a virulência e evasão do sistema imune incluem a produção de adesinas, peróxido de ergosterol e melanina e a termotolerância.

As respostas imunes inata e adaptativa participam na defesa do organismo, mas há os mecanismos de evasão do patógeno e controle da infecção pelo hospedeiro ainda não bem compreendidos. Entretanto, eles possivelmente incluem respostas humorais e celulares. Uma vez em contato com o fungo, há o reconhecimento de padrões moleculares associados a patógenos, presentes na superfície das células fúngicas, via receptores de reconhecimento de padrões, incluindo receptores do tipo Toll, na superfície das células hospedeiras, que permitem o reconhecimento de patógenos, ativando o sistema imune inato e liberando citocinas pró-inflamatórias. Com isso, os macrófagos são capazes de eliminar o patógeno por meio da fagocitose e apresentar os antígenos deste.

Na imunidade adaptativa, a resposta celular Th1 é de grande importância na patogênese da esporotricose e requer a ação de macrófagos ativados. Eles podem ser ativados por meio de linfócitos T CD4+ produtores de interferona-gama, que é um forte ativador de macrófagos e importante na defesa do organismo, estabelecendo uma ligação entre a resposta imune inata e a adaptativa. O papel da resposta humoral contra *Sporothrix* spp. ainda não é bem compreendido, mas sabe-se que a parede celular do fungo desempenha um papel importante na interação patógeno-hospedeiro, especialmente da glicoproteína 70 kDa (gp70), que possui efeito protetor no hospedeiro por meio da ação de anticorpos.

Pesquisas de alvos candidatos à vacina estão em andamento, como as que envolvem a enolase fúngica, mas ainda sem perspectiva a curto prazo, como parte da difícil realidade das doenças fúngicas. Dentre os desafios estão a identificação de antígenos protetores, o desenvolvimento de uma vacina segura, a expansão de estudos sobre a interação do fungo com seus diferentes hospedeiros e a aquisição de apoio financeiro para as fases de pesquisa e desenvolvimento.

CLÍNICA

A esporotricose tem diferentes classificações clínicas propostas, mas costuma ter a divisão de suas formas de apresentação em cutânea e extracutânea, sendo relacionadas com o estado imune do hospedeiro, quantidade, modo e profundidade do inóculo fúngico, virulência, patogenicidade e termotolerância da cepa.

As lesões costumam surgir em poucos dias (1 a 2 semanas) após a exposição, em geral com inoculação traumática de matéria infectante. Há casos de lesões surgidas de modo mais insidioso, com até poucos meses após o suposto evento inoculador.

▶ **Forma linfocutânea, cutâneo-linfática ou linfangítica nodular.** Engloba 60 a 70% dos casos e caracteriza-se por lesões nódulo-ulceradas, gomosas, em distribuição clássica ao longo do trajeto linfático, geralmente pós-trauma nas extremidades superiores, inferiores ou face. Por se tratar da forma mais típica da doença, o seu diagnóstico clínico é mais fácil, apesar de não patognomônico. Esta distribuição característica recebe nomes como distribuição em rosário ou esporotricoide. Cabe ressaltar que os nódulos inflamatórios ao longo dos linfáticos não são linfonodos, porém a linfadenomegalia pode ocorrer de modo reacional ou por acometimento fúngico (Figura 12.1A e C).

▶ **Forma cutânea fixa, cutâneo-localizada ou localizada.** Soma cerca de 25% dos casos e se caracteriza por uma lesão localizada no ponto de inoculação sem envolvimento linfático, em menor extensão e sem acometimento de órgãos internos. O aspecto pode ser nodular, ulcerado, verrucocrostoso, vegetante, ou uma combinação destes, com tamanhos variados e mesmo com pequenas lesões satélites. Por vezes, é difícil distinguir se houve confluência de lesões previamente linfocutâneas em uma única lesão maior (Figura 12.1B e D).

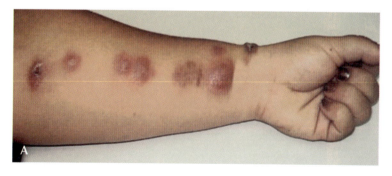
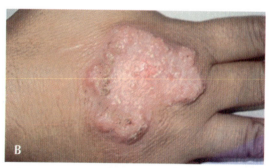
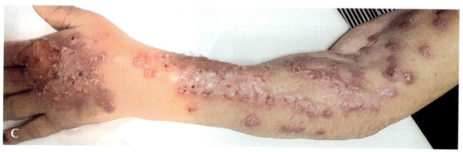
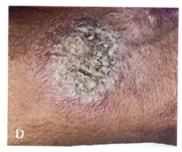

Figura 12.1 Formas clássicas de esporotricose cutânea em quatro pacientes. **A.** Forma linfocutânea no membro superior esquerdo: cancro de inoculação no punho, recoberto com crosta, seguido de nódulos inflamatórios ao longo do trajeto linfático no antebraço. **B.** Forma fixa no dorso da mão direita: placa verrucocrostosa única. **C.** Forma linfocutânea no membro superior esquerdo: lesão ulcerada no dorso da mão, seguida de nódulos eritematosos, alguns ulcerados, ao longo do trajeto linfático. **D.** Forma fixa no dorso do punho esquerdo: placa arredondada eritematocrostosa.

▶ **Forma cutânea disseminada ou cutâneo-disseminada.** Caracteriza-se pela presença não contígua de múltiplas lesões na pele (pápulas, úlceras, gomas e nódulos), seja por inóculos traumáticos multifocais, seja por disseminação hematogênica a partir do local da inoculação. Neste último caso, pacientes com AIDS, etilistas e usuários de imunossupressores são os principais acometidos, como uma apresentação oportunística. Na transmissão zoonótica felina, em razão das múltiplas e repetidas inoculações durante o contato dos pacientes com seus animais doentes, até mesmo pessoas imunocompetentes estão sujeitas a apresentar essa forma clínica, alcançando proporções perto de 10% em algumas casuísticas; quando fora desse cenário zoonótico, esse tipo de apresentação não chega a 5%. Quando o mesmo paciente apresenta lesões fixas e linfocutâneas em múltiplos segmentos, podem ser classificadas como forma cutânea disseminada. Ainda, alguns casos de forma disseminada/extracutânea podem ser classificados nesse grupo, por falta de diagnóstico completo de lesões em órgãos internos. Há de se buscar, portanto, outros sítios de acometimento além da pele, quando diante de um paciente com lesões difusas, notadamente quando não houver óbvia múltipla inoculação (Figura 12.2)

▶ **Forma extracutânea ou disseminada.** É assim classificada quando há outros sítios de acometimento além da pele, em associação ou isoladamente. Ocorre por disseminação por contiguidade ou hematogênica, podendo haver febre e comprometimento geral, raramente chegando a 2% das casuísticas. Diversas condições predispõem a este tipo de apresentação: etilismo, diabetes melito, uso de imunossupressores sistêmicos, doença pulmonar obstrutiva crônica (DPOC) e AIDS. Os sítios de acometimento são diversos e as manifestações clínicas, inerentes aos seguintes órgãos e sistemas envolvidos:

- Membranas mucosas: pode haver lesões na boca, nariz, faringe e laringe, seja por via direta ou hematogênica. Essas formas são por vezes consideradas variantes da forma cutânea ou, em outros trabalhos, lesões disseminadas/extracutâneas. As formas oculares mucocutâneas têm sido muito frequentes nas regiões de transmissão zoonótica, associadas ou não à inoculação traumática. Postula-se que a maioria dos casos neste contexto ocorra por contato direto da mucosa ocular com gotículas, secreção ou exsudato dos gatos doentes. A manifestação clínica mais frequente é a conjuntivite granulomatosa, por vezes constituindo a síndrome oculoglandular de Parinaud. No entanto, um amplo espectro de manifestações oculares tem sido descrito, como dacriocistite, ceratite, uveíte e retinite granulomatosas, esclerite, coroidite e endoftalmite, estes dois últimos principalmente decorrentes de disseminação hematogênica em pacientes com AIDS ou outras causas de imunossupressão

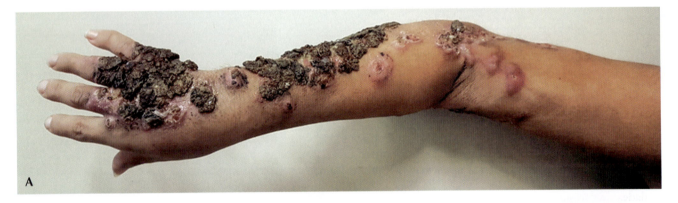

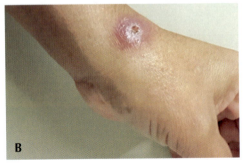
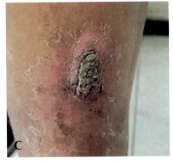
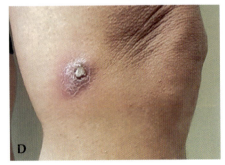

Figura 12.2 Esporotricose cutânea disseminada (múltiplos inóculos – arranhões de gato doente). **A.** Membro superior direito: lesões nódulo-ulceradas em trajeto linfático, com muita crosta melicérica, indicando possibilidade de infecção secundária bacteriana. **B.** Punho esquerdo: lesão nódulo-ulcerada única. **C** e **D.** Membro inferior esquerdo: duas lesões nódulo-ulceradas recobertas por crostas, uma pré-tibial e outra medial ao joelho.

- Sistema osteoarticular: o acometimento de ossos e articulações pode ser secundário à disseminação hematogênica ou por contiguidade, sendo considerado o local de maior acometimento depois da pele. Os locais mais descritos incluem: tíbia, ossos e articulações da mão e punho, rádio, ulna, cotovelo, tornozelo, joelho e ossos do crânio. Os principais achados clínicos são de osteomielite, podendo ou não ser acompanhada de artrite. As lesões podem ser dolorosas, com eritema localizado e edema, mas nos casos de imunossupressão com disseminação hematogênica, há lesões assintomáticas, descobertas por rotina de rastreamento por imagem. Os achados radiológicos incluem imagens líticas predominantemente ovaladas ou arredondadas, erosão óssea, osteopenia e reação periosteal, com destaque para envolvimento medular frente ao cortical
- Sistema respiratório/pulmonar: é uma manifestação rara, embora possa ser subdiagnosticada, sendo mais frequentemente adquirida como infecção primária pela inalação de conídios do fungo por indivíduos vivendo em zonas endêmicas. Pode ter evolução aguda, mas costuma ser subaguda ou crônica, sendo observada geralmente em pacientes com DPOC e/ou etilismo. No contexto de doença disseminada, pode haver comprometimento pulmonar, como nos pacientes com AIDS. Entretanto, nesses casos, pela potencial concomitância com outras infecções, o quadro pulmonar pode passar despercebido e ser diagnosticado por isolamento do fungo a partir de escarro, ou por imagem pulmonar com infiltrado inespecífico. Ainda, pode ser que haja apenas colonização de vias respiratórias, sem lesões pulmonares diagnosticadas. Suas manifestações clínicas são semelhantes a outras infecções pulmonares, como tuberculose ou outras micoses pulmonares e sarcoidose, com tosse produtiva persistente, febre, calafrios, suores noturnos, mal-estar e perda de peso. Alguns pacientes são oligossintomáticos apresentando doença limitada no pulmão, incluindo lesões cavitárias. O aspecto radiológico inclui áreas de condensação, cavitações e opacidades de padrão miliar
- Sistema nervoso central (SNC): o SNC é comprometido em poucos casos disseminados, quase exclusivamente em indivíduos imunocomprometidos, como aqueles com AIDS. As principais apresentações incluem meningoencefalite crônica, associada ou não à hidrocefalia, geralmente confundida com tuberculose meníngea, e abscesso cerebral. A clínica inclui cefaleia refratária, queda do nível de consciência, crises convulsivas, sinais neurológicos focais, ataxia e confusão mental
- Outras localizações: pode ocorrer sepse. Potencialmente, qualquer órgão pode ser envolvido. O fungo já foi isolado de linfonodo, medula óssea, sangue e urina, por exemplo.

Manifestações associadas à esporotricose

Além das formas clínicas da doença, alguns pacientes podem apresentar manifestações de hipersensibilidade a antígenos fúngicos circulantes. Além de sintomas associados como mialgia e poliartralgia, na esporotricose zoonótica já foram relatados eritema nodoso, eritema multiforme, síndrome de Sweet e artrite reativa, com prevalências próximas a 10% em algumas casuísticas. Essas reações parecem ser do tipo IV (hipersensibilidade tardia) e ocorrem em muitas outras doenças, infecciosas ou não, mas têm na esporotricose mais uma entidade associada (Figura 12.3).

Infecção bacteriana secundária

Ao analisar as lesões cutâneas, vale atentar para eritema ao redor, aumento da exsudação e dor intensa. Apesar da aparência muitas vezes assustadora, as lesões de esporotricose não costumam ser muito dolorosas. Caso haja os aspectos citados, considerar a vigência de infecção bacteriana secundária e um tratamento adjuvante antibiótico sistêmico.

Sequelas

É bastante frequente que as cicatrizes das lesões cutâneas da esporotricose sejam inestéticas, em geral com hipertrofia e até mesmo queloides. Tais alterações podem se resolver ou amenizar com o tempo, de meses a poucos anos, mas as cicatrizes existirão na maioria dos casos. Outras sequelas possíveis são retrações por fibrose da pele e subcutâneo, notadamente em superfícies justarticulares, como nos dedos das mãos e cotovelos, por vezes gerando anquilose, por acometimento tanto de estruturas periarticulares, quanto da articulação em si, vista em alguns casos pós-osteoartrite. Em casos mais raros, outras sequelas possíveis incluem: sinéquia em esporotricose ocular externa, cegueira no acometimento intraocular, dacriocistite crônica, fístula lacrimal, perfuração de palato e de septo nasal, perda ou reabsorção de partes moles, reabsorção óssea, cavitação e fibrose pulmonar, obstrução de drenagem liquórica, dentre outras.

Cura espontânea

Um percentual não conhecido dos infectados pode evoluir com cura espontânea das lesões, ou seja, cicatrização mesmo sem tratamento específico. Este percentual já foi descrito em algumas casuísticas, variando

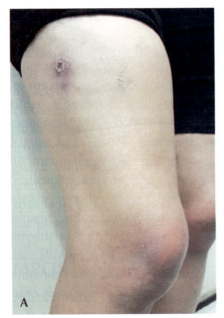
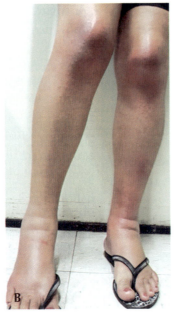
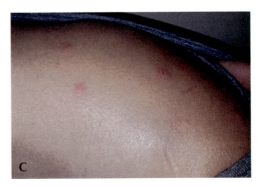
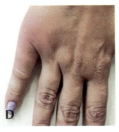
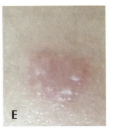

Figura 12.3 Síndrome de Sweet associada à esporotricose cutânea fixa. **A.** Lesão de esporotricose forma fixa na lateral da coxa direita, além de nódulos e pápulas eritematosas na pele sobre os joelhos. **B.** Vista anterior da mesma paciente: membros inferiores com nódulos subcutâneos, placas e pápulas eritematosas, com edema no terço distal. **C.** Pequenas placas eritematosas com pseudovesiculação no parte superior do tronco/ombros. **D.** Placa eritematoedematosa sobre articulação na mão. **E.** Destaque para uma das placas com pseudovesículas. A lesão da coxa é fúngica, as demais são reacionais.

de 7,3 a 11%. Especula-se que podem ser números ainda maiores, uma vez que muitos pacientes não chegam ao sistema de saúde justamente por terem seus quadros resolvidos espontaneamente, por vezes com clínica frustra. É provável que o sistema imune desses pacientes e fatores do fungo, como carga do inóculo, profundidade e virulência tenham papel definidor neste desfecho.

DIAGNÓSTICO LABORATORIAL

Exame micológico direto

As estruturas de *Sporothrix* spp. são raramente visualizadas no exame micológico direto em humanos, que é feito com preparações de hidróxido de potássio (KOH) a 10%, na presença ou não de dimetilsulfóxido (DMSO). Já em felinos, o exame micológico direto (EMD) é mais sensível devido à grande quantidade de células fúngicas nos tecidos, demonstrando uma sensibilidade de quase 85% em relação à cultura.

Cultura

Por serem fungos termodimórficos, na fase sapróbia ou quando cultivados a 25°C, *Sporothrix* spp. assume forma filamentosa. Macroscopicamente (Figura 12.4A e B), suas colônias são membranosas e brancas a creme no início, adquirindo uma tonalidade que varia do marrom ao negro após alguns dias; contudo, colônias escuras podem ser formadas desde o início do crescimento por algumas cepas, e o verso varia de incolor a castanho. Microscopicamente (Figura 12.4C), apresentam-se como hifas hialinas, septadas e ramificadas de 1 a 2 µm de largura, com conidióforos que surgem de hifas indiferenciadas e que formam conídios em grupos, arredondados ou ovais.

Quando cultivadas de 35 a 37°C ou em parasitismo, assumem-se leveduriformes. Macroscopicamente (Figura 12.5A e B), suas colônias são cremosas e lisas, variando da cor bege a creme e verso incolor. Microscopicamente (Figura 12.5C), as células leveduriformes podem ser observadas de várias formas, tais como redondas ou ovais, com 2 a 6 µm de diâmetro. Geralmente, têm brotamento alongado em forma de charuto, saindo de uma base estreita da célula-mãe.

A cultura é o padrão-ouro para o diagnóstico da esporotricose. Ela é baseada no isolamento e na identificação de seu agente causal a partir de espécimes clínicos como pus, crosta, fragmento de lesão cutânea ou mucosa, escarro, urina, sangue, medula ou fragmento ósseo, líquido sinovial ou cefalorraquidiano, de

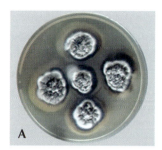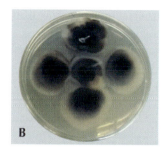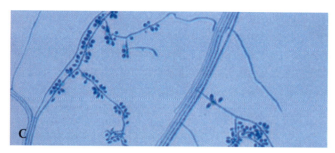

Figura 12.4 Forma filamentosa de *Sporothrix brasiliensis*. **A** e **B.** Macroscopia: colônia membranosa, branca, com halo e verso acastanhados em meio ágar batata dextrose a 30°C. **C.** Microscopia por cultivo em lâmina: hifas hialinas, septadas, ramificadas e conidióforo com conídios piriformes ao redor. Aumento de ×400. Corado com azul de algodão. Fonte: imagem cedida por Anna Carolina Procópio de Azevedo.

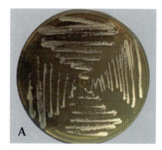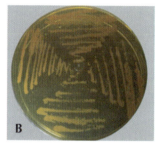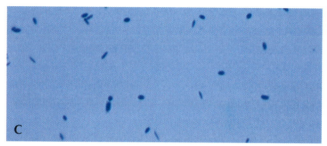

Figura 12.5 Forma leveduriforme de *Sporothrix brasiliensis*. **A** e **B.** Macroscopia: colônia com aspecto cremoso, liso, de cor creme e verso incolor, em meio ágar infusão de cérebro e coração a 37°C. **C.** Microscopia: células ovais ou em formato de charuto. Aumento de ×400. Corado com azul de algodão. Fonte: imagem cedida por Anna Carolina Procópio de Azevedo.

acordo com os órgãos e sistemas acometidos. O fungo pode crescer em meios de cultura seletivos acrescidos de cloranfenicol e cicloeximida, inibidores de bactérias e de certos fungos não patogênicos, respectivamente. Os meios incluem o ágar Sabouraud dextrose e ágar Mycosel, na temperatura de 25 a 30°C em sua forma filamentosa, com crescimento visível podendo variar de 3 a 5 dias e podendo se estender até 4 semanas. Para o diagnóstico, é necessário determinar se há dimorfismo *in vitro*, e para isso utiliza-se o meio ágar infusão cérebro-coração (BHI [do inglês, *brain-heart infusion*]) na temperatura de 35 a 37°C para a conversão do fungo ao seu aspecto leveduriforme.

Exame histopatológico

O exame histopatológico pode ser auxiliar. O fungo no tecido humano pode ser detectado na forma de leveduras ovaladas ou em forma de charuto, podendo estar livres ou no interior de macrófagos, e a sua frequência de detecção varia, sendo mais sensível quando as lesões têm carga fúngica elevada, como em pacientes imunossuprimidos. O fragmento de lesão de esporotricose fixado em formol e corado por hematoxilina e eosina caracteristicamente exibe infiltrado inflamatório crônico granulomatoso, em geral com necrose central. A coloração pelo ácido periódico de Schiff (PAS) ou a impregnação pela prata permitem a identificação de elementos fúngicos, o que pode reforçar a sugestão diagnóstica, no entanto sem certeza. O corpo asteroide pode ser observado pelo envolvimento das estruturas fúngicas por material eosinofílico, resultado da interação antígeno-anticorpo, denominada fenômeno de Splendore-Hoeppli. Este fenômeno pode apontar para o diagnóstico da esporotricose, contudo, pode ocorrer em outras doenças infecciosas ou granulomatosas e não tem sido muito observado nos casos humanos de esporotricose de transmissão zoonótica.

Sorologia

Testes sorológicos também podem auxiliar no diagnóstico da esporotricose, mas ainda são restritos a poucos centros de pesquisa. Há perspectivas a médio prazo da disponibilização de teste comercial, o que poderá auxiliar instituições menores no diagnóstico. O isolamento do fungo pode ser difícil em alguns casos dependendo do local da lesão, como em formas extracutâneas e atípicas. Com isso, testes sorológicos como o ensaio imunoenzimático (ELISA), com uma sensibilidade que pode oscilar de 90 a 97% e especificidade de 80 a 89%, têm sido usados. Porém, há limitações como resultados falso-positivos, reações cruzadas com outros agentes infecciosos e o período de incubação do fungo, uma vez que anticorpos ainda não foram produzidos pelo hospedeiro, impedindo sua detecção.

Métodos moleculares

Como para o diagnóstico em cultura, as colônias demoram em torno de 2 a 4 semanas para exibir o dimorfismo e selar o diagnóstico micológico, os métodos moleculares rápidos foram introduzidos no diagnóstico da esporotricose e são de grande importância para o aumento da sensibilidade, especificidade e acurácia. O diagnóstico molecular consiste na identificação das espécies do gênero *Sporothrix*. A reação em cadeia da polimerase (PCR) baseada na amplificação de uma sequência específica de ácido desoxirribonucleico (DNA) é uma excelente ferramenta para a identificação de agentes de micoses. Desde o fim do século XX, estudos moleculares vêm sendo aplicado às micoses e diferentes técnicas vêm sendo utilizadas, como *primers* específicos com alvo para a grande subunidade do ácido ribonucleico ribossômico (rRNA) de diversos fungos, incluindo *Sporothrix* spp., o polimorfismo do comprimento do fragmento de restrição (RFLP) de diferentes genes alvos, amplificação randômica de DNA polimórfico (RAPD), sequenciamento do DNA da região de transcrição interna do rRNA (ITS), PCR com alvo nos genes das enzimas topoisomerase II, quitina sintase 1 e outras, polimorfismo de comprimento de fragmento amplificado (AFLP), M13 e T3B PCR *fingerprinting*, além de sequenciamento parcial do gene da calmodulina (CAL) e PCR com *primers* espécie-específicos para trechos do mesmo gene. Tais ferramentas estão difundidas em centros de pesquisa, mas também carecem de disponibilização em massa para o diagnóstico em nível de espécie, com o objetivo de epidemiologia molecular e uma vigilância mais aprimorada dos casos de esporotricose e seus agentes etiológicos.

DIAGNÓSTICO DIFERENCIAL

A esporotricose pode ser clinicamente semelhante a outras doenças infecciosas e não infecciosas. Para as formas cutâneas, piodermites, leishmaniose tegumentar americana, paracoccidioidomicose, cromoblastomicose, tuberculose cutânea, sífilis e granuloma anular são diagnósticos diferenciais. Já para as formas extracutâneas, incluem-se conjuntivite bacteriana, osteomielites de outras etiologias, tuberculose pulmonar e meníngea e paracoccidioidomicose. O contexto epidemiológico deve ser considerado em regiões de alta endemicidade. Com relação à anatomia patológica, doenças granulomatosas infecciosas ou não devem ser consideradas, mas o laudo pode sugerir um ou outro diagnóstico mais provável conforme os achados. As estruturas leveduriformes de *Sporothrix* spp. devem ser diferenciadas de *Candida* spp., *Histoplasma capsulatum*, *Leishmania* spp., dentre outros. Os corpos de Hamazaki-Wesenberg (estruturas elípticas pigmentadas vistas na sarcoidose) podem ser confundidos com *Sporothrix* spp., além da presença do fenômeno Splendore-Hoeppli que pode ser uma característica distintiva importante da esporotricose.

TRATAMENTO

A maioria das formas clínicas apresenta boa resposta ao itraconazol, o fármaco de escolha, na dose de 100 a 200 mg/dia. Esta dose mais baixa, apesar de não constar nos *guidelines* e textos mais antigos, mostrou-se eficaz em casuísticas e estudos com apuração estatística na esporotricose humana de transmissão zoonótica felina. Outras opções terapêuticas, incluem a terbinafina, a solução saturada de iodeto de potássio, o posaconazol e as diferentes formulações de anfotericina B para casos graves e disseminados. Alguns métodos mecânicos têm seu papel, como a criocirurgia com nitrogênio líquido em jato, a termoterapia com calor local, a eletrocirurgia, curetagem e a drenagem/punção de lesões (Quadro 12.1). No Brasil, a equipe de saúde deve checar quais opções terapêuticas estão disponíveis gratuitamente em sua unidade, ou entrar em contato com o Ministério da Saúde para fornecimento dos fármacos de alto custo, mediante preenchimento de documentos e critérios diagnósticos.

A duração do tratamento é em média 3 meses, podendo ser reduzida ou prolongada conforme a resposta clínica e a situação imunológica do paciente. Atingida a cura clínica das lesões das formas cutâneas de esporotricose (reepitelização, ausência de crostas e resolução do eritema e da infiltração iniciais), o tratamento pode ser prontamente suspenso. Muitos autores, no entanto, recomendam que o tratamento seja mantido por até 1 mês após a cura. Em pacientes imunossuprimidos é recomendada a profilaxia secundária até resolução da imunodeficiência, ou o prolongamento do tratamento após a cura clínica. Tratamento de gestantes com esporotricose deve ser individualizado, priorizando-se aplicação de calor local ou criocirurgia com nitrogênio líquido em jato, de acordo com o estado imunológico da paciente e gravidade da doença. Para formas mais graves durante a gestação, recomenda-se a anfotericina B.

O itraconazol deve ser preferencialmente tomado em dose única diária, após almoço ou jantar. Devem-se evitar alimentos alcalinos, como laticínios, medicamentos antiácidos como inibidores de bomba de prótons e antagonistas dos receptores de histamina H_2. Recomenda-se que o itraconazol não seja manipulado em farmácias e que as cápsulas sejam ingeridas com sucos cítricos. Para tratamento humano, as cápsulas não devem ser abertas. Excepcionalmente e de forma controversa, para crianças e adultos que não conseguem deglutir cápsulas de itraconazol, elas podem ser abertas e misturadas com sucos cítricos. Outra opção é a formulação líquida em farmácia de manipulação, com posterior administração desta fórmula em jejum, diariamente, com base na bula das formulações orais líquidas existentes em alguns países. O itraconazol apresenta interações medicamentosas, notadamente com estatinas, inibidores de bombas de prótons, antirretrovirais, fármacos de efeito neurológico, anticoagulantes, dentre muitos outros. Efeitos adversos comuns incluem cefaleia, epigastralgia e diarreia, geralmente autolimitados e bem tolerados. Para uso na gestação, é classificado como categoria C. Em casos graves e disseminados, a dose de 400 mg/dia está indicada quando a anfotericina B não puder ser utilizada, ou subsequente a esta.

A terbinafina é uma alternativa para as formas cutâneas de esporotricose, em pacientes refratários ou intolerantes ao itraconazol e possui menor potencial de interação medicamentosa por não ser metabolizada pela via do citocromo P450. Alguns efeitos adversos são cefaleia, alteração do paladar, desconforto gastrintestinal, neutropenia e erupção cutânea. É considerada como categoria B para uso em gestantes, devendo ser evitada inclusive durante a amamentação por ser excretada no leite.

A solução saturada de iodeto de potássio deve ser feita em farmácia de manipulação e é indicada para formas localizadas e para pacientes com reação de hipersensibilidade, como eritema nodoso e artrite reativa, devido ao seu efeito imunomodulador. Os principais efeitos adversos são gosto metálico, náuseas, diarreia e erupção acneiforme. O uso prolongado pode causar iodismo ou toxicidade pelo potássio. É contraindicada para pacientes com disfunção tireoidiana, alergia a iodo, insuficiência renal crônica ou usuários de diurético poupador de potássio, além de gestantes e nutrizes (risco categoria D).

A anfotericina B é indicada em casos graves de esporotricose, nas formas extracutâneas ou cutâneas disseminadas, principalmente em pacientes imunossuprimidos. É administrada por infusão intravenosa, idealmente diária e mantida até melhora clínica. Esquemas de doses mais espaçadas, como 2 a 3 vezes/semana, podem ser tentados em regime de hospital-dia, com ou sem tratamento adjuvante oral. Pode ocasionar hipopotassemia, além de ser cardiotóxica e nefrotóxica. Suas apresentações lipídicas (em complexo lipídico ou lipossomal) apresentam menor potencial de efeitos adversos. Pacientes imunossuprimidos, como aqueles com AIDS, devem ser tratados até a cura e, posteriormente, seguidos com profilaxia secundária, em geral com itraconazol 200 mg/dia, até a estabilização do número de linfócitos T CD4$^+$ acima de 200 células/mm^3.

O posaconazol surgiu como opção terapêutica de resgate para casos graves e disseminados, ainda com pouca experiência em grandes casuísticas e de elevado custo. Está disponível na forma de solução oral, 40 mg/mℓ e é classificado como categoria C para uso na gestação.

Quanto às reações de hipersensibilidade, sempre investigar outras possíveis causas, como uso de fármacos diversos, neoplasias ocultas ou outras doenças infecciosas. Caso haja sintomas/sinais importantes como febre, artralgia e quadro cutâneo exuberante, considerar uso de prednisona oral (0,5 mg/kg/dia) em esquema de redução gradual de dose a cada 5 a 7 dias, com retirada total de 20 a 30 dias. Um esquema utilizado com sucesso é a dose inicial de 40 mg/dia durante 3 a 5 dias, com redução seriada para 20, 10 e 5 mg/dia, a cada 7 dias. Caso o iodeto de potássio tenha sido o tratamento utilizado para esporotricose, pode ser útil também para eritema nodoso. A artralgia/artrite reativa pode responder bem aos anti-inflamatórios não hormonais, em curso de 5 a 10 dias.

Micologia Médica

Quadro 12.1 — Tratamento da esporotricose.

Medicamento	Dose	Via	Frequência	Tempo

Itraconazol*	Adultos:
	  100 a 200 mg/dia
	Crianças:
	  5 mg/kg/dia
		Oral	1 vez/dia
			(após refeição)
				Até a cura ou após
				  1 mês da resolução
				  das lesões

Terbinafina	Adultos:
	  250 a 500 mg/dia
	Crianças:
	  < 20 kg: 62,5 mg
	  20 a 40 kg: 125 mg
	  > 40 kg: 250 mg
		Oral	1 vez/dia	*Idem* ao itraconazol

Solução saturada de iodeto de potássio (manipular 50 g de iodeto de potássio em 35 mℓ de água destilada, uso com conta-gotas)	Início: 5 gotas, aumentar 1 gota/dia (ambas as tomadas) até alcançar:
	em adultos:
	20 a 25 gotas, 2 vezes/dia.
	em crianças:
	  < 20 kg: 10 gotas
	  20 a 40 kg: 15 gotas
	  > 40 kg: 20 a 25 gotas
		Oral	2 vezes/dia
			(após refeições,
			  com suco ou
			  leite)
			Não tomar puro
				Idem ao itraconazol

Posaconazol	400 mg (10 mℓ da solução oral)	Oral	2 vezes/dia (após refeição)	Terapia de resgate
				  para casos
				  refratários graves

Anfotericina B	1 mg/kg/dia
	(máx. 50 mg/dia)
	para anfotericina desoxicolato;
	3 a 5 mg/kg/dia
	se formulação lipídica
		Intravenosa	1 vez/dia	Até resposta clínica
				  satisfatória (cerca de
				  10 a 14 dias);
				  substituir por
				  itraconazol assim
				  que possível

Termoterapia com calor local	Cerca de 40 a 50°C – cuidado com queimadura	Tópica de contato	3 vezes/dia (20 min por vez)	Adjuvante ou isolado – a critério
Criocirurgia com nitrogênio líquido em jato	Cerca de 10 a 30 s por aplicação	Tópica (com ou sem contato)	2 ciclos a cada 3 a 4 semanas	Adjuvante ou isolado – a critério
Eletrocirurgia	A critério e sob anestesia	Tópica de contato	Única ou múltiplas	Adjuvante ou isolado – a critério
Punção/drenagem/curetagem	A critério (com ou sem anestesia)	Tópica de contato	Única ou múltiplas	Adjuvante ou isolado – a critério

*Em casos especiais, de adultos ou crianças que não consigam deglutir o itraconazol em cápsulas, estas podem ser abertas e dissolvidas em sucos cítricos ou xarope para realização do tratamento. Uma opção é a formulação da solução oral na farmácia de manipulação, a ser administrada em jejum.

RESUMO

Sinonímia	Doença da roseira; doença do jardineiro.
Epidemiologia	Micose subcutânea ou de implantação, cosmopolita, subaguda ou crônica. A transmissão ocorre pelo traumatismo cutâneo com plantas, terra, arranhadura ou mordedura de gatos infectados. Descrita inicialmente no Rio de Janeiro, desde 1998, a doença de transmissão zoonótica que envolve gatos avança no Brasil. Mulheres do lar, crianças e idosos e outras pessoas que lidam com estes animais são os mais acometidos.
Etiologia	Fungos do gênero *Sporothrix*.
Clínica	A clínica depende do estado imune do hospedeiro, da quantidade, do modo, da profundidade do inóculo fúngico, da virulência, da patogenicidade e da termotolerância da cepa. As formas mais comuns são a linfocutânea e a cutânea fixa, mas há também a cutânea disseminada e a disseminada/extracutânea. Reações de hipersensibilidade, regressão espontânea, infecção secundária e sequelas podem ocorrer (ver Figuras 12.1 a 12.3).
Diagnóstico laboratorial	Cultura é o padrão-ouro, com crescimento de colônias brancacentas, membranosas que pigmentam em poucos dias (ver Figura 12.4) e posterior termodimorfismo quando a 35 a 37°C, com cultura de aspecto cremoso (ver Figura 12.5). A microscopia revela hifas hialinas septadas e ramificadas, com conídios formando cachos ou buquês (ver Figura 12.4), enquanto na fase leveduriforme são vistas estruturas arredondadas ou ovais, com brotamento em geral único (ver Figura 12.5). A histopatologia em geral mostra inflamação crônica granulomatosa com necrose e, assim como a sorologia, é auxiliar.
Diagnóstico diferencial	Leishmaniose tegumentar; micobacteriose cutânea; piodermite.
Tratamento	Itraconazol na dose de 100 a 400 mg/dia é a escolha. Alternativas incluem terbinafina ou solução saturada de iodeto de potássio orais, ou anfotericina B intravenosa para casos graves. Criocirurgia, termoterapia com calor local, eletrocirurgia, curetagem, drenagem/punção de lesões são opções adjuvantes. Apesar de uma média aproximada de 4 meses de duração, o tratamento deve seguir até a cura.

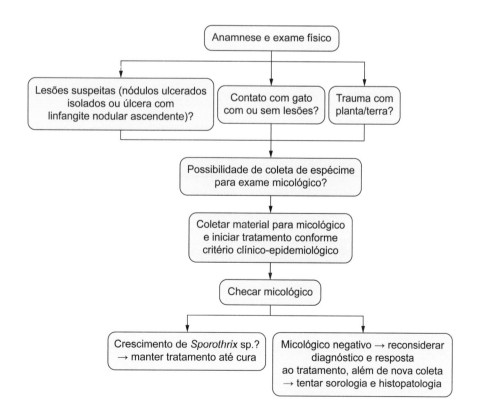

BIBLIOGRAFIA

Almeida-Paes R, Oliveira MM, Freitas DF et al. Sporotrichosis in Rio de Janeiro, Brazil: Sporothrix brasiliensis is associated with atypical clinical presentations. PLoS Negl Trop Dis. 2014;8(9):e3094.

Barros MB, Almeida-Paes R, Schubach AO. Sporothrix schenckii and sporotrichosis. Clin Microbiol Rev. 2011;24(4):633-54.

Barros MBL, Schubach AO, Oliveira RVC et al. Treatment of cutaneous sporotrichosis with itraconazole: study of 645 patients. Clin Infect Dis. 2011;52(12):e200-6.

Chakrabarti A, Bonifaz A, Gutierrez-Galhardo MC et al. Global epidemiology of sporotrichosis. Med Mycol. 2015;53(1):3-14.

Gremião I, Oliveira M, Miranda LM et al. Geographic expansion of sporotrichosis, Brazil. Emerg Infect Dis. 2020;26(3):621-4.

Kauffman CA, Bustamante B, Chapman SW et al. Clinical practice guidelines for the management of sporotrichosis: 2007 update by the Infectious Diseases Society of America. Clin Infect Dis. 2007;45(10):1255-65.

Lopes-Bezerra LM, Mora-Montes HM, Zhang Y et al. Sporotrichosis between 1898 and 2017: the evolution of knowledge on a changeable disease and on emerging etiological agents. Med Mycol. 2018;56(1):126-43.

Orofino-Costa R, Macedo PM, Rodrigues AM et al. Sporotrichosis: an update on epidemiology, etiopathogenesis, laboratory and clinical therapeutics. An Bras Dermatol. 2017;92(5): 606-20.

Portuondo DL, Dores-Silva PR, Ferreira LS et al. Immunization with recombinant enolase of Sporothrix spp. (rSsEno) confers effective protection against sporotrichosis in mice. Sci Rep. 2019; 9(1):17179.

Silva MB, Costa MM, Torres CC et al. Esporotricose urbana: epidemia negligenciada no Rio de Janeiro, Brasil [Urban sporotrichosis: a neglected epidemic in Rio de Janeiro, Brazil]. Cad Saúde Pública. 2012;28(10):1867-80.

13 Micetomas

Carmelia Matos Santiago Reis • Eugênio G. M. Reis Filho • Thomás Novoa Jaeger

Sinonímia: actinomicetoma; doença de Balingall; maduromicose; micetoma eumicótico; micetoma maduro micótico; "pé de formigueiro"; "pé de Madura".

EPIDEMIOLOGIA

Micetoma é uma infecção supurativa crônica da pele e do tecido celular subcutâneo, com desenvolvimento lento, progressivo e indolor. A doença se apresenta com tumoração (nódulos e gomas). Há ainda fístulas que se intercomunicam e drenam estruturas denominadas grãos pelos seus seios de drenagem. Os grãos se organizam no tecido como microcolônias compactadas constituídas por filamentos bacterianos ou hifas fúngicas. Os agentes causadores de micetomas são bactérias aeróbicas e anaeróbicas (actinomicetomas) e fungos (eumicetomas). As bactérias formam filamentos delicados com diâmetro de até 1 μm (formam os grãos actinomicóticos), enquanto os fungos apresentam filamentos mais espessos com pelo menos 2 μm (constituem os grãos eumicóticos). Entre os agentes etiológicos, existem cerca de 20 tipos de actinomicetos aeróbios e alguns fungos filamentosos.

Micetomas são mais prevalentes em regiões tropicais e subtropicais, na faixa etária entre 20 e 50 anos, em trabalhadores do campo, em moradores de áreas rurais e em homens (três a cinco vezes a mais que em mulheres). Até o presente momento, não foram relatados, de maneira bem estabelecida, outros fatores de risco. A transmissão se dá por inoculação do agente infeccioso na região subcutânea por meio de trauma com objetos ou plantas contaminadas com os organismos causadores de micetomas. As lesões ocorrem nos membros inferiores em pelo menos 80% dos pacientes com essa enfermidade. O primeiro sítio

anatômico acometido é o pé em cerca de dois terços dos casos, apesar de poder afetar virtualmente qualquer região do corpo. Em todo o mundo, cerca de 60% dos casos são causados por actinomicetos, classificados como actinomicetomas, sendo os 40% restantes causados por fungos filamentosos e chamados de eumicetomas. Na África, principalmente no Sudão, os micetomas são causados pelo fungo *Madurella mycetomatis*. No México, seu principal agente é o actinomiceto *Nocardia brasiliensis*. Na Índia, micetomas são causados por fungos e por bactérias em proporções semelhantes.

As referências mais antigas relatadas sobre a entidade nosológica conhecida hoje como micetoma datam do Império Bizantino (300 a 600 A.D.). Foi encontrado o esqueleto de um homem adulto com alterações ósseas que morfologicamente seriam sugestivas da doença. O primeiro relato escrito está registrado em um livro religioso da antiga Índia denominado *Atharva Veda*. A lesão dermatológica foi denominada "pé de formigueiro". Em 1842, surgiram os primeiros casos clínicos, relatados pelo missionário francês Gill, em Madura, no sul da Índia, sendo denominados "pé de Madura". Carter, em 1860, chamou a doença pela primeira vez como micetoma. Em 1913, Pinoy classificou os agentes etiológicos do micetoma em bacterianos e fúngicos. Em 1956, Abott estudou o mapeamento dos micetomas em algumas regiões do mundo, como no Sudão, onde foram relatados 1.321 casos de micetoma em 2 anos e meio. Outros estudiosos deram prosseguimento a pesquisas sobre a doença em outros países, como Congo, Somália, Argentina e México.

Micetoma é uma doença endêmica em países tropicais e subtropicais, predominando nos países localizados entre as latitudes 15°S e 30°N, área conhecida como o "cinturão do micetoma". As regiões endêmicas costumam ser majoritariamente áridas, apresentando, no geral, breves períodos chuvosos, seguidos por longas estações secas. Sob o ponto de vista circadiano, há grande oscilação térmica, podendo-se atingir 45 a 60°C durante o dia e sofrer intensa queda da temperatura à noite, alcançando até 15 a 18°C. Essas variações climáticas extremas provavelmente favorecem a sobrevivência do agente causador em seu nicho natural. Os actinomicetomas são mais prevalentes em regiões mais secas e, já os eumicetomas ocorrem mais comumente em regiões mais chuvosas.

Os países com maior incidência são Sudão, Venezuela, México e Índia, destacando-se Sudão e México com o maior número de casos registrados. Há ainda relatos em outros países do continente africano, como Egito, Senegal, Mauritânia, Quênia, Nigéria, Etiópia, Chade, Camarões, Djibuti e Somália. Na América Latina, o México possui o maior número de casos notificados, porém a doença foi registrada na Venezuela, Colômbia, Argentina e no Brasil. Outros países com registro de casos são EUA, Alemanha, Holanda, Turquia, Líbano, Arábia Saudita, Irã, Filipinas, Japão, Sri Lanka e Tailândia. Os actinomicetomas são encontrados em maior proporção na América do Sul e América Central, enquanto os eumicetomas são mais comuns na África. Sudão é o país de maior prevalência dessa doença infecciosa no mundo. Já foram relatados mais de 7 mil pacientes tratados em Cartum, capital do Sudão, sendo *Madurella mycetomatis* o agente isolado em 70% dos casos. No México, até 97% dos casos de micetomas são causados por actinomicetos, principalmente da espécie *Nocardia brasiliensis*, assim como no Brasil. A localização podal é a mais frequente nesses dois países.

Micetomas ocorrem em todas as etnias. Os homens são mais acometidos que as mulheres na proporção de 3:1 a 5:1. Essa proporção pode ser atribuída ao número maior de homens que trabalham na agricultura. É importante mencionar que fatores intrínsecos genéticos e imunológicos associados a questões ambientais podem ser responsáveis pelo aumento da suscetibilidade à infecção. A transmissão se dá por inoculação do agente infeccioso, algumas vezes localizado no solo, por meio de um ferimento por espinho, fragmento de madeira ou pedregulhos. Plantas contaminadas são outra fonte exógena de transmissão. Micetoma é considerada uma doença majoritariamente ocupacional de indivíduos que trabalham em zonas rurais, como agricultores, pastores ou outros profissionais com íntimo contato com o meio ambiente. Não há transmissão direta inter-humana, embora indivíduos que habitem ou trabalhem no mesmo ambiente e apresentem hábitos de vida similares têm maior probabilidade de adquirirem a doença. É notória a conservação do estado de saúde dos portadores de micetomas. Atualmente não há relatos conhecidos de vetores e/ou reservatórios animais.

ETIOLOGIA

Os micetomas são causados por fungos (eumicetomas) e bactérias (actinomicetomas) e apresentam características clínicas semelhantes. Os agentes etiológicos dos actinomicetomas são agrupados em anaeróbios (p. ex., *Actinomyces israelii*) e aeróbios (p. ex., *Nocardia brasiliensis, N. asteroides, N. otitidiscaviarum, N. transvalensis, Streptomyces somaliensis, Actinomadura madurae* e *A. pelletieri*). Atualmente são conhecidas novas espécies de *Nocardia*, como *N. harenae* e *N. takedensis*. Pelo menos 41 fungos filamentosos conhecidos são agentes etiológicos responsáveis por eumicetomas em todo o mundo. A espécie de maior prevalência é *Madurella mycetomatis* (70%), seguida de *Madurella grisea* e *Scedosporium apiospermum*. São incluídos outros agentes etiológicos: *Acremonium* falciforme, *A. kiliense, A. recifei, A. desctrutans, Cylindrocarpon nescens CyA, Exophiala jeanselmei, Scytalidium dimidiatum, Aspergillus nidulans, Neotestudina rosatii, Leptosphaeria senegalensis, Pyrenochaeta romeroi* e *Phialophora verrucosa*. A frequência dessas espécies depende principalmente da região geográfica avaliada e de suas específicas condições climáticas. *Madurella mycetomatis* apresenta grão preto e é um fungo típico de regiões tropicais, enquanto o micetoma causado por *Scedosporium apiospermum* possui grão branco e é comum em regiões temperadas, sendo responsável por 10% dos casos nesses locais. A apresentação clínica típica é constituída por uma tríade formada por massa tumoral indolor subcutânea acompanhada de múltiplas fístulas e eliminação de grãos (aglomerados de estruturas bacterianas ou fúngicas). O processo se inicia com um trauma penetrante, resultando na inoculação, em tecido celular subcutâneo, do microrganismo, com proliferação local e evolução da respectiva lesão de forma lenta e progressiva. O crescimento do micetoma é indolente, ocorrendo paulatinamente ao longo de meses e anos, culminando com a penetração progressiva e o aprofundamento da lesão, podendo alcançar eventualmente os ossos. O microrganismo em questão se dissemina localmente por contiguidade topográfica ou ainda pelo sistema linfático, ocorrendo apenas raramente difusão via corrente sanguínea.

CLÍNICA

O diagnóstico de micetoma é baseado na apresentação clínica e na identificação do agente etiológico no tecido. A diagnose clínica se caracteriza por uma tríade: massa subcutânea, fístulas e grãos. O quadro clínico é caracterizado por massa indolor subcutânea com várias fístulas que drenam, para o meio externo, exsudato sanguinolento, seropurulento ou purulento contendo grãos característicos. Apesar do acometimento ser classicamente indolor, a temperatura do sítio afetado pode estar discretamente elevada. Geralmente há disseminação apenas por contiguidade, podendo alcançar eventualmente estruturas profundas, como músculos, tendões, articulações, fáscias e ossos. Essa invasão local pode resultar em destruição, deformidade e perda de função. Disseminação linfática já foi relatada previamente, principalmente, em casos de actinomicetomas. A área atingida se apresenta endurecida, fibrótica e lenhosa, devido à aderência dos tecidos superficiais e à esclerose da derme. Topografias em contato mais íntimo com o solo geralmente são consideradas sítios de eleição dos micetomas, sendo pé o local mais frequente. É importante mencionar que os membros superiores e/ou inferiores apresentam lesões em 94% do total de casos (Figuras 13.1 a 13.3). Tórax, abdome, cabeça e cavidade oral também podem ser atingidos pelo processo patológico, geralmente no contexto clínico de actinomicetomas. Ocasionalmente pode ser fatal por lesão visceral, principalmente no contexto clínico de acometimento do tórax, cabeça ou pescoço. Manifestações neurológicas também podem ocorrer secundárias ao efeito de massa de lesões próximas à medula espinal. Frente a um paciente com micetoma, o desfecho clínico depende do preciso diagnóstico da doença. Clinicamente há alguns achados semiológicos que ajudam no diagnóstico diferencial entre eumicetoma e actinomicetoma. Classicamente a evolução das lesões de etiologia bacteriana é mais rapidamente progressiva. Elas tendem ainda a se apresentar com margens mais mal delimitadas à ectoscopia, além de aspecto mais inflamatório, exsudativo e destrutivo na topografia acometida. Actinomicetomas normalmente apresentam também fístulas e seios de drenagem múltiplos, em maior quantidade do que os eumicetomas e invasão óssea mais precoce. A coloração dos grãos é outro achado que pode ajudar na suspeita etiológica. Micetomas de origem fúngica tendem a apresentar grãos de diferentes colorações, mas a cor preta é bastante específica.

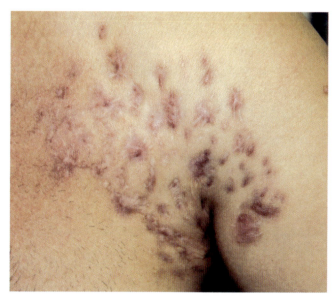

Figura 13.1 Actinomicetoma no membro superior esquerdo por *Nocardia brasiliensis*.

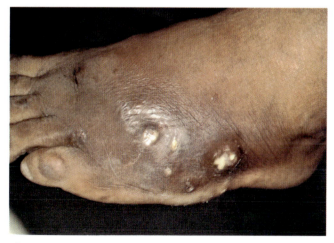

Figura 13.2 Actinomicetoma podálico por *Nocardia brasiliensis* com saída de exsudato seropurulento e grãos esbranquiçados. Fonte: imagem cedida por Regina Casz Schechtman.

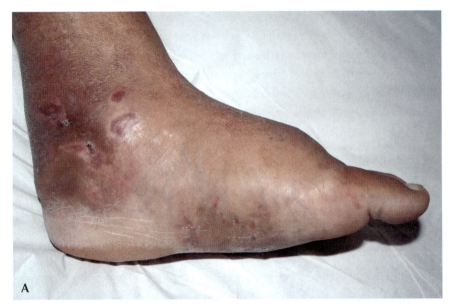
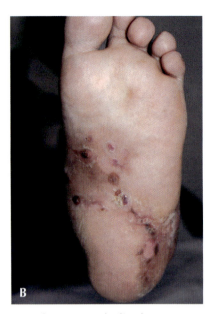

Figura 13.3 Eumicetoma podálico por *Madurella grisea*. **A.** Região lateral do pé acometido mostrando fístulas e crostas. **B.** Região plantar do mesmo paciente demostrando fístulas em trajeto linear com saída de exsudato com grãos negros.

DIAGNÓSTICO LABORATORIAL

É importante definir a etiologia fúngica ou bacteriana porque os tratamentos serão diferenciados. O diagnóstico mais específico é o exame dos grãos eliminados através das fístulas. Tanto o material espontaneamente drenado como o produto da expressão mecânica devem ser cuidadosamente examinados macro e microscopicamente buscando-se a visualização dos grãos. Para o exame direto, deve-se recolher o exsudato drenado pelas fístulas. É importante mencionar que é preferível escolher as topografias que estão na iminência de se romperem, podendo-se utilizar de uma puntura por agulha. Na ausência de lesões fistulizadas, procede-se a uma biopsia profunda. Parte desse material coletado é preparado para visualização a fresco (exame direto) e também semeado em meios de cultura apropriados (ver Quadro 13.1). A cultura é fundamental para identificar os organismos causadores. Os grãos obtidos por biopsia cirúrgica profunda são os ideais, já que os capturados do material eliminado pelas fístulas geralmente estão mortos ou contaminados. Deve-se realizar biopsias cirúrgicas profundas visando otimizar a probabilidade de encontrar os grãos viáveis para a confirmação diagnóstica. O material uma vez obtido é encaminhado para estudos micológico/bacteriológico, histopatológico e imuno-histoquímico. Os grãos ou as microcolônias são predominantemente encontrados na profundidade do tecido subcutâneo (Figuras 13.4 e 13.5).

Exame histopatológico

Os grãos podem ser visualizados pela coloração de hematoxilina-eosina (HE) e técnicas histoquímicas especiais, como a reação de ácido periódico de Schiff (PAS) e a coloração com prata metenamina de Gomori-Grocott, que permitem a visualização dos grãos com maior acuidade à microscopia óptica. No contexto da infecção por actinomicetos, é possível a visualização dos agentes patogênicos pela coloração HE, mas é recomendada também a investigação e a confirmação com a coloração de Gram. O elemento principal do exame histopatológico é o achado do grão, aqui mais bem estudado que no exame direto a fresco. Na avaliação histopatológica, são visualizados granulomas de células epitelioides e células gigantes multinucleadas como resultado de uma reação de corpo estranho a elementos fúngicos e bacterianos, junto com a observação de microcolônias ou grãos. Nos eumicetomas, os grãos são conglomerados de hifas ramificadas e dispostas radialmente, por vezes com formação de vacúolo. São observadas hifas largas com coloração rosada, rodeadas por uma vertente basofílica (coloração HE). Os grãos mostram configurações que podem ser redondas, ovais ou semelhantes à morfologia de um rim (Figuras 13.6 e 13.7). Nos actinomicetomas, os filamentos são mais delicados e envolvidos por um complexo antígeno-anticorpo, formando uma estruturada radiada intensamente eosinofílica (clavas) em torno dos grãos, assemelhando-se ao fenômeno de Splendore-Hoeppli. A histopatologia é útil na confirmação do diagnóstico clínico de micetoma, mas não identifica o agente causal. Distingui apenas o grão eumicótico do actinomicótico. Cortes histológicos revelam granuloma com grãos localizados dentro de microabscessos. A repetição dos exames histopatológicos deve ser efetuada a cada 6 meses, acompanhando a evolução da doença.

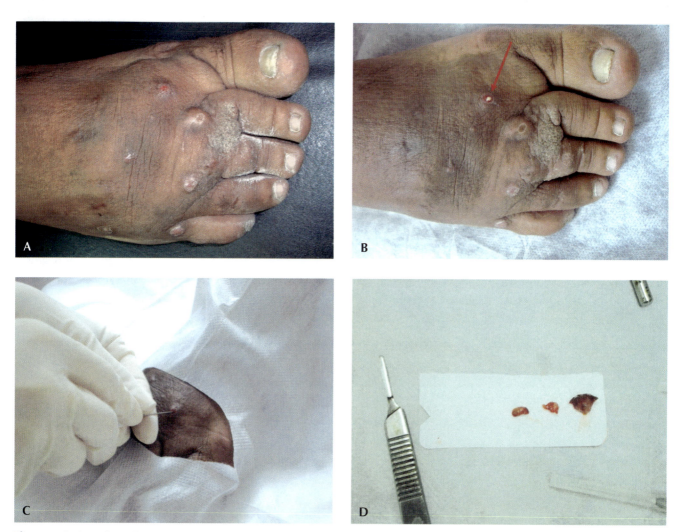

Figura 13.4 Coleta do grão de micetoma no laboratório de micologia. **A.** Micetoma actinomicótico. Presença de tumoração, fístulas e saída de grãos. **B.** Saída de grão branco mostrada em detalhe (*seta vermelha*). **C.** Coleta do grão realizada com objeto pontiagudo (lâmina de bisturi estéril) no laboratório de micologia do Instituto de Dermatologia Professor Rubem David Azulay (IDPRDA). **D.** Lâmina de vidro com material coletado da lesão. Fonte: imagens cedidas por Regina Casz Schechtman.

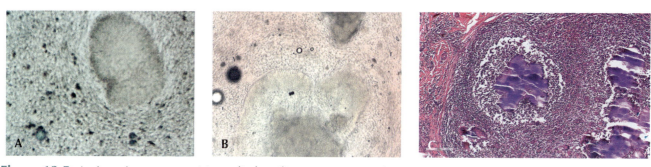

Figura 13.5 Actinomicetoma por *Nocardia brasiliensis*. **A.** Exame direto em KOH 20%. Presença de grão claro, aumento de ×40. **B.** Esfregaço do grão. Detalhe do aspecto homogêneo do grão actinomicótico, aumento de ×100. Fonte: imagem cedida por Regina Casz Schechtman. **C.** Exame histopatológico de pele. Grão actinomicótico. *Nocardia* spp. Aparência homogênea. HE ×10. Fonte: imagem cedida por Takano G.

124 Micologia Médica

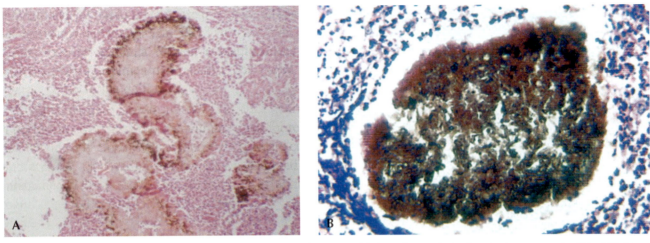

Figura 13.6 Eumicetoma por *Madurella grisea*. Exame histopatológico direto da lesão. **A.** Aumento de 40× HE. Notar presença de pigmento na periferia do grão. **B.** Aumento de 100× HE. Detalhe do grão de aspecto heterogêneo. Fonte: imagem cedida por Regina Casz Schechtman.

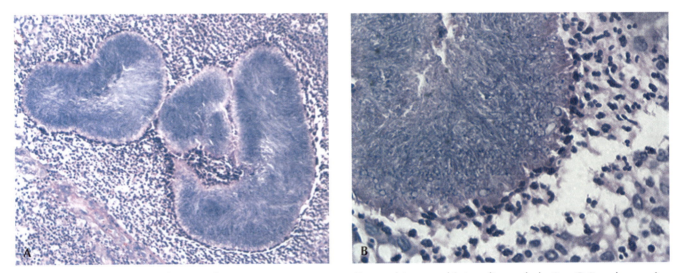

Figura 13.7 Eumicetoma de grão claro por *Acremonium* sp. Exame histopatológico direto da lesão. Grãos de aparência heterogênea repleto de hifas e clamidosporos. **A.** Dois grãos na derme profunda envoltos por infiltrado inflamatório misto. **B.** Detalhe da aparência heterogênea do grão contendo elementos fúngicos na periferia. Fonte: imagem cedida por Regina Casz Schechtman.

Exame micológico/bacteriológico

Características macroscópicas e microscópicas dos grãos

Os diagnósticos micológico e bacteriológico de uma lesão suspeita de micetoma devem ser baseados na observação microscópica dos grãos eumicóticos ou actinomicóticos e no isolamento dos agentes etiológicos em meios específicos para cada espécie e, quando possível, na inoculação em animais de laboratório. Os grãos eliminados dos seios fistulosos variam em tamanho, cor e consistência. Ao exame direto, os grãos são utilizados para a identificação provisória e rápida dos agentes etiológicos. Mais de 30 espécies foram identificadas como causas de micetoma. Os grãos de muitos desses agentes têm características morfológicas sobrepostas, por conseguinte, a cultura é necessária para a identificação definitiva do agente etiológico. O material drenado pelas fístulas, na maioria das vezes, é rico em grãos, o que facilita a visualização de grãos eumicóticos ou actinomicóticos em um simples exame a fresco. O tamanho dos grãos é variável dependendo da espécie envolvida, alcançando dimensões de até 1 a 2 mm na infecção por *Madurella* spp. (particularmente *Madurella mycetomatis*), *Actinomadura madurae* e *Actinomadura pelletieri*, enquanto os grãos de *Nocardia brasiliensis*, *N. veias* e *N. asteroides* são pequenos e nem sempre são vistos. As cores dos grãos das espécies mais comuns são mostradas no Quadro 13.1. A cultura é o padrão-ouro para identificar os organismos causadores dos micetomas. O diagnóstico pela cultura é mais assertivo quando a contaminação for evitada. A secreção purulenta aspirada da fístula deve ser centrifugada, sedimentada e lavada várias vezes com solução fisiológica para eliminar os germes de contaminação antes da semeadura. Os grãos obtidos por biopsia cirúrgica profunda são os ideais, pois os capturados do exsudato das fístulas geralmente estão mortos e contaminados. É importante o acompanhamento diário do crescimento das colônias para que sejam resgatadas todas as colônias suspeitas e repicadas em novos meios de cultura, com o intuito da identificação mais rápida do agente etiológico (Figuras 13.8 a 13.10). Os agentes bacterianos, diferentemente dos agentes fúngicos, apresentam um crescimento mais rápido. Os fungos crescem mais lentamente e as culturas devem ser mantidas em observação por um período de até 6 semanas antes de serem descartadas como negativas.

Descrição da micro e macroscopia dos agentes etiológicos mais comuns causadores de micetomas no Brasil

Os grãos da *Nocardia brasiliensis* (actinomiceto aeróbio) medem cerca de 0,1 a 0,2 mm de diâmetro, tem forma irregular, consistência mole, cor branco-amarelada e, na maioria das vezes, as clavas não são visualizadas ao exame direto. Seu isolamento não é difícil, sendo os meios tradicionalmente utilizados para cultura o ágar Sabouraud, o ágar chocolate e o ágar Czapeck-Dox, mantidos tanto em temperatura ambiente como a 37°C. Após 1 semana de cultivo são observadas pequenas colônias brancas preguedas na sua superfície e amareladas na sua profundidade. Algumas vezes

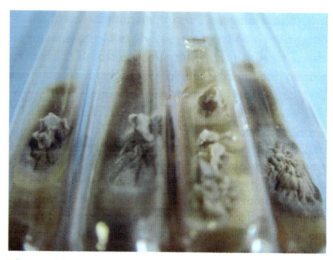

Figura 13.8 *Nocardia brasiliensis*. Colônias inicialmente claras com "aspecto de gesso" e com o tempo adquirem cor alaranjada, superfície cerebriforme e odor de terra molhada. Fonte: imagem cedida por Regina Casz Schechtman.

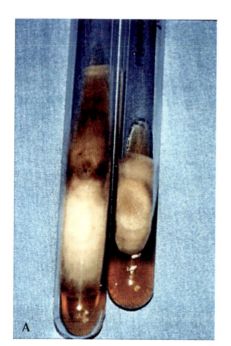
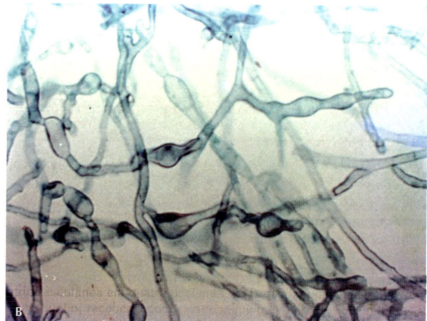

Figura 13.9 *Madurella grisea*. Eumicetoma de grão negro. **A.** Macroscopia: colônias filamentosas algodonosas acinzentadas que com o tempo adotam tom acastanhado e com pigmento marrom no reverso. **B.** Microscopia: cultura estéril com hifas de duas larguras. Presença desde hifas finas a hifas mais largas. Fonte: imagem cedida por Regina Casz Schechtman.

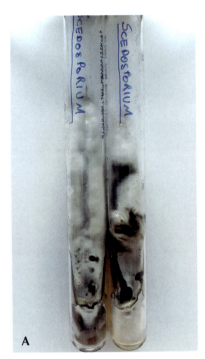
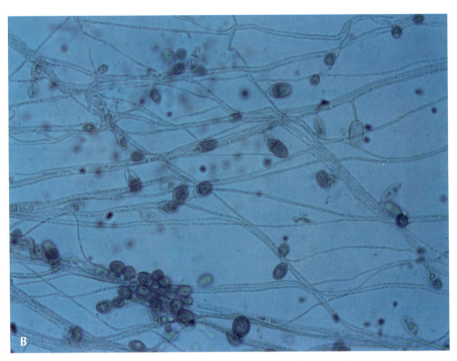

Figura 13.10 *Scedosporium apiosperma*. **A.** Macroscopia: colônias filamentosas, superfície algodonosa de cor acinzentada semelhante a pelo de rato. **B.** Microscopia: hifas septadas hialinas e conídios piriformes, aumento de ×100. Fonte: imagem cedida por Regina Casz Schechtman.

são recobertas por um fino e curto micélio aéreo esbranquiçado relacionado com a fragmentação dos filamentos bacterianos. A cultura classicamente exibe o característico odor de "terra molhada" (ver Quadro 13.1). A *Nocardia brasiliensis*, em esfregaço corado pelo Gram, apresenta filamentos bacterianos ramificados que se fragmentam em estruturas cocoides e bacilares; são Gram-positivos e parcialmente ácido-resistente pelo método de Kinyou. *Nocardia asteroides* é um microrganismo que se desenvolve plenamente em ágar Sabouraud, ágar chocolate e no ágar Czapeck-Dox mantidos com temperatura local entre 25 e 37°C. Inicialmente sua colônia exibe superfície elevada, glabrosa, sulcada, com aspecto granuloso, geralmente de cor alaranjada, podendo variar do amarelado ao rosado. Na coloração pelo Gram, apresenta filamentos ramificados, delicados e sinuosos de cerca de 1 μm, fragmentando-se em estruturas bacilares e cocoides. *Actinomadura madurae*, ao exame direto, apresenta grãos branco-amarelados, de consistência caseosa, arredondados ou ovais, insolúvel em ácido acético e em solução contendo KOH a 20%. Cresce em temperatura ambiente, com melhor desenvolvimento a 37°C. A cultura é realizada em meio de caldo de infusão de legumes, gelose-glicerinada e meio de Lowenstein-Jensen e as colônias se apresentam salientes, arredondadas, branco-amareladas e posteriormente se tornam rosadas ou com aspecto vermelho-vivo. *Madurella grisea* mostra, ao exame direto, grãos negros de formato oval ou irregular, podendo medir 1 a 2 mm ou mais. A cultura apresenta crescimento lento e alcança, em 30 dias, cerca de 17 a 25 cm de diâmetro, na temperatura de 26 a 30°C, apresentando colônias sulcadas, cerebriformes, contorno irregular e coriáceo, coloração acinzentada a verde-olivácea e posteriormente torna-se enegrecida com superfície aveludada. O microcultivo das colônias mostra micélios septados, demácios, com 1 a 3 μm de diâmetro com raros clamidósporos e hifas moniliformes largas medindo entre 3 e 5 μm. Exibe crescimento pleno ao ser cultivado em ágar Sabouraud e ágar batata, apresentando micélios estéreis. *Madurella mycetomatis* apresenta grãos negros, grandes, podendo alcançar dimensões de 5 mm ou serem até maiores. As colônias têm coloração inicial amarelada ou ocre-marrom, superfície sulcada e são cobertas frequentemente de micélio aéreo, curto, de tonalidade acinzentada. Ocorre bom desenvolvimento das culturas nos meios ágar batata, ágar fubá, ágar Sabouraud e ágar Czapeck-Dox a 37°C. Apresenta hifas moniliformes, demácias e clamidósporos com 25 μm, desenvolvendo, após 2 meses, esclerócios negros com 1 μm de diâmetro, constituídos de micélios poligonais; apresenta dois tipos de esporulação: conidióforos simples e ramificados e inúmeros clamidosporos. Assimila lactose e não assimila sacarose. O *Acremonium kiliense* apresenta grãos branco-amarelados de 20 mm, forma irregular com hifas fragmentadas. As colônias apresentam crescimento rápido nos meios ágar Czapeck-Dox, ágar batata e ágar fubá em temperatura local variando entre 26 e 30°C e macroscopicamente são aveludadas, branco-acinzentadas e apresentam reverso violeta. Os conidióforos exibem parede lisa e emergem de suas porções apicais conídios hialinos, unicelulares e retos, mantidos unidos por substância mucilaginosa. O *Scedosporium apiospermum* apresenta, ao exame direto, grãos brancos hialinos de 2 a 4 mm, com formas variadas, consistência mole, e hifas septadas e clamidósporos. Suas colônias têm crescimento otimizado em temperatura ambiente e a 37°C, nos meios ágar fubá, ágar batata, ágar Sabouraud e ágar Czapeck-Dox. As colônias inicialmente se apresentam com aspecto flocoso, coloração acinzentada e

apresentam aneloconídios isolados, formados no ápice dos anelóforos. É possível ainda a visualização de aleurosporos piriformes distribuídos nos ápices de conidióforos simples ou ramificados. Os Quadros 13.1 e 13.2 demonstram as características morfolaboratoriais dos grãos dos agentes etiológicos mais isolados no contexto de micetomas.

Diagnóstico molecular

Mais recentemente, técnicas de biologia molecular adquiriram importância crescente para melhor definição de gênero e espécie. O uso dessas técnicas é de grande auxílio porque os agentes podem ter esporulação pobre, atrasando a identificação morfológica de fungos com uso de alguns métodos diagnósticos mais clássicos, como a cultura. No entanto, em função da falta de técnicas padronizadas, o diagnóstico molecular deve ser considerado apenas complementar a métodos de diagnósticos convencionais.

Quadro 13.1	Agentes etiológicos e seus aspectos morfofisiológicos: grão, temperatura e provas bioquímicas.		
Agente etiológico	**Características do grão**	**Temperatura ótima**	**Provas**
Nocardia brasiliensis	Branco-amarelado, 1 mm, com clavas e formações filamentosas; gram (+) e Baar (+)	25 e 37°C	Hidrólise da caseína (+) Crescimento em gelatina 0,4% (+) Decompõe-se em cristal de tirosina
Nocardia asteroides	Branco-amarelado, 1 mm, com clavas e formações filamentosas; gram (+) e Baar (+)	25 e 37°C	Não hidrolisa caseína (-), não cresce em gelatina 0,4% (-), não decompõe a tirosina (-)
Actinomadura madurae	Branco-amarelado, arredondado ou oval	37°C	Gelatina (-)
Acremonium kiliense	Branco-amarelado, 20 mm, forma irregular, com hifas fragmentadas	26 a 30°C	Assimila glicose, maltose, peptona (+)
Scedosporium apiospermum	Branco hialino, 2,0 a 4,0 mm, forma variada, consistência mole, com hifas septadas e clamidósporos	37°C	Hidrólise do amido, atividade proteolítica em meio de gelatina
Madurella grisea	Negro, 1 a 2 mm, oval ou de forma irregular, composto de hifas largas e clamidósporos	26 a 30°C	Assimila glicose, maltose, sacarose, galactose, ureia (+), peptona (+) e asparagina
Madurella mycetomatis	Negro, grande, 5 mm ou maiores, com entrelaçamento	37°C	Assimila lactose, glicose, maltose, galactose, ureia, peptona, asparagina e sacarose (-)

Reis C e Reis E (2018).

Micologia Médica

Quadro 13.2 Agentes etiológicos, características macroscópicas, microscópicas e meios de cultura das colônias.

Agente etiológico	Macroscopia das colônias	Meio de cultura	Microscopia das colônias
Nocardia brasiliensis	Brancas, pregueadas na superfície, amareladas ou alaranjadas na profundidade. Desprendem odor de terra molhada	Ágar chocolate, ágar Sabouraud, ágar Czapeck-Dox	Filamentos finos, 1 µm, que se fragmentam em formas bacilares
Nocardia asteroides	Brancas, pregueadas na superfície, amareladas ou alaranjadas na profundidade. Desprendem odor de terra molhada	Ágar chocolate, ágar Sabouraud, ágar Czapeck-Dox	Filamentos finos, 1 µm, que se fragmentam em formas bacilares
Actinomadura madurae	Colônia glabrosa, serosa, sulcada, com dobras acinzentadas e borda plana	Infusão de legumes, gelose glicerinada Lowenstein-Jensen	Filamentos ramificados, longos e sinuosos, menor que 1 µm de diâmetro. Gram (+)
Acremonium kiliense	Crescimento lento, micélio aéreo curto, branco-acinzentado, róseo a malva claro e reverso violeta	Ágar Sabouraud, ágar Czapeck-Dox, ágar batata, ágar fubá	Hifas hialinas, conidióforo simples e conídios apicais agrupados em forma de círculo, agregados por substância mucilaginosa
Scedosporium apiospermum	Crescimento rápido filamentoso, micélio algodonoso, cinza-escuro	Ágar Sabouraud, ágar chocolate, ágar Czapeck-Dox	Aneloconídios isolados, formados no ápice dos anelósporos. Aleuriósporos piriformes, distribuídos nos ápices de conidióforos simples ou ramificados; feixes de conidióforos formam corêmios
Madurella grisea	Acinzentadas a verde-oliváceas, circulares de contornos irregulares, superfícies sulcadas e reverso escuro	Ágar Sabouraud, ágar batata	Micélios septados demácios com raros clamidósporos; presença de esclerócios (AB)
Madurella mycetomatis	Amareladas ou ocre-amarronzadas, superfícies sulcadas	Ágar Sabouraud, ágar batata, ágar fubá, ágar Czapeck-Dox	Hifas moniliformes, demácias e clamidósporos com 25 µm, conidióforos simples e ramificados, inúmeros clamidósporos

Reis C e Reis E (2018).

Diagnóstico por imagens radiológicas

Para se determinar a extensão da lesão, várias técnicas de imagem podem ser utilizadas, incluindo radiografia simples convencional em pelo menos duas incidências (geralmente anteroposterior e lateral), ultrassonografia de partes moles, ressonância nuclear magnética e tomografia computadorizada. A correta avaliação radiológica é essencial para o assertivo planejamento cirúrgico. Nos últimos anos, a ressonância nuclear magnética (RNM) tem sido considerada como uma excelente ferramenta de diagnóstico e planejamento visando ao melhor tratamento e prognóstico. As alterações apresentadas orientam o cirurgião a uma precisa remoção do tecido comprometido e a um controle da doença. Os exames radiológicos devem ser repetidos a cada 6 meses.

DIAGNÓSTICO DIFERENCIAL

Classicamente a distribuição geográfica mundial de micetomas tem maior predileção entre as latitudes 30°N e 15°S. Nessa região endêmica, conhecida como cinturão dos micetomas, a presença de massas subcutâneas, principalmente na região distal de membros, deve sempre levantar a suspeita de micetomas, mas outros diferenciais devem ser considerados.

O estabelecimento de diagnósticos diferenciais é baseado principalmente pela epidemiologia e apresentação clínica. Definitivamente o principal diagnóstico diferencial é a botriomicose cutânea. A presença de lesão granulomatosa infecciosa supurativa com eliminação de grãos em topografias de predileção extremamente semelhantes às de eumicetomas e às actinomicetomas torna o diagnóstico desafiador. Assim como nas doenças supramencionadas, a botriomicose acomete mais frequentemente áreas sujeitas a trauma, principalmente pés e mãos. O espectro clínico de apresentação também é pleomórfico, podendo exibir fístulas, nódulos, abscessos, úlceras e vegetações. A disseminação local por contiguidade é outro achado evolutivo semelhante entre elas, não sendo raro o comprometimento de aponeuroses, tendões e ossos. Todavia, a presença de sintomas sistêmicos como febre e adinamia é mais típica da botriomicose e pode ajudar na diferenciação clínica. Além disso, lesões próximas a cicatrizes operatórias, principalmente em tórax e abdome, são mais indicativas da botriomicose.

É essencial investigar a presença de fístulas e seios de drenagem à ectoscopia visando enumerar outros diagnósticos diferenciais. Em lesões exuberantes sem seios de drenagem, osteossarcoma, rabdomiossarcoma e micobacterioses atípicas devem ser considerados como diferenciais. Já em lesões iniciais, melanoma, sarcoma de Kaposi e granuloma de corpo estranho tendem a ser suspeitados. Micetomas também podem se apresentar com comprometimento ósseo primário, poupando o subcutâneo e a pele suprajacentes. Nesses casos, osteomielite bacteriana, osteíte sifilítica e sarcoma osteogênico devem ser descartados pela avaliação clínica e eventualmente exames complementares específicos.

TRATAMENTO

O tratamento do micetoma depende do preciso diagnóstico da doença. É importante definir a etiologia fúngica ou bacteriana, porque a terapêutica é diferenciada. Clinicamente, os eumicetomas e os actinomicetomas compartilham características semelhantes, que algumas vezes podem gerar confusão diagnóstica, causando refratariedade terapêutica devido à escolha do tratamento inadequado. Isoladamente os actinomicetomas são tratados com antibióticos, em monoterapia ou, mais frequentemente, em terapias combinadas, dependendo da gravidade, da topografia acometida e

do grau de disseminação da doença. Nos eumicetomas, o tratamento consiste no uso de antifúngicos sistêmicos. Em ambos os casos, a excisão cirúrgica é vantajosa sob o ponto de vista terapêutico.

Actinomicetomas

As revisões de literatura citam os antibióticos sistêmicos como primeira linha de tratamento dos actinomicetomas, podendo ser utilizados isoladamente ou em diferentes combinações, dependendo da gravidade, do sítio acometido e do grau de disseminação da doença. A experiência dos autores deste capítulo mostra resultados terapêuticos mais satisfatórios com o uso de antibióticos somado a procedimentos cirúrgicos que variam de desbridamentos superficiais a profundos. Welsh et al. avaliaram a resposta aos agentes antimicrobianos disponíveis em actinomicetomas e o estado atual de antifúngicos para o tratamento de eumicetomas. O tratamento médico eficaz do actinomicetoma começou no início das décadas de 1940 e 1950 com o uso de sulfonamidas e diamino-difenil-sulfona (DDS), obtendo-se a cura em alguns casos. Na década de 1960, sulfametoxazol-trimetoprima (SMX-TMP) se tornou o tratamento padrão para actinomicetoma. Outros antibióticos, tais como estreptomicina, isoniazida, rifampicina e minociclina foram adicionados em casos isolados que apresentavam resistência ao SMX-TMP. A recomendação atual da literatura para o tratamento de primeira linha do actinomicetoma é o uso combinado de amicacina (15 mg/kg/dia) durante 3 semanas com SMX-TMP (SMT 40 mg + TMP 8 mg/kg/dia) em doses divididas a cada 12 horas, mantendo-se posteriormente apenas SMX-TMP. Cada ciclo terapêutico tem duração de 5 semanas, sendo recomendados de um a quatro ciclos. É obrigatória o monitoramento renal e audiométrico antes do início da terapia, nos intervalos dos ciclos e após a conclusão desse tratamento. Nos casos refratários ou que apresentem alergias a essa associação é recomendada a substituição do SMX-TMP pela amoxicilina-clavulanato, e a troca da amicacina pela netilmicina. Durante a gravidez é indicada a monoterapia com amoxicilina-clavulanato. Ainda, em casos de resistência ao SMX-TMP, associa-se amicacina a um carbapenêmico, como imipeném ou meropeném.

Há 8 anos foi escolhida a associação de antibióticos e procedimentos cirúrgicos para o tratamento dos micetomas actinomicóticos. Atualmente, é prescrito o uso contínuo de SMX-TMP (40/8 mg/kg/dia 12/12 h) em combinação com a amicacina (15 mg/kg/dia) associada ao carbapenêmico imipeném (1.500 mg IV) durante 3 semanas. O meropeném é um substituto do imipeném com resultados similares. Os ciclos de tratamento ocorrem com intervalo de 60 a 90 dias e são realizados cerca de 6 a 8 ciclos, sendo o SMX-TMP mantido até o término do último ciclo. Substitutos do SMX-TMP seriam a doxiciclina (100 mg 12/12 h) ou a amoxicilina-clavulanato. São realizados monitoramento da função renal, hepática e auditiva antes e durante os ciclos e ao fim do tratamento. Os controles radiológicos são semestrais pela ressonância nuclear magnética. É importante realizar testes de sensibilidade aos antibióticos para confirmar a sensibilidade das cepas a eles, otimizando o uso dos antimicrobianos.

Eumicetomas

Nos eumicetomas, a experiência dos autores deste capítulo coincide com os achados da literatura baseada na associação de antifúngicos sistêmicos e excisão cirúrgica. Não é raro eumicetomas se apresentarem com profundo e extenso acometimento local, tornando a excisão cirúrgica ampla e sendo muitas vezes necessária a amputação. Na rotina dos autores, é opção terapêutica válida a realização de procedimentos cirúrgicos de forma seriada. Realiza-se a remoção cirúrgica dos tecidos afetados a cada 150 a 180 dias, mantendo-se o tratamento clínico. A opção por terapia cirúrgica permitiu aos autores evitar a amputação de membros locomotores em 42 casos acompanhados. Na nossa experiência, os pacientes são acompanhados continuamente. Nos primeiros 2 anos, a cada 4 meses até a cura clínica e radiológica, seguidos de controles semestrais para vigilância clínica, radiológica e laboratorial de recidivas.

Como doença negligenciada, o eumicetoma apresenta poucos estudos voltados para o seu tratamento. A maioria dos casos descritos na literatura é de relatos de casos e pequeno número de séries de casos. Estudos clínicos prospectivos são necessários para avaliar o potencial terapêutico dos antifúngicos existentes. Itraconazol é o fármaco mais comumente utilizado para o tratamento do eumicetoma. Sua biodisponibilidade é variável e sua absorção está relacionada com a acidez do estômago e com a ingestão com alimentos. Os relatos publicados indicam uma resposta clínica favorável ao seu uso por períodos prolongados, principalmente quando seguidos de excisão cirúrgica. A escolha dos autores deste capítulo é o uso de itraconazol 200 mg

via oral a cada 12 horas durante 2 anos, associado a intervenções cirúrgicas periódicas (desbridamentos profundos) a cada 150 a 180 dias. A manutenção é feita com 200 mg/dia durante 8 a 10 anos, com controles laboratoriais e radiológicos. A anfotericina B foi o único antifúngico sistêmico disponível por quase 3 décadas. Não foi amplamente utilizada para o eumicetoma em razão de sua toxicidade significativa e da necessidade de ser administrada por via parenteral durante períodos prolongados. Há relatos do seu uso em série de casos no Sudão com resultados decepcionantes. O cetoconazol tem resposta terapêutica limitada nos eumicetomas. Suas doses variam de 200 a 400 mg/dia durante 8 a 24 meses de uso contínuo. Na literatura, há relatos de casos com melhora clínica, porém com seguimento curto, portanto não é possível informar a frequência de recaída e não é recomendável o seu uso como tratamento de primeira escolha. Alguns efeitos adversos como toxicidade hepática e adrenal contraindicam o seu uso por períodos prolongados. Também entre os azólicos, é referida ineficácia do fluconazol para a terapêutica dos eumicetomas. O voriconazol e o posaconazol foram avaliados em um número muito limitado de doentes com resultados promissores. Contudo, apesar da boa resposta antifúngica *in vitro*, parece ser necessária sua administração terapêutica por longos períodos. O isavuconazol e o fosravuconazol apresentaram ótima resposta *in vitro*. Os novos azólicos são administrados por via oral e apresentam amplo espectro, com boa biodisponibilidade e baixa toxicidade. No micetoma, estes últimos se mostram atuantes para a terapia prolongada de pacientes ambulatoriais, contudo, há limitado número de estudos *in vitro* e *in vivo*, principalmente em função do alto custo desses fármacos. Os poucos relatos de caso descritos na literatura com uso de voriconazol e posaconazol mostram resultados satisfatórios. Todavia, a evidência científica até o presente momento basicamente advém de relatos de casos e pequeno número de séries de casos. Novos estudos prospectivos são necessários para avaliar o potencial terapêutico desses antifúngicos. Isavuconazol e fosravuconazol tiveram excelentes resultados *in vitro*, sem referência *in vivo*. Já foi descrito na literatura o uso da terbinafina para tratamento de eumicetomas causados por *E. jeanselmei* com doses elevadas (1.000 mg/dia) por período prolongado (24 a 48 semanas). Os resultados observados foram 25% de cura e 55% de melhora dos pacientes. Por outro lado, os resultados observados com terbinafina não foram promissores em infecções profundas por *S. apiospermum*. Sobre as equinocandinas, não há dados clínicos sobre a sua eficácia nos eumicetomas.

Apresentamos aqui o estado atual da terapêutica médica dos micetomas e as melhores opções de antibióticos e antifúngicos disponíveis. Os autores deste capítulo, durante 26 anos de acompanhamento de pacientes portadores de micetoma, observaram recidivas e respostas refratárias às monoterapias e às combinações descritas anteriormente.

Tratamento cirúrgico

O tratamento cirúrgico é indicado tanto para lesões localizadas, pequenas, como para lesões maciças e compactas. Ele visa reduzir a carga de microrganismos do micetoma e permitir melhor resposta à terapia clínica. É também essencial para indivíduos com doença grave e sepse. Deve-se realizar previamente o uso de terapia antimicrobiana por 3 a 6 meses para aguardar a formação de uma cápsula fibrótica ao redor das lesões, facilitando a excisão cirúrgica. A escolha do procedimento anestésico é adaptada de acordo com a localização da lesão. A anestesia local exclusiva é contraindicada, pela disseminação da doença por vários planos de tecidos. As modalidades anestésicas seguras são anestesia geral, espinal e bloqueio anestésico. A intervenção cirúrgica em micetomas está associada com morbidade considerável, deformidades e incapacidades, particularmente na fase avançada da doença. Essas complicações podem ser reduzidas com medidas de prevenção, correta orientação e aconselhamento médico na fase inicial da doença. Em geral, o micetoma bacteriano é passível de tratamento clínico com boas taxas de resposta, diferentemente do micetoma fúngico que exige tanto tratamento antimicrobiano sistêmico prolongado como terapia cirúrgica. Exames radiológicos são de grande valia para o planejamento cirúrgico. São importantes para determinar com segurança o local, o tamanho e a extensão da lesão. O uso da ultrassonografia como guia para incisões cirúrgicas é muito útil. A remoção cirúrgica deve ser realizada por mãos cirúrgicas habilidosas, devendo ser feita excisão adequada de tecido infectado para evitar a recidiva da doença.

Indicações para cirurgia

Os pacientes são submetidos ao desbridamento cirúrgico superficial e profundo potencialmente em todos os tipos de micetoma. No caso de lesões localizadas de dimensões pequenas, as indicações de intervenções cirúrgicas são mais limitadas. Já em casos de refratariedade ao tratamento clínico, as abordagens cirúrgicas são mais bem estabelecidas e visam reduzir a alta carga microbiana da doença em lesões graves, buscando-se assim melhor resposta à terapia clínica e controle secundário da infecção microbiana. Cirurgias são ainda indicadas para os casos em que a terapia clínica é contraindicada, como em gravidez e lactação. A cirurgia pode ser um procedimento essencial na doença avançada, que pode ser complicada por infecção bacteriana secundária, sepse e acometimento ósseo. Comumente os ossos apresentam múltiplas cavidades repletas de grãos e tecido fibroso. O desbridamento ósseo deve ser feito meticulosamente, removendo-se grãos e tecido fibroso. Geralmente os micetomas invadem ampla e profundamente o sítio de acometimento, formando estruturas profundas que não são facilmente detectadas, mas devem ser identificadas e removidas com cuidado e precisão para reduzir a recidiva pós-operatória. Todo o tecido danificado deve ser desbridado. Após o desbridamento, deve ser realizada irrigação abundante do campo operatório com soro fisiológico para remover grãos remanescentes e tecido infectado. Posteriormente, o campo cirúrgico tem de ser metodicamente irrigado com solução de iodo e água oxigenada múltiplas vezes para completa remoção e destruição de resíduos de grãos remanescentes. A síntese primária de feridas operatórias pequenas ocorre após excisão local ampla e adequada, desde que não exista comprometimento cutâneo local e a pele não esteja sob tensão intensa. Ocasionalmente, a divulsão do tecido circunjacente pode ser necessária para abrandamento da tensão local. Em grandes feridas operatórias, os ferimentos são deixados para cicatrizar por segunda intenção ou ocorre síntese com uso de enxerto cutâneo em uma fase posterior, após o desenvolvimento de um bom tecido de granulação. É raro o envolvimento de nervos e tendões pela doença. Durante o desbridamento do tecido infectado, o cirurgião deve estar atento a essas estruturas, evitando complicações neurológicas e locomotoras. Durante o ato cirúrgico, Suleiman et al. recomendam, após a remoção do tecido necrótico, aplicar abundantemente água oxigenada e solução iodada no local para remoção de grãos ou hifas remanescentes na topografia abordada. No pós-operatório, é necessária analgesia adequada pelo fato do trauma cirúrgico ser extenso. A avaliação da circulação periférica deve ser feita regularmente, assim como a aplicação de curativos apropriados para evitar infecções e isquemia. Mobilização precoce e fisioterapia são obrigatórias para se alcançar melhores resultados cirúrgicos, evitar rigidez articular e reduzir risco de deformidades e incapacidades (Figura 13.11).

132 Micologia Médica

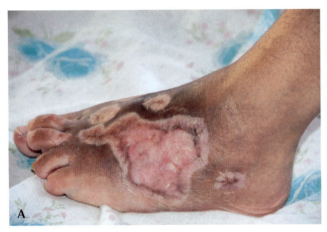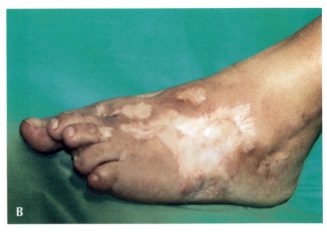

Figura 13.11 Actinomicetoma podálico. Antes (**A**) e após (**B**) tratamento farmacológico e cirúrgico.

RESUMO

Sinonímia	Actinomicetoma; doença de Balingall; maduromicose; micetoma eumicótico; micetoma maduro micótico; "pé de formigueiro"; "pé de Madura".
Epidemiologia	Infecção supurativa crônica da pele e subcutâneo, com desenvolvimento lento e indolor. Causados por bactérias aeróbicas e anaeróbicas (actinomicetomas) e fungos (eumicetomas). Prevalente em regiões tropicais e subtropicais, principalmente em homens entre 20 e 50 anos de idade que trabalham no meio rural.
Etiologia	Os agentes etiológicos dos actinomicetomas podem ser anaeróbios (*Actinomyces israelii*) ou aeróbios (*Nocardia brasiliensis, N. asteroides, Streptomyces somaliensis, Actinomadura madurae,* por exemplo). Eumicetomas são causados por pelo menos 41 espécies de fungos em todo o mundo. A espécie de maior prevalência é *Madurella mycetomatis* (70%), seguida de *Madurella grisea* e *Scedosporium apiospermum*.
Clínica	Lesão tumoral indolor subcutânea com múltiplas fístulas que drenam exsudato contendo grãos característicos. Pode disseminar por contiguidade alcançando estruturas profundas. Acometimento visceral a distância é extremamente raro, assim como desfecho fatal. O primeiro sítio anatômico afetado é o pé em cerca de 2/3 dos casos.
Diagnóstico laboratorial	O diagnóstico se baseia na observação microscópica dos grãos e no isolamento dos agentes etiológicos em meios de cultura. Os grãos apresentam características de tamanho, cor e consistência próprias de cada espécie. A cultura é o padrão-ouro para a identificação dos microrganismos, mas a histopatologia também é útil.
Diagnóstico diferencial	Botriomicose; cromoblastomicose; tuberculose; sífilis terciária; leishmaniose tegumentar americana; coccidiodomicose; esporotricose; sarcoma de partes moles.
Tratamento	O tratamento dos eumicetomas se baseia na associação de antifúngicos sistêmicos e excisão cirúrgica. Actinomicetomas são tratados com antibióticos sistêmicos em monoterapia ou terapias combinadas, podendo ser associados ao desbridamento cirúrgico.

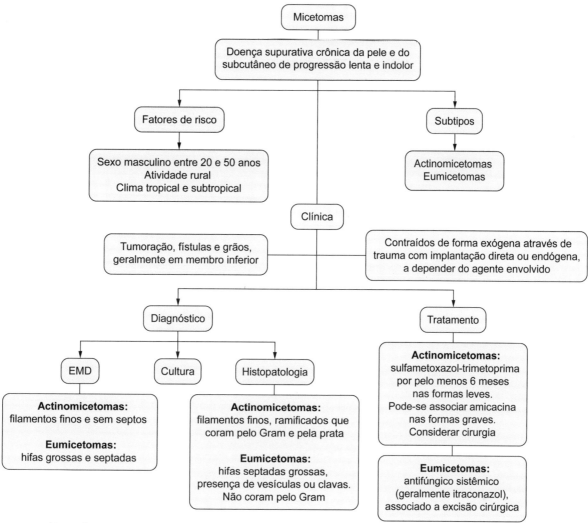

EMD: exame micológico direto.

BIBLIOGRAFIA

Bonifaz A, Tirado-Sánchez A, Calderón L et al. Mycetoma: experience of 482 cases in a single center in Mexico. PLoS Negl Trop Dis. 2014;8:e3102.

Mencarini J, Antonelli A, Scoccianti G et al. Madura foot in Europe: diagnosis of an autochthonous case by molecular approach and review of the literature. New Microbiol. 2016;39(2):156-9.

Nenoff P, Sande WW, Fahal AH et al. Eumycetoma and actinomycetoma: an update on causative agents, epidemiology, pathogenesis, diagnostics and therapy. J Eur Acad Dermatol Venereol. 2015;29(10):1873-83.

Omer RF, El Din NS, Rahim FAA et al. Hand mycetoma: the mycetoma research centre experience and literature review. PLoS Negl Trop Dis. 2016;10:e0004886.

Padilla-Desgarennes C, Vázquez-González D, Bonifaz A. Botryomycosis. Clin Dermatol. 2012;30:397-402.

Reis CMS, Reis-Filho EGM. Micetoma. In: Azulay-Abulafia L et al. (ed.). Atlas de dermatologia: da semiologia ao diagnóstico. 3. ed. Rio de Janeiro: Guanabara Koogan; 2020.

Reis CMS, Reis-Filho EGM. Mycetomas: an epidemiological, etiological, clinical, laboratory and therapeutic review. An Bras Dermatol. 2018;93(1):8-18.

Sande WW, Fahal AH, Goodfellow M et al. Merits and pitfalls of currently used diagnostic tools in mycetoma. PLoS Negl Trop Dis. 2014;8:e2918.

Sande WW. Global burden of human mycetoma: a systematic review and meta-analysis. PLoS Negl Trop Dis. 2013;7:e2550.

Suleiman SH, Wadaella El S, Fahal AH. The surgical treatment of mycetoma. PLoS Negl Trop Dis. 2016;10:e0004690.

Venkatswami S, Sankarasubramanian A, Subramanyam S. The madura foot: looking deep. Int J Low Extrem Wounds. 2012; 11(1):31-42.

Verma P, Jha A. Mycetoma: reviewing a neglected disease. Clin Exp Dermatol. 2019;44:123-9.

Welsh O, Al-Abdely HM, Salinas-Carmona MC et al. Mycetoma medical therapy. PLoS Negl Trop Dis. 2014;8:e3218.

Zein HA, Fahal AH, Mahgoub El S et al. Predictors of cure, amputation and follow-up dropout among patients with mycetoma seen at the Mycetoma Research Centre, University of Khartoum, Sudan. Trans R Soc Trop Med Hyg. 2012;106(11):639-44.

Zijlstra EE, Sande WWJ, Welsh O et al. Mycetoma: a unique neglected tropical disease. Lancet Infect Dis. 2016;16(1): 100-12.

14 Lobomicose

Alex Panniza Jalkh • Fabio Francesconi • Valeska Albuquerque Francesconi do Valle

> **Sinonímia:** blastomicose queloidiana; doença de Jorge Lobo; lacaziose; *miraip* ou *piaip* (na língua tupi-kaiabi); lepra (hanseníase).

EPIDEMIOLOGIA

A lobomicose foi primeiramente descrita pelo dermatologista Jorge Lobo, em 1931, em um homem oriundo da região amazônica, de onde procede a maioria dos casos. O agente etiológico desta micose subcutânea é o parasita *Lacazia loboi*. O nome *Lacazia* foi dado em homenagem ao micologista brasileiro Carlos da Silva Lacaz, pesquisador que contribuiu significativamente para o conhecimento atual dessa doença; enquanto *loboi* é uma referência ao dermatologista brasileiro Jorge Lobo, o primeiro a descrever a doença.

Essa doença é própria das florestas tropicais: precipitação média anual de 2.000 mm/ano, temperatura média de 24°C e umidade relativa de 75%, características próprias da Bacia Amazônica. O maior número de casos é relatado no Brasil, seguido de Colômbia, Venezuela, Suriname, Costa Rica, Guiana Francesa, Panamá, Equador, Peru, Bolívia, Guiana, Honduras e México, países pertencentes à América Central e à América do Sul.

Na história da lobomicose, são relevantes os dados obtidos nas pesquisas com o povo *Kaiabi*. Foram diagnosticados mais de 50 casos entre os indígenas, quando localizados em sua terra original entre os rios Arinos e Teles Pires, no estado do Mato Grosso. Relatou-se que uma vez transferidos ao Parque Indígena do Xingu, localizado na região nordeste do Mato Grosso e na porção sul da Amazônia brasileira, nenhum deles apresentou a micose na nova localidade entre as décadas de 1950 e 1970.

Existem relatos de casos importados das áreas endêmicas para América do Norte, Europa e África do Sul. São um total de aproximadamente 550 casos relatados em todo o mundo. Um estudo retrospectivo realizado no Acre mostrou um alto número de casos. Os autores, durante o Programa de Pesquisa para o Sistema Único de Saúde (PPSUS), encontraram uma alta prevalência de casos oriundos de Eirunepé, povoado da região amazônica próximo do estado do Acre. Não há como estabelecer o número exato de portadores desta enfermidade, porque a notificação não é compulsória. Além disso, os pacientes acometidos procuram diferentes serviços médicos no decorrer de sua doença, contribuindo para dados estatísticos incorretos, posto que são computados mais de uma vez.

A maioria das infecções ocorre em homens, com idade média de 53 anos. A lobomicose é bem menos comum em mulheres. Isto se deve basicamente ao fato de que o homem exerce as atividades extrativistas, de caça e pesca em maior frequência do que a mulher. O fator predisponente mais importante para a aquisição da doença é habitar em áreas endêmicas. Não existe predisposição genética por sexo ou raça.

A ocorrência e a documentação da doença em diferentes espécies de golfinhos (*Tursiops trucantus*) que habitam a costa Atlântica dos EUA, o Golfo do México, a costa do estado brasileiro de Santa Catarina e o Golfo de Gasconha (baía de Biscaia, na Europa) têm ampliado o nicho ecológico do fungo. Estes animais apresentam manifestações cutâneas e os achados histopatológicos são muito similares aos encontradas no homem. A doença também afeta golfinhos (*Sotalia guianensis*) do rio Suriname, porém nunca foi encontrada nos golfinhos, botos (*Inia geofrensis*) e tucuxis (*Sotalia fluviatelis*) que habitam a Bacia Amazônica.

ETIOLOGIA

A lobomicose, ou lacaziose, é uma infecção rara e progressiva da pele e do tecido subcutâneo cujo agente etiológico, *Lacazia loboi*, nunca foi cultivado *in vitro*. Este fato dificulta a sua classificação. Estudos de biologia molecular têm auxiliado na classificação da ordem Onygenales, família Ajellomycetaceae e situam o parasita no mesmo complexo taxonômico de *Paracoccidioides brasiliensis* com quem comparte algumas similaridades imunológicas. Experimentalmente, há relatos de inoculação em animais (*hamster*, *armadillo – Euphractus sexcinctus –* e tartaruga) e cultivo em membrana corioalantoide embrionária de ovos de galinha, assim como também foi descrita a doença após inoculação acidental em humanos. A doença foi descrita em golfinhos (*Tursiops trucantus* e *Sotalia guianensis*) e há relato de transmissão para um trabalhador de aquário em contato com animais contaminados.

Na derme, *Lacazia loboi* se apresenta como células arredondadas, leveduriformes, de tamanho $6 \times 13,5 \times 11$ μm, com membrana de duplo contorno, parede contendo melanina e reprodução por gemulação simples de formação típica e disposição catenular. O fungo prolifera no interior dos macrófagos, e por influência direta do fungo há um incremento na produção de citocinas imunossupressoras – fator de crescimento transformador B1 (TGF-B1) e interleucina 10 (IL10) – que inibem a fagocitose, a ação do óxido nítrico e a expressão de gama interferona. Consequentemente, existe prejuízo à imunidade mediada por células e favorecimento de um microambiente de imunodeficiência, como demonstrado pela ausência de resposta ao dinitroclorobenzeno (DNCB), assim como a resposta retardada aos antígenos como *Staphylococci*, *Streptocci*, *Trichophyton* e *Candida*.

O TGF-B1 também promove a proliferação de linfócitos CD8, observado em maior quantidade que os linfócitos CD4, e exerce uma função importante de citotoxicidade por meio de granzimas e perforinas, parecendo, no caso da lobomicose, estar reduzida e impedindo o controle da doença. A função de neutrófilos e a atividade do complemento parecem estar preservadas na lobomicose. Estudos da imunidade humoral apresentam um perfil de citocinas Th2 com produção aumentada de IL4 e IL6 e baixa produção de IL2. Depois de uma fase proliferativa, existe a possibilidade de disseminação linfática.

Até hoje não é possível identificar pacientes com infecção subclínica de lobomicose, em razão da carência de áreas expostas nos membros superiores e inferiores, além da clássica localização na orelha externa que se acredita estar relacionada com o hábito de carregar vegetais no ombro. Não há registro de invasão em tecidos da mucosa. O período de incubação é desconhecido, porém com estimativa média de 1 a 2 anos. Os pacientes costumam comparecer às consultas tardiamente devido ao caráter silencioso e insidioso da doença. O intervalo de tempo entre o primeiro sinal da doença e o seu diagnóstico pode variar de meses a anos. Toda lesão inicial costuma ser uma pápula que lentamente evolui para uma placa ou mais comumente nódulo cor da pele, de superfície lisa, habitualmente coberto por telangiectasias visíveis ao olho nu, de consistência semelhante à borracha e de aspecto queloidiforme. Esse aspecto queloidiforme é o mais frequentemente encontrado (Figura 14.1).

Por ser de evolução crônica, com progressão contínua, as lesões aumentam em suas dimensões ao longo dos anos. A ocasional discromia da lesão é atribuída a traumas locais. Variantes clínicas descritas são: em placas, nodular, verrucosa, tuberosa e ulcerada (geralmente após trauma) (Figuras 14.2 e 14.3).

As complicações apesar de raras podem ocorrer, como disseminação linfática entre 10 e 20% dos casos, invasão com destruição local em áreas de subcutâneo escasso (como no pavilhão auricular) e degeneração maligna para carcinoma espinocelular. O mecanismo de autoinoculação é considerado importante em casos extensos.

Tem-se descrito casos de lobomicose associados a hanseníase, cromomicose, paracoccidioidomicose, dermatofitose, *Tinea imbricata*, tuberculose ganglionar e HIV/AIDS. Os presentes autores observaram um caso em associação com psoríase (Figura 14.4).

Com a progressão da doença, os pacientes relatam prurido, disestesia, restrição de movimentos e desconforto psicossocial por seu caráter deformante. E apesar de não existir acometimento sistêmico, deve-se considerar sempre a possibilidade de degeneração carcinomatosa que pode levar os pacientes a óbito.

DIAGNÓSTICO LABORATORIAL

Com a suspeita clínica em indivíduos que frequentam áreas de risco de adquirir a doença, confirma-se o diagnóstico com a identificação, ao microscópio óptico,

Capítulo 14 **Lobomicose** 137

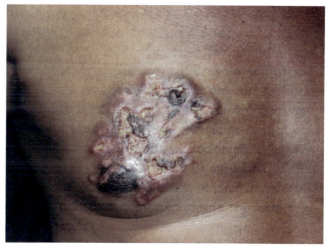

Figura 14.2 Lobomicose. Lesão no tronco anterior direito próximo ao mamilo de aspecto queloidiforme, com superfície ulcerada, crostas e bordas bem definidas.

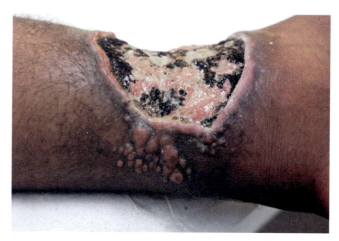

Figura 14.3 Lobomicose. Lesão no membro inferior de aspecto ulcerado com áreas de necrose, granulação e exsudato purulento. Presença de lesões satélites próximo às bordas.

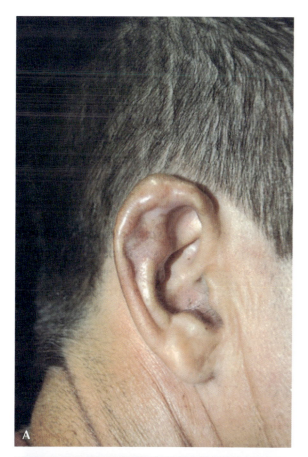
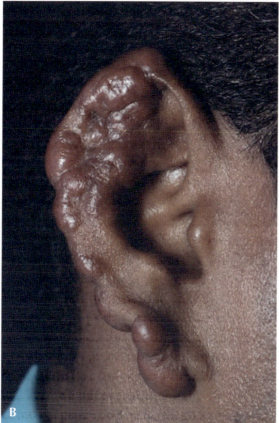

Figura 14.1 A. Lobomicose. Lesão papulosa inicial na hélice da orelha direita. **B.** Lesão antiga no pavilhão auricular com aspecto queloidiforme.

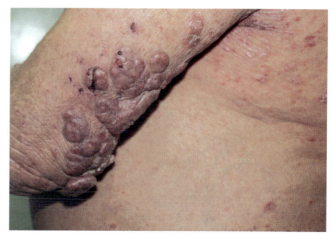

Figura 14.4 Lobomicose associada à psoríase em placas.

das estruturas fúngicas características, que são arredondadas, ovais, medindo entre 6 e 12 μm, de membrana birrefringente, soltas, com gemulação única e/ou em disposição catenular, encontradas em exame direto com solução salina ou KOH por escoriação da lesão, colocação na fita vinil adesiva (técnica publicada pelo Prof. Mario Miranda [2005]) ou pelo histopatológico com hematoxilina-eosina (HE) ou colorações especiais obtidos por meio de biopsia com *punch* (Figura 14.5).

Ao exame histopatológico das lesões com HE, observamos um denso e difuso infiltrado histiocítico na derme composto por grande número de células epitelioides, multinucleadas, células de Langhans, com ou sem a presença de granuloma, e um número incontável de leveduras (Figura 14.6A e B). Na maioria dos casos, o infiltrado está separado da epiderme por uma faixa conjuntiva Unna/Grenz-símile. A epiderme apresenta-se tipicamente atrófica ou com hiperplasia irregular. O material também pode ser corado pelo Gomori-Grocott (Figura 14.6C).

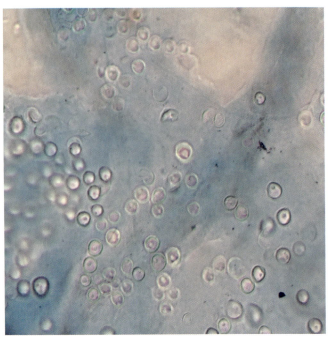

Figura 14.5 Exame direto (KOH) de macerado de pequeno fragmento de pele. Células leveduriformes com parede dupla, membrana birrefringente, isoladas, gemulantes em formação catenular.

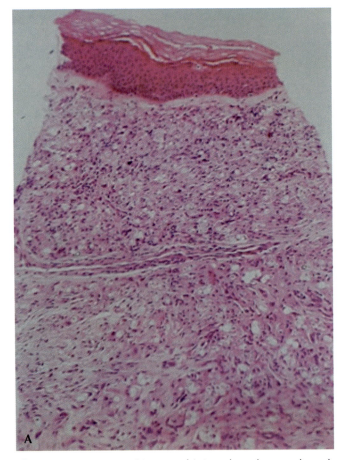
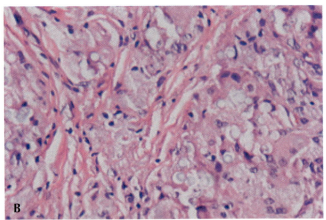
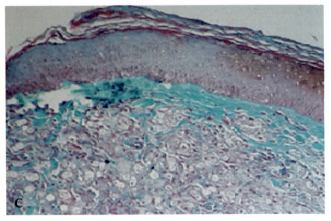

Figura 14.6 Exame histopatológico de pele corado pelos métodos HE (**A** e **B**) e pelo Gomori-Grocott (**C**). Faixa de Unna com denso infiltrado inflamatório e grande número de elementos fúngicos.

DIAGNÓSTICO DIFERENCIAL

As características clínicas da lobomicose conjuntamente com a procedência do paciente permitem a hipótese diagnóstica. Consideramos verdadeiros diagnósticos diferenciais: queloides e cicatrizes, tumores fibrosos benignos e malignos, cromomicose, feoifomicose e tuberculose verrucosa.

TRATAMENTO

O tratamento de eleição é a exérese cirúrgica, ampla e profunda, da lesão localizada. O diagnóstico precoce da doença é fundamental para se obter um exitoso tratamento cirúrgico. Em trabalho realizado e publicado pelos autores, demonstra-se a importância do diagnóstico precoce da doença para um tratamento exitoso (no prelo).

É de comum acordo que as características do próprio fungo *L. loboi* e a fibrose que se desenvolve em casos de longa duração, dificultam a atuação do medicamento antifúngico. Até o presente momento, nenhum dos antifúngicos disponíveis possui eficácia comprovada contra este agente.

Sugerimos a associação de métodos terapêuticos sendo realizados em tempos escalonados nos casos de lesões múltiplas ou confluentes nesta ordem: exérese sequencial, criocirurgia (cuidado com o risco de discromia), uso por via oral de clofazimina (100 a 200 mg/dia) e/ou itraconazol (200 mg/dia) por um período de 12 a 24 meses.

Outros medicamentos como sulfas, cetoconazol, anfotericina B e flucitocina foram empregados com efeito pouco satisfatório para lobomicose. O posoconazol (400 mg 2 vezes/dia) é uma promessa terapêutica, contudo o custo limita sua utilização.

Pela recorrência das lesões, em quaisquer das etapas do tratamento realizado, o acompanhamento do paciente é fundamental. Faz-se necessário seguir o paciente por um longo período antes de considerá-lo curado.

RESUMO

Sinonímia	Blastomicose queloidiana; doença de Jorge Lobo; lacaziose; *miraip* ou *piaip* (na língua tupi-kaiabi); lepra (hanseníase).
Epidemiologia	Presente em florestas tropicais das Américas do Sul (Bacia Amazônica) e Central, sendo a maioria dos casos no Brasil. Casos importados de áreas endêmicas descritos na Europa, nos EUA e no Canadá. Há relatos envolvendo duas espécies de golfinhos: *Tursiops truncatus* (golfinho marinho) e *Sotalia fluviatilis* (golfinho do rio Suriname).
Etiologia	*Lacazia loboi.*
Clínica	Anos após a implantação fúngica em áreas expostas da pele, surgem placas e nódulos subcutâneos, assintomáticos, da cor da pele, de superfície lisa, com presença de telangectasias. As placas podem evoluir adquirindo superfícies vegetantes e ulceradas. Provável degeneração carcinomatosa.
Diagnóstico laboratorial	Exame direto: estruturas fúngicas características, que são arredondadas, ovais, medindo entre 6 e 12 μm, de membrana birrefringente, soltas, com gemulação única e/ou em disposição catenular. Parasita não cultivável. Histopatologia: ao HE apresenta um denso e difuso infiltrado histiocítico na derme composto por grande número de células epitelioides, multinucleadas, células de Langhans, com ou sem a presença de granuloma e um número incontável de leveduras. Faixa de Unna/Grenz habitualmente presente.
Diagnóstico diferencial	Queloides e cicatrizes; tumores fibrosos benignos e malignos; cromomicose.
Tratamento	A excisão cirúrgica representa a melhor conduta terapêutica realizada na fase inicial. Em lesões avançadas, mesmo com uso de antifúngicos sistêmicos ou quimioterápicos, o tratamento é desapontador. Recidivas são frequentes.

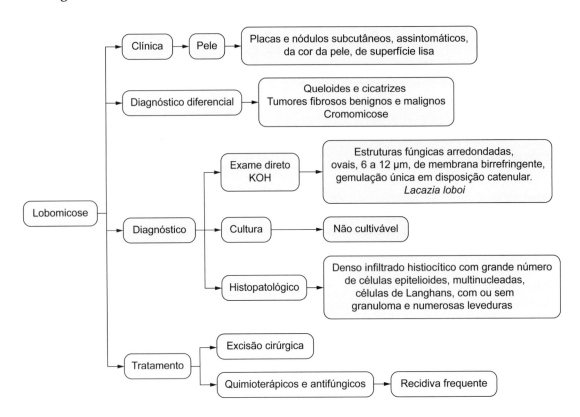

BIBLIOGRAFIA

Araujo MG, Cirilo NS, Santos S et al. Lobomycosis: a therapeutic challenge. An Bras Dermatol. 2018;93(2):279-81.

Arenas CM, Rodriguez-Toro G, Ortiz-Florez A et al. Lobomycosis in Soldiers, Colombia. Emerg Infect Dis. 2019;25(4):654-60.

Brito AC, Quaresma JAS. Lacaziose (doença de Jorge Lobo): revisão e atualização. An Bras Dermatol. 2007 Out;82(5):461e474.

Francesconi F, Francesconi VA. Images in clinical medicine: lobomycosis. N Engl J Med. 2011;364(1):e2.

Francesconi VA, Klein AP, Santos AP et al. Lobomycosis: epidemiology, clinical presentation and management options. Therapeutics and Clinical Risk Management. 2014;10:851-60.

Miranda MFR, Silva AJG. Diagnostic Microbiology and Infectious Disease 2005;52:39-43.

Nogueira L, Mendes L, Rodrigues CAC et al. Lobomycosis and squamous cell carcinoma. An Bras Dermatol. 2013; 88(2):293-5.

15 Rinosporidiose

Prasad Kumarasinghe • Nisansala Nagodavithana • Eduardo Mastrangelo Marinho Falcão

EPIDEMIOLOGIA

A rinosporidiose foi inicialmente descrita por dois grupos independentes de observadores na Argentina e na Índia, há mais de 1 século. A primeira menção ao agente etiológico classificado como um esporozoário foi pelo Dr. Guillermo Seeber em sua tese de doutorado, em Buenos Aires, na Argentina, em 1900. Seu orientador, professor Wernike, reconheceu seu trabalho e chamou o organismo de *Coccidium seeberia* e publicou um breve relato no *Tratado de Parasitologia Animal* de Pedro Belou, em 1903. No mesmo ano, O'Kinealy apresentou um caso de um patógeno semelhante de um paciente que tratou em 1894 em Bihar, Índia. O material deste caso foi observado pelo Prof. Minchin e pelo Dr. Fantham e o organismo foi denominado *Rhinosporidium kinealyi* e publicado em 1906 com um relato de sua sequência de desenvolvimento. Como os dois patógenos pareciam idênticos em aparência, crescimento e ciclo de desenvolvimento, o nome foi revisado e passou a ser adotado o novo nome, utilizando o gênero *Rhinosporidum* junto ao nome original da espécie *Seeberi*. Posteriormente, outros nomes de espécies foram propostos (*Rhinosporidium ayyari*, *Rhinosporidium hylarum*, *Rhinosporidium amazonicum*). Em 1923, concluiu-se que se tratava do mesmo organismo e o nome *Rhinosporidium seeberi* tinha prioridade sobre os demais nomes.

Desde então, centenas de casos dessa infecção foram relatados em mais de 90 países, incluindo o Sul da Ásia, América Latina, África e Europa. Casos humanos e animais foram relatados na América do Sul, incluindo Argentina, Bolívia, Brasil, Colômbia, Paraguai e Equador. A maior incidência é relatada na Índia e no Sri Lanka, onde é considerada endêmica. As razões para esta endemicidade ainda não são conclusivas. A maioria dos casos de rinosporidiose humana em países temperados ocidentais e do Oriente Médio ocorreram em indianos expatriados que provavelmente adquiriram a doença em suas terras natais.

O primeiro caso de rinosporidiose no Brasil foi relatado em 1933. A maioria dos casos relatados é proveniente do estado do Maranhão. A grande maioria dos casos é esporádica. Na década de 1990 foi relatado um surto, na Sérvia, de 17 casos de rinosporidiose ocular e nasal em seres humanos em 2 anos e outro surto na Flórida, nos EUA, em cisnes que apresentaram rinosporidiose ocular e cutânea.

A rinosporidiose afeta a faixa etária de 10 a 40 anos e é mais comum no sexo masculino. A doença é prevalente em áreas rurais, principalmente em indivíduos que trabalham ou estão em contato com solo contaminado, areia ou água de lagoas e lagos. Apenas alguns indivíduos desenvolvem doença progressiva entre centenas de pessoas que se banham em locais com águas estagnadas. Isso pode indicar a existência de fatores predisponentes, embora ainda não esclarecidos, no hospedeiro. A resposta imunológica inespecífica do hospedeiro, grupo sanguíneo e tipos de sistema antígeno leucocitário humano (HLA, do inglês *human leukocyte antigen*) já foram sugeridos como possíveis fatores de risco na patogênese da rinosporidiose.

ETIOLOGIA

Rhinosporidium seeberi é o agente etiológico dessa infecção granulomatosa em seres humanos e animais. A rinosporidiose é considerada uma doença infecciosa quando se leva em conta que lesões teciduais estão sempre associadas à presença do patógeno. No entanto, não constitui uma doença contagiosa, uma vez que não há evidência de qualquer transmissão de infecção entre seres humanos ou entre animais e seres humanos.

Sua posição taxonômica é controversa desde sua identificação, dificultada pela incapacidade de cultivo *in vitro*. Ao longo dos anos, foi classificado como fungo, protozoário e cianobactéria. Análise filogenética classificou *Rhinosporidium seeberi* em um grupo composto em sua maioria por protistas parasitas de peixe, denominado clado DRIP (*Dermocystidium*, agente rossete, *Ichthyophonus* e *Psorospermium*). Com a adição de *R. seeberi* esse clado monofilético foi renomeado como *Mesomicetozoa* por Her et al. Dessa forma, atualmente, é amplamente aceito que *R. seeberi* não é um fungo, mas membro do grupo Mesomicetozoa, que também inclui patógenos de anfíbios e rãs. Curiosamente, esse grupo é um ramo da árvore evolutiva próximo ao ponto de divergência de animais e fungos.

Foi demonstrada variação genética entre as cepas humanas e animais de *R. seeberi*, bem como entre os casos humanos. Recentemente, a variação foi revelada por amplificação de DNA de endósporos e esporângios de casos do Sri Lanka. A identificação das variações de diferentes países, especialmente nas propriedades de virulência, se existirem, podem ser relevantes para a caracterização do espectro na doença clínica, bem como para as manifestações histopatológicas.

As formas de transmissão de *Rhinosporidium* são incertas. O mecanismo mais provável de infecção é a inoculação por meio do epitélio traumatizado.

O hábitat aquático é considerado o natural de *R. seeberi*. A ocorrência de rinosporidiose em trabalhadores de extração de areia de rios, na Índia e no Sri Lanka, é particularmente relevante para esse tipo de infecção. Kaluarachchi et al. sugeriram que partículas de areia do solo de depósitos de água seriam possíveis causadores de danos para a mucosa nasal e ocular criando portas de entrada para a colonização por *R. seeberi*. Este estudo usou sondas de hibridização *in situ* em depósitos de água de um lago artificial no Sri Lanka, no qual muitos pacientes com rinosporidiose haviam se banhado.

O ciclo de vida de *R. seeberi* foi deduzido do exame histopatológico de espécimes de tecido e imagens de microscopia eletrônica, uma vez que a cultura *in vitro* não é possível. Seu ciclo de vida começa com a liberação de endoconídios maduros por meio de um pequeno poro na parede celular do esporângio maduro.

Estes endoconídios têm tamanho entre 4 e 10 μm com parede fina bem definida (1 a 3 μm), contendo várias pequenas vesículas e corpos elétron-densos, um núcleo com um nucléolo distinto e uma cápsula mucilaginosa granular. Após a sua libertação, o endoconídio aumenta de tamanho (10 a 70 μm) e, por absorção, perde todas as vesículas e os corpos elétron-densos para se tornar um esporângio juvenil. O esporângio juvenil aumenta de tamanho e se torna um esporângio intermediário, alcançando entre 70 e 150 μm de diâmetro. Os esporângios maduros podem atingir 450 μm ou mais. Neste estágio, o esporângio é identificado pela presença de centenas de endoconídios maduros e imaturos, por uma fina parede celular contendo pelo menos três camadas internas lúcidas e antigênicas de elétrons, pela presença de um poro de saída e por seu enorme tamanho (Figura 15.1).

CLÍNICA

A rinosporidiose é uma infecção crônica, não contagiosa e de crescimento lento que afeta principalmente as mucosas, sendo mais comum a mucosa nasal. A nasofaringe é afetada em 70 a 85% dos casos e a mucosa ocular em 15%. Menos de 10% das infecções por *R. seeberi* foram relatadas em outras topografias, dentre elas lábios, língua, palato, amígdalas, laringe, traqueia, glândula parótida, pele, genitália externa, ossos e órgãos viscerais, como baço, fígado, rins, pulmões e cérebro com infecções disseminadas.

Os sintomas dependem do local e da extensão da doença. Classicamente, a rinosporidiose se manifesta

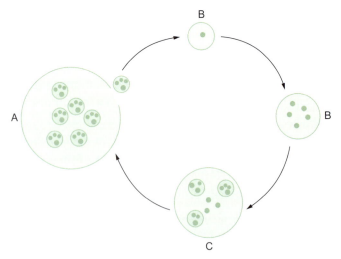

Figura 15.1 A. Endosporos são liberados por meio do poro de saída do esporângio maduro. **B.** Esporângio juvenil formado após aumento de tamanho dos endósporos e absorção das vesículas e dos corpos elétron-densos. **C.** Esporângio intermediário. Alguns investigadores têm debatido que o estágio infeccioso final é o corpo elétron-denso e não o endosporo.

pelo crescimento de pólipos de cor rosa a vermelho, filiformes ou no formato de folha. A superfície dos pólipos se apresenta com diminutos pontos pálidos pela presença de esporângios, assumindo uma característica semelhante ao morango. Os pólipos são friáveis e sangram muito facilmente (Figura 15.2A e B). Os pacientes apresentam epistaxe recorrente, sensação de corpo estranho e obstrução nasal.

R. seeberi pode infectar a conjuntiva ocular ou palpebral, saco lacrimal e ducto lacrimal, ocorrendo lacrimação recorrente, eritema ocular, fotofobia, sensação de corpo estranho, infecção recorrente e ectrópio.

Três tipos de lesões cutâneas foram descritos: (i) nódulos satélites ao redor dos pólipos nasais; (ii) lesões disseminadas com envolvimento visceral; e (iii) lesões cutâneas sem envolvimento da mucosa. As lesões cutâneas

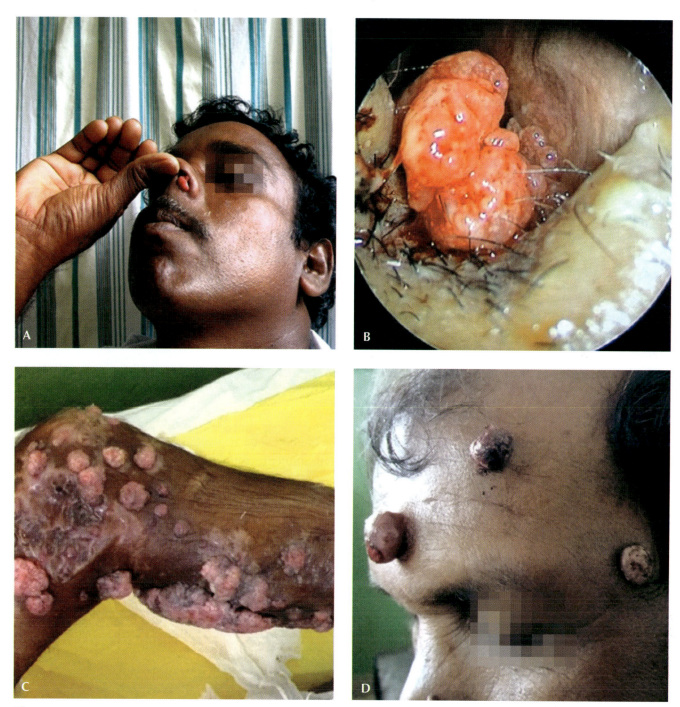

Figura 15.2 A. Rinosporidiose se apresentando como pólipo nasal. **B.** Visualização endoscópica de lesão nasal. **C** e **D.** Rinosporidiose cutânea disseminada. Fonte: fotos gentilmente cedidas por Dr. Rukmali T. Rupasingha (**B**); Dr. Deepani Muindasa (**C**); e Dr. Buthsiri Sumanasena (**D**).

de rinosporidiose são polimórficas e podem se apresentar como lesões pedunculadas, úlceras, tumoração, nódulos, pápulas enrugadas ou placas (Figura 15.2C e D). Algumas lesões são profundas e azuladas, simulando hemangioma.

A disseminação é um fenômeno raro e os possíveis modos de disseminação são autoinoculação, via hematogênica, linfática ou implantação direta em múltiplos locais.

DIAGNÓSTICO LABORATORIAL

Exame histopatológico e citológico

Uma vez que *R. seeberi* não pode ser cultivado, o padrão-ouro do diagnóstico de rinosporidiose é o exame histopatológico. O estudo histopatológico revela epitélio hiperplásico com células inflamatórias crônicas como plasmócitos e linfócitos juntamente com células gigantes do tipo corpo estranho. Os esporângios característicos com diferentes estágios de maturação são encontrados como cistos globulares de diferentes tamanhos (50 a 1.000 µm de diâmetro), revestidos por uma parede bem definida e contendo numerosos endosporos com diâmetro de 5 a 10 µm circundados por células inflamatórias. Os esporângios e endósporos são corados positivamente pelos métodos de metenamina de prata Gomori-Grocott, ácido periódico de Schiff (PAS), mucicarmina e hematoxilina-eosina (HE).

A positividade para PAS ajuda a diferenciar os endosporos das células epiteliais (Figura 15.3).

Lesões de coccidiomicose podem ser difíceis de serem diferenciadas da rinosporidiose durante a avaliação histopatológica e a citológica, pois apresentam estágios maduros semelhantes. A coloração de mucicarmim é útil, pois os esporângios e os endosporos de *Coccidioides immitis* não se coram positivamente. Na coloração por HE, os endosporos de *R. seeberi* são maiores e mais numerosos em comparação com *C. immitis*.

Na adiaspiromicose, as paredes esporangiais de *Chrysosporium parvum* var. *crescens* são muito mais espessas com grandes adiaconídios (200 a 400 mm).

O citodiagnóstico pode ser realizado em aspirados de nódulos rinosporidiais, manchas de secreções impressas das superfícies de pólipos acessíveis e aspirados com agulha fina de nódulos.

Outros métodos diagnósticos

A tomografia computadorizada e a ressonância magnética são úteis para avaliar o local da rinosporidiose e a sua extensão. As imagens também são úteis para descartar outras patologias nasossinusais.

DIAGNÓSTICO DIFERENCIAL

Nos locais onde a rinosporidiose é endêmica, o diagnóstico é clínico.

A doença deve ser considerada no diagnóstico de lesões polipoides ou tumorais nasais como granuloma piogênico, paracoccidioidomicose, rinoescleroma, coccidioidomicose, leishmaniose, entomoftoromicose e neoplasias.

Lesões cutâneas mais profundas resultam em diagnóstico diferencial com hemangiomas e malformação vascular.

O acometimento ocular pode ser clinicamente semelhante às conjuntivites micóticas, pinguécula ocular e cisto de inclusão conjuntival.

TRATAMENTO

A regressão espontânea foi observada em animais e em seres humanos, mas é rara. A intervenção medicamentosa e/ou cirúrgica é, portanto, necessária. A radioterapia demonstrou não ter efeito.

Os endosporos e os esporângios de *R. seeberi,* ao contrário dos endosporos de bactérias como *Bacillus* spp. e *Clostridium* spp., não são estágios de sobrevivência em repouso, mas são ativamente metabolizadores do ciclo de vida de *R. seeberi,* que absorvem nutrientes de seu ambiente aquoso e são muito sensíveis ao calor e aos biocidas comuns.

A excisão cirúrgica local ampla com eletrocoagulação da base das lesões é o tratamento de escolha para reduzir o risco de recorrência. As recorrências podem ocorrer devido ao derramamento dos endosporos no tecido adjacente ou à excisão incompleta da lesão. Técnicas de ablação, como *laser* de CO_2, ajudam potencialmente a reduzir esse fenômeno. Lesões extensas e algumas localizações, como o pênis, podem exigir amputação do local afetado.

Uma vez que a excisão local ampla pode estar associada à morbidade significativa, com perda de tecido e hemorragia, é recomendado associar terapias medicamentosas adjuvantes quando a cirurgia for mais conservadora.

Capítulo 15 Rinosporidiose

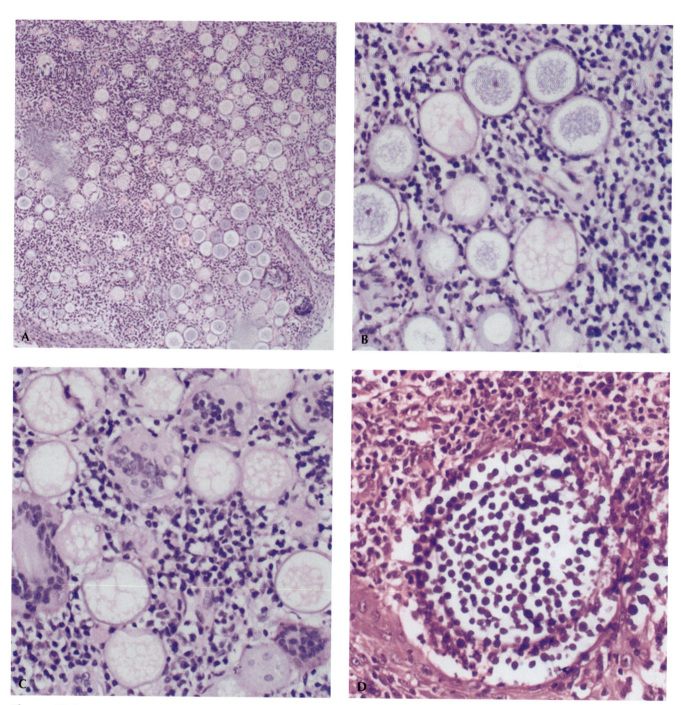

Figura 15.3 A. Numerosos esporângios redondos visualizados no tecido (hematoxilina-eosina [HE], aumento de ×10). **B.** Esporângios de parede espessa circundados por processo inflamatório misto (HE, aumento de ×40). **C.** Reação granulomatosa de corpo estranho em resposta a esporângios. **D.** Numerosos esporos visualizados em um único esporângio. Fonte: fotos gentilmente cedidas por Dr. S. P. Avanthi Rajapakse, Consultant Histopathologist Teaching Hospital, Anuradhapura, Sri Lanka.

A ausência de métodos de cultivo de *R. seeberi* tem restringido a realização de testes de suscetibilidade *in vitro* a fármacos. Vários antimicrobianos como dapsona, griseofluvina e anfotericina B, sulfametoxazol-trimetoprima e estibogliconato de sódio foram testados com sucesso variado. Todos os medicamentos eram endosporostáticos, em vez de endosporicidos.

O fármaco droga mais eficaz e promissora é a dapsona. Ela interrompe a maturação dos esporângios e promove fibrose no estroma, quando usada como coadjuvante na cirurgia. A dose usual é de 100 mg/dia, usada pelo período de 6 meses até alguns anos. O uso da dapsona antes da cirurgia é discutido para minimizar tanto a hemorragia por sua promoção de fibrose

Micologia Médica

como para evitar a colonização e a infecção de novos locais após a liberação de endósporos dos pólipos traumatizados cirurgicamente. Mais comumente, a dapsona é usada pós-cirurgicamente na qual se espera que evite a colonização da mucosa normal com endósporos liberados durante a excisão de lesões infectadas e, assim, previna uma recorrência. Além disso, a dapsona também tem um papel na prevenção da disseminação; há um risco aumentado de disseminação de infecção após a cirurgia, em decorrência da extensa histólise dos tecidos e é aconselhável iniciar a terapia médica imediatamente.

É mandatório iniciar os medicamentos com urgência, mesmo na ausência de cirurgia, em situações especiais como os olhos, onde a formação de estafiloma na esclera pode resultar em perfuração e ruptura escleral. A dapsona costuma ser recomendada por 1 a 2 anos para evitar recorrência e disseminação dessas lesões.

A necessidade de novos agentes antimicrobianos contra *R. seeberi* tem sido enfatizada, dada a alta prevalência de deficiência de G6 PD em algumas populações e localizações geográficas que podem levar à hemólise induzida por dapsona.

Uma vez que um ambiente aquático é conhecido por abrigar *R. seeberi*, é prudente aplicar medidas preventivas especialmente para aqueles que estão intimamente ligados a esse ambiente. Evitar a imersão vigorosa na água como prevenção de ferimentos e inoculação por meio de espículas de areia, utilizar água contida de recipientes em vez de água lacustre para o banho e métodos alternativos para extração da areia do leito do rio são medidas sugeridas por Kaluarachchi et al.

RESUMO

Epidemiologia	Relatada em 90 países, maior incidência é relatada na Índia e no Sri Lanka. Mais comum no sexo masculino e indivíduos de 10 a 40 anos de idade. É prevalente em áreas rurais, principalmente em indivíduos que trabalham ou estão em contato com solo contaminado, areia ou água de lagoas e lagos.
Etiologia	*Rhinosporidium seeberi*.
Clínica	Pólipos de cor rosa a vermelha, filiformes ou no formato de folha, com pontos pálidos, assumindo uma característica semelhante a morango, friáveis (ver Figura 15.2A e B). A mucosa nasal é o local mais comum, mas pode ocorrer em todo o corpo. As lesões cutâneas são polimórficas (pedunculadas, úlceras, tumoração, nódulos, pápulas enrugadas ou placas) (ver Figura 15.2C e D).
Diagnóstico laboratorial	O organismo não é cultivável. O padrão ouro do diagnóstico de rinosporidiose é o exame histopatológico. Histopatológico: epitélio hiperplásico com processo inflamatório crônico e células gigantes do tipo corpo estranho (ver Figura 15.2C). Esporângios globulares de diferentes tamanhos (ver Figura 15.2A), revestidos por uma parede bem definida (ver Figura 15.2B) e contendo numerosos endosporos (ver Figura 15.2D). Os esporângios e endósporos são corados positivamente pelos métodos de metenamina de prata Gomori-Grocott, ácido periódico de Schiff (PAS), mucicarmina e hematoxilina-eosina (HE).
Diagnóstico diferencial	Rinoescleroma; entomoftoromicose; granuloma piogênico.
Tratamento	A excisão cirúrgica local ampla com eletrocoagulação da base das lesões é o tratamento de escolha. Técnicas de ablação, como *laser* de CO_2 podem ser úteis na prevenção de recorrências. Dapsona 100 mg/dia pode ser utilizada como terapia adjuvante ao tratamento cirúrgico por no mínimo 6 meses.

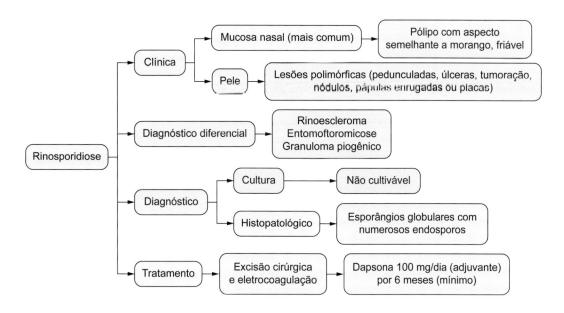

BIBLIOGRAFIA

Almeida FA, Feitoza LM, Pinho JD et al. Rhinosporidiosis: the largest case series in Brazil. J Rev da Soc Bras de Med Trop. 2016; 49(4):473-6.

Almeida FPD. As blastomycosis no Brasil. An Fac Med São Paulo. 1933;9:69-164.

Arseculeratne S, Atapattu D. Rhinosporidiosis in humans and animals & Rhinosporidium seeberi [thesis]. Faculty of Medicine, University of Peradeniya; 2011.

Arseculeratne S. Chemotherapy of rhinosporidiosis: a review. J Infect Dis Antimicrob Agents. 2009;26(1):21-7.

Arseculeratne S. Recent advances in rhinosporidiosis and Rhinosporidium seeberi. Ind Jour of Med Mic. 2002;20(3):119.

Arseculeratne S. Rhinosporidiosis in Sri Lanka: an overview. Anuradhapura Med Jour. 2013;7(1).

Ashworth JH, Turner AL. A case of rhinosporidiosis. Edinb Med J. 1923;30(8):337-51.

Ashworth JH. On Rhinosporidium seeberi (Wernicke, 1903) with special reference to its sporulation and affinities. Trans of the Roy Soc of Edinb. 1924;53(2):301-42.

Das S, Kashyap B, Barua M et al. Nasal rhinosporidiosis in humans: new interpretations and a review of the literature of this enigmatic disease. Med Mycol. 2011;49(3):311-5.

Herr RA, Ajello L, Taylor JW et al. Phylogenetic analysis of Rhinosporidium seeberi's 18S small-subunit ribosomal DNA groups this pathogen among members of the protoctistan Mesomycetozoa clade. Jour of Clin Microb. 1999;37(9):2750-4.

Kaluarachchi K, Sumathipala S, Eriyagama N et al. The identification of the natural habitat of Rhinosporidium seeberi with R. seeberi-specific in situ hybridization probes. J Infect Dis Antimicrob Agents. 2008;25:25-32.

Kennedy FA, Buggage RR, Ajello L. Rhinosporidiosis: a description of an unprecedented outbreak in captive swans (Cygnus spp.) and a proposal for revision of the ontogenic nomenclature of Rhinosporidium seeberi. Jour of Med and Veterin Mycol. 1995; 33(3):157-65.

Seeber G. Un nuevo esporozuario parasito del hombre: dos casos encontrados en polipos nasales [thesis]. Universidad Nacional de Buenos Aires; 1900.

Sen S, Agrawal W, Das S et al. Disseminated cutaneous rhinosporidiosis: revisited. Ind Jour of Dermat. 2020;65(3):204.

Swain SK. Human rhinosporidiosis: still an elusive disease. International Journal of Otorhinol Head Neck Surgery. 2020; 6(9):1747.

Vilela R, Mendoza L. The taxonomy and phylogenetics of the human and animal pathogen Rhinosporidium seeberi: a critical review. J Rev Iberoamericana de Micol. 2012;29(4): 185-99.

Vukovic Z, Bobic-Radovanovic A, Latkovic Z et al. An epidemiological investigation of the first outbreak of rhinosporidiosis in Europe. Jour of Trop Med and Hyg. 1995;98(5): 333-7.

16 Entomoftoromicoses

Eduardo Mastrangelo Marinho Falcão • Alexandro Bonifaz

> **Sinonímia:** entomoftoromicose; ficomicose subcutânea; zigomicose subcutânea.

EPIDEMIOLOGIA

É uma micose rara. A maioria dos casos ocorre por inoculação traumática em indivíduos imunocompetentes e em menor número em pacientes imunossuprimidos. Além da inoculação, a transmissão pode ocorrer por inalação (principalmente nos casos de infecção causada por *Conidiobolus* spp.), ingestão ou pela picada de insetos carreadores do fungo (principalmente nos casos originados por *Basidiobolus* spp.).

A entomoftoromicose pode ocorrer em qualquer faixa etária, com leve predominância em adultos. A basidiobolomicose (infecção por *Basidiobolus* spp.) acomete preferencialmente crianças menores de 10 anos de idade, enquanto a conidiobolomicose (infecção por *Conidiobolus* spp.) ocorre com maior frequência em adultos do sexo masculino.

Apesar de os agentes etiológicos estarem distribuídos por todo o mundo, a doença ocorre geralmente em localidades com clima tropical ou subtropical. Foram relatados casos na América do Sul, América do Norte, Caribe, África e Ásia. Mais recentemente, um maior número de basidiobolomicose intestinal vem sendo relatado, com publicações dos EUA, da Tailândia, da Austrália, do Irã, do Egito e da Arábia Saudita.

No Brasil é descrita principalmente nos estados das regiões Nordeste (Bahia, Maranhão, Piauí, Pernambuco e Sergipe), Norte (Pará) e, com menor frequência, Centro-Oeste (Distrito Federal e Mato Grosso).

ETIOLOGIA

Os agentes etiológicos são fungos hialinos que produzem hifas largas cenocíticas ou pouco septadas, dos gêneros *Conidiobolus* (*Conidiobolus coronatus* e *Conidiobolus incongruous*) e *Basidiobolus* (*Basidiobolus ranarum*).

Classicamente, eram classificados como pertencentes ao filo Zygomicota. Análises moleculares filogenéticas recentes confirmaram que o grupo dos fungos descritos nesse filo é polifilético. Após essa descoberta, foi proposta a redistribuição dos táxons entre um novo filo Glomeromycota e quatro subfilos (de colocação taxonômica incerta).

Pela nova classificação, os fungos da ordem Entomophtorales pertenceriam ao subfilo Entomophthoromycotina (filo *Incertae sedis*), e o nome mais adequado para a doença seria entomoftoromicose. Assim como a ordem Mucorales pertenceria ao subfilo Mucoromycotina, e o nome mais adequado para a doença causada por eles seria mucormicose.

Outras espécies foram relatadas como causadoras de entomoftoromicoses em humanos. Apesar de não ser um patógeno humano frequente, *C. lamprauges* pode ser agente etiológico de conidiobolomicose em imunossuprimidos. Métodos moleculares revelaram que *Basidiobolus haptosporus* e *Basidiobolus meristosporus* são, na realidade, *Basidiobolus ranarum* e, dessa maneira, todos os casos de basidiobolomicose seriam causados por *Basidiobolus ranarum*.

CLÍNICA

Após a infecção inicial são formadas lesões subcutâneas infiltradas, mucocutâneas ou intestinais, normalmente indolores e de evolução lenta. Levam a um aumento de volume do tecido infiltrado e podem provocar deformidades em alguns casos. Entomoftoromicose é classificada em basidiobolomicose ou conidiobolomicose de acordo com o gênero do agente etiológico.

Basidiobolomicose

É a infecção causada pelos fungos do gênero *Basidiobolus*. É mais frequente nos homens e as lesões ocorrem predominantemente nas nádegas, períneo e coxas com o aspecto de "calção de banho". A infecção se estende por contiguidade. Podem ser acometidos tronco e membros e em geral, são unilaterais.

Manifesta-se clinicamente pela presença de nódulos indolores, endurecidos, eritematosos e móveis. As lesões aumentam de tamanho de forma lenta, formando tumorações ao longo de meses, invadindo fáscia e músculo. A infecção pode invadir a cavidade abdominal ou torácica por contiguidade. Quando atinge o sistema linfático, causa linfedema com aumento do volume da área afetada. A pele sobre a lesão torna-se inicialmente hiperpigmentada e evolui com ulceração (Figura 16.1).

A incidência da infecção do sistema gastrintestinal vem apresentando aumento nos últimos anos. Manifesta-se com dor abdominal, náuseas, diarreia, constipação intestinal, perda ponderal ou sangramento, simulando, em alguns casos, doença inflamatória intestinal ou neoplasia intestinal. Em indivíduos imunossuprimidos, comporta-se de maneira mais invasiva atingindo órgãos adjacentes.

Conidiobolomicose

É a infecção causada pelos fungos do gênero *Conidiobolus*. Ocorre com maior frequência na face, principalmente região nasal e paranasal, recebendo o nome de rinoentomoftoromicose. Os nódulos e tumorações são firmes, tendem a aderir a tecidos profundos e são bem definidos, frequentemente bilaterais.

A **rinoentomoftomicose** pode ser classificada em precoce, intermediária e tardia, de acordo com a duração da doença; ou atípica.

Inicialmente, é observado acometimento da mucosa da nasofaringe manifestando-se com rinite, obstrução nasal, epistaxe, cefaleia e dor nos seios da face. As fases precoce e intermediária podem se superpor, sendo a presença de nódulo na narina e tumoração localizada a indicação do início da fase intermediária. Eritema, calor e febre podem estar presentes. A fase tardia ocorre após 1 ano da doença. Com a progressão, é observada tumoração acometendo ponte nasal, lábio superior, região malar, frontal e pálpebras, provocando deformação da face. As lesões podem se tornar mais destrutivas e invasivas, alcançar órbita e sistema nervoso central. A taxa de cura reduz à medida que a doença entra na fase intermediária ou tardia.

A forma atípica é mais grave e, em geral, está associada à imunossupressão. Manifesta-se clinicamente de forma aguda como celulite orbitária, com dor grave e disseminação para outros órgãos como mediastino, pericárdio, pulmão, coração e tireoide.

A seguir abordamos as principais diferenças entre as entomoftoromicoses no Quadro 16.1.

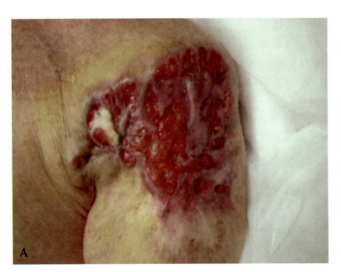
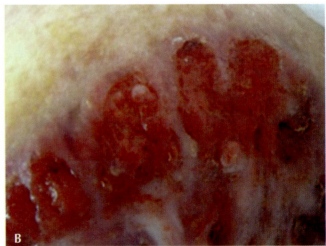

Figura 16.1 Basidiobolomicose por *B. ranarum*: lesão ulcerada em localização característica. Fonte: imagens cedidas por Regina Casz Schechtman (IDPRDA – Instituto de Dermatologia Professor Rubem David Azulay).

Quadro 16.1 — Diferenças entre as entomoftoromicoses.

	Conidiobolomicose	Basidiobolomicose
Agente etiológico	*C. coronatus* e *C. incongruus*	*B. ranarum*
Topografia	Centro-facial	Membros e tronco "Calção de banho"
Faixa etária	Adultos e crianças	Crianças
Ocupação	Camponeses	Crianças de área rural
Clínica	Pólipos e massa infiltrada, bilateral	Nódulos e massa infiltrada com aumento de volume, unilaterais
Tratamentos	Triazólicos, iodeto de potássio, sulfametoxazol-trimetoprima	Triazólicos, iodeto de potássio, sulfametoxazol-trimetoprima

Adaptado de Bonifaz A (2020).

DIAGNÓSTICO LABORATORIAL

Exames de imagem (tomografia computadorizada, ressonância magnética, ultrassonografia) e endoscópicos podem auxiliar na determinação da invasão tissular e na escolha do local para biopsia. Para um diagnóstico correto é necessário o exame histopatológico e a cultura, preferencialmente de um fragmento de tecido.

A biopsia é fundamental para o diagnóstico, deve ser realizada incisão profunda, em geral fusiforme, incluindo hipoderme. Na conidiobolomicose o melhor local é a glabela. Ao exame histopatológico, utilizando a coloração por hematoxilina-eosina (HE), é possível observar fibrose e processo inflamatório granulomatoso crônico, constituído por células epitelioides, células gigantes multinucleadas e numerosos eosinófilos. É característico e importante no diagnóstico das entomoftoromicoses o fenômeno de Splendore-Hoeppli (Figura 16.2), quando é observada a presença de halo eosinofílico, ácido periódico de Schiff (PAS) positivo, circundando as hifas (largas, cenocíticas e ramificadas). As hifas não coram bem pela HE e nem sempre são visualizadas utilizando-se as colorações PAS ou prata. A microscopia de fluorescência aumenta a sensibilidade do diagnóstico.

Ao exame direto com hidróxido de potássio (KOH) são observadas hifas hialinas cenocíticas ou com poucos septos, largas, em forma de fita e com ramificações, em sua maioria, em ângulo reto (Figura 16.3).

As colônias dos fungos do subfilo *Entomophthoromycotina* são semelhantes. Os fungos do gênero *Basidiobolus* têm crescimento moderadamente rápido (mais rápido a 30°C) enquanto os do gênero *Conidiobolus* crescem rapidamente (mais rápido a 37°C),

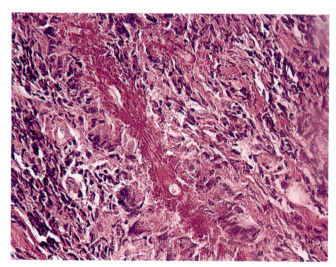

Figura 16.2 Hifas e fenômeno de Splendore-Hoeppli (coloração por hematoxilina-eosina).

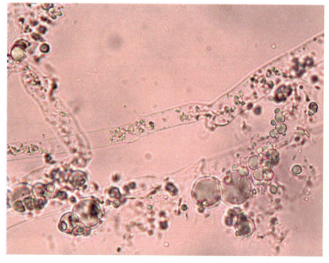

Figura 16.3 Hifas hialinas cenocíticas ao exame micológico com hidróxido de potássio.

nos meios de cultivo padrão. Apresentam cor creme a cinza, aspecto de cera e se tornam pregueadas ou glabras. O reverso é claro ou incolor. Colônias mais maduras são cobertas por micélio aéreo compacto. A tampa e a superfície interna do tubo tornam-se cobertas de conídios ejetados pela colônia principal e, alguns germinam no meio, formando colônias satélite (Figura 16.4). A microscopia da colônia é necessária para a diferenciação das espécies. As colônias de *Basidiobolus* spp. apresentam odor característico que pode auxiliar na diferenciação do gênero.

Na microscopia da colônia de *Basidiobolus ranarum* são observadas hifas largas cenocíticas ou com poucos septos que se tornam mais septadas com a maturação. Os esporangióforos podem ser de dois tipos: com um ápice inchado pelo acúmulo de líquido na estrutura subconidial e produzir conídios largos, globosos (esporangíolos) que são ejetados por essa estrutura; ou sem o ápice inchado liberando os conídios de forma passiva. Os esporangíolos podem se clivar produzindo esporos ou esporângios. Os zigósporos são redondos, com paredes grossas e apresentam bico de conjugação característico, que os diferencia das espécies de *Conidiobolus*.

Na microscopia da colônia de *Conidiobolus* spp. (Figuras 16.5 e 16.6) são observadas hifas largas, cenocíticas ou com poucos septos (o grau de septação aumenta com a maturação das hifas). Os esporangióforos (micélio aéreo) produzem conídios largos esféricos ou piriformes, unicelulares, com papila proeminente. Na base dos conídios é formada uma invaginação que exerce pressão e impulsiona a liberação de maneira súbita. *C. coronatus* apresenta conídios vilosos com aspecto de coroa radiada (o motivo do seu nome) e raramente produz zigósporos, enquanto *C. incongruus* e *C. lamprauges* desenvolvem esporos sexuais de parede espessa a partir da conjugação de duas hifas.

Testes moleculares podem ser utilizados na identificação das espécies, porém poucos *primers* para PCR já foram testados. Testes sorológicos podem auxiliar no diagnóstico e no acompanhamento dos pacientes, mas não são utilizados com frequência na prática clínica. No Quadro 16.2, foram abordadas as diferenças fundamentais entre as principais espécies causadoras de entomoftoromicose.

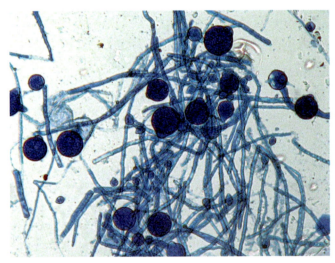

Figura 16.5 Microscopia da colônia de *Conidiobolus* spp. É possível observar conídios largos esféricos com papila e alguns com vilosidades (*C. coronatus*).

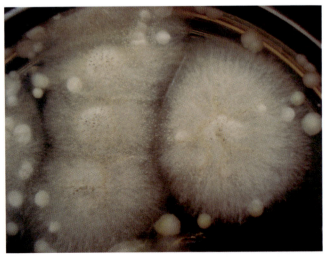

Figura 16.4 Macroscopia da colônia de *Conidiobolus* spp. apresentando colônias satélite e conídios ejetados no vidro.

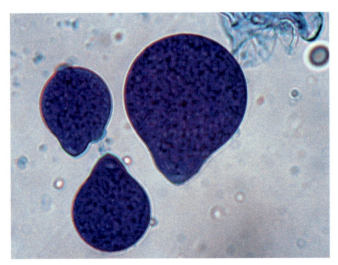

Figura 16.6 Microscopia da colônia de *Conidiobolus* spp. É possível observar conídios largos com papila proeminente em maior aumento.

Quadro 16.2 — Diferenças fundamentais entre as principais espécies causadoras de entomoftoromicose.

	Morfologia da colônia	Microscopia da cultura
B. ranarum	Colônia de crescimento moderadamente rápido, cor creme a cinza, aspecto de cera e, posteriormente, torna-se pregueada ou glabra e de coloração cinza a marrom. Reverso branco ou pálido. As colônias antigas se apresentam cobertas por micélio aéreo baixo podendo apresentar aspecto pulverulento. São observadas colônias satélite. Apresentam odor característico.	Hifas vegetativas largas asseptadas ou ocasionalmente septadas. Zigósporos redondos de paredes grossas com estrutura em bico. Esporangióforos podem apresentar estrutura subconidial inchada. Conídios redondos unicelulares podem produzir outros esporos.
C. coronatus	Colônia de crescimento rápido, branca, com aspecto de cera. Torna-se pregueada ou glabra, bege a marrom. Reverso branco. As colônias antigas se apresentam cobertas por micélio aéreo baixo, tornando-se pulverulentas. São observadas colônias satélite.	Hifas vegetativas largas asseptadas ou ocasionalmente septadas. Conídios redondos ou piriformes unicelulares com papila proeminente e/ou vilosidades com aspecto raiado ou de coroa. Zigósporos são raros.
C. incongruus	Colônia de crescimento rápido, branca, com aspecto de cera. Torna-se pregueada ou glabra, bege a marrom. Reverso branco. As colônias antigas se apresentam cobertas por micélio aéreo baixo. São observadas colônias satélite.	Hifas vegetativas largas asseptadas ou ocasionalmente septadas. Conídios redondos ou piriformes unicelulares com papila proeminente. Zigósporos redondos de paredes grossas sem estrutura em bico.

Diagnóstico diferencial

Os principais diagnósticos diferenciais são:

- Basidiobolomicose: tuberculose, cromomicose, elefantíase, oncocercose, esclerodermia, linfoma de Burkitt e granulomatose de Wegener
- Conidiobolomicose: mucormicose, cromomicose, esporotricose, paracoccidioidomicose, blastomicose, coccidioidomicose, pitiose, rinosporidiose, rinoescleroma, tuberculose, micobacteriose não tuberculoso, nocardiose, tularemia, doença da arranhadura do gato, carcinoma de células escamosas, sarcoma e linfoma cutâneo de células T
- Para as infecções intestinais, os principais diagnósticos diferenciais são as doenças inflamatórias intestinais e a neoplasia intestinal
- Apesar de raramente ocorrer disseminação da infecção, em quadros clínicos de infecção fúngica com a presença do fenômeno de Splendore-Hoeppli ao exame histopatológico, o diagnóstico de entomoftoromicose deve ser considerado.

TRATAMENTO

Não há consenso quanto ao melhor antifúngico para o tratamento das entomoftoromicoses. Cada espécie e cepas dentro da mesma espécie apresentam perfil de suscetibilidade diferente aos antifúngicos e, além disso, a infecção pode curar-se espontaneamente.

O iodeto de potássio é descrito no tratamento desde as primeiras publicações, porém seu mecanismo de ação na entomoftoromicose é desconhecido. Com o desenvolvimento dos agentes triazólicos, o iodeto deixou de ser o medicamento de primeira escolha, mas continua sendo uma opção terapêutica isolada ou em associação. Deve ser administrado na dose de 1,5 a 2 g/dia por, pelo menos, 3 meses.

Sulfametoxazol-trimetoprima, itraconazol, fluconazol, posaconazol, voriconazol e terbinafina foram relatados, isolados ou em associação, com resposta variável ao tratamento. A anfotericina B não é medicamento de primeira escolha e já foi relatada resistência *in vitro* para algumas espécies.

A abordagem cirúrgica, em geral, é indicada como adjuvante nos estágios iniciais da rinoentomoftoromicose, na basidiobolomicose intestinal, quadros clínicos graves ou para esclarecimento diagnóstico. Considerando o potencial de espalhamento, particularmente, da basidiobolomicose, alguns autores contraindicam a intervenção cirúrgica como procedimento de rotina.

RESUMO

Sinonímia	Entomoftoromicose; ficomicose subcutânea; zigomicose subcutânea.
Epidemiologia	A maioria dos casos ocorre por inoculação traumática em indivíduos imunocompetentes. Pode ocorrer em qualquer faixa etária, com leve predominância em adultos. Ocorre geralmente em localidades com clima quente e úmido (tropical ou subtropical). No Brasil, principalmente nos estados das regiões Nordeste, Norte e, com menor frequência, Centro-Oeste.
Etiologia	*Conidiobolus* spp. e *Basidiobolus* spp.
Clínica	Basidiobolomicose: nódulos e massa infiltrada, nas nádegas, no períneo e nas coxas (aspecto de "calção de banho"), membros e tronco. Pode ocorrer infecção intestinal. Evolui com ulceração sobre o local da lesão e pode infiltrar localmente. Conidiobolomicose: pólipo nasal e massa infiltrada, na face. Pode se apresentar com rinite, obstrução nasal, epistaxe, cefaleia e dor nos seios da face. Com a progressão da doença, é observada tumoração na ponte nasal, lábio superior, região malar, frontal e pálpebras, provocando deformação. Pode invadir órbita e sistema nervoso central.
Diagnóstico laboratorial	Histopatologia: processo inflamatório granulomatoso crônico. É característico e importante no diagnóstico das entomoftoromicoses o fenômeno de Splendore-Hoeppli. Exame direto: hifas hialinas cenocíticas ou com poucos septos, largas, em forma de fita e com ramificações, em sua maioria, em ângulo reto. Macroscopia: colônias claras, de crescimento rápido (*Conidiobolus* spp.) ou moderadamente rápido (*B. ranarum*), com aspecto de cera, reverso branco ou pálido com colônias satélites e vidro coberto por conídios ejetados. A colônia de *B. ranarum* apresenta odor característico Microscopia: hifas largas cenocíticas ou com poucos septos. Os conídios são redondos ou piriformes e podem apresentar vilosidades formando coroa (*C. coronatus*) e/ou papilas proeminentes. Podem produzir zigósporos com estrutura em forma de bico (*B. ranarum*).
Diagnóstico diferencial	Mucormicose; micoses subcutâneas; neoplasia.
Tratamento	Itraconazol, fluconazol, posaconazol, voriconazol, iodeto de potássio, sulfametoxazol-trimetoprima.

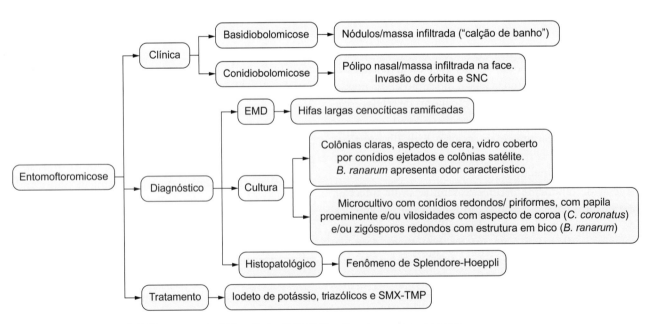

SNC: sistema nervoso central; EMD: exame micológico direto; SMX-TMP: sulfametoxazol-trimetoprima.

BIBLIOGRAFIA

Blumentrath CG, Grobusch MP, Matsiégui PB et al. Classification of rhinoentomophthoromycosis into atypical, early, intermediate and late disease: a proposal. PLoS Negl Trop Dis. 2015;9(10):e0003984.

El-Shabrawi MH, Arnaout H, Madkour L et al. Entomophthoromycosis: a challenging emerging disease. Mycoses. 2014;57 (Suppl 3):132-7.

Kwon-Chung KJ. Taxonomy of fungi causing mucormycosis and entomophthoramycosis (zygomycosis) and nomenclature of the disease: molecular mycologic perspectives. Clin Infect Dis. 2012;54(Suppl 1):S8-S15.

Ribes JA, Vanover-Sams CL, Baker DJ. Zygomycetes in human disease. Clin Microbiol Ver. 2000;13:236-301.

Shaikh N, Hussain KA, Petraitiene R et al. Entomophthoramycosis: a neglected tropical mycosis. Clin Microbiol Infect. 2016; 22(8):688-94.

Trujillo AB. Mucormicosis y entomoftoromicosis. In: Trujillo AB (ed.). Micología médica básica. 6. ed. Ciudad de Mexico: McGraw-Hill; 2020. p. 606-16.

Vilela R, Mendoza L. Human pathogenic entomophthorales. Clin Microbiol Rev. 2018 Aug 29;31(4):e00014-18.

17 Criptococose

Maria Clara Gutierrez Galhardo • Rodrigo de Almeida Paes

> **Sinonímia:** tolurose; blastomicose europeia; doença de Busse-Busschke.

EPIDEMIOLOGIA

A criptococose é uma micose sistêmica, cosmopolita de evolução subaguda e crônica causada por leveduras do gênero *Cryptococcus*. O gênero *Cryptococcus* apresenta duas espécies de importância médica: *C. neoformans* e *C. gattii*. A micose é de elevada morbidade e mortalidade, afetando pulmões e o sistema nervoso central (SNC).

C. neoformans é sapróbio na natureza. Já foi isolado de solo contaminado com excrementos de aves, especialmente pombos, de madeira em decomposição, ocos de árvores, frutas e vegetais. Excretas secas de aves são ricas em fontes de nitrogênio, permitindo o crescimento abundante dessa levedura. As aves geralmente são vetores, porque costumam não adoecer. Algumas aves relacionadas à criação em cativeiro no ambiente doméstico, como canários e periquitos, são reservatórios da micose.

A criptococose por *C. neoformans* é cosmopolita, ocorrendo em hospedeiros com imunossupressão. Atualmente a infecção pelo HIV é a principal causa. Embora tenha existido um decréscimo dos casos de meningite criptocócica com a introdução da terapia antirretroviral (TARV), a incidência permanece alta, principalmente em países em desenvolvimento, onde as infecções oportunistas constituem um dos sinais de diagnóstico de infecção pelo HIV. Outras condições ou fatores que propiciam o aparecimento da criptococose oportunista por *C. neoformans* são neoplasia hematológica, transplante renal e hepático, uso de corticoides sistêmicos, linfopenia de células CD4, quimioterapia, sarcoidose e uso de imunobiológicos.

Cryptococcus gattii tem uma distribuição geográfica mais específica. O hábitat inicial do fungo foi descrito associado a restos vegetais de *Eucalyptus camaldulensis* na Austrália. Posteriormente, *C. gattii* foi associado a várias outras espécies de eucalipto em climas tropicais e subtropicais. A criptococose por *C. gattii* acomete indivíduos sem evidência de imunodepressão celular, comportando-se como agente patogênico primário, endêmico e focal. Ocorre em aborígenes da Austrália e de Nova Guiné, na África Central, no Sudeste Asiático, no Brasil, México e em algumas regiões dos EUA. Em 1999, surtos de casos de criptococose associados ao *C. gattii* foram descritos na Ilha de Vancouver, Columbia Britânica, Canadá. Outras árvores, como a típica do Canadá, plátano-bastardo (*Acer pseudoplatanus*), estiveram associadas ao nicho ecológico do fungo. Nesses casos, predominaram as manifestações pulmonares sobre as do SNC. Surtos da micose em locais de clima temperado, como Pacífico dos EUA e partes da Europa, foram descritos.

No Brasil, estudos ambientais evidenciaram que a relação *C. gattii*-eucalipto não é específica, pois esse agente ocorre em árvores tropicais de diferentes gêneros. Casos relatados de criptococose por *C. gatti* são, sobretudo, provenientes das regiões Norte, Nordeste e Centro-Oeste. Acomete tanto homens como mulheres, incluindo crianças e jovens com elevada morbidade e letalidade.

A criptococose é uma micose inalatória, mas na maioria dos casos de criptococose não se consegue estabelecer uma fonte ambiental de exposição. Inquéritos sorológicos evidenciaram que a infecção pode ocorrer na infância.

A inoculação direta do fungo na pele pode ser observada em acidentes de laboratório, ou por meio de atividades de lazer ou atividades profissionais que expõem o indivíduo ao ambiente contendo o fungo.

ETIOLOGIA

Como descrito anteriormente, o gênero *Cryptococcus* tem duas espécies de importância clínica: *C. neoformans* e *C. gattii*. Por anos, a espécie *C. gattii* foi considerada uma variedade de *C. neoformans,* porém com o avanço das técnicas de biologia molecular, foi verificado que se tratava de espécies distintas.

Ambas as espécies possuem uma cápsula polissacarídica, composta principalmente por glucuronoxilomanana. Os agentes da criptococose podem apresentar variações na composição antigênica da cápsula. Essas variações levaram à classificação inicial de quatro sorotipos, denominados A, B, C e D. Os sorotipos A e D são encontrados em *C. neoformans,* enquanto os sorotipos B e C pertencem à espécie *C. gattii*. Sorotipos híbridos, como o sorotipo AD, também são descritos.

Estudos envolvendo técnicas de tipagem molecular de *Cryptococcus* spp. revelam que os agentes da criptococose podem ser divididos em oito tipos moleculares, quatro deles pertencentes à espécie *C. neoformans* (VNI, VNII, VNIII, VNIV) e os outros quatro a *C. gattii* (VGI, VGII, VGIII e VGIV). Os tipos moleculares VNI e VGI são os que predominam mundialmente como agentes de criptococose.

Mais recentemente, baseado em um sequenciamento de múltiplos *loci* de 115 isolados, houve uma proposta de divisão dos agentes da criptococose em sete diferentes espécies. Esses resultados propõem que *C. neoformans* seja separado em duas espécies (*C. neoformans* e *C. deneoformans*) e *C. gattii* em cinco espécies (*C. gattii, C. deuterogattii, C. decagattii, C. tetragattii* e *C. bacillisporus*). Como até o momento não foi demonstrada associação desta classificação de sete espécies com a clínica, além desta não ser completamente aceita por toda a comunidade científica, somente as espécies *C. neoformans* e *C. gattii* serão consideradas ao longo deste capítulo.

CLÍNICA

As principais manifestações clínicas da criptococose são pulmonares e do SNC, entretanto, qualquer órgão ou sistema pode ser atingido. Pacientes com síndrome de imunodeficiência adquirida (AIDS) apresentam mais alterações do SNC e extrapulmonares. Na infecção por *C. gattii*, os pacientes tendem a apresentar criptococomas tanto no pulmão como no SNC.

Criptococose pulmonar

O pulmão é a porta de entrada da levedura. Na grande maioria dos pacientes, as formas pulmonares são assintomáticas e não diagnosticadas. Podem constituir achados de exames de nódulos residuais geralmente periféricos. Uma outra condição que pode ocorrer é a colonização da árvore traqueobrônquica, ou seja, a presença repetida do isolamento do *C. neoformans* em espécimes da árvore traqueopulmonar (escarros e/ou lavado broncoalveolar) na ausência de lesão endobrônquica ou pulmonar, ou de outros locais a distância. Esta condição é observada em pacientes com doença pulmonar obstrutiva crônica (DPOC).

Em pacientes que desenvolvem quadro respiratórios, os sintomas são escassos e inespecíficos como tosse e escarro mucoide, por vezes com hemoptise. Na radiologia de tórax, os achados mais comum são nódulos, únicos ou múltiplos, bem definidos e não calcificados. Lesões do tipo massa periférica, infiltrados com consolidações, e mais raramente, linfadenopatia hilar, derrame pleural e cavitação podem ser observados.

Nos indivíduos imunocomprometidos a sintomatologia neurológica pode sobrepujar a pulmonar. Entretanto, pneumonia criptocócica como apresentação clínica isolada, com evolução para síndrome de angústia respiratória pode ser responsável pela mortalidade na fase aguda da doença. A sintomatologia é também inespecífica e escassa. Nas alterações radiológicas, predominam os infiltrados intersticiais e alveolares, que muitas vezes podem estar associados com outros patógenos, sobretudo em pacientes com AIDS.

Criptococose do sistema nervoso

A partir da disseminação pulmonar, o SNC torna-se o sítio-alvo da doença clínica. A meningoencefalite subaguda é a forma clínica mais comumente diagnosticada, quer sob forma isolada ou associada ao acometimento pulmonar. É a principal causa de óbito e responsável por 15% da mortalidade relacionada à AIDS. As lesões se localizam principalmente na base do encéfalo, com comprometimento do tronco cerebral, cerebelo e pares cranianos. Em pacientes com AIDS, a instalação do quadro pode ser rápida. Sintomas clássicos como febre, cefaleia e letargia são comuns. Podem estar ausentes sinais de meningite. Com o progredir da lesão do SNC, instala-se edema cerebral e hidrocefalia, que contribuem muito para o prognóstico desfavorável da infecção. Demência progressiva e confusão mental podem ocorrer. Compressão do tronco cerebral, herniação das tonsilas cerebelares e quadro de coma e opistótono são complicações que levam ao óbito.

Na meningoencefalite por *C. gattii*, a instalação do quadro pode ser insidiosa, com quadro clínico mais exuberante. Os pacientes apresentam sinais meníngeos (náuseas, vômitos, rigidez de nuca); sinais de meningoencefalite (alterações de consciência, déficit de memória, linguagem e cognição) e acometimento de pares cranianos (amaurose, estrabismo, diplopia, ou paralisia facial – I, II, III, IV, VI e VII).

Manifestações cutâneas

As manifestações cutâneas da criptococose são clinicamente variadas e podem ser disseminadas (ou secundárias) e primárias.

Na criptococose cutânea disseminada (CCD) a pele é o terceiro sítio de acometimento de *C. neoformans*, depois dos pulmões e do SNC. Estão presentes em cerca de 10 a 20% dos casos. Corresponde à lesão sentinela de um quadro de criptococose disseminada, que podem preceder o quadro sistêmico em 2 a 8 meses. As lesões cutâneas são pleomórficas e disseminadas. As principais são pápulas umbilicadas (molusco contagioso símile), vesículas e nódulos (Figura 17.1). Outras lesões descritas são acneiformes, púrpura, tumores, abscessos, nódulos, placas, celulite ou ulcerações. Essas lesões são ricas em elementos fúngicos.

Na criptococose cutânea primária (CCP) ocorre inoculação direta do fungo na pele. É rara, mas cada vez mais vem sendo relatada na literatura. Os pacientes tendem a ser mais velhos, a imunossupressão pode não estar presente e muitos relatam exposição a fontes ambientais potenciais de *C. neoformans*. Caracteriza-se por lesão cutânea única, geralmente em áreas expostas, sobretudo mãos. As principais apresentações são de abscesso, celulite, nódulo, tumor ou ulceração (Figura 17.2). No Brasil, Marques et al., em 2011, descreveram 11 casos de CCP, sendo que 54,5% dos pacientes estavam em uso corticoides sistêmicos, apresentando lesões infiltrativas ou tumorais.

Outras apresentações

A criptococcemia pode apresentar-se com febre alta, tremores e calafrios, aparentemente sem um foco definido em pacientes com carga fúngica elevada e AIDS avançada.

A próstata tem sido descrita como um *santuário* para *C. neoformans*, podendo o agente ser isolado desse local ocasionalmente. Geralmente a infecção é assintomática e pode representar um reservatório para recaídas da doença.

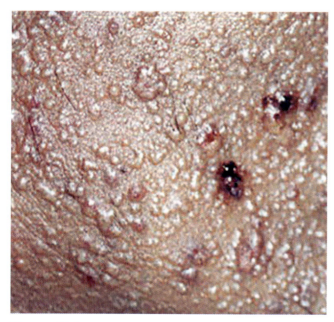

Figura 17.1 Criptococose cutânea disseminada: pápulas umbilicadas, molusco contagioso símile, em paciente com AIDS (detalhe de lesões).

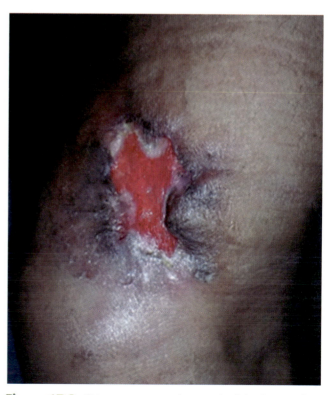

Figura 17.2 Criptococose cutânea primária: lesão ulcerada em paciente em uso de corticoterapia crônica. Fonte: imagem cedida por Dayvison Francis Saraiva Freitas.

Conjuntivite, coriorretinite e endolfalmite criptocócica podem ocorrer, levando à cegueira. As lesões osteoarticulares acometem qualquer sítio ou por contiguidade, predominando lesões osteolíticas. Peritonite criptocócica ocorre em indivíduos submetidos à diálise peritoneal ou com cirrose. Outros locais são considerados menos frequentes, como músculo, coração, glândula adrenal, tireoide, trato gastrintestinal e linfonodos.

DIAGNÓSTICO LABORATORIAL

No diagnóstico do acometimento pulmonar, a investigação deve ser realizada por meio de exames de imagem (radiografia e/ou tomografia de tórax). Nódulo pulmonar deve ser biopsiado ou retirado cirurgicamente em caso de dúvida de diagnóstico com lesões tumorais.

No diagnóstico de acometimento do SNC, tomografia de crânio e/ou ressonância magnética devem ser solicitados. O liquor deve ser obrigatoriamente examinado em pacientes em que houve isolamento de *Cryptococcus* de qualquer sítio. Pleocitose com linfocitose, elevação da proteína e glicose normal são características encontradas. Pacientes com AIDS podem exibir pouca reação inflamatória no liquor.

No diagnóstico de criptococose de outros sítios, espécimes clínicos deverão ser coletados conforme o sítio acometido. Em todas as formas de criptococose, uma rotina completa, de coleta de espécimes para cultura, visando a investigação da disseminação do fungo, incluem, escarro, sangue, liquor, urina e pesquisa do antígeno criptocócico no sangue.

Pesquisa direta do fungo

A presença da cápsula polissacarídica nas leveduras de *Cryptococcus*, característica exclusiva dos agentes da criptococose, permite a identificação do fungo em lâminas de microscopia coradas com tinta nanquim (Figura 17.3). Nessa preparação, o fundo da lâmina é corado de preto e as células leveduriformes de *Cryptococcus* spp. se apresentam com um halo branco circular ao seu redor. Isso se dá porque a cápsula é impermeável à tinta nanquim. Em observações clarificadas com hidróxido de potássio, sem uso da tinta nanquim, a cápsula é difícil de ser evidenciada, sendo observadas somente leveduras circulares, com um ou, menos frequentemente, mais brotamentos.

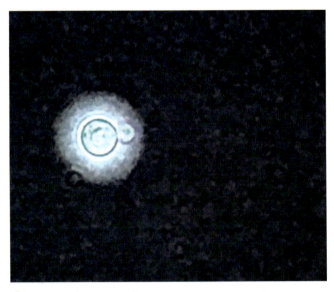

Figura 17.3 Exame direto com tinta nanquim apresentando levedura unibrotante com cápsula evidenciada por meio do halo branco ao redor da célula, compatível com *Cryptococcus* sp.

Cultura

Classicamente são utilizados os meios de cultivo Sabouraud e Mycosel para cultivo dos espécimes clínicos em micologia. No meio Sabouraud, as espécies de *Cryptococcus* crescem, em geral, após 48 a 72 horas de incubação, como leveduras de coloração branca, podendo as colônias apresentarem aspecto mucoide. Visto que diversos gêneros fúngicos produzem colônias leveduriformes brancas, a semeadura em ágar semente de Niger (ou meio de Staib) permite a diferenciação do gênero *Cryptococcus*, pois nesse meio as colônias assumem uma coloração marrom, por causa da síntese de melanina na presença de compostos fenólicos presentes nas sementes (Figura 17.4). No meio Mycosel não há crescimento dos agentes da criptococose, uma vez que esses fungos são inibidos pela cicloeximida presente neste meio, o que é uma característica fenotípica auxiliar para identificação do gênero.

As espécies *C. neoformans* e *C. gattii* podem ser diferenciadas utilizando o meio CGB (canavanina, glicina, azul de bromotimol). Nesse meio, *C. neoformans* não é capaz de crescer, mantendo a coloração esverdeada do mesmo. Já *C. gattii* metaboliza e cresce no meio de cultivo, modificando a cor do mesmo para azul. Outros métodos que permitem a diferenciação dessas espécies incluem auxanograma automatizado (Vitek2®, Biomerrieux) e a espectrometria de massas (MALDI-TOF), por exemplo.

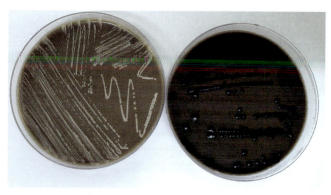

Figura 17.4 Ágar semente de Niger: à esquerda, colônias de levedura incapazes de produzir melanina neste meio; à direita, colônias de levedura escurecidas devido à produção de melanina. A produção de melanina neste meio é característica de isolados de *Cryptococcus* sp.

Histopatologia

A coloração por hematoxilina-eosina (HE) deve ser feita de rotina para localização e análise do padrão reacional das lesões. Cortes histológicos corados pela técnica de mucicarmim de Meyer permitem a identificação de *Cryptococcus* devido à cápsula que se apresenta vermelha com a coloração (Figura 17.5). Coloração pelo ácido periódico de Schiff (PAS) também pode ajudar na demonstração dos agentes. A impregnação pela prata do método de Gomori-Grocott evidencia a parede fúngica, mas não permite a diferenciação de leveduras de *Cryptococcus* das de outros gêneros fúngicos, pois não é possível evidenciar a cápsula nessa metodologia. A técnica de Fontana-Masson evidencia o depósito de melanina na parede celular dos agentes da criptococose, auxiliando sua identificação nas preparações.

Métodos imunológicos

A pesquisa de antígeno criptocócico é ferramenta fundamental no diagnóstico da criptococose. Pode ser realizada por meio de duas técnicas disponíveis no mercado brasileiro: a aglutinação em partículas de látex e a imunocromatografia de fluxo lateral.

Por muitos anos, a técnica de aglutinação em partículas de látex foi utilizada para detecção do antígeno criptocócico em amostras de soro e liquor. Até hoje, encontra-se disponível no mercado brasileiro. Mais recentemente, em uma tentativa de eliminar a subjetividade da leitura do resultado de aglutinação, bem como de diminuir algumas reações inespecíficas, foi desenvolvido um método de imunocromatografia de fluxo lateral, conhecido como CrAg. Esse teste também possui aprovação para uso diagnóstico no Brasil e seu resultado é expresso por meio do aparecimento de duas linhas na tira reagente após a reação: uma correspondente ao controle, a qual aparece inclusive nos testes negativos e que demonstra que a amostra foi devidamente aplicada, e a segunda correspondente ao antígeno específico de *Cryptococcus* (Figura 17.6).

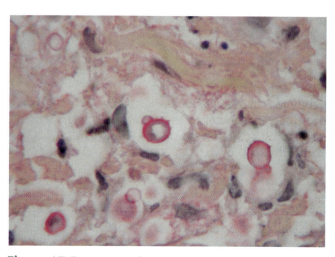

Figura 17.5 Histopatologia da pele de lesão de paciente com criptococose disseminada. Técnica de mucicarmim (de Mayer), objetiva de ×40. Cápsula das leveduras coradas em vermelho pelo mucicarmim. Fonte: imagem cedida por Leonardo Pereira Quintella.

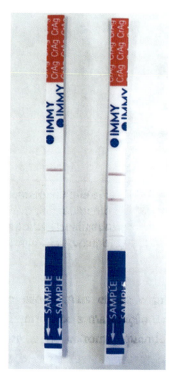

Figura 17.6 Imunocromatografia de fluxo lateral para pesquisa de antígeno criptocócico (CrAg): à esquerda, teste negativo; à direita, teste positivo.

O antígeno de *Cryptococcus* é detectado no sangue semanas antes do início da meningite, e a positividade do CrAg é um preditor independente de meningite e morte. Uma triagem com CrAg foi realizada em um estudo de coorte envolvendo 89 pacientes com contagem de CD4 ≤ 200 células/mm^3. A prevalência de CrAg sérico foi de 11,23%, sendo meningoencefalite criptocócica 6,74% e antigenemia isolada 4,81%. Todos foram tratados e seguidos por um ano. O estudo demonstrou a necessidade de rastreamento de CrAg no Brasil e destacou que a punção lombar é obrigatória em todos os indivíduos com CrAg positivo para exclusão de meningoencefalite assintomática.

Métodos moleculares

Não há ainda métodos moleculares comerciais para diagnóstico da criptococose. Testes realizados nessa temática são restritos a projetos de pesquisa.

Testes de sensibilidade *in vitro* a antifúngicos

Em geral, os isolados de *Cryptococcus* são sensíveis aos fármacos utilizados no tratamento da criptococose. Entretanto, nos anos recentes, iniciou-se o aparecimento de cepas com suscetibilidade reduzida, sobretudo aos azólicos. Essa resistência se deve tanto ao uso indiscriminado de azólicos na agricultura como ao uso indiscriminado e/ou inadequado de fármacos antifúngicos na prática clínica. Para determinação da concentração inibitória mínima (CIM) de leveduras no Brasil devem ser seguidas as recomendações do BrCAST (http://brcast.org.br/). É importante ressaltar que não há estudos de grande porte que suportem a correlação clínica entre os resultados dos testes de suscetibilidade *in vitro* e o desfecho clínico do paciente, sobretudo quando os valores das concentrações inibitórias mínimas estão dentro da normalidade.

DIAGNÓSTICO DIFERENCIAL

A forma pulmonar deve ser diferenciada da tuberculose e de outras micoses como a paracoccidiodomicose (PCM), histoplasmose, coccidiodomicose, aspergilose e candidíase.

A forma do SNC deve ser diferenciada da meningoencefalite tuberculosa, esporotricose, histoplasmose, toxoplasmose cerebral, sífilis, leucoencefalopatia multifocal progressiva e linfoma.

As lesões da forma CCD devem ser diferenciadas das lesões cutâneas de infecções como histoplasmose, esporotricose, PCM, herpes disseminado, sífilis, hanseníase e tuberculose cutânea. Na CCP, o diagnóstico diferencial é com abscessos ou celulite bacterianas inespecíficas. Quando a apresentação for de lesões ulceradas, da esporotricose, tuberculose, PCM, leishmaniose tegumentar americana e das úlceras inespecíficas.

TRATAMENTO

O tratamento da criptococose dependerá do estado da imunidade do hospedeiro e da forma clínica. Os princípios gerais de terapêutica antifúngica nas formas graves dessa micose objetivam a redução rápida da carga parasitária fúngica por meio da associação de drogas.

No tratamento da menigoencefalite de pacientes com AIDS, realiza-se uma fase de indução por 2 semanas ou de preferência até ocorrer a negativação do cultivo no liquor. Na fase de indução, o esquema ideal de tratamento é a anfotericina B desoxicolato, 0,7 a 1 mg/kg/dia, associada à fluocitosina, 100 mg/kg/dia. Esquemas alternativos na fase de indução são as formulações lipídicas de anfotericina B, do complexo lipídico (5 mg/kg/dia) ou liposomal (3 a 5 mg/kg/dia), por apresentarem menor toxicidade renal, mas de custo mais elevados; extensão da fase de indução de 4 a 6 semanas no caso da anfotericina B ser monoterapia e associação da anfotericina B desoxicolato com fluconazol 800 mg/dia. Na fase de consolidação, fluconazol, 400 mg/dia durante 8 a 10 semanas. Na fase de manutenção, fluconazol 200 mg/dia durante 6 meses no mínimo, e no momento da suspensão, o paciente necessita estar com carga viral indetectável e CD4 > 100 células/mm^3.

Pacientes transplantados seguem as mesmas recomendações dos pacientes com AIDS. Formas pulmonares, leves a moderadas poderão ser tratadas com fluconazol 400 mg/dia de 6 a 12 meses. A fase de manutenção é feita com fluconazol 200 mg/dia de 6 a 12 meses. Pacientes transplantados deverão ter a sua imunossupressão reduzida, começando com a corticoterapia para o controle da micose. Deve-se dar preferência às formulações lipídicas de anfotericina B, pela possibilidade de lesão renal. Em pacientes não HIV e não transplantados, a fase de indução é mais prolongada.

Os casos de colonização de *C. neoformans* no escarro e na ausência de lesão pulmonar e extrapulmonar devem sempre ser monitorados e individualizados.

Além de todas as medidas clínicas de suporte que deverão ser implementadas no manejo clínicos dos pacientes com criptococose, nos casos de meningite, a pressão intracraniana deve ser aferida na primeira punção lombar. Uma pressão acima de 250 mmHg está associada a um pior prognóstico. Nesse caso, punções lombares diárias deverão ser realizadas até os valores ficarem abaixo de 250 mmHg. Caso não se consiga, realizar derivação ventrículo-peritoneal.

SÍNDROME INFLAMATÓRIA DE RECONSTITUIÇÃO IMUNE (SIRI) ASSOCIADA À CRIPTOCOCOSE

Surge de 2 a 8 semanas (mas pode ser até 6 meses) após o início da TARV. Corresponde a uma mudança de perfil de citocinas pró-inflamatórias de Th2 para Th1 acompanhada de melhora dos parâmetros imunológicos (aumento de CD4) e queda da carga viral. Na forma "mascarada", a criptococose surge depois da TARV, podendo ser de forma atípica, como meningite aguda e/ou linfadenites periféricas, mediastinais/abdominais. Na forma paradoxal, com o paciente em tratamento para criptococose, ocorre uma piora dos sinais e sintomas a despeito do tratamento adequado. A SIRI do SNC, se não for bem manejada, é causa de mortalidade. Pacientes transplantados e mesmo imunocompetentes podem apresentar SIRI. O uso de corticoesteroides poderão ser benéficos na inflamação aguda do SNC com aumento da pressão intracraniana. Dada a possibilidade de SIRI e de suas complicações, o início da TARV deverá ser postergado em 4 a 5 semanas após o início do tratamento antifúngico. A SIRI deve ser diferenciada de uma não resposta ao tratamento antifúngico e de recaída. Na forma paradoxal, o isolamento de *C. neoformans* costuma ser negativo.

Criptococomas, principalmente os cerebrais, deverão ser resolvidos cirurgicamente se houver falha terapêutica e compressão de estruturas vitais.

De uma forma geral, pacientes devem ser acompanhados para observar eventuais recaídas. Sequelas neurológicas com alterações da personalidade, da cognição e paralisias de nervos cranianos e motoras podem ocorrer.

RESUMO

Sinonímia	Tolurose; blastomicose europeia; doença de Busse-Busschke.
Epidemiologia	*Cryptococcus neoformans* é sapróbio na natureza e isolado de excrementos de aves. A criptococose por *C. neoformans,* é cosmopolita, ocorrendo em hospedeiros com imunossupressão. *Cryptococcus gattii* tem distribuição geográfica mais específica e associada a restos vegetais de *Eucalyptus camaldulensis* e outros tipos de árvores. Atinge indivíduos sem evidência de imunodepressão celular.
Etiologia	*Cryptococcus neoformans*; *Cryptococcus gattii.*
Clínica	Formas neurológica: meningoencefalite subaguda é a forma clínica mais comumente diagnosticada. As lesões se localizam principalmente na base do encéfalo, com comprometimento do tronco cerebral, cerebelo e pares cranianos. Pode evoluir com hipertensão intracraniana e causa de óbito. Formas pulmonares têm um espectro de nódulos assintomáticos a pneumonias graves. Forma cutânea: nas formas disseminadas com lesões de diferentes morfologias. Criptococose cutânea primária pode ocorrer.
Diagnóstico laboratorial	Exame direto: com tinta nanquim observam-se leveduras encapsuladas. Macroscopia: no cultivo há crescimento de colônias leveduriformes brancas que melanizam em meio de cultura específico (Niger). Microscopia: as colônias compõem-se de células leveduriformes com um ou, menos frequentemente, mais brotamentos. Histopatologia: reação positiva em cortes histológicos corados pelo mucicarmim. Imunodiagnóstico: detecção de antígeno criptocócico deve ser feita por aglutinação em látex ou imunocromatografia de fluxo lateral.
Diagnóstico diferencial	Meningoencefalite: tuberculose (TB), esporotricose e neurotoxoplasmose. Forma pulmonar: TB, paracoccidiodomicose (PCM) e histoplasmose. Formas cutâneas: lesões de molusco contagioso, histoplasmose e esporotricose.
Tratamento	Fase de indução: anfotericina desoxicolato, 0,7 a 1 mg/kg/dia + fluocitocina 100 mg/kg/dia (2 semanas). Fase de consolidação: fluconazol 400 mg/dia (8 a 10 semanas). Fase de manutenção: fluconazol 200 mg/dia durante no mínimo 6 meses.

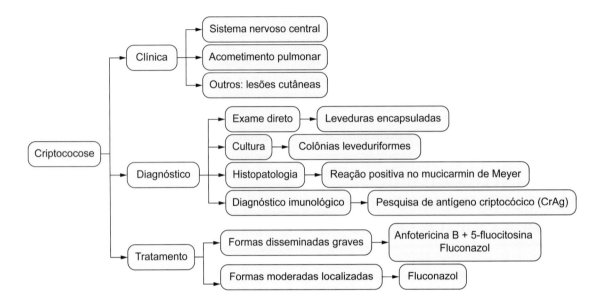

BIBLIOGRAFIA

Arastehfar A, Wickes BL, Ilkit M et al. Identification of mycoses in developing countries. J Fungi (Basel). 2019 Sep 29;5(4):90.

Dimino-Emme L, Gurevitch AW. Cutaneous manifestations of disseminated cryptococcosis. J Am Acad Dermatol. 1995;32 (5 Pt 2):844-50.

Ferreira MF, Brito-Santos F, Trilles L et al. Cryptococcal antigenemia prevalence and clinical data in HIV-infected patients from the reference centre at INI-FIOCRUZ, Rio de Janeiro, Southeast of Brazil. Mycoses. 2020;63(2):145-50.

Lazera MS, Trilles L, Ferreira MF. Criptococcose (torulose, blastomicose europeia, doença de Busse-Buschke). In: Coura JR, Pereira NG (ed.). Fundamentos das doenças infecciosas e parasitárias. Rio de Janeiro: Elsevier; 2019. p. 447-56.

Marques SA, Bastazini Jr I, Martins AL et al. Primary cutaneous cryptococcosis in Brazil: report of 11 cases in immunocompetent and immunosuppressed patients. Int J Dermatol. 2012; 51(7):780-4.

Moretti ML, Resende MR, Lazéra MS et al. Consenso em criptococose – 2008 [Guidelines in cryptococcosis – 2008]. Rev Soc Bras Med Trop. 2008;41(5):524-44.

Neuville S, Dromer F, Morin O et al. Primary cutaneous cryptococcosis: a distinct clinical entity. Clin Infect Dis. 2003;36(3): 337-47.

Perfect JR, Dismukes WE, Dromer F et al. Clinical practice guidelines for the management of cryptococcal disease: 2010 update by the Infectious Diseases Society of America. Clin Infect Dis. 2010;50(3):291-322.

Rajasingham R, Wake RM, Beyene T et al. Cryptococcal meningitis diagnostics and screening in the era of point-of-care laboratory testing. J Clin Microbiol. 2019 Jan 2;57(1): e01238-18.

18 Paracoccidioidomicose

Silvio Alencar Marques • Priscila Marques de Macedo

> **Sinonímia:** PCM; paracoco; pbmicose.

INTRODUÇÃO

Descrita por Adolpho Lutz, em 1908, ficou conhecida historicamente como moléstia de Lutz-Splendore e Almeida, sendo corriqueiramente chamada de PCM, paracoco e pbmicose. Blastomicose sul-americana é nomenclatura em desuso e não mais recomendada, visto que a blastomicose tem por agente etiológico fungos do gênero *Blastomyces*, ocorrendo predominantemente na América do Norte.

EPIDEMIOLOGIA

A paracoccidioidomicose (PCM) é restrita à América Latina e representa a micose sistêmica endêmica mais importante nesta região. Ocorre desde o sul do México até o norte da Argentina, predominando nestes países: Brasil, Venezuela, Colômbia, Equador e Argentina. O Brasil concentra cerca de 80% dos casos de PCM, que ocorre em todas as regiões do país, sendo as áreas endêmicas mais importantes identificadas nas regiões Sudeste, Centro-Oeste e Sul, ao passo que não se observam casos no interior da região Nordeste, de clima semiárido.

Embora não integre o portfólio de doenças tropicais negligenciadas da Organização Mundial da Saúde (OMS), a PCM preenche todos os critérios definidores para tal. No Brasil, não é doença de notificação compulsória na maior parte dos estados e, em virtude da falta de vigilância epidemiológica e registro regular dos casos, o conhecimento acerca de seus dados de prevalência e incidência se baseia em estudos de séries de casos e de isolados fúngicos, bem como de dados do Sistema de Informações Hospitalares do Sistema Único de Saúde (SIH/SUS).

Estima-se cerca de 10 milhões de indivíduos infectados na América Latina, entre estes 1 a 2% progredirá para doença. Em regiões endêmicas estáveis, presume-se uma incidência da doença de 1 a 4 casos por 100 mil habitantes por ano, podendo chegar a quase 10 casos por 100 mil habitantes por ano em regiões hiperendêmicas. Apesar de não apresentar elevada taxa de mortalidade, a PCM ocasiona elevada morbidade nos indivíduos acometidos pela doença, em virtude das inúmeras complicações e sequelas, particularmente quando há diagnóstico tardio.

A principal atividade de risco para adquirir a infecção se relaciona ao manejo do solo, com exposição intensa e persistente, principalmente o trabalho rural e caçadas a tatus. A doença predomina em homens de meia-idade (30 a 59 anos), frequentemente tabagistas e etilistas. Em razão de menor exposição ao trabalho rural, as mulheres são acometidas com menos frequência, mas isso se deve, em especial, ao papel protetor do estrogênio, que reduz a conversão da fase infectante do fungo para sua fase parasitária. Nas formas agudas da doença, não há predileção por sexo e, em geral, há pobre vínculo epidemiológico com atividade de risco.

Mudanças no perfil epidemiológico da PCM vêm sendo descritas em decorrência de modificações nas formas de interação do ser humano com o meio ambiente, como: eventos migratórios com ocupação de territórios ainda pouco explorados, aumento do desmatamento, abertura de novas fronteiras agrícolas, grandes obras em meio urbano e fenômenos climáticos. Apesar do fato de a mecanização do campo provocar uma tendência na redução dos casos da forma crônica da PCM em algumas regiões, tem sido relatada ocorrência focal de aumento no número de casos de formas agudas em ambientes urbanos, associadas à construção de grandes rodovias e hidrelétricas.

ETIOLOGIA

Os agentes etiológicos da PCM são ascomicetos pertencentes à ordem Onygenales, família Onygenaceae, gênero *Paracoccidioides*. Atualmente, existem duas espécies reconhecidas: *Paracoccidioides brasiliensis* e *Paracoccidioides lutzii*. A primeira, com ampla distribuição no Brasil e demais países da América Latina e a segunda, predominando na região Centro-Oeste brasileira. *P. brasiliensis* inclui um grupo de pelo menos cinco espécies filogenéticas: *P. brasiliensis* S1, com ampla distribuição; *P. brasiliensis* PS2, concentrada na região Sudeste do Brasil; *P. brasiliensis* PS3, predominante na Colômbia; *P. brasiliensis* PS4, na Venezuela.

Fungos do gênero *Paracoccidiodes* são geofílicos, habitando o solo de regiões endêmicas, de clima tropical e subtropical. Seu nicho ecológico permanece desconhecido, mas tem sido associado ao hábitat de tatu, particularmente o tatu de nove bandas, *Dasypus novemcinctus*, conhecido como tatu-galinha, mamífero naturalmente infectado por este agente fúngico.

Paracoccidioides spp. são fungos dimórficos, sendo a temperatura o mais importante fator envolvido no mecanismo de dimorfismo. No ambiente, a cerca de 25°C, apresentam-se na sua fase filamentosa, sendo os fragmentos de hifas e conídios seus propágulos infectantes. Após serem inaladas pelo hospedeiro, quando em parasitismo, a cerca de 35°C, convertem-se à fase leveduriforme, sendo caracterizadas por células redondas, grandes (10 a 20 µm), de parede espessa, birrefringente e com múltiplos brotamentos laterais. A termotolerância é uma importante característica de virulência que confere a este agente a capacidade de sobreviver em hospedeiros de sangue quente, justificando, entre outros, o fato de espécies do gênero *Paracoccidioides* serem patógenos primários ao homem.

CLÍNICA

Classificação clínica

Para melhor compreensão das manifestações clínicas da PCM, é necessário recordar que o contágio é via pulmonar, em que se desenvolve o complexo infeccioso primário seguido de possível disseminação linfo-hematogênica do fungo, com provável resolução, porém permanência de fungos viáveis e consequente possível reinfecção endógena. A interação agente-hospedeiro, com predomínio da resposta imune, equilíbrio ou, ao contrário, predomínio do agente infectante,

é que, em última análise, determinará a manifestação imediata de doença ou manifestação clínica tardia, de que tipo, em quais órgãos e em que intensidade.

A classificação clínica mais utilizada universalmente, proposta em 1987, baseia-se em dados demográficos, da história natural da doença e de órgãos e sistemas comprometidos.

Paracoccidioidomicose (infecção)

É caracterizada por ausência de sintomas ou paciente oligossintomático pulmonar. De caráter autorresolutivo, é detectada, em geral, por teste de paracoccidioidina positiva.

Paracoccidioidomicose (doença)

Subdivide-se em dois subtipos:

Forma aguda/subaguda (tipo juvenil)

Acomete prioritariamente indivíduos jovens, de ambos os sexos, com tropismo do fungo para o sistema monocítico-fagocitário e que se expressa por aumento e abscedação de linfonodos, hepatoesplenomegalia, lesões cutâneas e tendência à disseminação. É considerada a forma grave da enfermidade.

Forma crônica

Típica do adulto do sexo masculino que se caracteriza por ser:

- Unifocal: em que há comprometimento de único órgão ou sistema. No geral, forma pulmonar isolada
- Multifocal: a mais comum e clássica, em que há comprometimento de mais de um órgão ou sistema. No geral, pulmonar + tegumento; pulmonar + adrenal e outras múltiplas possibilidades.

Sequelas

As sequelas mais frequentes são doença pulmonar obstrutiva crônica (DPCA) ou estenose e obstrução de vias respiratórias superiores.

Paracoccidioidomicose associada à imunossupressão

Modernamente, pode-se acrescentar paracoccidioidomicose associada à imunossupressão, que é associada à infecção pelo HIV, imunodeficiência pós-transplante, terapêutica com fármacos imunossupressores.

Neste tipo de PCM, a manifestação clínica pode se aproximar daquela da forma aguda/subaguda e apresentar índices de letalidade maiores.

De acordo com Franco et al., para efeito de cálculo de prognóstico e utilização em estudos clínicos-terapêuticos é útil classificar os pacientes segundo critérios de gravidade elaborados por Mendes.

Aspectos clínicos

Forma aguda/subaguda

Em geral, sua história é curta, de 1 a poucos meses, caracterizada por linfonodos aumentados, acompanhados de febre vespertina, inapetência e adinamia progressivas. Os linfonodos inicialmente são de consistência firme, duros (pseudolinfomatosos), evolutivamente assumem aspecto inflamatório, abscedam, fistulizam e não cicatrizam espontaneamente. A região mais acometida é a cervical, submandibular, mas qualquer cadeia superficial pode ser acometida. A linfonodomegalia mesentérica, paraórtica, parailíaca e mediastinal não apresenta tendência a absceder. Com frequência, há comprometimento intrínseco do fígado e baço com aumento de volume desses órgãos. Icterícia pode ocorrer por compressão do hilo hepático por massa de linfonodos aumentados ou por retenção biliar intra-hepática. Lesões ósseas também são mais comuns nessa forma clínica; no geral reveladas por investigação radiológica ou, mais raramente, fraturas espontâneas. Os ossos mais frequentemente acometidos são os ossos longos. Queixas relativas ao sistema gastrintestinal não são raras e podem estar associadas a alterações funcionais ou comprometimento orgânico. As regiões do íleo e colón são as mais comprometidas e se expressam por quadros diarreicos ou por obstipação, dor, massa tumoral palpável e/ou quadros de suboclusão. Na forma aguda/subaguda, as lesões cutâneas são frequentes e de padrão acneiforme no início e com tendência a se tornarem vegetantes ou ulceradas. As localizações preferenciais são o segmento cefálico, tronco e membros (Figura 18.1A). Lesões mucosas são incomuns nessa forma clínica e ocorrem em torno de 5% dos pacientes.

Forma crônica unifocal

Habitualmente o único órgão comprometido de forma isolada é o pulmão. A evolução clínica é insidiosa, caracterizada por tosse seca, posteriormente produtiva.

A dispneia se instala de forma gradativa. Com frequência, o paciente associa o quadro ao tabagismo e posterga a procura pela assistência médica. As alterações radiológicas pulmonares são de intensidade variável e de padrões diversos. O mais comum é o padrão intersticial, classicamente para-hilar em "asa de borboleta". Também é frequente o padrão micro ou macronodular, com tendência a estar disseminado por todo o parênquima. Também é possível o padrão pneumônico, que se distingue das lesões nodulares por ter aspecto de condensação e limites pouco nítidos; cavitações, de variável diâmetro e que são menos comuns. Atualmente, sempre que possível, enfatiza-se o estudo tomográfico, com poderes resolutivo e informativo muito superiores aos da radiografia do tórax.

Forma crônica multifocal

É a manifestação clínica mais frequente, também mais prevalente no sexo masculino, em que o paciente procura a atenção médica em função do quadro pulmonar, rouquidão ou pelo aparecimento de lesão na mucosa oral, pele, manifestação de insuficiência adrenal ou outro quadro sistêmico. As lesões pulmonares seguem estes padrões descritos; as lesões de mucosa oral são frequentes, e não raro é a principal queixa.

A lesão mucosa, independentemente da localização, caracteriza-se por ser ulcerada, rasa, com granulações finas e pontilhado hemorrágico (Figura 18.1B). Mais frequentes no lábio inferior, gengivas, sulco lábio gengival e mucosa jugal. A infiltração pode provocar macroqueilites, e a lesão inicial pode se tornar vegetante e simular carcinoma espinocelular. As mucosas ocular e genital, mais raramente, podem ser acometidas.

As lesões cutâneas têm origem na disseminação hematogênica do fungo ou, por contiguidade a lesão mucosa, ou ganglionar fistulizada preexistente. A lesão cutânea de inoculação primária é, provavelmente, excepcional e de difícil comprovação. A localização mais frequente das lesões é no segmento cefálico e, em seguida, nos membros inferiores, mas qualquer local é suscetível. O padrão predominante é o de úlcera rasa, limpa ou recoberta por crostas, com granulação fina ou grosseira, presença de pontilhado hemorrágico, halo eritematoso e de diâmetro o mais variável (Figura 18.1C). Não são raras lesões tipo papulopustulosas (acneiformes), nodulares, em placa infiltrada de diferentes diâmetros, coloração eritêmato-violácea e lesões vegetantes.

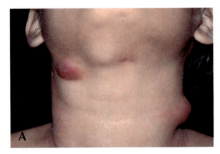 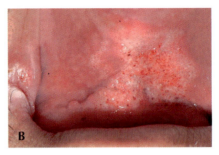 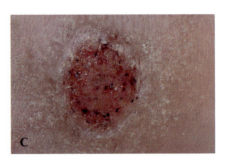

Figura 18.1 A. Paracoccidioidomicose: forma aguda/subaguda (tipo juvenil). Linfonodos aumentados, com sinais inflamatórios e fistulizados. **B.** Paracoccidioidomicose: forma crônica (tipo adulto). Lesão ulcerada rasa com granulação fina e pontilhados hemorrágicos no palato mole. **C.** Paracoccidioidomicose: forma crônica (tipo adulto). Lesão cutânea ulcerada rasa, com granulações e pontilhado hemorrágico.

De frequência provavelmente subestimada é o comprometimento adrenal como parte do comprometimento multissistêmico da forma crônica do adulto. A suspeita clínica resulta das queixas de fraqueza, adinamia, hipotensão postural, e, em estágios mais avançados, hiperpigmentação cutaneomucosa caracterizando a doença de Addison. A confirmação se dá por alterações laboratoriais incluindo dosagens pré e pós-estimulação adrenal, e por meio de exames de imagem.

Também subestimado é o comprometimento do sistema nervoso central (SNC) caracterizado clinicamente por sinais e sintomas neurológicos de variável intensidade, mais frequentes os de padrão pseudotumoral e revelados por estudo de imagens e exame neurológico especializado. O comprometimento do SNC ainda que possa ser evento isolado, comumente está associado às formas mais disseminadas e graves da enfermidade.

O comprometimento do sistema geniturinário, da glândula tireoide, do tecido mamário, de músculo e folhetos parietais é raro e mais associado a quadros disseminados da enfermidade.

DIAGNÓSTICO LABORATORIAL

Exame micológico direto

O padrão-ouro para o diagnóstico é a visualização e o reconhecimento do agente por meio de exame direto de secreções, exame histopatológico e cultivo. Tais métodos exigem treinamento para coleta de material biológico e para reconhecimento do agente. A existência de lesão cutânea ou mucosa suspeita facilita a coleta para o exame direto. Para esse exame, o material pode ser coletado sendo raspado com cureta ou bisturi ou por microbiopsia com *punch* de 2 mm. O material obtido, com o mínimo sangramento possível, é depositado em lâmina, clareado por KOH a 40%, recoberto por lamínula, macerado gentilmente, e são aguardados em torno de 5 minutos antes de seu exame ao microscópio. Não é necessário flambar o material, contudo, se optar por flambá-lo, usar o aquecimento mínimo. O fungo será identificado por ser arredondado (forma em levedura), de dupla membrana esverdeada, birrefringente, frequentemente com células filhas em esporulação (Figura 18.2). A quantidade de fungos no material dependerá da forma clínica e da amostra examinada, sendo o material purulento obtido de linfonodo ou abscesso o mais rico em fungos. A amostra obtida por lavado brônquico pode ter sua sensibilidade aumentada se emblocada em parafina para coloração e cortes como se fosse um material de biopsia. Recomenda-se documentar todo material positivo por meio de fotografia, datar e identificar.

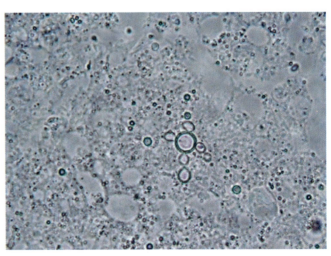

Figura 18.2 *Paracoccidioides* spp. Exame micológico direto com presença de células fúngicas em brotamento múltiplo.

Exame histopatológico

A biopsia é método simples, acessível, que permite o transporte a laboratórios distantes. Após anestesia local, a amostra da lesão suspeita pode ser obtida por *punch* 4 a 5 mm ou por bisturi, acondicionada em frasco contendo formalina a 10%, rotulado e enviado com informes suficientes e adequados. No exame histopatológico, o mais comum é a presença de hiperplasia pseudoepiteliomatosa da epiderme, o infiltrado inflamatório crônico granulomatoso dérmico, com variável presença e arranjo de linfócitos, eosinófilos, polimorfonucleares e células gigantes e com certa frequência formação de microabscessos (Figura 18.3). O material visualizado na coloração por hematoxilina-eosina (HE) será mais bem identificado pela coloração de Gomori-Grocott (impregnação pela prata), em que o fungo se cora em negro contra *background* esverdeado (Figura 18.4). Também aqui o treinamento é necessário, pois outras espécies de fungos podem simular *Paracoccidioides*.

Cultura

O cultivo, ainda que pouco útil para o diagnóstico pois é de baixa sensibilidade, apresenta longo tempo necessário para crescimento do fungo (Figuras 18.5 e 18.6). O cultivo, porém, tem importância crescente pois caso positivo, a identificação molecular da espécie envolvida será grandemente facilitada e muito útil para as correlações entre espécie e distribuição geográfica, testes sorológicos, expressão e evolução clínica e de resposta terapêutica.

Sorologia

Atualmente, o principal método para o diagnóstico sorológico da PCM é a imunodifusão dupla em gel de agarose (ID) por ser uma técnica simples, custo-efetiva, com altos níveis de sensibilidade (> 80%), especificidade (> 90%) e *expertise* acumulada nas últimas décadas. Além de qualitativa, para diagnóstico, pode ser utilizada também quantitativamente, para controle, em que a queda de título de anticorpos representa boa resposta ao tratamento antifúngico.

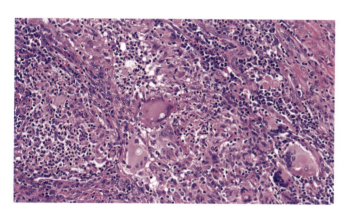

Figura 18.3 Paracoccidioidomicose. Corte histológico mostrando processo granulomatoso com células gigantes, histiócitos, neutrófilos e células fúngicas no interior do citoplasma de células e no interstício (hematoxilina-eosina [HE], aumento de ×100).

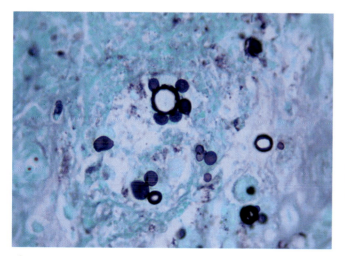

Figura 18.4 Paracoccidioidomicose. Corte histológico mostrando células fúngicas em brotamento múltiplo coradas pela prata (Gomori-Grocott, aumento de ×400).

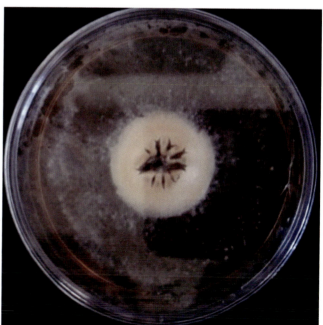

Figura 18.5 *Paracoccidioides* spp. Macromorfologia da fase filamentosa, infectante (25°C). Colônia branca, com micélio aéreo curto, rompendo-se no centro. Fonte: foto gentilmente cedida por Dr. Eduardo Bagagli e Dra. Marluce Hrycyk, do Instituto de Biociências da Universidade Estadual Paulista, Botucatu, SP.

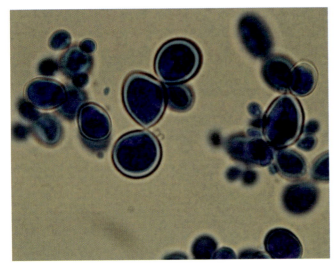

Figura 18.6 *Paracoccidioides* spp. Micromorfologia da fase leveduriforme mostrando células redondas multibrotantes. Fonte: foto gentilmente cedida por Dr. Eduardo Bagagli e Dra. Marluce Hrycyk, do Instituto de Biociências da Universidade Estadual Paulista, Botucatu, SP.

Outros métodos diagnósticos

Métodos de imagem como a tomografia computadorizada e a ultrassonografia são muito úteis e parte da rotina de estudo dos casos.

Diagnóstico diferencial

Nas formas agudas/subagudas, no início do quadro, quando há apenas sintomas clínicos e linfonodos aumentados, o diferencial é com linfoma de Hodgkin. As formas clínicas com linfonodo com sinais inflamatórios e fistulizados devem ser diferenciadas da tuberculose tipo escrofuloderma. Um auxiliar clínico é que, na paracoccidioidomicose, o linfonodo fistulizado não cicatriza espontaneamente; o que pode acontecer na tuberculose. Nas formas que cursam com hepatoesplenomegalia, icterícia, sinais e sintomas de semioclusão intestinal, tumoração abdominal palpável, a paracoccidioidomicose quase nunca é lembrada, mas deve fazer parte do diferencial quando o paciente for soronegativo para hepatite e a idade não sugerir neoplasia.

Nas formas crônicas, o quadro pulmonar tem como principal diferencial a tuberculose. As lesões cutâneas têm como diferencial as enfermidades do acrônimo PLECT + CEC, ou seja, leishmaniose, esporotricose, cromoblastomicose, tuberculose e carcinoma espinocelular.

No paciente imunossuprimido acrescentar histoplasmose e criptococose. As lesões mucosas têm como principal diferencial o carcinoma espinocelular, seja da cavidade oral ou das cordas vocais. O comprometimento adrenal diferencial com a tuberculose, as lesões ósseas com as metástases e o diferencial para o comprometimento do SNC são as neoplasias primária ou metastática.

TRATAMENTO

Três fármacos são os mais utilizados e apresentam boa eficácia: itraconazol; anfotericina B (desoxicolato, com maior risco de nefrotoxicidade e formulações lipídicas, mais seguras); e sulfametoxazol – trimetoprima. Utilizados como monoterapia ou mesmo associados, segundo a gravidade e disponibilidade. Os esquemas posológicos recomendados pelo Consenso Brasileiro em PCM são: (i) itraconazol 100 mg – 2 cápsulas após o almoço por 9 a 18 meses; (ii) sulfametoxazol trimetoprima 400/80 mg – 2 comprimidos a cada 8 horas ou a cada 12 horas, por 18 a 24 meses; e (iii) anfotericina B (tratamento inicial para formas graves, em regime de internação) – desoxicolato (0,5 a 0,7 mg/kg/dia) ou formulações lipídicas (3 a 5 mg/kg/dia) por 2 a 4 semanas, até a melhora clínica. Após esses esquemas, seguir com os regimes terapêuticos orais anteriormente citados.

Recomenda-se valorizar e tratar possível parasitose e anemia associadas. Para informações sobre tratamento em circunstâncias especiais, gestantes, crianças, pacientes HIV, consultar Consenso Brasileiro em PCM em https://www.scielo.br/j/rsbmt/a/Ynd6SxcPqLjtqkFyVp678zj/?lang=en.

Lembrar que o paciente tem que ser visto de forma holística, portanto, condições de vida e de trabalho, hábitos e condições dentárias têm de ser valorizadas e cuidadas.

O seguimento do paciente deve ser mensal até observação de cura clínica aparente e a cada 3 meses a seguir. Do segundo ano em diante, a avaliação é realizada a cada 6 meses. Recomenda-se que o seguimento pós-tratamento seja por 2 anos, no mínimo. Fazem parte do acompanhamento: exames laboratoriais, sorologia a cada 3 meses no primeiro ano de seguimento e a cada 6 meses a seguir, e radiografia de tórax anual.

RESUMO

Sinonímia	PCM, paracoco, pbmicose.
Epidemiologia	A PCM é restrita à América Latina e representa a micose sistêmica endêmica mais importante nesta região. O Brasil concentra cerca de 80% dos casos. A principal atividade de risco para adquirir a infecção relaciona-se ao manejo do solo, com exposição intensa e persistente, principalmente o trabalho rural.
Etiologia	Fungos do gênero *Paracoccidioides* (*P. brasiliensis* e *P. lutzii*).
Clínica	Forma aguda/subaguda (juvenil): acometimento do sistema mononuclear fagocítico (p. ex., linfonodos aumentados, com sinais inflamatórios e fistulizados) (ver Figura 18.1A). Forma crônica (adulto): acometimento pulmonar e mucosas das vias aerodigestivas superiores (p. ex., úlcera rasa no palato com pontilhados hemorrágicos e úlcera cutânea rasa, com granulações e pontilhado hemorrágico (ver Figura 18.1B e C).
Diagnóstico laboratorial	Exame direto: célula-mãe arredondada, paredes esverdeadas, birrefringentes e células-filhas multibrotantes (ver Figura 18.2). Histopatologia: infiltrado dérmico granulomatoso com histiócitos, neutrófilos e células fúngicas no interior do citoplasma de células gigantes (ver Figura 18.3), mais bem vistas na coloração prata (ver Figura 18.4). Macroscopia: fase filamentosa (25°C) – colônia branca, rompendo-se no centro (ver Figura 18.5); fase leveduriforme (35°C) colônia bege, cerebriforme. Microscopia: fase filamentosa (25°C) – hifas hialinas, septadas, com artro, aleuroconídios e clamidoconídios; fase leveduriforme (35°C) – células redondas multibrotantes (ver Figura 18.6).
Diagnóstico diferencial	Tuberculose pulmonar, síndrome PLECT, carcinoma espinocelular.
Tratamento	Itraconazol 100 mg – 2 cápsulas após o almoço por 9 a 18 meses. Sulfametoxazol/trimetoprima 400/80 mg – 2 comprimidos a cada 8 horas ou a cada 12 horas por 18 a 24 meses. Anfotericina B (tratamento inicial em formas graves e disabsortivas): desoxicolato (0,5 a 0,7 mg/kg/dia) ou formulações lipídicas (3 a 5 mg/kg/dia) até a melhora clínica, normalmente 2 a 4 semanas.

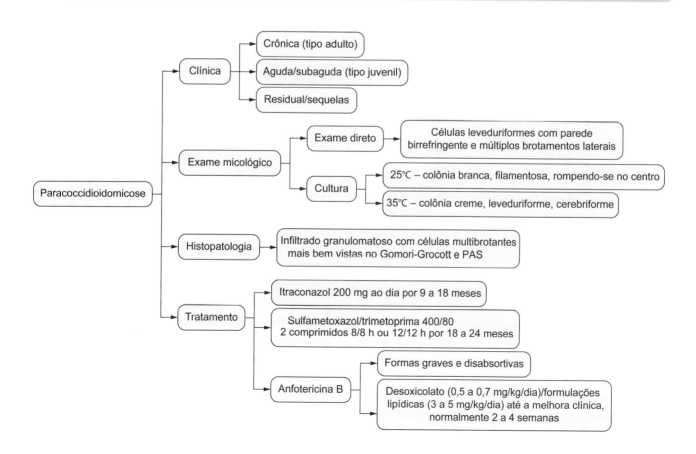

BIBLIOGRAFIA

Bagagli E, Sano A, Coelho KI et al. Isolation of Paracoccidioides brasiliensis from armadillos (Dasypus noveminctus) captured in an endemic area of paracoccidioidomycosis. Am J Trop Med Hyg. 1998;58(4):505-12.

Franco M, Mendes RP, Moscardi-Bacchi M et al. Paracoccidioidomycosis. Baillière's Clinl Trop Med Commun Dis. 1989;4:185-220.

Franco M, Montenegro MR, Mendes RP et al. Paracoccidioidomycosis: a recently proposed classification of its clinical forms. Rev Soc Bras Med Trop. 1987;20:129-32.

Giusiano G, Aguirre C, Vratnica C et al. Emergence of acute/subacute infant-juvenile paracoccidioidomycosis in Northeast Argentina: effect of climatic and anthropogenic changes? Med Mycol. 2019;57(1):30-7.

Griffiths J, Colombo AL, Denning DW. The case for paracoccidioidomycosis to be accepted as a neglected tropical (fungal) disease. PLoS Negl Trop Dis. 2019;13(5):e0007195.

Marques SA, Cortez DB, Lastória JC et al. Paracoccidioidomycosis: frequency, morphology and pathogenesis of tegumentary lesions. An Bras Dermatol. 2007;82(5):411-7.

Martinez R. New trends in paracoccidioidomycosis epidemiology. J Fungi (Basel). 2017;3(1):1.

Mendes RP, Cavalcante RS, Marques SA et al. Paracoccidioidomycosis: current perspectives from Brazil. Open Microbiol J. 2017;11:224-82.

Millington MA, Nishioka SA, Martins ST et al. Paracoccidioidomycosis: historical approach and perspectives for implementation of surveillance and control. Epidemiol Serv Saude. 2018;27(Spe):e0500002.

Shikanai-Yasuda MA, Mendes RP, Colombo AL et al. Brazilian guidelines for the clinical management of paracoccidioidomycosis. Rev Soc Bras Med Trop. 2017;50(5):715-40.

Valle ACF, Macedo PM, Almeida-Paes R et al. Paracoccidioidomycosis after highway construction, Rio de Janeiro, Brazil. Emerg Infect Dis. 2017;23(11):1917-9.

19 Histoplasmose

Sinésio Talhari • Carolina Chrusciak Talhari • Regina Casz Schechtman • Maria Carolina Zafra Páez

Sinonímia: doença de Darling; doença do Vale de Ohio; reticuloendoteliose.

INTRODUÇÃO

A histoplasmose é uma micose sistêmica, quase sempre adquirida por inalação do fungo dimórfico *Histoplasma capsulatum*. Há duas variedades desse fungo, *H. capsulatum* var. *capsulatum* e *H. capsulatum* var. *duboisii*. A variedade *H. duboisii* é endêmica em alguns países do continente africano, com tropismo para linfonodos, pele e ossos. Neste capítulo, serão abordados os principais aspectos epidemiológicos, clínicos, laboratoriais e o tratamento da histoplasmose ocasionada por *H. capsulatum* var. *capsulatum*.

EPIDEMIOLOGIA

A histoplasmose ocasionada por *H. capsulatum* var. *capsulatum* apresenta distribuição universal, sendo endêmica nos vales de alguns rios do estado de Ohio, calha do rio Mississipi, nos EUA, e vários países latino-americanos. No Brasil, é diagnosticada em praticamente todos os estados. A partir da década de 1980, com o advento da AIDS, houve aumento expressivo de enfermos com histoplasmose, uma das causas mais comuns de óbito nesses pacientes. De acordo com trabalhos recentes, de 1939 a 2019, foram registrados 3.274 casos dessa enfermidade. A histoplasmose não é uma doença de notificação compulsória no Brasil, portanto, não se conhece a real situação epidemiológica da enfermidade. Atualmente, a histoplasmose é observada principalmente em doentes com AIDS com contagem de linfócitos TCD4+ inferior a 50 células/mm^3.

O desenvolvimento de marcadores moleculares, os quais são baseados em polimorfismos encontrados em proteínas ou DNA, tem sido utilizado em análises epidemiológicas ou em provas que facilitem a elaboração de mapas genéticos e a melhor identificação de isolados. Com base no polimorfismo de seu DNA mitocondrial e ribossômico, por meio do método RFLP (do inglês = *Restriction Fragment Length Polymorphism* [polimorfismo no comprimento de fragmentos de restrição]), isolados de *H. capsulatum* foram agrupados em cinco classes. A classe 1 corresponde a cepa Down. A classe 2 inclui a maioria dos isolados clínicos de *H. capsulatum* var. *capsulatum* de diferentes regiões dos EUA, dois *H. capsulatum* var. *duboisii* isolados da África e fungos isolados de solo de diferentes sítios geográficos. A classe 3 inclui isolados das Américas Central e do Sul. Somente um isolado de solo da Flórida representou a classe 4. A classe 5 agrupa amostras de *H. capsulatum* isolados de pacientes com AIDS residentes em Nova York e procedentes de Puerto Rico. A classe 6, provavelmente acrescentada posteriormente, foi obtida de um paciente com AIDS, do estado do Panamá, que apresentava perfil único.

Posteriormente, o método RAPD (do inglês *Random Amplification of Polymorphic* DNA [polimorfismo do DNA amplificado randomicamente pela reação em cadeia da polimerase]) demonstrou ser mais sensível e de fácil execução, pois utiliza menores concentrações de DNA não necessariamente puro. A análise de um perfil genotípico comum em isolados de *H. capsulatum* auxilia na identificação de áreas geográficas de dispersão do fungo e micronichos de infecção. Ao comparar isolados previamente classificados nos EUA com amostras coletadas no estado do Rio de Janeiro, observou-se grande polimorfismo genético, indicando que a proveniência de diferentes regiões influencia na diversidade genética. Além disso, diferenças genéticas parecem estar associadas a manifestações clínicas distintas.

ETIOLOGIA

H. capsulatum é considerado fungo dimórfico. O dimorfismo é um dos aspectos mais importantes na patogênese de *H. capsulatum*. A forma filamentosa (25°C) é infecciosa, mas é a forma leveduriforme (37°C) que sobrevive intracelularmente e causa doença. A quinase reguladora do dimorfismo (DRK1) e a proteína de ligação ao DNA (RYP1) participam da indução da transição para a fase leveduriforme, influenciando na patogenicidade do histoplasma.

Atualmente a espécie *H. capsulatum* é classificada no filo Ascomycota, classe Eurotiomycetes, ordem Onygenales, família Onygenaceae e/ou Ajellomycetaceae, gênero *Histoplasma/Ajellomyces*.

Classicamente são reconhecidas três variedades da espécie na fase anamórfica (assexuada), das quais duas são patogênicas para os seres humanos: *H. capsulatum* var. *capsulatum*, responsável pela histoplasmose clássica; *H. capsulatum* var. *dubosii*, causador da histoplasmose africana; e *H. capsulatum* var. *farciminosum*, patógeno em equinos. A fase teleomórfica (sexuada) denomina-se *Ajellomyces capsulatus*.

Com o avanço dos métodos de biologia molecular, foi identificado polimorfismo genético entre os fungos isolados, sendo proposta uma reorganização em espécies diferentes. Recentemente foram identificadas novas espécies do fungo com base em sequências de DNA. *H. mississippiense* e *H. ohiense*, mais comuns nos EUA e associadas a quadro pulmonar crônico; *H. capsulatum sensu stricto*, primeiramente isolado no Panamá; *H. suramericanum*, presente na região central e noroeste da Colômbia, relacionado com doença pulmonar aguda e de maior mortalidade.

Após a análise de genes codificadores das proteínas ARF, H ANTI, OLE e TUB, foi proposta uma nova classificação de *H. capsulatum* em sete espécies, em vez de em três variedades.

H. capsulatum na fase leveduriforme sobrevive e se replica no interior de macrófago hospedeiro. Para isso, foi necessário o desenvolvimento de fatores de virulência: características fenotípicas envolvidas com a patogenicidade de um microrganismo.

CLÍNICA

H. var. *capsulatum* é encontrado principalmente em ambientes contendo excrementos de aves ou morcegos. Indivíduos que entrem em contato com esses ambientes contaminados podem inalar o fungo e permanecer assintomáticos ou desenvolver manifestações pulmonares, simulando pneumonia bacteriana ou virais que regridem com tratamento sintomático. Esses indivíduos podem permanecer infectados por muitos anos ou por toda a vida, sem apresentar doença. Em determinado momento, principalmente na vigência de imunossupressão, podem, porém, surgir quadros clínicos variáveis, de difícil diagnóstico, muitas vezes graves, evoluindo para êxito letal. A AIDS está entre as principais causas de imunossupressão associadas à histoplasmose. A utilização de drogas imunossupressoras e outras enfermidades que levem à imunossupressão do paciente também são importantes.

O diagnóstico da histoplasmose pode ser difícil, em face da multiplicidade de quadros clínicos, dependendo do órgão ou órgãos afetados. No tegumento cutâneo, podem ser observadas lesões micropapulosas, placas, infiltrações e ulcerações, às vezes com aspecto necrótico, simulando várias doenças cutâneas. Exulcerações e ulcerações de tamanhos variáveis podem ocorrer na mucosa oral, faringe e laringe. Linfadenomegalias disseminadas são também frequentes. Qualquer órgão pode ser afetado nos casos de histoplasmose disseminada (Figuras 19.1 a 19.4).

DIAGNÓSTICO LABORATORIAL

Exame micológico direto, cultura e microscopia da cultura

O diagnóstico é confirmado por meio dos exames micológico direto, cultura para fungos em meios de ágar Sabouraud, BHI e exame anatomopatológico (ver Capítulo 28, *Histopatologia das Micoses*).

O exame direto pode ser realizado por meio de *imprint* de fragmento da biopsia em lâmina de vidro, e coloração pelo ácido periódico de Schiff (PAS) ou Gomori-Grocott (Figuras 19.5 e 19.6). Ao exame microscópico da amostra, é importante considerar outros agentes etiológicos no diagnóstico diferencial com *H. capsulatum*, como *Cryptococcus neoformans*, *Talaromyces marneffei*, *Paracoccidioides braziliensis*, *Sporothrix schenkii*, diferentes espécies de *Leishmania* e leveduras. O exame micológico direto pode ser realizado em sangue, escarro, urina ou líquido cefalorraquidiano. Evidencia leveduras ovoides unibrotantes no interior de macrófagos ou células gigantes.

A cultura em ágar Sabouraud dextrose ou outro meio enriquecido a 25°C (forma filamentosa) cresce em 4 a 12 semanas, desenvolvendo colônia algodonosa de

Capítulo 19 **Histoplasmose** 175

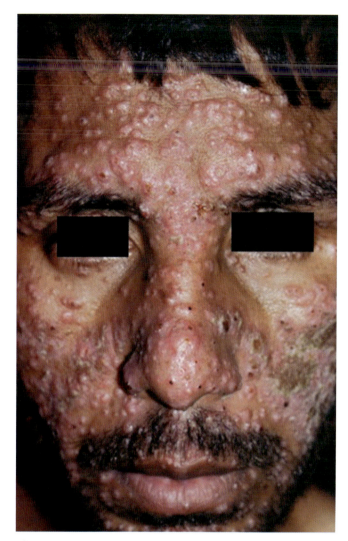

Figura 19.1 Lesões eritematopapulosas, acneiformes, disseminadas, com maior concentração na face. Nas regiões malares e nasogenianas, lesões eritematoescamosas, típicas de dermatite seborreica, comum em pacientes com AIDS. Numerosas lesões papulosas, muitas com área central ulcerocrostosas. A dermatite seborreica fica bem evidente na hemiface esquerda.

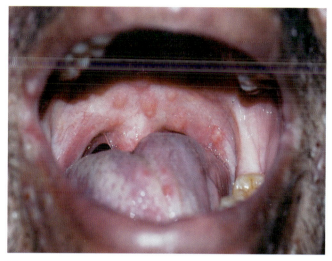

Figura 19.2 Lesões ulcerosas, rasas, aftoides no palato, úvula e língua.

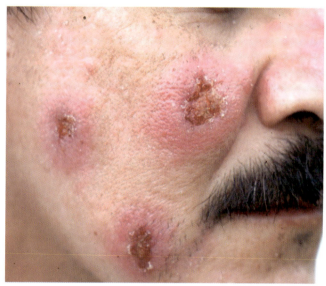

Figura 19.3 Lesões ulcerocrostosas com bordas infiltradas, eritematosas, similares à leishmaniose.

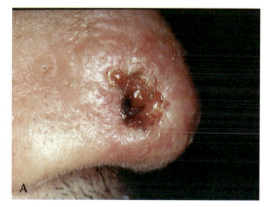
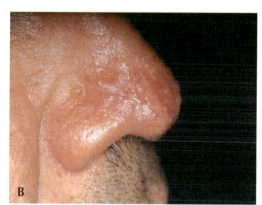
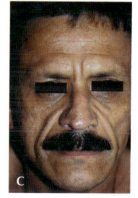

Figura 19.4 A. Histoplasmose. Lesão ulcerada, exsudativa, com bordas infiltradas, eritematosas. **B.** Cicatrização da lesão ulcerada, após tratamento com anfotericina B e início da terapia antirretroviral (TARV). **C.** Um ano após o tratamento – regressão completa das lesões de histoplasmose. Lipoatrofia associada à TARV.

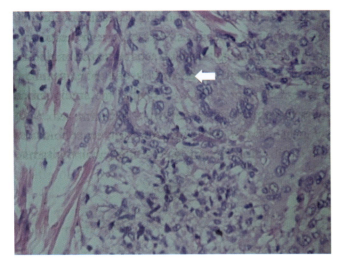

Figura 19.5 Biopsia de lesão papulosa. Coloração por hematoxilina-eosina (HE), aumento de ×40 – processo inflamatório granulomatoso constituído de histiócitos, células epitelioides, gigantócitos e linfócitos. Observam-se, também, diminutas estruturas arredondadas com halo claro ao redor (seta).

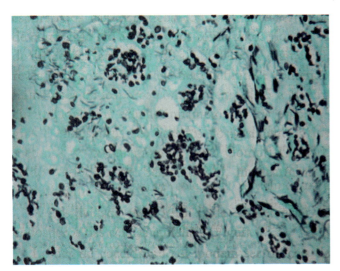

Figura 19.6 Coloração pelo Gomori-Grocott (aumento de ×100). Numerosas células leveduriformes dispostas em "cachos", compatíveis com histoplasma.

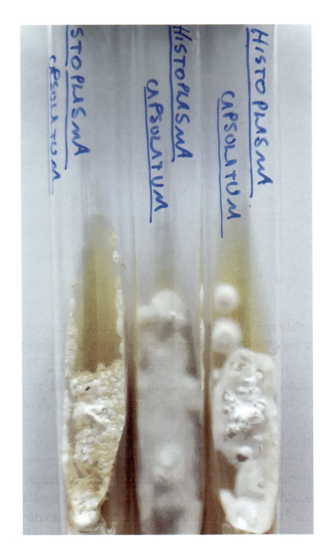

Figura 19.7 Cultura em ágar Sabouraud a 25°C (forma filamentosa) mostra colônia algodonosa de cor creme com reverso amarelo.

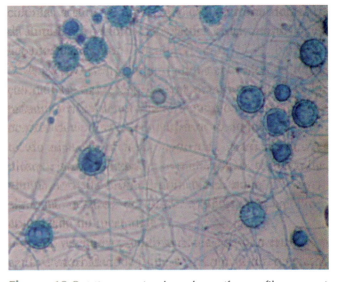

Figura 19.8 Microscopia da cultura (forma filamentosa) com macroconídios arredondados mamilonados/tuberculados e microconídios, que são piriformes aderidos às hifas.

cor creme a acastanhada, com reverso branco, amarelo ou marrom-alaranjado (Figura 19.7). Em meio BHI ou em meio Giemsa a 37°C (forma leveduriforme), a colônia é branca com aspecto úmido, e é inibida pela cicloeximida. Na microscopia da cultura, a forma filamentosa apresenta macroconídios arredondados mamilonados/tuberculados, dispersos ou aderidos a conidióforos. Os microconídios são arredondados ou piriformes, encontrados soltos ou aderidos às hifas (Figura 19.8). A microscopia da forma leveduriforme demonstra células ovais ou arredondadas, pequenas e gemulantes (geralmente unibrotantes).

Outros métodos diagnósticos

Em relação às características fenotípicas, a composição da parede celular varia nas duas formas evolutivas do fungo. A parede celular da fase leveduriforme tem aproximadamente 100 nm de espessura e contém alfaglucana. Na fase miceliana, a parede da hifa é de cerca de 30 nm, e a principal hexose é a betaglucana.

A classificação de *H. capsulatum* em quimiotipos e sorotipos também foi baseada na composição da parede celular deste fungo. O quimiotipo 1 apresenta elevado conteúdo de quitina, níveis raramente detectáveis de α-1,3-glucana e alta concentração de proteínas quando comparados ao quimiotipo 2, que apresenta reduzida taxa de quitina e alta concentração de glicose, como polímero α-1,3-glucana. Quatro fatores e cinco sorotipos foram demonstrados por meio de reações de imunofluorescência e adsorção.

Imunodifusão dupla, método *Western blot* para a detecção de anticorpos, teste de ELISA indireto e reação de polimerase em cadeia (PCR) também são utilizados para o diagnóstico. A sorologia para histoplasmose é importante no diagnóstico da doença disseminada, particularmente nos doentes com AIDS. O teste cutâneo com a histoplasmina é empregado para estudos epidemiológicos e pode auxiliar no diagnóstico.

TRATAMENTO

Para os casos graves, recomenda-se internação hospitalar e administração de anfotericina B, na dose de 0,5 a 1 mg/kg de peso, em dias alternados, por via intravenosa, até a regressão do quadro clínico. Se disponível, o tratamento ideal para esses enfermos seria a anfotericina B lipossomal.

Após a estabilização do paciente, faz-se itraconazol em doses de 200 a 400 mg/dia. Em geral, há boa resposta ao tratamento. O itraconazol também é indicado como tratamento de primeira linha para casos moderados da enfermidade. Fluconazol e voriconazol também são recomendados.

A duração do tratamento antimicótico nos pacientes com AIDS dependerá da resposta aos antirretrovirais.

RESUMO

Sinonímia	Doença de Darling; doença do Vale de Ohio; reticuloendoteliose.
Epidemiologia	Distribuição universal, endêmica em vários países latino-americanos. Aumento do número de casos com o advento da AIDS. Ambientes com excremento de aves ou morcegos.
Etiologia	*Histoplasmta capsulatum* var. *capsulatum*.
Clínica	Doença associada à imunossupressão, AIDS, drogas ilícitas imunossupressoras e outras doenças de base. Qualquer órgão pode ser acometido na forma disseminada. Tegumento cutâneo: lesões micropapulosas, placas, infiltrações e ulcerações, por vezes com aspecto necrótico. Mucosa oral, faringe e laringe: ocasionalmente exulcerações ou ulcerações. Linfonodomegalias disseminadas.
Diagnóstico laboratorial	■ Exame direto: leveduras ovoides unibrotantes no interior de macrófagos ou células gigantes (coloração Gomori-Grocott ou Giemsa) ■ Macroscopia: cultivo em ágar Sabouraud dextrose, após 4 a 12 semanas. Crescimento de colônias algodonosas de cor creme s acastanhada, com reverso branco, amarelo ou marrom-alaranjado. No meio ágar BHI, a colônia é branca com aspecto úmido e é inibida pela cicloexamida ■ Microscopia: na forma filamentosa (em temperatura ambiente ou a 26°C) apresenta macroconídios arredondados mamilonados/tuberculados, dispersos ou aderidos a conidióforos. Os microconídios são arredondados ou piriformes, soltos ou aderidos. Na forma leveduriforme (na temperatura corporal ou a 37°C), demonstra células ovais ou arredondadas, pequenas e gemulantes (unibrotantes) ■ Histopatologia: forma aguda com múltiplas leveduras de 3 µm com gemação dentro dos histiócitos. Forma subaguda mostra granulomas epitelioides que contêm células plasmáticas, linfócitos, macrófagos, neutrófilos e células gigantes. Também há formação de granulomas tuberculoides com necrose caseosa, fibrose e calcificações ■ Forma crônica: leveduras de tamanho e forma irregular, até 20 µm.
Diagnóstico diferencial	Tuberculose pulmonar; coccidioidomicose, criptococose; pneumonias bacterianas e virais.
Tratamento	Anfotericina B intravenosa 0,5 a 1 mg/kg de peso em dias alternados até regressão do quadro clínico. Após estabilização, itraconazol 200 a 400 mg/dia.

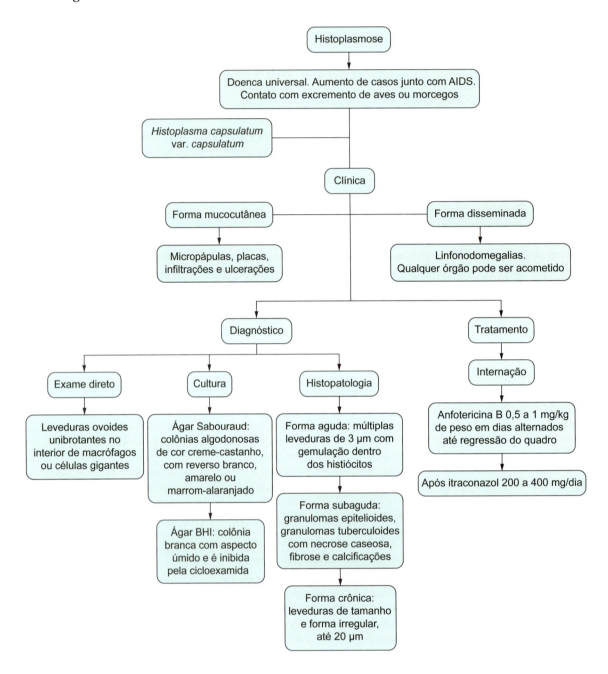

BIBLIOGRAFIA

Almeida MA, Almeida-Silva F, Guimarães JA et al. Review The occurrence of histoplasmosis in Brazil: a systematic review. Inter Jour of Infec Dis. 2019,86:147-56.

Azar MM, Loyd JL, Relich FR et al. Current concepts in the epidemiology, diagnosis and management of histoplasmosis syndromes. Semin Respir Crit Care Med. 2020;41:13-30.

Benedict K, Beer KD, Jackson BR. Histoplasmosis-related healthcare use, diagnosis and treatment in a commercially insured population, United States. Clin Infect Dis. 2020; 70:1003-10.

Colombo AL, Tobón A, Restrepo A et al. Epidemiology of endemic systemic fungal infections in Latin America. Med Mycol. 2011;49:785-98.

Couppié P, Aznar C, Carme B et al. American histoplasmosis in developing countries with a special focus on patients with HIV: diagnosis, treatment and prognosis. Curr Opin Infect Dis. 2006; 19:443-9.

Dasmasceno L, Novaes AJ, Alencar C et al. Disseminated histoplasmosis and aids: relapse and late mortality in endemic area in North-eastern Brazil. Mycoses. 2013;56:520-6.

Evrard S, Caprasse P, Gavage P et al. Disseminated histoplasmosis: case report and review of the literature. Acta Clin Belg. 2018, 73(5):356-63.

Guimarães AJ, Nosanchuk JD, Zancopé-Oliveira RM. Diagnosis of histoplasmosis. Braz J Microbiol. 2006;37:1-13.

Katchy AU, Eyesan SU, Awotunde TO et al. Histoplasma duboisii of the femoral bone. J Res Med Sci. 2019;24:19.

Muniz MM. Caracterização molecular de Histoplasma capsulatum isolados no Brasil [tese de doutorado em Pesquisa Clínica em Doenças Infecciosas]. Rio de Janeiro: Instituto Nacional de Infectologia Evandro Chagas, Fundação Oswaldo Cruz; 2009. 110 f

Rodrigues AM, Beale MA, Hagen F et al. The global epidemiology of emerging histoplasma species in recent years. Stud in Mycol. 2020;2(97):100095.

Scheel CM, Gómez BL. Diagnostic methods for histoplasmosis: focus on endemic countries with variable infrastructure levels. Curr Trop Med Rep. 2014;1(2):129-37.

Sepúlveda VE, Marquez R, Turissini DA et al. Genome sequences reveal cryptic speciation in the human pathogen Histoplasma capsulatum. MBio. 2017;8(6):01339-01317.

Souza-Santos SL et al. Causas de óbito em pacientes com síndrome da imunodeficiência adquirida, necropsiados na Fundação de Medicina Tropical do Amazonas. Rev Soc Bras Med Trop. 2008;41:247-51

Sumiyoshi S, Tanaka S, Kato H et al. Diagnosis by molecular pathology of an early and atypical histoplasmosis lesion in the duodenum of an immunocompromised patient: a case report. Biomed Rep. 2021;14:6.

Wanke B. Histoplasmose: estudo epidemiológico, clínico e experimental [tese]. Rio de Janeiro: Faculdade de Medicina da Universidade Federal do Rio de Janeiro; 1985.

20 Coccidioidomicose

Kelsen Dantas Eulálio • Bodo Wanke

> **Sinonímia:** doença de Posadas-Wernicke; granulomatose coccidioidica; granuloma coccidioidico; febre do Vale; febre do Vale de São Joaquim; reumatismo do deserto; doença do deserto; doença da Califórnia.

INTRODUÇÃO E HISTÓRICO

A coccidioidomicose (CM) é uma micose sistêmica endêmica, restrita ao continente americano, causada por fungos do gênero *Coccidioides* e adquirida por inalação de artroconídios infectantes presentes no solo. A infecção humana se apresenta mais frequentemente de forma assintomática ou como doença respiratória benigna e de resolução espontânea. Uma parcela dos indivíduos infectados evolui com quadros progressivos, mais comumente na forma pulmonar, de evolução aguda ou crônica, podendo se apresentar como infecção respiratória leve, pneumonia adquirida na comunidade (PAC) ou quadro semelhante à tuberculose. No Brasil, a CM constitui um agravo de importância regional emergente, atingindo áreas do sertão nordestino, notadamente de clima semiárido e vegetação de caatinga.

O primeiro caso de CM foi identificado na Argentina, em 1891, por Posadas, estudante de medicina, em um soldado oriundo do Chaco que apresentava lesões verrucosas disseminadas na pele, sem aparente comprometimento de outros órgãos. Em 1896, Rixford e Gilchrist estudaram os primeiros casos nos EUA e descreveram o agente da doença como protozoário da ordem *Coccidia* e o denominaram de *Coccidioides immitis*, nomenclatura que ainda prevalece. A real natureza fúngica de *C. immitis* somente foi elucidada por Ophüls e Moffitt, em 1990, ao descreverem o terceiro caso norte-americano. O primeiro caso brasileiro foi diagnosticado por Gomes, em 1978, em homem procedente da Bahia, com sintomas respiratórios crônicos, por meio de exame histopatológico de pulmão. Na década de 1990, Wanke et al. registraram o primeiro surto brasileiro de coccidioidomicose que atingiu dois adultos, uma criança e oito cães que adoeceram após participarem de uma caçada a tatus (*Dasypus* spp.), em zona rural do município de Oeiras, Piauí, em 1991. Ao longo das últimas três décadas, aproximadamente 300 casos de CM foram registrados no nordeste brasileiro, a maioria (90%) em caçadores de tatus, após caçada a esses animais e exposição ao solo de seu hábitat.

EPIDEMIOLOGIA

Distribuição geográfica

O sudoeste dos EUA e o norte do México, na América do Norte, são as áreas com as maiores prevalências conhecidas. Em anos recentes, nos EUA, a doença passou a se expandir e casos autóctones têm sido registrados fora da área endêmica tradicional. Além da América do Norte, casos humanos autóctones também foram relatados em Honduras e Guatemala, na América Central e Colômbia, Venezuela, Bolívia, Brasil, Paraguai e Argentina, na América do Sul. O Brasil foi a mais recente área reconhecida como de ocorrência endêmica da micose, a partir de relatos sucessivos de casos autóctones procedentes da região semiárida do nordeste, incluindo os estados do Piauí, do Ceará, do Maranhão, da Bahia e do Pernambuco. É provável que ocorra em outros estados nordestinos com condições climáticas semelhantes. Casos de CM foram descritos em áreas não endêmicas, em pacientes que adquiriram a infecção em visitas prévias a regiões endêmicas do continente americano ou por meio de fômites e produtos agrícolas contaminados com o fungo, importados dessas áreas.

Mecanismos de transmissão e fatores de risco

A transmissão da CM ocorre principalmente pela inalação de artroconídios infectantes. A fonte de infecção para homens e animais é o solo, onde as formas saprofíticas do fungo se encontram distribuídas em focos esparsos; tocas de pequenos animais (como roedores e marsupiais) e sítios arqueológicos são descritos como os locais de onde o fungo mais frequentemente tem sido isolado em áreas endêmicas. Atividades humanas que produzem aerossóis de poeira em solos contaminados aumentam o risco de infecção. No Brasil, caçar e desentocar tatus (*Dasypus* spp.) de seu hábitat é a principal atividade de risco identificada, seja na forma de casos isolados seja na forma de microepidemias envolvendo seres humanos, muitas vezes acompanhados de seus cães; infecção natural de tatus da espécie *Dasypus novencinctus* e isolamento de *Coccidioides posadasii* em solos de tocas de tatus, fonte de infecção para casos humanos, foram registrados no estado do Piauí. Nos EUA e outros países endêmicos, a doença é considerada de exposição ocupacional em indivíduos que trabalham em contato com o solo. Lavradores, militares, operários da construção civil e de estradas, trabalhadores do transporte terrestre, arqueólogos, antropólogos, paleontólogos e zoólogos são considerados profissionais com maior risco de exposição a *Coccidioides* spp. Algumas epidemias foram relatadas entre arqueólogos e estudantes trabalhando em escavações de sítios arqueológicos. *Coccidioides* spp. são facilmente aerossolizadas a partir de placas de cultivo com colônias do fungo e acidentes de laboratório, às vezes fatais, foram registrados. Casos de CM foram identificados a partir de inalação de poeira contaminada com conídios presentes em cerâmicas, outros objetos e material agrícola de regiões endêmicas. Raramente, a CM pode ser adquirida pela implantação traumática de elementos fúngicos em pele ou mucosas, com ocorrências registradas principalmente em laboratório, mas também em ambiente natural. Transmissão inter-humana ou de animais para o homem não foi registrada.

Não há diferenças de sexo, raça ou idade na suscetibilidade à infecção primária por *Coccidioides* spp. Entretanto, em razão de sua maior exposição à poeira do solo, o sexo masculino é mais atingido que o feminino. Alguns fatores de risco foram identificados para ocorrência da forma disseminada da doença. São eles: raça não branca, sexo masculino, extremos de idade, gravidez, pós-parto imediato e condições associadas à deficiência imunológica como AIDS, diabetes, quimioterapia, uso de corticosteroides, neoplasias e transplantes de órgãos. Grupo sanguíneo tipo B e antígeno de histocompatibilidade HLA9 são outros fatores descritos como de risco para disseminação. Mulheres, após a puberdade, apresentam eritema nodoso com frequência cinco vezes maior que a observada em homens.

ETIOLOGIA

Taxonomia

A CM é causada por duas espécies do gênero *Coccidioides*: *Coccidioides immitis*, com predominância em casos da doença diagnosticados na Califórnia, e *Coccidioides posadasii*, principal agente da doença adquirida em outras áreas dos EUA e em outros países da América. A diferenciação das duas espécies do gênero *Coccidioides* se baseou em características genéticas. *C. immitis* e *C. posadasii* apresentam aspectos morfológicos semelhantes e causam doença humana clinicamente indistinguível.

Morfologia parasitária

Coccidioides spp. são fungos geofílicos e dimórficos que apresentam uma fase parasitária, caracterizada por esférulas endosporulantes e uma fase saprofitária, caracterizada por micélio produtor de artroconídios. A forma de micélio também é identificada em meios de cultura. Os artroconídios são as formas infectantes presentes no solo, originárias da desarticulação de hifas septadas e com típico formato em barril, medindo de 2,5 a 4,0 μm de largura e de 3,0 a 6,0 μm de comprimento. Ao atingirem os alvéolos pulmonares, artroconídios iniciam transformação para esférulas, estruturas ovaladas que uma vez maduras se apresentam preenchidas por 200 a 300 elementos menores, denominados de endósporos; esférulas medem, geralmente, de 30 a 60 μm e são identificados nos tecidos do homem e de ampla variedade de hospedeiros, incluindo animais domésticos, de criação e silvestre.

Ecologia do fungo

A CM é encontrada predominantemente em regiões áridas e semiáridas do continente americano, caracterizadas por pluviosidade baixa e concentrada em poucos meses do ano, estação seca prolongada, altas temperaturas no verão e vegetação xerófita. O fungo se apresenta versátil, sendo capaz de sobreviver em solos com baixa ou alta salinidade, pH ácido ou alcalino e com texturas variadas, ainda que ocorra mais frequentemente em solos arenosos. Nos meses mais quentes do ano, o solo atinge altas temperaturas na sua superfície e o fungo sobrevive em camadas mais profundas. Ao chegar a estação chuvosa subsequente, germina e repovoa as camadas mais superficiais do solo. Após o período de chuvas, quando o solo se torna novamente seco, os artroconídios são facilmente aerossolizados pelo vento, distúrbios naturais ou atividade antrópica e de animais. O grande poder de dispersão dos conídios, superior ao esperado para suas dimensões, permite-lhes alcançar centenas de quilômetros de distância. Após tempestades de areia e terremotos, casos da micose podem ser diagnosticados em locais muito longe das regiões endêmicas.

CLÍNICA

A CM pode se apresentar como infecção assintomática, CM pulmonar aguda (ou primária), CM pulmonar crônica (ou secundária), nas formas regressiva e progressiva, CM disseminada e CM cutânea primária. A doença deve ser especialmente suspeitada em pacientes residentes ou visitantes de áreas endêmicas, com histórico de exposição a solos potencialmente contaminados, quando apresentarem quadro de PAC de evolução desfavorável, apesar do uso de antibioticoterapia adequada ou quadro clinicamente compatível com tuberculose, pulmonar ou extrapulmonar, não confirmada laboratorialmente e sem resposta ao tratamento adequado. Casos de pneumonia com reações de hipersensibilidade cutânea ou quadros de pneumonia que evoluem em surtos também devem levantar a suspeita de CM.

Infecção assintomática

Cerca de 60% dos indivíduos que adquirem a infecção pulmonar primária por *Coccidioides* spp. permanecem assintomáticos, sendo a positividade de um teste cutâneo com esferulina ou coccidioidina (antígenos das formas parasitária e micelial, respectivamente), bem como o achado de calcificações pulmonares ou lesões fibróticas residuais no exame de imagem do tórax, evidências da ocorrência prévia da micose.

Coccidioidomicose pulmonar aguda

Nos casos sintomáticos, cerca de 40% do total, a apresentação mais comum é o aparecimento de manifestações respiratórias 1 a 4 semanas após a exposição ao fungo, com maioria dos pacientes evoluindo para cura espontânea após alguns dias ou semanas. A intensidade dos sintomas depende diretamente da carga infectante, variando desde um estado gripal leve até uma grave infecção respiratória. Pacientes imunossuprimidos têm maior risco de desenvolverem doença pulmonar grave, prolongada ou disseminada. CM é causa relativamente comum de PAC em algumas áreas endêmicas, com quadro de febre alta, dor torácica e tosse, acompanhado de sintomas gerais de mal estar, cefaleia, fadiga, mialgia, anorexia e/ou manifestações de hipersensibilidade como artralgias, eritema nodoso e eritema multiforme (Figura 20.1).

Manifestações respiratórias

A tosse é inicialmente seca, podendo tornar-se produtiva em casos de envolvimento mais grave, com aspecto mucoide, purulento ou sanguinolento. A febre não tem padrão característico, podendo durar de poucas horas a várias semanas e variar de baixa a elevada, alcançando 40,5°C; mais frequentemente é acompanhada de sensação de frio do que de verdadeiros calafrios e sudorese noturna não é usual. Dor torácica é mais comumente do tipo pleurítica, podendo ser intensa e de aparecimento súbito ou mais insidioso. Dor retroesternal e interferência na deglutição podem estar presentes

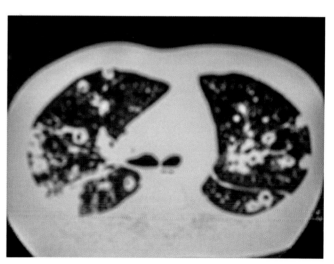

Figura 20.1 Coccidioidomicose fase aguda. Tomografia computadorizada de tórax mostrando nódulos múltiplos, bilaterais com cavitações e áreas de condensação em parênquima pulmonar.

quando existe alargamento de gânglios mediastinais. Dispneia pode surgir nos casos de efusão pleural ou pneumonia difusa; mais raramente, pode ser consequência de pneumotórax espontâneo. Os exames de imagem, a depender do inóculo infectante e da gravidade dos sintomas, podem revelar desde pulmões normais ou pequenos infiltrados localizados até comprometimento pulmonar extenso, com presença de infiltrados retículo-nodulares ou miliares, consolidações alveolares bilaterais, linfonodomegalias hilares e nódulos pulmonares múltiplos e irregulares, cavitados ou não. A ocorrência de derrame pleural não é frequente. Inalação maciça de conídios infectantes pode resultar em acometimento pulmonar difuso. Essa situação tem sido observada com frequência no nordeste brasileiro onde pacientes, em geral do sexo masculino, jovens e saudáveis, após participação em caçada a tatus e grande exposição a poeira, cursam com pneumonia difusa e manifestações graves, com exames de imagem revelando múltiplos e extensos infiltrados pulmonares, geralmente na forma de consolidações e nódulos de até 3 cm de diâmetro, muitas vezes coalescentes e de limites imprecisos, os maiores frequentemente apresentando cavidades, mais bem observadas à tomografia que aos raios X simples de tórax. A evolução pode ser fulminante, com choque séptico, insuficiência respiratória e elevada letalidade.

Manifestações de hipersensibilidade

Eritema nodoso

Mais comum em mulheres brancas e associada a prognóstico favorável, é considerado a mais frequente manifestação de hipersensibilidade da CM. As lesões são comumente restritas à região pré-tibial e aparecem 1 a 3 semanas após início de sintomas respiratórios. Lesões são nódulos eritematosos, brilhantes, dolorosos, pruriginosos, firmes e elásticos, profundamente instalados na pele, com tamanho variando de poucos milímetros até muitos centímetros. Regridem após poucos dias, quando as áreas afetadas mostram hiperpigmentação que desaparece após várias semanas ou alguns meses. Histologia revela paniculite, com inflamação de septos em gordura subcutânea, geralmente sem vasculite (Figura 20.2).

Eritema multiforme

O eritema multiforme, frequente em 23% dos casos, caracteriza-se pelo surgimento de lesões em alvo nas

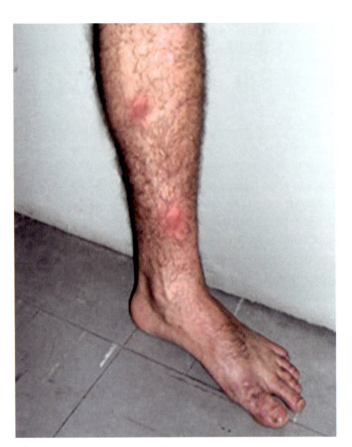

Figura 20.2 Eritema nodoso em paciente com coccidioidomicose. Nódulos eritematosos na região pré-tibial do membro inferior direito.

primeiras 48 horas após início de sintomas. Aparece mais frequentemente na face, pescoço e porção superior do tórax. Envolvimento de mucosa oral, fissuras labiais, prurido e descamação palmar são descritas. Para alguns autores, é incerto se na CM aparece verdadeiro eritema multiforme ou se lesões representam parte de um exantema agudo ou síndrome de Sweet. Somente exame histopatológico permite diferenciação entre verdadeiro eritema multiforme, com presença de necrose de queratinócitos e eritema tóxico, com achado de infiltrado inflamatório misto perivascular. O eritema multiforme persiste por 1 a 6 semanas, em geral, e a ocorrência de recrudescência é rara (Figura 20.3).

Exantema agudo ou eritema tóxico

Exantema generalizado observado em 10 a 26,6% dos casos sintomáticos e em mais de metade dos casos que ocorrem em surtos. Geralmente surge nos primeiros dias de doença e se apresenta como lesões maculares, papulares, urticariformes ou morbiliforme que podem desaparecer rapidamente, antes da avaliação médica ou persistir por várias semanas. Pode ser confundido com dermatite de contato ou eritema multiforme, quando lesões em alvo estão presentes. É frequentemente pruriginoso e às vezes resulta em descamação das palmas das mãos (Figura 20.4).

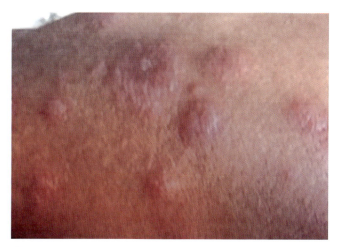

Figura 20.3 Eritema multiforme ou polimorfo em paciente com coccidioidomicose. Placas eritematosas, edemaciadas e infiltradas na região dorsal do tórax superior.

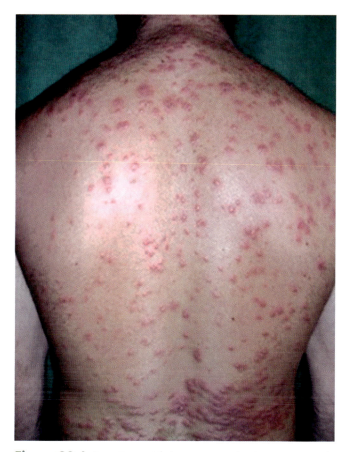

Figura 20.4 Exantema tóxico em paciente com coccidioidomicose. Máculas e pápulas eritematosas formando placas infiltradas com aspecto urticariforme ou moriliforme disseminadas na região dorsal posterior.

Outras manifestações cutâneas

Síndrome de Sweet ou dermatose neutrofílica febril aguda é uma erupção raramente relatada em CM e associada a febre, leucocitose e neutrofilia. Caracteriza-se pela presença de placas e pápulas bem delimitadas, eritematosas e dolorosas, localizadas geralmente em pescoço, braços e face; em alguns casos, vesículas e pústulas podem ser observadas. A dermatite granulomatosa intersticial, condição observada em várias doenças sistêmicas, foi relatada em raros casos de coccidioidomicose, com lesões habitualmente em placas, nódulos e pápulas. A erupção lembra síndrome de Sweet ou lesão de disseminação e o diagnóstico diferencial é feito por biopsia de pele com exame histopatológico.

Manifestações articulares

Aproximadamente um terço dos pacientes com eritema nodoso e multiforme apresenta sintomas articulares; em raras ocasiões, articulações são envolvidas na ausência de *rash* cutâneo. Os sintomas variam de artralgia leve até a presença de calor, rubor, rigidez e edema periarticulares; o derrame articular não é observado. Joelhos e tornozelos são os sítios mais acometidos. O exame radiológico das articulações é normal.

Manifestações oculares

Outros fenômenos alérgicos menos comuns e menos exuberantes envolvem os olhos e incluem episclerite, conjuntivite flictenular e ceratite, todas elas com resolução em poucos dias, na maioria dos casos.

Coccidioidomicose pulmonar crônica regressiva (sequelar)

A CM pulmonar primária em geral regride espontaneamente para cura. Porém, cerca de 5% dos pacientes evoluem com lesões pulmonares residuais, geralmente nódulos solitários assintomáticos, às vezes diagnosticados após retirada cirúrgica por suspeita de carcinoma pulmonar. Outros 5% evoluem com formação de cavidades de paredes finas, solitárias e justapleurais, podendo regredir espontaneamente em até 2 anos. Aproximadamente metade dessas cavidades são assintomáticas, mas podem cursar com tosse produtiva, dor torácica e hemoptise. Também podem ser colonizadas por fungos, especialmente espécies de *Aspergillus*, com formação de bola fúngica ou romper para a cavidade pleural. No Piauí, pacientes assintomáticos são reavaliados com tomografia torácica pelo menos 1 ano após a conclusão do tratamento. Lesões nodulares múltiplas de pequenas dimensões, e calcificações pulmonares foram as lesões residuais mais frequentemente identificadas. Tal achado é consonante com a exuberância de lesões observadas em exames de imagem, na fase aguda, quando os pulmões apresentam nódulos múltiplos e extensos, comumente cavitados, resultado de grandes inóculos infectantes (Figura 20.5).

Coccidioidomicose pulmonar crônica progressiva

Pneumonia progressiva ou persistente se caracteriza pela manutenção de sintomas respiratórios por mais de 2 meses e, em geral, manifesta-se por extensos infiltrados pulmonares, com ou sem cavitação. Os pacientes geralmente se apresentam gravemente enfermos, apresentando febre persistente, prostração, dor torácica, tosse e, ocasionalmente hemoptise. Sem tratamento, estes sintomas podem perdurar por vários meses e conduzir ao óbito. Alguns pacientes, principalmente diabéticos, etilistas e imunossuprimidos apresentam doença fibrocavitária crônica semelhante à tuberculose pós-primária ou histoplasmose pulmonar crônica, com sintomas bastante prolongados (muitos meses ou anos), incluindo tosse, febre, hemoptise, dor torácica, perda de peso e dispneia. As lesões pulmonares são biapicais, fibronodulares, com múltiplas cavidades e retração do parênquima pulmonar.

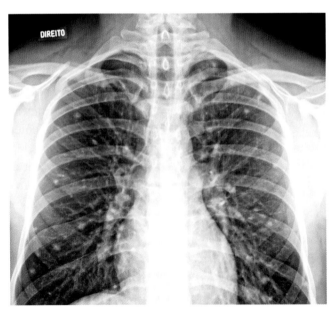

Figura 20.5 Raios X de tórax evidenciando múltiplos e pequenos nódulos pulmonares e estrias fibróticas residuais após 1 ano de tratamento (mesmo paciente da Figura 20.1).

Coccidioidomicose disseminada

Doença sintomática extrapulmonar desenvolve-se em 1% ou mais das pessoas infectadas por *Coccidioides* spp., nas primeiras semanas ou vários meses após o início dos sintomas respiratórios, podendo ser rapidamente fatal quando não diagnosticada e tratada corretamente. Disseminação também pode ocorrer na ausência de qualquer foco pulmonar previamente identificado, anos depois da infecção primária, por reativação de focos latentes de *Coccidioides* spp. Outras vezes evolui de forma protraída, com períodos de remissão e recrudescência, independente de tratamento antifúngico. Disseminação é mais frequente para pele, sistema nervoso central (SNC) e sistema osteoarticular, mas pode acometer linfonodos, laringe, olhos, tireoide, peritônio e trato geniturinário, envolvendo próstata, rins e útero, entre outros.

Coccidioidomicose disseminada cutânea

A pele é a localização mais frequente de disseminação, com predileção pela face, pescoço, axilas, couro cabeludo, parede torácica e virilhas. Lesões podem ser únicas ou disseminadas e apresentam grande heterogeneidade sendo observados nódulos, pápulas, pústulas, placas verrucosas, abscessos, gomas e ulcerações, com surgimento de fístulas, drenagem seropurulenta e formação de cicatrizes retráteis. A pele tanto pode ser o único sítio de disseminação quanto pode vir acompanhada de lesões em outros órgãos. Ao exame histopatológico observam-se granulomas com áreas de supuração e presença de esférulas características da micose (Figura 20.6).

Coccidioidomicose disseminada osteoarticular

Comprometimento ósseo é mais comum em vértebras, tíbia, crânio, metacarpos, metatarsos, fêmur e costelas, com exame radiológico evidenciando lesões líticas nos ossos maiores. Característica marcante é o aspecto pouco inflamatório das lesões, na forma de abscesso frio, com tendência a drenar pus através de trajeto fistuloso. Cerca de 20% das formas disseminadas da CM tem acometimento articular, sendo a forma monoarticular presente em aproximadamente 90% destes casos. Todas as articulações podem ser comprometidas, sendo mais frequentemente afetadas as dos membros inferiores, onde o joelho é o local mais atingido, muitas vezes, sem comprometimento ósseo.

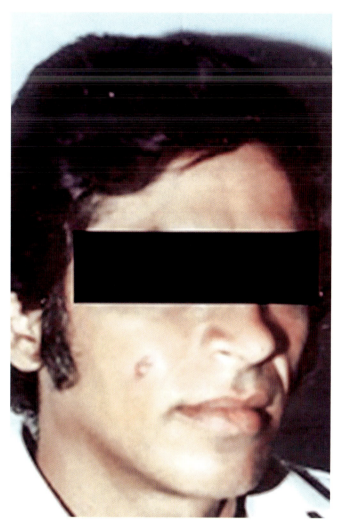

Figura 20.6 Coccidioidomicose disseminada cutânea. Lesão nodular na face.

Coccidioidomicose disseminada neurológica

O comprometimento neurológico é a forma mais grave e letal da CM, geralmente de evolução subaguda ou crônica e de difícil tratamento. Depois da criptococose, CM é a micose profunda que mais frequentemente atinge o SNC. A apresentação mais comum é de meningite granulomatosa crônica, geralmente envolvendo a região da base do crânio. Abscessos ou massas cerebrais e cerebelares podem estar presentes, isoladamente ou acompanhando a meningite. Cefaleia pode ser a única queixa e sinais de irritação meníngea costumam estar ausentes. As demais manifestações comuns são vômito, outros sinais de hipertensão intracraniana, confusão mental e comprometimento de pares cranianos. O LCR geralmente apresenta pleocitose mononuclear com baixo teor de glicose, aumento de proteínas e presença de eosinófilos. Hidrocefalia é a complicação mais frequente.

Coccidioidomicose cutânea primária

A CM pode ser raramente adquirida por via percutânea, por meio de inoculação traumática direta de elementos fúngicos na pele. Critérios para confirmação da CM cutânea são: ausência de doença pulmonar, história de inoculação traumática na pele, período de incubação de 1 a 3 semanas, lesão cancroide, ou seja, nódulo indolor e endurecido, com ulceração central e linfangite localizada, altos títulos de precipitinas com ausência ou baixos títulos de anticorpos fixadores de complemento, conversão de prova intradérmica e evidência micológica ou histopatológica da presença do fungo. CM cutânea primária geralmente ocorre em adultos que apresentam quadros benignos que regridem sem necessidade de antifúngicos.

Considerações sobre a coccidioidomicose no Brasil

A CM, como outras micoses endêmicas, não é uma doença de notificação compulsória no Brasil e provavelmente tem sido frequentemente subdiagnosticada, confundida com outras micoses sistêmicas, pneumonia inespecífica ou tuberculose, entre outras. Os casos de CM identificados no país apresentam, em geral, quadros de média a elevada gravidade. Casos mais leves, que representam a maioria, não estão sendo diagnosticados. Chama a atenção a ausência ou a escassez de casos identificados na maioria dos estados nordestinos, com características climáticas semelhantes às observadas nos estados do Piauí e do Ceará, onde é realizada a maior parte dos diagnósticos. Fora do nordeste, alguns casos têm sido registrados em migrantes dessa região, geralmente de forma tardia, comprometendo o tratamento. Assim, torna-se necessário que autoridades, de todas as esferas de governo, realizem esforços conjuntos para capacitar profissionais de saúde, especialmente médicos e pessoal de laboratório, para suspeição, diagnóstico e tratamento adequados da CM.

DIAGNÓSTICO LABORATORIAL

Pesquisa direta do fungo

O exame micológico deve ser realizado de rotina em materiais suspeitos como escarro, liquor, exsudado de lesões tegumentares, pus de abscesso, lavado broncoalveolar,

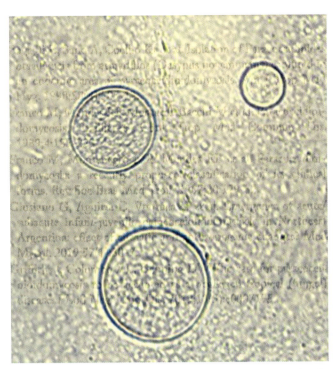

Figura 20.7 Exame direto do escarro em hidróxido de potássio a 10%. Presença de esférulas repletas de endósporos de *Coccidioides* spp. (aumento de ×400).

aspirado de lesões ósseas e de articulações, urina, aspirado de medula óssea e linfonodos. A pesquisa direta com solução de hidróxido de potássio (KOH) a 10% permite demonstrar os elementos parasitários característicos de *Coccidioides* spp. A visualização de esférulas imaturas permite um diagnóstico presuntivo, mas estes elementos podem ser confundidos com outros agentes de micoses sistêmicas, principalmente *Paracoccidioides brasiliensis*. Entretanto, o achado de esférulas maduras, repletas de endósporos, é patognomônico e definitivo para o diagnóstico. Nos líquidos orgânicos, o exame deve ser realizado no sedimento de material centrifugado até 3 horas após sua coleta. Além do exame a fresco com KOH, o material pode ser distendido em lâminas e corado pelo ácido periódico de Schiff (PAS) e com impregnação argêntea de Gomori-Grocott.

Cultura

Em razão da virulência de *Coccidioides* spp. e do elevado risco de contaminação em laboratório, a manipulação de cultivos de materiais clínicos de casos suspeitos de CM só deve ser realizada em ambiente de segurança biológica nível NB3. O fungo cresce bem em praticamente todos os meios rotineiramente empregados em micologia, incubados à temperatura ambiente (25°C a 30°C). O crescimento do fungo ocorre 1 a 2 semanas após cultivo. O aspecto micromorfológico da fase filamentosa, com hifas hialinas septadas e ramificadas, produzindo artroconídios de parede celular espessa, intercalados por células vazias, é apenas sugestivo uma vez que esse aspecto é comum a muitos fungos saprófitas, como os que pertencem ao grupo *Malbranchea* spp. A conversão para forma leveduriforme é difícil e dependente de meios e condições especiais. Assim, para a confirmação laboratorial de isolados suspeitos de *Coccidioides* spp., utilizam-se técnicas moleculares de proteína C reativa (PCR) para detecção de sequência específica do DNA de *Coccidioides* spp. (Figura 20.8).

Exame histopatológico

Histopatologia realizada em material obtido por biopsia de lesão tegumentar, pulmonar, osteoarticular, cerebral ou de outros tecidos suspeitos pode demonstrar a presença de esférulas de *Coccidioides* spp., pelas técnicas clássicas de hematoxilina-eosina, impregnação argêntea de Gomori-Grocott e PAS. A visualização de esférulas maduras confirma o diagnóstico (Figura 20.9).

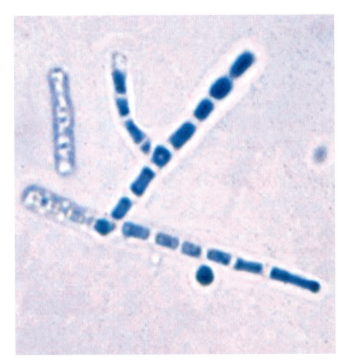

Figura 20.8 Microscopia de cultura. *Coccidioides* spp. Fase filamentosa. Presença de artroconídios (coloração de lactofenol azul de algodão, aumento de ×400).

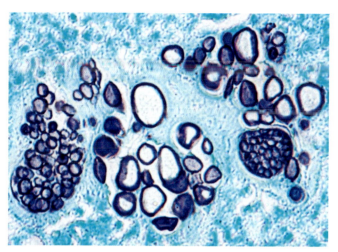

Figura 20.9 Esférulas de *Coccidioides* spp. identificadas em exame histopatológico do tecido pulmonar (coloração prata de Gomori-Grocott, aumento de ×400).

Sorologia

A principal reação sorológica empregada na rotina diagnóstica para detecção de anticorpos específicos contra *Coccidioides* spp. é a imunodifusão dupla em gel de ágar, com sensibilidade variando de 70 a 90% e especificidade bastante elevada. Diversos ensaios mais modernos, utilizando técnicas imunoenzimáticas também com alta especificidade, porém com menor sensibilidade estão disponíveis comercialmente em diversos países. Nos EUA, há alguns anos, foi introduzido, para triagem de pacientes com PAC, um imunoensaio rápido por *lateral flow*, com alto valor preditivo negativo para detecção de anticorpos anti-*Coccidioides* (teste sona™ *Coccidioides* Ab). Pacientes com resultados reagentes nesse teste devem ser avaliados por outras técnicas sorológicas para confirmar a presença de anticorpos contra *Coccidioides* spp.

Testes intradérmicos

Embora altamente específico e bastante sensível, os testes cutâneos para detectar hipersensibilidade tardia não têm utilidade diagnóstica prática: um teste positivo indica apenas infecção passada de coccidioidomicose, recente ou remota.

DIAGNÓSTICO DIFERENCIAL

A CM pulmonar deve ser diferenciada principalmente de outras causas de PAC, de tuberculose e de outras micoses sistêmicas. Na forma nodular isolada é importante a diferenciação com neoplasia pulmonar. A meningoencefalite deve ser diferenciada, valorizando-se dados epidemiológicos da tuberculose e de outras micoses sistêmicas, sobretudo a criptococose e a paracoccidioidomicose. As formas cutâneas podem ser confundidas com muitas doenças, principalmente tuberculose, outras micoses profundas, linfomas e neoplasias malignas. As formas com comprometimento osteoarticular precisam, igualmente, de diferenciação com tuberculose, além de outras micoses profundas.

TRATAMENTO

As recomendações para o tratamento da CM são baseadas mais frequentemente na experiência de especialistas do que em ensaios clínicos bem controlados. As drogas mais utilizadas são os antifúngicos triazólicos (fluconazol e itraconazol) e a anfotericina B, desoxicolato ou em formulações lipídicas (complexo lipídico e lipossomal). Voriconazol e posaconazol foram relatados como eficazes em casos refratários às drogas habitualmente empregadas. A CM não é contagiosa, não havendo necessidade de isolamento dos pacientes.

Tratamento das formas pulmonares

Formas respiratórias de menor gravidade evoluem frequentemente para cura espontânea e dispensam tratamento antifúngico, mas recomenda-se acompanhamento dos pacientes até a completa remissão das manifestações clínicas e radiológicas. O tratamento específico é obrigatório para pacientes com manifestações clínicas graves, comprometimento pulmonar extenso, formas pulmonares crônicas, casos com disseminação extrapulmonar, gestantes e puérperas, pacientes com títulos de anticorpos elevados e crescentes e pessoas com deficiência da imunidade celular, incluindo indivíduos infectados pelo HIV e os submetidos a transplante de órgãos, a quimioterapia e a altas doses de corticosteroides.

Nos casos com comprometimento pulmonar extenso ou difuso está indicada a anfotericina B desoxicolato ou uma de suas apresentações lipídicas menos nefrotóxicas, durante várias semanas, em dose total de 1,5 a 3,0 g, até a obtenção de melhora clínica e radiológica, passando-se então a um dos triazólicos, itraconazol ou fluconazol, mantidos por períodos que variam de 6 a 24 meses, em doses diárias de 400 a 600 mg. Formas pulmonares agudas ou crônicas de moderada gravidade devem ser tratadas com itraconazol ou fluconazol, em doses semelhantes. Também tem indicação de tratamento específico com anfotericina B, a gestante no terceiro trimestre de gravidez, quando são contraindicados os derivados triazólicos pelo seu potencial teratogênico.

O achado casual de um nódulo pulmonar solitário por *Coccidioides* spp. não requer tratamento antifúngico ou ressecção cirúrgica, mas lesões cavitárias pulmonares que aumentam de tamanho requerem tratamento antifúngico específico e, nos casos persistentes, está indicada a ressecção cirúrgica. Uma complicação rara, mas grave, é a ruptura de uma lesão cavitária para dentro do espaço pleural. Nesses casos, também se recomenda ressecção cirúrgica da área afetada, geralmente lobectomia com descorticação. Para casos de coccidioidomicose pulmonar fibrocavitária crônica refratários ao tratamento antifúngico (geralmente triazólicos) deve ser considerada a remoção cirúrgica.

Tratamento de formas disseminadas

Para o tratamento da meningoencefalite ou forma tumoral do SNC, a droga preferida é o fluconazol, mínimo de 400 mg e até 1.200 mg/dia, nos casos mais graves. Itraconazol na dose de 400 a 800 mg/dia é alternativa terapêutica. A anfotericina B intravenosa não se tem mostrado mais eficaz, mas em casos de resistência aos azólicos ou quando estes estão contraindicados, recomenda-se o uso da anfotericina B intratecal, em esquema cuja dose e a duração não estão definidas. Por causa da grande tendência à recidiva nas formas neurológicas, maioria dos especialistas recomenda esquemas supressivos, geralmente com fluconazol, por toda a vida. Nas formas disseminadas, sem envolvimento do SNC, como a cutânea e a osteoarticular, o itraconazol, na dose de 400 a 600 mg/dia, é a droga de escolha; o fluconazol também pode ser utilizado. A anfotericina B está indicada quando o estado do paciente é grave, está se agravando rapidamente ou quando há lesão de localização crítica, como em vértebras. Em paciente coinfectado pelo HIV e

CM está indicado, após remissão clínica, tratamento supressivo com fluconazol na dose de 200 a 400 mg/dia até a recuperação do estado imunitário por meio do tratamento antirretroviral. A anfotericina B convencional, 1 mg/kg intravenoso 2 vezes/semana é uma alternativa para os casos que não puderem usar o fluconazol. Nos pacientes com contagem de células CD4 $\geq$ 200 células/mm^3 no sangue, a medicação supressiva pode ser suspensa. Não está indicada quimioprofilaxia primária.

Tratamento de manifestações de hipersensibilidade

O uso de prednisona oral (0,5 mg/kg/dia) em esquema com redução gradual de dose a cada 5 a 7 dias, com retirada total em 20 a 30 dias deve ser considerado em pacientes com exuberantes manifestações de hipersensibilidade cutânea ou articular.

Tratamento cirúrgico

A remoção de material necrótico é considerada medida auxiliar muito importante, assim como a ressecção cirúrgica de nódulos pulmonares ou de outras localizações deve ser considerada quando o tratamento antifúngico falha. O mesmo vale para lesões pulmonares fibrocavitárias ou cavitárias, principalmente quando cursam com hemoptise. A detecção de massa ou abscesso cerebral geralmente requer drenagem ou ressecção cirúrgica. A ocorrência de hidrocefalia requer a colocação de uma derivação ventrículo-peritoneal.

Critérios de cura

A interrupção do tratamento antifúngico baseia-se em remissão clínica (desaparecimento dos sintomas) e radiológica (cicatrização das lesões), negativação dos exames micológicos e negativação ou manutenção em títulos baixos das provas sorológicas. Recorrência e disseminação após aparente cura clínica são frequentes. Assim, após cura, pacientes devem ser mantidos em controle ambulatorial, com reavaliações médicas após 3, 6 e 12 meses e, em seguida, anualmente. Nos pacientes com HIV/AIDS e outras formas de comprometimento imunológico, o acompanhamento deve ser mais frequente.

Capítulo 20 **Coccidioidomicose** 191

RESUMO

Sinonímia	Doença de Posadas-Wernicke; granulomatose coccidioidica; febre do Vale de São Joaquim; reumatismo do deserto; doença do deserto; doença da Califórnia.
Epidemiologia	Restrita a regiões áridas e semiáridas do continente americano. Adquirida por inalação de artroconídios presentes no solo e, raramente, por inoculação traumática na pele. Atividades humanas que produzem aerossóis de poeira em solos contaminados aumentam o risco de infecção. Considerada doença ocupacional. No nordeste do Brasil, última área endêmica reconhecida, atinge principalmente homens jovens e saudáveis, que se contaminam após caçar e desentocar tatus (*Dasypus* spp.) de seu hábitat.
Etiologia	Duas espécies do gênero *Coccidioides*: *C. immitis* é responsável pela doença na Califórnia e *C. posadasii,* em outras regiões das Américas. Apresentam-se como esférula, em parasitismo e como micélio, nos solos contaminados e em meios de cultura, em temperatura ambiente.
Clínica	Comumente assintomática, pode evoluir com quadro pulmonar, de evolução aguda ou crônica, apresentando-se como infecção respiratória leve, pneumonia ou quadro semelhante à tuberculose. Manifestações de hipersensibilidade como eritema nodoso, eritema multiforme e artralgias são frequentes. Disseminação para pele, SNC e sistema osteoarticular, entre outros órgãos, pode ocorrer. Forma cutânea primária é rara.
Diagnóstico laboratorial	Presença de esférulas maduras, repletas de endósporos, em exame micológico direto de escarro ou de outro material e em exame histopatológico é definitivo para o diagnóstico. O aspecto micromorfológico da fase filamentosa, com hifas hialinas septadas e ramificadas produzindo artroconídios de parede celular espessa, intercalados por células vazias, é apenas sugestivo. Para confirmação diagnóstica, utilizam-se técnicas de PCR para detecção de sequência específica de *Coccidioides* spp. no DNA do isolado suspeito. As sorologias empregadas com maior frequência para detecção de anticorpos específicos são imunodifusão dupla e ELISA (teste imunoenzimático; do inglês *Enzyme Linked ImmunonoSorbent Assay*).
Diagnóstico diferencial	Pneumonia inespecífica nas formas agudas; tuberculose pulmonar e outras micoses sistêmicas, nas formas pulmonares crônicas; tuberculose extrapulmonar, outras micoses, linfomas e neoplasias em formas disseminadas; câncer de pulmão em caso de nódulo pulmonar isolado.
Tratamento	Casos leves dispensam tratamento; anfotericina B para casos agudos graves (seguido de imidazólico, após melhora) e gestantes, fluconazol para formas meníngeas, itraconazol ou fluconazol para outras formas extrapulmonares, formas pulmonares crônicas progressivas, imunossuprimidos, formas agudas moderadas. Mínimo de 6 meses de tratamento e seguimento pelo menos 1 ano.

Micologia Médica

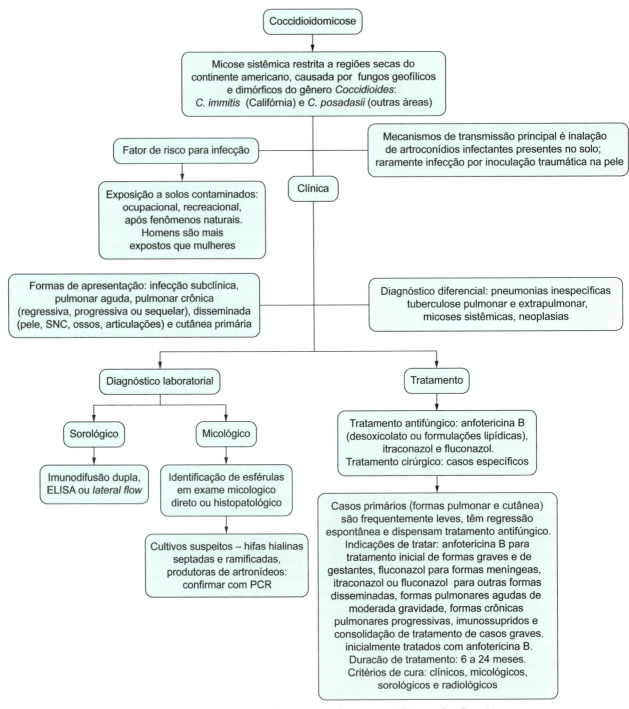

SNC: sistema nervoso central; ELISA: do inglês *Enzyme Linked ImmunonoSorbent Assay*; PCR: proteína C reativa.

BIBLIOGRAFIA

Chiller TM, Galgiani JN, Stevens DA. Coccidioidomycosis. Infect Dis Clin N Am. 2003;17:41-57.

Contreras DA, Li Q, Garner OB. Evaluation of sona lateral flow assay for the rapid detection of Coccidioides immitis. Poster session presented at American Society for Microbiology Microbe. 2019 June 20-24; San Francisco, CA.

Eulálio, KD. Eco-epidemiologia e manifestações clínicas da coccidioidomicose nos estados do Piauí e Maranhão [tese de doutorado]. Rio de Janeiro: Instituto Oswaldo Cruz, Medicina Tropical, FIOCRUZ; 2008. 250 p.

Fisher MC, Koenig GL, White TJ et al. Molecular and phenotypic description of Coccidioides posadasii sp. nov., previously recognized as the non-California population of Coccidioides immitis. Mycol. 2002,94:73-84.

Galgiani JN, Ampel NM, Blair JE et al. Infectious Diseases Society of America (IDSA). Clinical practice guideline for the treatment of coccidioidomycosis – 2016. Clin Infect Diss. 2016;63(6):e112-e46.

Garcia SCG, Flores MG, Cabrera LV et al. Coccidioidomycosis and the skin: a comprehensive review. An Bras Dermatol. 2015; 90(5):610-21.

Gomes OM, Serrano RRP, Pradel HOV et al. Coccidioidomicose pulmonar: primeiro caso nacional. Rev Ass Med Bras. 1978;24:167-8.

Lacaz CS, Porto E, Martins JEC et al. Coccidioidomicose. In: Lacaz CS, Porto E, Martins JEC et al. (ed.). Tratado de micologia médica Lacaz. São Paulo: Sarvier; 2002. p. 403-15.

Nguyen C, Barker BM, Hoover S et al. Recent advances in our understanding of the enviromental, epidemiological, immuno-logical and clinical dimensions of coccidioidomycosis. Clin Microbiol Rev. 2013;26:505-25.

Wanke B, Lazera MS, Monteiro PCF et al. Investigation of an outbreak of endemic coccidioidomycosis in Brazil's Northeastern state of Piauí with a review of the occurrence and distribution of Coccidioides immitis in three other Brazilian states. Mycopathologia. 1999;148:57 67.

21 Mucormicoses

Eduardo Mastrangelo Marinho Falcão • Alexandro Bonifaz

> **Sinonímia:** mucormicose; zigomicose; ficomicose; zigomicose sistêmica.

EPIDEMIOLOGIA

São micoses oportunísticas, de incidência global desconhecida e com alta letalidade (20 a 100%). Acometem mais frequentemente indivíduos na quarta ou na quinta década de vida, do sexo masculino. Sua transmissão se dá, na maioria das vezes, pela inalação ou penetração através da mucosa nasal de esporangiósporos, porém também podem ocorrer por inoculação traumática ou por ingestão.

Os agentes etiológicos apresentam, em geral, baixa virulência e, por isso, infectam principalmente pacientes com doenças de base como diabetes melito descontrolado (cetoacidose), sendo por vezes reveladora dessa doença. Tem sido relatado um aumento da frequência na incidência em outras condições imunossupressoras como malignidades hematológicas (particularmente leucemias), transplante de órgãos sólidos ou células-tronco hematopoética, uso crônico de corticosteroides, deficiência de CARD9, HIV/AIDS, doenças granulomatosas crônicas, neutropenia e prematuridade. A mucormicose é também relatada em associação ao uso do quelante de ferro deferoxamina e a drogas ilícitas injetáveis.

Em geral, diabetes não controlado é o principal fator predisponente em países em desenvolvimento e neutropenia e outras condições em países desenvolvidos. Na Europa, em análise recente de 230 casos em 15 países diferentes, a condição mais comum foi malignidade hematológica. Na América do Sul, uma revisão sistemática com 143 casos, destes 59 no Brasil, demonstrou diabetes melito como a principal condição associada. Recentemente, com a expansão do novo coronavírus, foi observado um aumento exponencial na incidência de mucormicose em algumas localidades, a maioria na Índia.

Em indivíduos sem doenças de base, ocorrem após trauma ou queimaduras extensas. Existem ainda relatos de casos em ambiente hospitalar causados pela inoculação do fungo presente em fômites como cateter, agulha, esparadrapo e abaixador de língua, e após explosões ou desastres naturais como tsunami, terremotos e erupção vulcânica.

ETIOLOGIA

Os mucormicetos são fungos hialinos, da ordem Mucorales, que produzem hifas largas e com poucos ou nenhum septo denominadas hifas cenocíticas. A família da maioria das espécies patogênicas em seres humanos é Mucoraceae. São onipresentes, distribuídos por todo o mundo; predominando em locais com clima quente e úmido.

Classicamente, eram classificados como pertencentes ao filo Zygomicota. Análises moleculares filogenéticas recentes confirmaram que o grupo dos fungos descritos nesse filo é polifilético, isto é, na realidade pertenceriam a vários filos. Após essa descoberta, foi proposta a redistribuição dos táxons entre um novo filo Glomeromycota e quatro subfilos (de classificação taxonômica ainda incerta).

Pela nova classificação, a ordem Mucorales pertenceria ao subfilo Mucoromycotina (filo *Incertae sedis*) e o nome mais adequado para a doença seria mucormicose. Assim como os fungos da ordem Entomophtorales pertenceriam ao subfilo Entomophthoromycotina e o nome mais adequado para a doença causada por eles seria, portanto, entomoftoromicose (Quadro 21.1).

Micologia Médica

Quadro 21.1	Diferenças entre mucormicose e entomoftoromicose.	
	Mucormicose	**Entomoftoromicose**
Agente etiológico	Mucorales	Entomoftorales
Fator predisponente	Diabéticos não controlados, imunossuprimidos	Nenhum, ocorre em indivíduos imunocompetentes
Evolução	Aguda	Crônica
Topografia	Rinocerebral, pulmonar, gastrintestinal, cutâneo ou disseminado	Localizada (membros ou centrofacial)
Distribuição geográfica	Cosmopolita	Áreas tropicais
Histopatologia	Infiltrado inflamatório neutrofílico, necrose e trombose (processo agudo)	Granulomas e eosinofilia (processo crônico)
Tratamento	Anfotericina B (primeira escolha) Triazólicos	Itraconazol Iodeto de potássio Sulfametoxazol-trimetoprima

Adaptado de Bonifaz, 2020.

As principais espécies variam de acordo com a localização geográfica e as características do hospedeiro. Os agentes mais comuns são *Rhizopus* spp. (*R. arrhizus e R. microsporus*), *Mucor* spp. (*M. circinelloides*, *M. hiemalis*, *M. rouxianus*, *M. ramosissimus* e *M. racemosus*) e *Lichtheimia* spp. (*L. corymbifera*, *L. ramosa* e *L. ornata*). *Rhizopus arrhizus* é a espécie mais frequente na forma rinocerebral. Outras espécies menos comuns são *Rhizomucor* spp. (*R. pusillus* e *R. miehei*), *Cunninghamella bertholletiae*, *Apophysomyces* spp. e *Saksenaea* spp. As duas últimas mais associadas à forma cutânea primária.

Estudos experimentais em modelos murinos demonstraram a cetoacidose provocando maior suscetibilidade à infecção pelo gênero *Rhizopus* e o uso de corticosteroides e neutropenia aumentando a infecção pulmonar pelas espécies *Lichtheimia corymbifera* ou *Lichtheimia ramosa*.

No Brasil, *Rhizopus* é o gênero mais identificado seguido por *Mucor*. Na casuística do Hospital das Clínicas da Faculdade de Medicina da Universidade de São Paulo (HCFMUSP), *R. arrhizus* foi a espécie mais prevalente, e *M. circinelloides* e *R. microsporus* surgiram como agentes emergentes.

CLÍNICA

A mucormicose se caracteriza pela invasão dos vasos sanguíneos pelos fungos, levando a infarto, necrose e destruição do tecido, em geral, de forma rápida. O material necrótico formado favorece a multiplicação do fungo, e, em lesões mais antigas, é possível observar os micélios aéreos. A região rino-orbitocerebral é a mais frequentemente acometida, seguida por pulmões, sistema gastrintestinal e pele; porém qualquer órgão pode ser acometido.

Forma rinocerebral

A forma rinocerebral é a forma mais comum (Figuras 21.1, 21.2 e 21.3). Ocorre principalmente em indivíduos com diabetes melito não controlado. A infecção ocorre inicialmente na mucosa nasal. Apresenta-se inicialmente como rinossinusite aguda, sem melhora com tratamento antibiótico, os sintomas iniciais costumam ser febre, cefaleia, dor na região dos seios da face, e congestão nasal. A doença evolui rapidamente, com comprometimento simultâneo de vários seios da face e órbitas.

O sistema nervoso central pode ser acometido pela invasão por meio do seio etmoidal, seio cavernoso, lâmina crivosa, nervo óptico ou vasos oftálmicos após infecção da órbita. A expansão da doença pode levar à paralisia de nervos cranianos, diplopia, oftalmoplegia, diminuição da acuidade visual, proptose, edema periorbital, síndrome do ápice orbital, trombose sinusoidal e úlceras necróticas no nariz e palato. O acometimento secundário da pele manifesta-se por edema periorbital ou facial unilateral, e, em muitos dos casos, fístula palpebral. Com a progressão da doença são observadas áreas de necrose com escara.

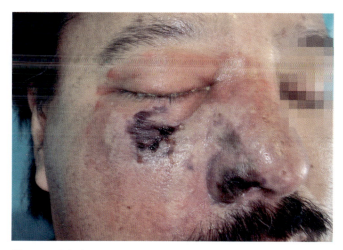
Figura 21.1 Forma rinocerebral, com edema facial e área de necrose.

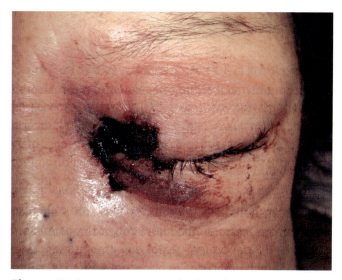
Figura 21.2 Forma rinocerebral com área de necrose na pálpebra.

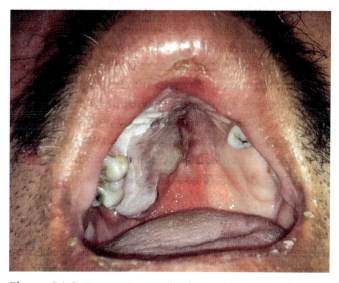
Figura 21.3 Forma rinocerebral com lesão no palato.

Forma pulmonar

É a forma mais frequente em indivíduos neutropênicos, imunossuprimidos por malignidades hematológicas ou na doença enxerto *versus* hospedeiro. A infecção ocorre por inalação. As manifestações clínicas são inespecíficas. Febre alta (> 38°C) prolongada sem resposta à antibioticoterapia de amplo espectro e tosse não produtiva são mais comuns e podem progredir de forma rápida, ocorrendo hemoptise, perda ponderal, dor pleurítica e dispneia. A tomografia computadorizada ou ressonância magnética são os exames de imagem de escolha. É observada a presença de vários nódulos (em geral, mais de 10) e derrame pleural, sendo o *sinal do halo* ou do *halo reverso* na tomografia sugestivos de mucormicose. As estruturas adjacentes, como o mediastino e o coração, podem ser acometidas por contiguidade, e a disseminação hematogênica é mais frequente que na forma rinocerebral.

Forma gastrintestinal

O acometimento do sistema gastrintestinal é a forma mais frequente em neonatos e crianças com desnutrição. A infecção ocorre pela ingestão dos esporos que podem estar presentes em derivados lácteos, pães e mingau. Manifesta-se por dor abdominal e sangramento digestivo que pode levar à perfuração e à peritonite. O estômago é mais acometido seguido pelo cólon.

Forma cutânea

A forma cutânea primária (Figura 21.4) é a mais comum nos indivíduos imunocompetentes e é decorrente de trauma ou queimadura e ocorre em qualquer parte do corpo. A forma cutânea secundária pode ocorrer por contiguidade à lesão rinocerebral, mais localizada no nariz e pálpebra, ou por disseminação hematogênica. As lesões caracterizam-se inicialmente por placas eritematovioláceas enduradas que progridem com necrose e ulceração. A maioria dos casos ocorridos após trauma ou inoculação traumática apresenta-se como úlceras necróticas secas, que, quando se tornam crônicas, podem apresentar micélio aéreo visível a olho nu, tomando um aspecto de mofo, devido ao crescimento dos mucormicetos no tecido morto. A infecção pode ainda progredir, atingindo músculo e ossos.

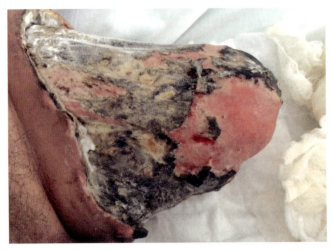

Figura 21.4 Lesão cutânea primária extensa após acidente de carro.

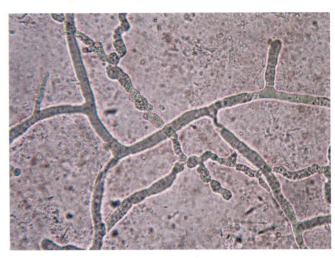

Figura 21.5 Exame direito demonstrando hifas cenocíticas hialinas largas e ramificadas.

Forma disseminada

A forma disseminada (dois ou mais órgãos não contíguos acometidos) é mais rara e ocorre por via hematogênica. Normalmente os indivíduos apresentam imunossupressão grave e a taxa de mortalidade é maior que 90%. O sistema nervoso central é o principal local de disseminação, mas qualquer órgão ou sistema pode ser acometido.

DIAGNÓSTICO LABORATORIAL

A tomografia computadorizada ou ressonância magnética em geral sugerem o diagnóstico, mas para confirmação é necessário o exame direto e a cultura.

A demonstração do fungo no exame direto com hidróxido de potássio (Figura 21.5) é simples com coleta adequada do exsudato e material necrótico das lesões. As estruturas observadas são hifas cenocíticas hialinas, no formato de fita, largas, ramificadas predominantemente em ângulo de 90°. É recomendada a utilização de colorações como Calcoflúor ou Gomori-Grocott para fazer a identificação do fungo.

Os mucormicetos crescem bem em meios seletivos ou não seletivos, rapidamente (1 a 7 dias). A colônia é cotonosa, podendo variar a coloração de branca ao marrom ou preta, de acordo com a produção de esporangiósporos pigmentados, e o reverso apresenta coloração clara (Figura 21.6). O micélio aéreo geralmente é abundante e entrelaçado, preenchendo todo o meio e, em alguns casos, abrindo a tampa. Há relatos de cultura negativa, possivelmente pela maceração do fungo, durante o processamento do material, tornando-o inviável.

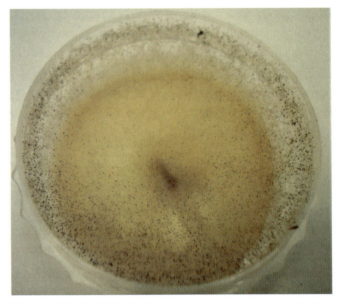

Figura 21.6 Colônia de aspecto cotonoso e micélios aéreos pigmentados.

A microscopia da cultura (Figuras 21.7 e 21.8) com identificação das hifas e estruturas reprodutivas é essencial para o diagnóstico definitivo e a diferenciação entre as espécies (Quadro 21.2). Todas as espécies apresentam o micélio vegetativo composto por hifas cenocíticas largas. A partir das hifas, lateralmente são formados estolões, dos quais se formam rizoides. Os esporangióforos são os micélios aéreos, ramificados ou não.

Na fase reprodutiva assexuada, são produzidos esporangiósporos em uma estrutura em forma de saco chamada de esporângio, localizada na terminação dos esporangióforos. Os esporangióforos podem formar uma estrutura dentro do esporângio denominada columela.

Capítulo 21 Mucormicoses

Quadro 21.2 — Principais diferenças entre as principais espécies causadoras de mucormicose.

	Morfologia da colônia	Microscopia da cultura
Rhizopus spp.	Crescimento rápido, algodonosas, inicialmente brancas e se tornam cinza a marrom. Com 5 a 10 mm de altura. Reverso claro.	Esporângio globoso, terminal com columela e apófise. Presença de rizoides bem desenvolvidos.
Mucor spp.	Crescimento rápido, algodonosas, inicialmente brancas e tornam-se cinza a marrom. Com 2 a 15 mm de altura. Reverso claro.	Esporângio globoso, terminal, com columela. Apófise e rizoides ausentes.
Lichtheimia spp.	Crescimento rápido, algodonosa, cinza. Com 15 mm de altura. Reverso claro.	Esporângio piriforme (eventualmente globoso), terminal, com apófise bem desenvolvida e columela. Presença de rizoides pouco desenvolvidos.
Rhizomucor spp.	Crescimento rápido, algodonosa, inicialmente branca e torna-se cinza a marrom. Com 2 a 3 mm de altura. Reverso claro.	Esporângio globoso, terminal, com columela piriforme. Presença de rizoides pouco desenvolvidos.
Apophysomyces spp.	Crescimento rápido, algodonosa, inicialmente branca e se tornam cinza a amarela (marrom a 37°C). Reverso claro.	Esporângio piriforme, terminal, com apófise em formato de "taça de champagne" e columela. Presença de rizoides.
Saksenaea spp.	Crescimento rápido, algodonosa, branca. Reverso claro.	Esporângio em forma de vaso (ventre esférico e pescoço largo), terminal, com columela. Presença de rizoides pigmentados.
Cunninghamella spp.	Crescimento rápido, algodonosa, branca a cinza. Com 5 a 20 mm de altura. Reverso claro.	Vesícula terminal globosa ou piriforme, formando esporangiolos pigmentados.

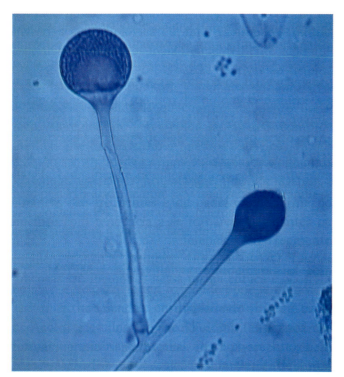

Figura 21.7 Microscopia da cultura, *Mucor* spp., demonstrando esporângio globoso.

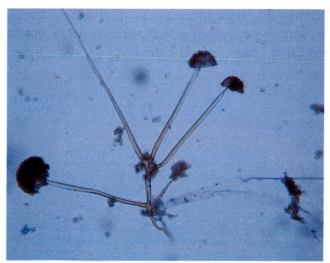

Figura 21.8 Microscopia da cultura, *Rhizopus* spp., apresentando esporângio globoso e presença de rizoides.

São produtores de esporângio fungos dos gêneros *Rhizopus*, *Rhizomucor*, *Mucor*, *Apophysomyces*, *Lichtheimia* e *Saksenaea*. O formato do esporângio é uma das características que diferencia cada espécie: globoso em

Rhizopus spp., *Mucor* spp. e *Rhizomucor* spp.; piriforme em *Lichtheimia* spp.; em forma de vaso, característico de *Saksenaea vasiformis*. Tamanho do esporângio, presença de rizoide e estolão são outras características que, juntas, permitirão a identificação da espécie.

Algumas espécies apresentam características morfológicas muito semelhantes, e a diferenciação só pode ser feita por meio de métodos moleculares.

Algumas espécies formam estruturas diferentes do esporângio denominadas esporangiolo e merosporângio. O primeiro, uni ou multicelular, é produzido por *Cunninghamella bertholletiae* e *Cokeromyces recurvatus*. O segundo, uma estrutura alongada, está presente na espécie *Syncephalastrum racemosum*.

A reprodução sexuada, predominantemente heterotálica, é marcada pela produção de zigósporos em quase todas as espécies.

O exame histopatológico do tecido acometido demonstra infiltrado inflamatório predominantemente neutrofílico, necrose extensa, hemorragia, e, em lesões cutâneas, é possível observar infiltrado granulomatoso. A coloração por hematoxilina-eosina (HE) (Figura 21.9) não cora bem as hifas. Quando realizadas técnicas como Gomori-Grocott (Figura 21.10) ou ácido periódico de Schiff (PAS) é possível visualizar a angioinvasão.

A detecção de antígenos como galactomanana ou β-D-1,3-glucana não auxilia no diagnóstico de mucormicose, mas pode ser útil na exclusão da aspergilose e outras infecções fúngicas.

Novas possibilidades diagnósticas incluem testes moleculares e MALDI-TOF, úteis para a identificação de fungos, enquanto a detecção de anticorpos específicos ainda não é aplicável na prática clínica pela falta de evidências para seu uso.

DIAGNÓSTICO DIFERENCIAL

A mucormicose deve ser sempre considerada no diagnóstico de pacientes neutropênicos ou com diabetes não controlado. A aspergilose invasiva é o principal diagnóstico diferencial por apresentar quadro clínico e radiológico muito semelhante, porém a diferenciação é importante para o tratamento adequado.

Os principais diagnósticos diferenciais são os enumerados a seguir de acordo com a forma.

▶ **Rinocerebral.** Granuloma letal da linha média ou linfoma da face, rinoscleroma, conidiobolomicose, infecções anaeróbicas e celulite orbital.

▶ **Pulmonar.** Bronquite, pneumonia lobar ou brônquica, aspergilose invasiva, aspergilomas.

▶ **Gastrintestinal.** Enterocolite necrosante.

▶ **Pele.** Úlceras necróticas por *Aspergillus*, infecção por micobactérias não tuberculosas, infecções por anaeróbios, pioderma gangrenoso, dermatite factícia e loxoscelismo. Sintomas em paciente em uso de voriconazol ou outro agente antifúngico profilático sugere fortemente o diagnóstico de mucormicose.

TRATAMENTO

O início tardio do tratamento é associado a altas taxas de mortalidade. A abordagem deve ser rápida e multidisciplinar. O controle das condições que possam ser responsáveis pela predisposição do paciente é essencial. Devem ser corrigidos fatores como a hiperglicemia e

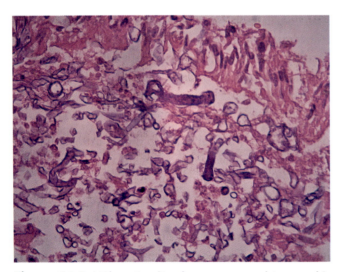

Figura 21.9 Hifas visualizadas ao exame histopatológico (hematoxilina-eosina – HE).

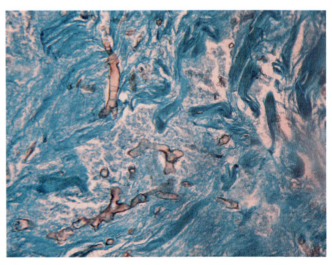

Figura 21.10 Hifas visualizadas ao exame histopatológico (Gomori-Grocott).

neutropenia, trocado o quelante de ferro de deferoxamina para deferasirox e os imunossupressores devem ser utilizados de forma racional.

O tratamento medicamentoso de primeira linha é a anfotericina B lipossomal na dose de 5 mg/kg/dia. Doses até 10 mg/kg/dia podem ser utilizadas em alguns casos, porém, o risco de toxicidade renal é maior. A anfotericina B desoxicolato parece apresentar menor efetividade no tratamento, sendo indicada em locais onde as formulações lipídicas estejam indisponíveis.

Posaconazol ou isavuconazol não são indicados como tratamento de primeira linha, mas podem ser associados à anfotericina B, ou podem ser considerados alternativa no caso de contraindicação, intolerância ou ausência de resposta ao tratamento inicial.

A cirurgia tem papel importante no tratamento, pelo caráter angioinvasivo e necrótico das lesões, em associação ao tratamento antifúngico, em especial nas formas cutâneas, rinocerebral e lesões pulmonares localizadas. Os procedimentos cirúrgicos em geral precisam ser agressivos e repetidos, tendo como objetivo o desbridamento do tecido necrótico, demonstrando uma redução na taxa de mortalidade. Em casos iniciais, com menor invasão, pode ser utilizada a abordagem endoscópica.

Para casos cutâneos primários causados pelas espécies *Saksenaea* e *Apophysomyces*, os triazólicos como itraconazol, posaconazol e isavuconazol geralmente são muito úteis.

Algumas estatinas demonstraram atividade inibitória *in vitro* contra espécies patogênicas de mucormicetos. Apesar de não estarem indicadas como terapia, seu uso disseminado na população poderia estar associado à redução da prevalência na população nos EUA.

Como medidas profiláticas, é importante o diagnóstico precoce e controle de condições tratáveis. Para pacientes sabidamente neutropênicos, é recomendado o controle do ambiente com medidas para reduzir a quantidade de propágulos infectantes no ar. O posaconazol se mostrou mais efetivo que outros triazólicos como profilaxia para mucormicose em períodos de maior risco para pacientes imunossuprimidos.

RESUMO

Sinonímia	Mucormicose; zigomicose; ficomicose; zigomicose sistêmica.
Epidemiologia	Micose oportunística, de incidência global desconhecida e alta letalidade. Ocorre na quarta ou quinta décadas de vida e no sexo masculino. Principalmente em diabetes melito descontrolado (cetoacidose).
Etiologia	*Rhizopus* spp., *Mucor* spp. e *Lichtheimia* spp.
Clínica	Forma rinocerebral: é a mais comum, principalmente em indivíduos diabéticos. A dor na região dos seios da face, paralisia de nervo craniano, diplopia, proptose, edema periorbital, síndrome do ápice orbital ou úlceras no palato em pacientes (ver Figuras 21.1, 21.2 e 21.3). Forma pulmonar: é a mais frequente em indivíduos neutropênicos. As manifestações clínicas são inespecíficas. Febre alta (> 38°C) prolongada e tosse não produtiva são mais comuns, e podem ocorrer hemoptise, perda ponderal, dor pleurítica e dispneia. Forma cutânea: a primária é a mais comum nos indivíduos imunocompetentes após trauma ou queimadura. A secundária pode ocorrer por contiguidade ou disseminação hematogênica. Presença de placas eritematovioláceas que progridem com necrose e ulceração (ver Figura 21.4).
Diagnóstico laboratorial	Exame micológico direto: hifas cenocíticas hialinas, no formato de fita, largas, ramificadas, predominantemente em ângulo de 90° (ver Figura 21.5). Cultura: colônia cotonosa, em geral com micélio aéreo abundante, podendo variar a coloração de branca a marrom ou preta. Reverso apresenta coloração clara (ver Figura 21.6). Histopatológico: infiltrado inflamatório neutrofílico, necrose extensa, hemorragia, angioinvasão pelas hifas (HE, ver Figura 21.9; Gomori-Grocott, ver Figura 21.10).
Diagnóstico diferencial	Aspergilose invasiva; fusariose invasiva; granuloma letal da linha média
Tratamento	Anfotericina B lipossomal (5 mg/kg/dia), abordagem da doença de base e cirurgia em casos específicos.

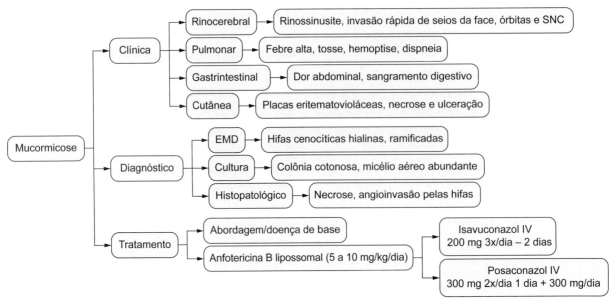

SNC: sistema nervoso central; EMD: exame micológico direto.

BIBLIOGRAFIA

Bonifaz A, Tirado-Sánchez A, Calderón L et al. Cutaneous mucormycosis: mycological, clinical and therapeutic aspects. Curr Fungal Infect Rep. 2015;9:229-37.

Bonifaz A, Tirado-Sánchez A, Calderón L et al. Mucormycosis in children: a study of 22 cases in a Mexican hospital. Mycoses. 2014;57(Suppl 3):79-84.

Bonifaz A. Mucormicosis y entomoftoromicosis. In: Trujillo AB (ed.). Micología médica básica. 6. ed. Ciudad de Mexico: McGraw-Hill; 2020. p. 606-16.

Cornely OA, Alastruey-Izquierdo A, Arenz D et al. Global guideline for the diagnosis and management of mucormycosis: an initiative of the European Confederation of Medical Mycology in cooperation with the Mycoses Study Group Education and Research Consortium. Lancet Infect Dis. 2019; 19(12):E405-E21.

Cornely OA, Arikan-Akdagli S, Dannaoui E et al. ESCMID and ECMM joint clinical guidelines for the diagnosis and management of mucormycosis – 2013. Clin Microbiol Infect. 2014; 20(Suppl 3):5-26.

Inoue AP, Duarte-Neto AN, Magri MM et al. Casos de mucormicose do HCFMUSP. Braz J Infect Dis. 2018;22(Suppl 1): 26-7.

Kwon-Chung KJ. Taxonomy of fungi causing mucormycosis and entomophthoramycosis (zygomycosis) and nomenclature of the disease: molecular mycologic perspectives. Clin Infect Dis. 2012;54(Suppl 1):S8-S15.

Nucci M, Engelhardt M, Hamed K. Mucormycosis in South America: a review of 143 reported cases. Mycoses. 2019; 62:730-8.

Ravani SA, Agrawal GA, Leuva PA et al. Rise of the phoenix: mucormycosis in COVID-19 times. Indian J Ophthalmol. 2021; 69(6):1563-8.

Ribes JA, Vanover-Sams CL, Baker DJ. Zygomycetes in human disease. Clin Microbiol Rev. 2000;13:236-301.

Tissot F, Agrawal S, Pagano L et al. ECIL-6 guidelines for the treatment of invasive candidiasis, aspergillosis and mucormycosis in leukemia and hematopoietic stem cell transplant patients. Haematologica. 2017;102(3):433-44.

22 Talaromicose (Antiga Peniciliose)

Vidal Haddad Junior • Leonardo Lora Barraza

> **Sinonímia:** infecção por *Penicillium marneffei*; infecção por *Talaromyces marneffei*.

EPIDEMIOLOGIA

O fungo oportunista *Penicillium marneffei* foi durante muito tempo associado à doença denominada peniciliose, descrita e encontrada em regiões específicas, como o sudeste Asiático, nordeste da Índia, sul da China, Hong Kong e Taiwan, acometendo visitantes e moradores destas áreas. É uma doença que acomete primariamente indivíduos imunossuprimidos.

ETIOLOGIA

Recentemente, porém, micologistas e o órgão Centers for Disease Control and Prevention (CDC) de Atlanta (EUA) mudaram o conceito do agente da doença, que agora se chama talaromicose, com a denominação do agente sendo mudada para *Talaromyces marneffei*. Trata-se de um fungo dimorfo oportunista, transmitido aos seres humanos por meio da inalação de esporos do ambiente circundante para os pulmões. O rato do bambu pode servir como um importante reservatório natural para esses patógenos.

CLÍNICA

A doença causada por este fungo provoca nódulos e tumores na pele ou mucosa, especialmente na face e na região cervical. As formas graves podem apresentar sintomas e sinais sistêmicos, como febre, perda de peso, enfartamento ganglionar, hepatoesplenomegalia, diarreia e dificuldade respiratória. Isso acontece mais frequentemente em pacientes com infecção pelo HIV, enquanto indivíduos hígidos são acometidos na boca, no fígado e nos pulmões.

DIAGNÓSTICO LABORATORIAL

As amostras retiradas de áreas comprometidas podem fornecer o diagnóstico definitivo por meio de exame direto ou de cultura para fungos. São achados caraterísticos:

- Cultura: observam-se colônias branco-acinzentadas semelhantes à camurça de *Talaromyces marneffei* com pigmento vermelho profundo subjacente difusível em ágar Sabouraud dextrose (incubado a 25°C)
- Microscopia da cultura: fiálides em forma de frasco com arranjo em escova são vistas na coloração com azul-algodão lactofenol
- Histopatologia: material que provém de biopsias de lesões na mucosa em geral revela epitélio escamoso com infiltrado agudo e crônico linfo-histiócitico, inflamação com crostas e formação de úlcera. A coloração de Gomori-Grocott revela presença de levedura. As células de levedura são pequenas (2 a 5 mm de diâmetro) e ovais a elipsoidais. Podendo ser achados também granulomas não caseosos com inflamação crônica intensa.

DIAGNÓSTICO DIFERENCIAL

Outras doenças que podem cursar com sinais e sintomas similares em pacientes imunossuprimidos incluem neoplasias e infecções. Principalmente linfoma não Hodgkin, tuberculose ganglionar, sífilis secundária, leucemia linfoide crônica, criptococose, histoplasmose oral, infecção por citomegalovírus, angiomatose epitelioide bacilar causada por espécies de Bartonella.

TRATAMENTO

A anfotericina B lipossomal é a medicação de escolha, sendo utilizada na dose de 4 mg/kg/dia por via intravenosa durante 2 semanas, com manutenção por itraconazol 200 mg, 2 vezes/dia durante mais 10 semanas. O tratamento é efetivo na maioria dos casos relatados, contudo, a gravidade da doença e a imunossupressão fazem com que 25% dos pacientes sejam perdidos mesmo com o tratamento.

RESUMO

Sinonímia	Infecção por *Penicillium marneffei*; infecção por *Talaromyces marneffei*.
Epidemiologia	Encontrada no sudeste Asiático, nordeste da Índia, sul da China, Hong Kong e Taiwan, acometendo visitantes e moradores destas áreas. População imunossuprimida.
Etiologia	*Talaromyces marneffei*
Clínica	Nódulos e tumores na pele, especialmente na face e na região cervical. Sintomas de gravidade são: febre, perda de peso, enfartamento ganglionar, hepatoesplenomegalia, diarreia e dificuldade respiratória.
Diagnóstico laboratorial	Macroscopia da cultura: observam-se colônias branco-acinzentadas semelhantes à camurça de *Talaromyces marneffei* com pigmento de cor vermelho profundo subjacente difusível em ágar Sabouraud dextrose (incubado a 25°C). Microscopia da cultura: fiálides em forma de frasco com arranjo em escova são vistas na coloração com azul-algodão lactofenol. Histopatologia: infiltrado agudo e crônico linfo-histiócitico, inflamação com crostas e formação de úlcera. A coloração de Gomori-Grocott revela presença de levedura.
Diagnóstico diferencial	Linfoma Hodgkin, tuberculose ganglionar e sífilis secundária.
Tratamento	Anfotericina B lipossomal IV por 2 semanas, com manutenção por itraconazol por mais 10 semanas.

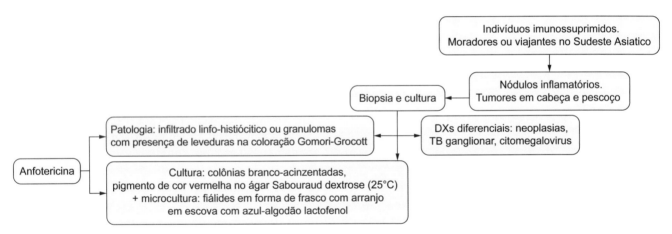

TB: tuberculose; DXs: diagnósticos.

BIBLIOGRAFIA

Chan JF, Lau SK, Yuen KY et al. Talaromyces (Penicillium) marneffei infection in non-HIV-infected patients. Emerg Micro Infect. 2016;5:e19. doi: 10.1016/j.idcr.2020.e00824.

Kawila R, Chaiwarith R, Supparatpinyo K. Clinical and laboratory characteristics of Penicilliosis marneffei among patients with and without HIV infection in Northern Thailand: a retrospective study. BMC Infect Dis. 2013;13:464.

Li Y, Luo H, Fan J et al. Genomic analysis provides insights into the transmission and pathogenicity of Talaromyces marneffei. Fungal Genet Biol. 2019 Sep;130:54-61. doi: 10.1016/j.fgb.2019.05.002.

Singh A, Atallah S, Al-Shyoukh A et al. Localized Talaromyces marneffei infection presenting as a tonsillar mass mimicking malignancy. ID Cases. 2020 May 16;21:e00824.

Vanittanakom N, Cooper Jr CR, Fisher MC et al. Penicillium marneffei infection and recent advances in the epidemiology and molecular biology aspect. Clin Microbiol Ver. 2006;19: 95-110.

Wong SY, Wong KF. Penicillium marneffei infection in AIDS. Patholog Res Int. 2011;2011:764293.

Yilmaz N, Visagie CM, Houbraken J et al. Polyphasic taxonomy of the genus Talaromyces. Stud Mycol. 2014;78:175-341.

23 Prototecose e Pitiose ("Fungos Falsos")

Vidal Haddad Junior • Paulina Avila Jaramillo

PROTOTECOSE

EPIDEMIOLOGIA

A prototecose é uma enfermidade rara causada por algas verdes do gênero *Prothoteca*, algas sem clorofila e saprófitas que seriam mutações das algas do gênero *Chlorella*. Essas algas são as únicas reconhecidas como capazes de provocar doença em seres humanos, mas também acometem outros animais, como cães, gatos e bovinos.

ETIOLOGIA

As espécies associadas a infecções humanas são *Prototheca wickerhamii* e *Prototheca zopfii*, sendo a primeira muito mais encontrada na doença humana.

Em seres humanos, a doença parece estar associada a imunodepressões, além disso, a alga é cosmopolita e comum nos esgotos, tendo contato frequente com a população humana.

CLÍNICA

O comprometimento cutâneo é o mais comum (40%). As lesões podem ser localizadas ou disseminadas em áreas expostas com predomínio articular (50%). O contato repetido com a região do cotovelo predispõe a infecções no local, causando uma bursite característica. Esta é uma apresentação clássica, mas é possível também observar pápulas, placas, tumorações e úlceras crônicas (Figura 23.1), sendo os nódulos subcutâneos uma forma frequente que acomete vários pontos do tegumento. Em imunodeprimidos ocorre a forma disseminada onde há disseminação do agente, acometendo tecido subcutâneo, trato gastrintestinal e baço. Pode haver sepse fatal, com frequência acompanhadas de icterícia e comprometimento hepático.

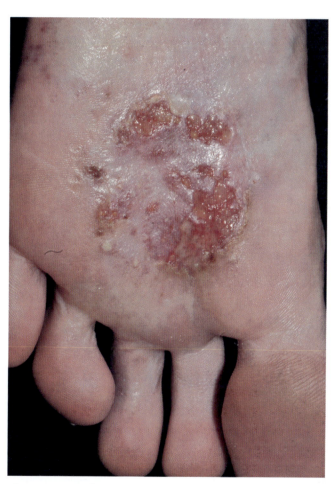

Figura 23.1 Úlceras em região plantar com diagnóstico de prototecose, mas sem comprovação laboratorial por perda de contato com o paciente. Fonte: Departamento de Dermatologia da Faculdade de Medicina de Botucatu, Universidade Estadual Paulista (Unesp).

DIAGNÓSTICO LABORATORIAL

O diagnóstico é feito por exame direto e o achado do parasita é fácil. Exames histopatológicos também encontram a alga com facilidade, inclusive com coloração por hematoxilina-eosina (HE) (Figura 23.2).

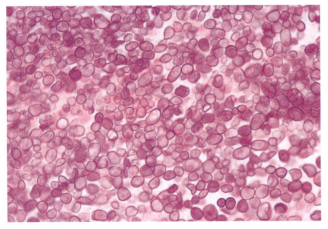

Figura 23.2 *Prototheca* sp. em preparação histológica. Fonte: imagem cedida por CDC/Dr. William Kaplan, livre de restrições de *copyright*, por ser de acesso público livre.

Ao exame direto observamos esporângios de 8 a 26 mm sem brotamentos.

Na macroscopia da cultura vemos colônias cremosas leveduriformes de cor branco-acinzentada, amarelas ou creme com crescimento em 2 a 5 dias. À microscopia encontramos esporângios septados (com formação de 2 a 20 endósporos) de 8 a 10 por 24 a 26 mm de diâmetro.

Ao exame histopatológico de pele corado com HE, observamos a epiderme com diversas manifestações possíveis como hiperceratose com paraceratose, acantose ou ulcerações. Notam-se múltiplos granulomas na derme e no tecido celular subcutâneo. A alga pode ser encontrada dentro do infiltrado inflamatório e ocasionalmente dentro dos macrófagos. Ela se cora por ácido periódico Schiff (PAS) e apresenta esporângios ovoides ou esféricos de parede grossa de 8 a 20 mm de diâmetro, que contêm esporangiosporos com aspecto de mórula ou flor de margarida.

DIAGNÓSTICO DIFERENCIAL

A prototecose cutânea se assemelha às micoses oportunistas nos imunodeprimidos, em razão da presença de pápulas e nódulos necróticos e placas infiltradas. A cromoblastomicose e a dermatite herpetiforme que podem fazer diagnóstico diferencial com prototecose.

TRATAMENTO

Vários antifúngicos do grupo dos imidazólicos são empregados no tratamento da prototecose, mas as falhas terapêuticas não são incomuns. A anfotericina B é um recurso considerado valioso, mas atualmente o uso de itraconazol (200 mg/dia) tem êxito terapêutico, assim como o tratamento cirúrgico com exérese total de lesões individualizadas. Na forma localizada geralmente optamos por exérese cirúrgica associada a azóis tópicos. Já na forma disseminada podemos introduzir itraconazol por via oral associado a anfotericina B por via endovenosa.

RESUMO

Sinonímia	Não há.
Epidemiologia	Doença cosmopolita rara e associada à imunodepressão. Acomete animais como cães, gatos e bovinos.
Etiologia	*Prototheca wickerhamii*; *Prototheca zopfii*.
Clínica	Doença primária ou oportunista. Lesões cutâneas localizadas apresentando pápulas, placas, tumorações e úlceras crônicas. (40%) Lesões cutâneas disseminadas em áreas expostas, predomínio articular com bursite caraterística na região do cotovelo. (50%) Forma disseminada em imunossuprimidos.
Diagnóstico laboratorial	Exame direto: esporângios de 8 a 26 mm sem brotamentos. Cultura: colônias cremosas leveduriformes de cor branco-acinzentada, amarelas ou creme. Crescimento rápido. Microscopia: esporângios septados (com formação de 2 a 20 endósporos) de 8 a 10 por 24 a 26 mm de diâmetro. Histopatologia: granulomas na derme e subcutâneo. A alga presente no infiltrado inflamatório e/ou interior dos macrófagos. Coloração por PAS: esporângios com esporangiosporos em aspecto de mórula ou flor de margarida.
Diagnóstico diferencial	Outras Micoses oportunistas em imunodeprimidos; cromoblastomicose e dermatite herpetiforme.
Tratamento	Forma localizada: exérese cirúrgica e azóis tópicos. Forma disseminada: itraconazol e anfotericina B.

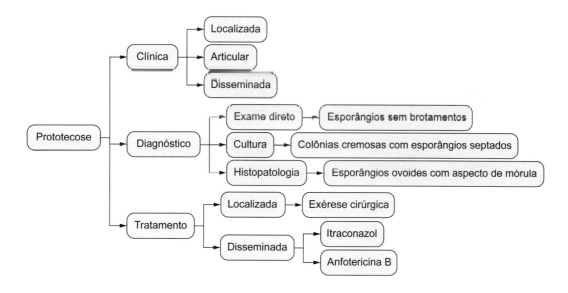

PITIOSE

Sinonímia: câncer do pântano; ficomicose.

EPIDEMIOLOGIA

Trata-se de uma enfermidade que raramente se localiza na epiderme, derme e região subcutânea, mas pode haver comprometimento sistêmico. Ocorre nos seres humanos (com menos frequência) e em animais, principalmente nos equinos. É uma doença que acomete as regiões tropicais e subtropicais.

ETIOLOGIA

A pitiose é causada por *Pythium insidiosum*, um microrganismo semelhante a um fungo, aquático do reino Straminipila, filo Oomycota e classe Oomycetes.

CLÍNICA

O microrganismo foi associado à apresentação da doença em seres humanos em 1985, na Tailândia, em pacientes que apresentavam úlceras crônicas nos membros inferiores, mas sua ocorrência é rara, com menos de 50 casos publicados até hoje. A forma sistêmica da doença é predominante e compromete principalmente tecido subcutâneo, olhos e vasos. Pode, portanto, ser classificada nas seguintes formas clínicas: (a) forma cutânea com surgimento de celulite, úlceras crônicas e dolorosas nos membros inferiores e superiores; (b) forma ocular com ceratite que pode evoluir com perfuração corneal; e (c) forma vascular que se apresenta por isquemia e necrose. Pode se complicar com trombose de grandes vasos e formação de aneurismas.

Em animais, a pitiose é encontrada com relativa frequência em equinos e ovelhas e associa-se a infecções adquiridas em ambientes aquáticos e à submersão dos membros inferiores em águas estagnadas.

DIAGNÓSTICO LABORATORIAL

Em um caso descrito no Brasil por Marques et al., um paciente apresentou uma úlcera fagedênica no membro inferior, com diagnóstico inicial de zigomicose, mas sem resposta ao tratamento (Figura 23.3). A cura ocorreu apenas após exérese da lesão, e a etiologia somente foi estabelecida por meio de métodos moleculares, com a amplificação e o sequenciamento de DNA de organismo isolado em ágar Sabouraud.

Ao exame direto observa-se hifas de paredes finas e hialinas com raras septações e ramificações em ângulo reto. O aspecto macroscópico da cultura caracteriza-se por colônias branco-amareladas. A microscopia de cultura revela micélios submersos e hifas septadas irregulares de 4 a 10 μm e a formação de zoosporângios com dois flagelos laterais. O exame histopatológico caracteriza-se pela presença de arterite necrosante e granulomas, com hifas grossas e irregulares de 2 a 30 μm de diâmetro e poucos septos.

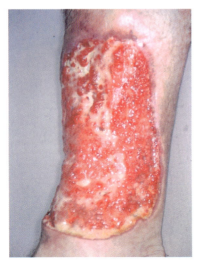

Figura 23.3 Pitiose na forma clássica de úlcera fagedênica crônica, comprovada laboratorialmente. Fonte: Departamento de Dermatologia da Faculdade de Medicina de Botucatu, da Universidade Estadual Paulista (Unesp).

DIAGNÓSTICO DIFERENCIAL

A pitiose assume aspecto de micoses profundas, com características de micoses oportunistas. Morfologicamente e em exames laboratoriais, lembra especificamente a zigomicose.

TRATAMENTO

A zigomicose apresenta grandes semelhanças histológicas com a pitiose, que, no entanto, responde mal aos antifúngicos. As opções terapêuticas com melhor resposta são exérese cirúrgica com enucleação, aneurismectomia e em casos específicos a amputação. A imunoterapia é outra opção terapêutica atual podendo ser associada ou não ao tratamento cirúrgico.

RESUMO

Sinonímia	Câncer do pântano; ficomicose.
Epidemiologia	Doença rara de regiões tropicais e subtropicais. Afeta principalmente equinos e, com menos frequência, seres humanos. Ambientes aquáticos com submersão dos membros.
Etiologia	*Pythium insidiosum*.
Clínica	Forma cutânea: tecido celular subcutâneo das extremidades. Forma ocular: ceratite e perfuração da córnea. Forma vascular: trombose de grandes vasos e aneurismas.
Diagnóstico laboratorial	Exame direto: hifas de paredes finas e hialinas com raras septações e ramificações em ângulo reto. Macroscopia: colônias branco-amareladas. Microscopia: hifas septadas irregulares e zoosporângios. Histopatologia: arterite necrosante e granulomas, com hifas grossas e irregulares.
Diagnóstico diferencial	Micoses profundas oportunistas; zigomicose.
Tratamento	Cirurgia e Imunoterapia.

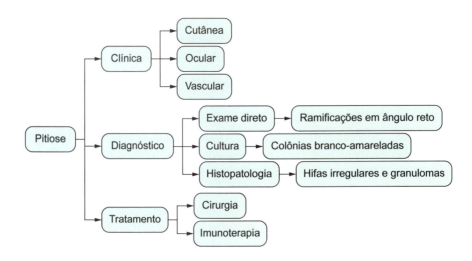

CASO CLÍNICO

Fungos patogênicos para seres humanos e ambientes aquáticos: esporotricose após trauma com peixe

Em geral, a esporotricose cutâneo-linfática localizada se desenvolve após o fungo *Sporothrix schenckii* ser introduzido traumaticamente na pele ou na mucosa por material vegetal contaminado. Um pescador de 18 anos de idade, por exemplo, foi ferido no terceiro dedo da mão esquerda pelos raios da nadadeira de um peixe da espécie *Tilapia*, e percebeu que o local ficou inflamado. Em seguida, a lesão se tornou ulcerada, edemaciada e supurativa, e não respondeu ao tratamento com tetraciclina e cefalexina. Quinze dias após o acidente, foram observados endurecimento e inflamação com padrão linfangítico, o que originou nódulos endurecidos no trajeto (Figura 23.4). A hipótese inicial foi de micobacteriose atípica (*Mycobacterium marinum*), mas os resultados histopatológicos e um teste intradérmico foram sugestivos de esporotricose; diagnóstico confirmado por culturas micológicas (Figura 23.5). Após tratamento oral com iodeto de potássio administrado durante 1 mês, a doença foi, então, curada.

Pesquisa de fungos patogênicos em estruturas vulnerantes de peixes

As infecções fúngicas na pele humana, como a esporotricose, podem ocorrer após traumas induzidos por peixes. Trabalhos recentes indicam a presença de fungos patogênicos em peixes de água doce. Assim, arcadas dentárias extraídas de *Serrassalmus maculatus* (piranha ou pirambeba) e *Hoplias malabaricus* (traíra), ferroadas de *Pimelodus maculatus* (mandi-amarelo), bem como raios de nadadeiras dorsais de *Plagioscion* spp. (corvina de água doce) e de *Tilapia* spp. (Figura 23.6) foram encaminhados para cultivo em ágar Mycosel. Algumas culturas foram, então, submetidas à extração de DNA para identificação molecular por sequenciamento do rDNA ITS-5.8S, e a maioria das leveduras foi identificada como *Candida* spp., *Phoma* spp. e *Yarrowia lipolytica* (Figura 23.7).

Nas culturas, a busca por *S. schenckii* (fungo já documentado em acidentes em pescadores no Brasil) foi negativa, no entanto, a presença de fungos dos gêneros *Phoma* e *Candida* revelou o potencial patogênico dessa rota de infecção.

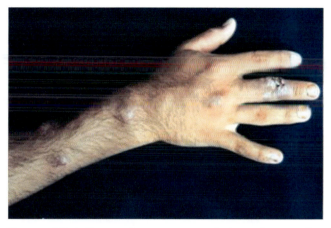

Figura 23.4 Esporotricose: cancro de inoculação e linfangite ascendente após trauma em peixe *Tilapia* sp. Fonte: Departamento de Dermatologia da Faculdade de Medicina de Botucatu, Universidade Estadual Paulista.

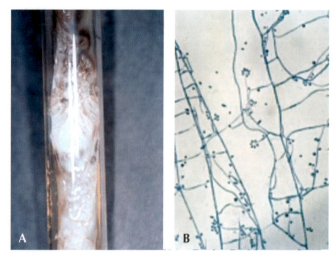

Figura 23.5 Macro (**A**) e micromorfologia (**B**) de *Sporothrix schenckii* do paciente anterior. Fonte: cortesia de Rosângela Maria Pires de Camargo, bióloga micologista do Departamento de Dermatologia da Faculdade de Medicina de Botucatu, Universidade Estadual Paulista.

É importante ressaltar que o gênero *Phoma* está envolvido em certas formas de feoifomicose, uma micose subcutânea causada por fungos demácios, e há relatos de infecções em órgãos e sistemas humanos. Ademais, estruturas traumatizantes de alguns peixes de água doce apresentam fungos patogênicos, que podem ser uma importante via de infecção.

Por fim, este fato deve ser considerado, na medida em que, em algumas regiões brasileiras, há uma grande quantidade de pescadores em contato constante com peixes traumatogênicos.

210 Micologia Médica

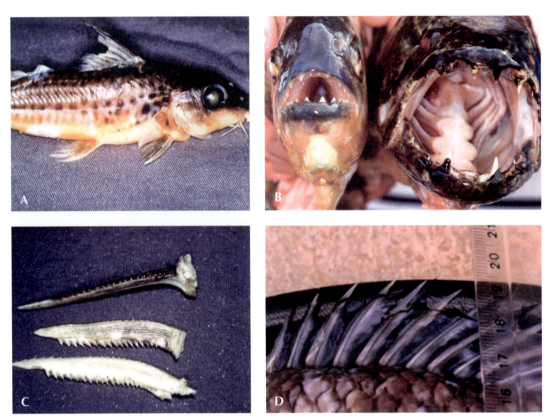

Figura 23.6 A a D. Peixes peçonhentos e traumatogênicos potencialmente capazes de transmitir infecções fúngicas a seres humanos. Fonte: cortesia de Vidal Haddad Junior.

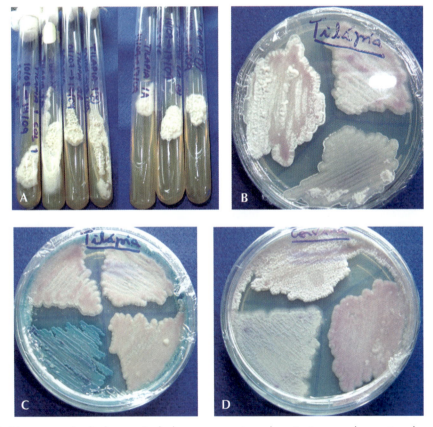

Figura 23.7 A a D. Macroscopia de fungos isolados em amostras de estruturas vulnerantes de peixes fluviais. Fonte: cortesia de Vidal Haddad Junior.

BIBLIOGRAFIA

Prototecoses

Carnelio FT, Moraes MAF, Rebelo AMG et al. Prototecose cutânea: relato de caso [Cutaneous protothecosis: case report]. Rev Soc Bras Med Trop. 2007;40(4):466-8.

Hosaka S, Hosaka M. A case report of canine protothecosis. J Vet Med Sci. 2004;66(5):593-7. doi: 10.1292/jvms.66.593.

Lass-Flörl C, Fille M, Gunsilius E et al. Disseminated infection with Prototheca zopfii after unrelated stem cell transplantation for leukemia. J Clin Microbiol. 2004;42(10):4907-8. doi: 10.1128/JCM.42.10.4907-4908.

Lee W, Lagios M, Leonards R. Wound infection by Prototheca wickerhamii, a saprophytic alga pathogenic for man. J Clin Microbiol. 1975;2(1):62-6.

Leimann B, Monteiro P, Lazéra M et al. Prototechosis. Med Mycol. 2004;42(2):95-106. doi: 10.1080/13695780310001653653.

Mohabeer AJ, Kaplan PJ, Southern Jr PM et al. Algaemia due to Prototheca wickerhamii in a patient with myasthenia gravis. J Clin Micr. 1997;35(12):3305-7.

Pitiose

Cock AW, Mendoza L, Padhye AA et al. Pythium insidiosum the etiologic agent of pythiosis. J Clin Microbiol. 1987; 25:344-9.

Marques AS, Bagagli E, Bosco S et al. Pythium insidiosum: report of the first case of human infection in Brazil. An Bras Dermatol. 2006; 81(5):483-5.

Mendoza L, Newton JC. Immunology and immunotherapy of the infections caused by Pythium insidiosum. Med Mycol. 2005; 43:477-86.

Prasertwitayakij N, Louthrenoo W, Kasitanon N. Human pythiosis, a rare cause of arteritis: case report and literature review. Semin Arthritis Rheum. 2003;33:204-14.

Shenep JL, English BK, Kaufman L et al. Successful medical therapy for deeply invasive facial infection due to Pythium insidiosum in a child. Clin Infect Dis. 1998;27:1388-93.

Caso clínico

Haddad Jr V, Miot HA, Bartoli LD et al. Localized limphatic sporotrichosis after fish-induced injury (*Tilapia* sp.). Medical Mycology. 2002; 40:425-7.

Leme FCO, Negreiros MMB, Koga FA et al. Evaluation of pathogenic fungi occurrence in traumatogenic structures of freshwater fish. Rev Soc Bras Med Trop. 2011;44(2):182-5.

24 Antifúngicos

David Rubem Azulay • Regina Casz Schechtman • Miguel Ceccarelli • Paulina Avila Jaramillo

INTRODUÇÃO

Os antifúngicos são substâncias antibióticas ou quimioterápicas que agem direta ou indiretamente contra fungos e, por conseguinte, são empregadas no tratamento das micoses. A resposta terapêutica a antifúngicos é multifatorial: dentro dos fatores dependentes do fungo, encontramos a adaptabilidade ao hospedeiro, a virulência e a variação na suscetibilidade a drogas. Com respeito ao hospedeiro, os fatores envolvidos estão relacionados com aderência ao tratamento a longo prazo e com própria resposta imune do indivíduo. Devemos considerar os efeitos iatrogênicos e imunológicos associados a doenças concomitantes, o uso de corticoides tópicos, que gera uma imunidade inapropriada, e à predominância da resposta imune T *helper* 2 (Th2). Por outro lado, temos os fatores farmacológicos inerentes ao antifúngico, como o mecanismo de ação, a concentração inibitória mínima (MFC/MIC), os níveis alcançados no tegumento e sua aderência à queratina. Não menos importante, existem outros fatores referentes à apresentação clínica do quadro, em que o papel dos biofilmes é fundamental. Exemplos típicos de biofilmes são encontrados nas candidoses, onicomicoses e granuloma de Majocchi.

CLASSIFICAÇÃO DOS ANTIFÚNGICOS DE ACORDO COM O ALVO DAS DROGAS

O mecanismo de ação e alvo do antifúngico permite determinar o possível efeito terapêutico e a possibilidade de resistência fúngica, dentro dos principais alvos encontramos (Figura 24.1).

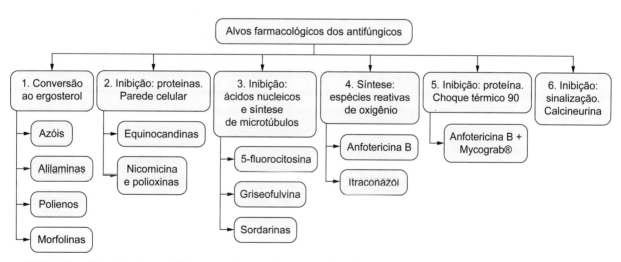

Figura 24.1 Classificação dos antifúngicos de acordo com o alvo farmacológico das drogas e seu mecanismo de ação.

Ergosterol

Dentro deste grupo temos os azóis, alilaminas e polienos.

Azóis

Têm como mecanismo de ação a inibição de biossíntese via citocromo P450 enzima 14-α-desmetilase, que catalisa a conversão de lanosterol em ergosterol. Os azóis são essencialmente fungistáticos, embora alguns possam ser fungicidas em altas concentrações. Além de suas atividades antimicrobiana, anti-helmíntica e antifúngica, os derivados imidazólicos também são dotados de atividade imunomoduladora (Figuras 24.2 e 24.3).

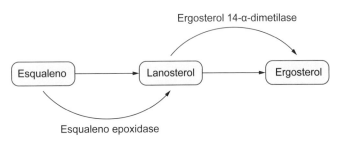

Figura 24.2 Mecanismo de ação dos antifúngicos do grupo dos azóis.

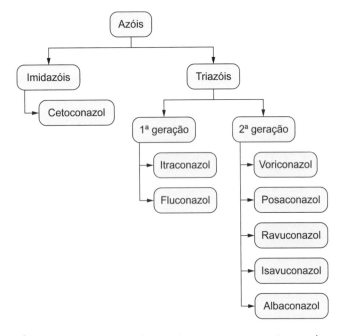

Figura 24.3 Grupo dos azóis e suas respectivas substâncias farmacológicas.

Cetoconazol

Embora mais bem absorvido em meio ácido, pode ser ingerido com alimentos, pois diminuem alguns efeitos colaterais; é metabolizado em sua totalidade pelo fígado e eliminado *in natura* pelo rim, em cerca de 2 a 4%. É uma substância em franco desuso por via oral, inclusive retirada do mercado em alguns países. Tem eficácia terapêutica em todas as micoses superficiais e em poucas micoses sistêmicas e subcutâneas, em especial na paracoccidioidomicose e na histoplasmose. Encontra-se disponível em creme, xampu e comprimidos. A dose diária para adultos com micoses superficiais é de 1 comprimido de 200 mg/dia, chegando a 600 mg/dia em algumas micoses sistêmicas, e, em crianças, a posologia recomendada é de 3 a 6 mg/kg/dia. Nas dermatofitoses, o tempo de tratamento guarda certo paralelismo com o da griseofulvina. Na pitiríase versicolor, que constitui a sua principal indicação, o tempo de tratamento é de 10 dias e, na candidíase cutânea, da mucosa e mucocutânea, de cerca de 10 a 20 dias. Na forma granulomatosa da candidíase, após a interrupção do tratamento, espera-se recidiva em curto período. Nas infecções fúngicas subcutâneas ou sistêmicas, as doses, em geral, são o dobro, pelo menos no início do tratamento, e requerem longos períodos de administração, conforme a doença. São efeitos colaterais: gastralgia, vômitos, náuseas, efeito antabuse, erupções cutâneas, sonolência e anemia hemolítica. Ocorre hepatotoxicidade em 5% ou mais dos casos, inclusive com alguns casos fatais. Com doses mais elevadas, o cetoconazol tem ação antiandrogênica com eventual diminuição de libido e ginecomastia pela ação no nível de suprarrenal e testículo. Tem boa indicação no tratamento da dermatite seborreica extensa.

Itraconazol

Representa, assim como o fluconazol, um novo grupo de antifúngicos conhecidos como triazólicos (um terceiro átomo de nitrogênio) de eficácia muito superior ao grupo imidazólico, substituindo-o na prática, à exceção do tratamento da pitiríase versicolor. Apresenta também bem menos efeitos colaterais que o cetoconazol, sobretudo no nível hepático, assim como menor potencial de interações medicamentosas, que, no entanto, continuam bastante elevadas. A apresentação em cápsulas de 100 mg é mais bem absorvida após a refeição pelo aumento do pH gástrico, enquanto em solução oral (10 mg/mℓ), deve ser ingerida de estômago vazio. A apresentação intravenosa não está disponível no Brasil. Sua biodisponibilidade é bastante variável, e é metabolizado pelo fígado e eliminado pela urina e pela bile. Dado seu espectro amplo de ação, entra no arsenal terapêutico de inúmeras micoses superficiais, subcutâneas e sistêmicas. É empregado no tratamento de dermatofitose da pele glabra, 1 cápsula ao dia por 15 dias; na candidíase vaginal, 2 cápsulas, 2 vezes/dia durante 1 dia; na pitiríase versicolor, 1 cápsula, 2 vezes/dia durante 5 a 7 dias. Nas onicomicoses, têm sido empregadas 2 cápsulas, 2 vezes/dia durante 7 dias/mês, por alguns meses (pulsoterapia), assim como em uso diário, 1 cápsula, preferencialmente até a cura clínica e micológica, o que pode levar meses, dependendo da extensão do acometimento e da sensibilidade do fungo. A dose pediátrica é de 3 a 5 mg/kg. Tem se mostrado também muito eficaz em doses de 200 a 400 mg/dia no tratamento das micoses sistêmicas e subcutâneas. É efetivo na profilaxia e no tratamento da aspergilose, assim como nas micoses endêmicas (p. ex., coccidioidomicose, blastomicose, paracoccidioidomicose, histoplasmose, esporotricose e cromoblastomicose) e na maioria das candidíases. Apresenta efeito limitado contra zigomicetos. Os principais efeitos colaterais são: gosto desagradável, erupções cutâneas diversas, prurido, alopecia, anorexia, náuseas, vômitos, tontura, cefaleia, febre, dor abdominal, hipopotassemia e, raramente, insuficiência cardíaca congestiva, edema pulmonar e neuropatia periférica.

Fluconazol

É uma substância solúvel em água e, por ter dois grupos triazólicos, resiste à degradação metabólica, o que resulta na excreção urinária de altas concentrações da substância inalterada, com a necessidade de que a dosagem seja reajustada em pacientes com nefropatia. A maior parte do fármaco (88%) encontra-se livre no sangue. Apresenta alta e rápida absorção por via oral que não é influenciada por alimentos nem pelo pH gástrico. Efeitos colaterais são pouco frequentes e incluem: dor abdominal, náuseas, vômitos, reações cutâneas, inclusive acne e erupções bolhosas, cefaleia e insônia. Ao contrário do itraconazol, penetra no sistema nervoso central (SNC); portanto, tem indicação também no tratamento das meningites fúngicas. Algumas dosagens são:

- Na meningite criptocócica, a dose é de 400 mg por via intravenosa no primeiro dia, seguidos de 200 a 400 mg/dia, e a duração dependerá da resposta clínica, em geral 6 a 8 semanas
- Na candidíase vaginal, 150 mg em dose única
- Na orofaringe, por 2 a 3 semanas
- Na pitiríase versicolor, 450 mg, em dose única
- Na *tinea corporis* ou *cruris*, 150 mg/semana, por 2 a 3 semanas
- Na *tinea pedis* e *capitis*, de 4 a 6 semanas
- Nas onicomicoses, de 4 a 6 meses ou mais.

Está indicado profilaticamente em pacientes com imunossupressão. O uso rotineiro no tratamento das micoses superficiais não é aconselhado em função da possibilidade de desencadear resistência a longo prazo e tornar seu uso inócuo no caso de uma eventual meningite. A apresentação se dá em forma de cápsulas de 50, 150, 200 mg,[1] e em solução para infusão, de 100 e 200 mℓ na concentração de 2 mg/mℓ. É pequena a possibilidade de produzir alterações endócrinas, por ter 20 a 200 vezes menos capacidade de inibir os processos mediados pelo citocromo P450 de mamíferos. Pode ser empregado a partir dos 6 meses de vida. Interações medicamentosas importantes são: aumento do tempo de protrombina em 12% quando o fluconazol é usado concomitantemente com varfarina; risco maior de rabdomiólise quando associado à sinvastatina; potencialização também de hipoglicemiantes orais, fenitoína, teofilina e, discretamente, ciclosporina.

Voriconazol

É, atualmente, o principal representante da segunda geração dos triazólicos, e seu uso está aprovado pela agência norte-americana Food and Drug Administration (FDA) na aspergilose invasiva (fungicida). É tratamento de escolha para pacientes com acometimento cerebral, ósseo e pulmonar, quando houver falha terapêutica ou intolerância ao itraconazol. É efetivo para *Candida* spp. (fungistático) para algumas, mas não em todas, *C. glabrata* resistentes a fluconazol, e nas infecções refratárias por *Fusarium* spp., *Scedosporium apiospermum*, *Paecylomyces*, *Cryptococcus neoformans*, *Trichosporum* spp., *Blastomyces dermatitidis*, *Coccidioides immitis* e *Histoplasma capsulatum*. Demonstra eficácia *in vivo* e *in vitro* contra diversos agentes da

---

[1] As apresentações de 50 e 200 mg não estão disponíveis no Brasil.

cromomicose. Mostra-se bastante eficaz no tratamento da prototecose. É empregado na profilaxia de pacientes com neutropenia ou imunodepressão grave. O *clearance* em crianças é maior que em adultos, e sua biodisponibilidade é menor (65%). Também é necessário reajustar sua dosagem em hepatopatas. Não é nefrotóxico e a insuficiência renal não tem impacto na farmacocinética, no entanto, a ciclodextrina presente na formulação intravenosa aumenta sua solubilidade e pode se acumular em pacientes com insuficiência renal moderada, estando contraindicado em índice de creatinina < 50 mℓ/min. Alguns efeitos colaterais importantes são: distúrbios visuais (20% com visão turva e 30 a 40% com fotofobia), hepáticos (20%) e tegumentares em 7% (Stevens-Johnson, necrólise epidérmica tóxica, pseudoporfiria, lúpus discoide e queilite). Ocasionalmente, associa-se a alargamento do espaço QT no eletrocardiograma (ECG) e, raramente, a arritmias e/ou morte súbita. Fototoxicidade significativa ocorre em 2% dos pacientes, caracterizada até mesmo por bolhas, com mais frequência com uso a longo prazo. Inclusive, já foram descritas, apesar do curto tempo (5 semanas), manifestações de fotoenvelhecimento. Com seu uso crônico e profilático em pacientes submetidos a transplante de medula, vem sendo constatado, além de fotoenvelhecimento, o aparecimento de carcinomas espinocelulares agressivos, inclusive metastático, mesmo em crianças, assim como melanoma. O mecanismo fisiopatológico não é claro. É mandatório fazer fotoproteção desde o início. Pode haver risco maior de miopatia por esteroides ao ser associado à metilprednisolona quando a dose for superior a 20 mg/dia. O uso concomitante de medicamentos como rifampicina, carbamazepina, barbitúricos de longa duração, cisaprida, rifabutina, terfenadina e astemizol é contraindicado. O emprego concomitante de voriconazol aumenta as concentrações plasmáticas de ciclosporina, tacrolimo, varfarina, estatinas, benzodiazepínicos, bloqueadores dos canais de cálcio e sulfonilureias. Inibidores de transcriptase reversa de nucleotídios e omeprazol podem inibir o metabolismo do voriconazol e, consequentemente, aumentar os níveis séricos.

Posaconazol

É muito similar ao fluconazol; tem o maior espectro dos azóis, incluindo *Candida* spp., *Aspergillus* spp., ordem *Mucorales*, *Fusarium* spp., *Scedosporium apiospermum* e é o único eficaz no tratamento da zigomicose. A dose empregada nas infecções fúngicas é de cerca de 200 mg/dia

VO, 3 a 4 vezes/dia, dependendo da gravidade; é mais bem absorvido com alimentos gordurosos ou refrigerantes carbonatados ácidos. Anti-histamínicos e inibidores da bomba de prótons não devem ser utilizados concomitantemente. A apresentação se dá na forma de suspensão oral (40 mg/mℓ); a meia-vida é de 25 a 35 horas, e é excretado principalmente pelas fezes e em menor proporção pela urina.

Seu uso está indicado na profilaxia de infecções fúngicas em pacientes granulopênicos ou com imunodeficiência em pacientes a partir de 13 anos de idade. Em situações em que não haja risco à vida, pode ser ministrado 2 vezes/dia. A duração do tratamento varia com a resposta do paciente. A dosagem é de 800 mg/dia, podendo ser incrementada até 1.600 mg fracionada (200 mg de 6/6 horas ou 400 mg 12/12 h). Uma dosagem diária total de 800 mg dividida em 200 mg de 6/6 horas resulta em maior concentração sérica; apresenta variação significativa entre os pacientes. Preconiza-se o monitoramento do fármaco que leva de 7 a 10 dias para adquirir a dose adequada; deve-se suspender, sempre que possível, a coadministração de medicamentos que aumentem sua absorção (p. ex., rifampicina, carbamazepina e fenitoína).

Ravuconazol

Apresenta meia-vida plasmática longa (100 horas) e tem eficácia similar à do fluconazol, pois como os demais triazólicos de segunda geração, é oriundo deste. Existe na apresentação oral e intravenosa. Tem boa atividade *in vitro* contra *Candida* spp., incluindo muitas *Candida* spp. não *albicans* resistentes a fluconazol e contra *Aspergillus* spp. Apresenta atividade variável contra outros fungos filamentosos e pobre contra *Fusarium* spp. e *Scedosporium prolificans,* mas exibe atividade favorável contra *Scedosporium apiospermum.* Em modelos animais, este composto foi eficaz no tratamento de candidíase, criptococose e aspergilose. A combinação do ravuconazol com anfotericina B lipossomal é antagônica, mas sua eficácia contra *Aspergillus* spp. em modelos animais aumenta quando em combinação com a micafungina. É altamente ligado às proteínas (98%), passa por metabolismo hepático e é eliminado nas fezes.

Isavuconazol

Tem amplo espectro contra fungos oportunistas patógenos do tipo *Candida* spp., *Aspergillus* spp., *Cryptococcus* spp., *Coccidioides* spp. e leveduras raras. No entanto, o isavuconazol tem atividade limitada contra *Mucorales* e pouca atividade contra *Fusarium* spp. e *Scedosporium prolificans*. Em contrapartida às formulações intravenosas do itraconazol e voriconazol, o isavuconazol não precisa da adição de ciclodextrina para facilitar sua solubilidade; pode ser administrado oralmente em cápsulas de gelatina na dosagem de 200 mg 8/8 horas intravenosa (ou vi oral) nos primeiros 2 dias e 200 mg/dia intravenosa e oral posteriormente. O ajuste da dose provavelmente será necessário em pacientes com insuficiência hepática.

Albaconazol

É um novo triazol, que apresenta potente atividade *in vitro* contra *Cryptococcus neoformans* e *Cryptococcus* var. *gattii*. Também é ativo *in vitro* contra *Scedosporium prolificans* e *Scedosporium apiospermum*, bem como contra *Candida* spp. e *Aspergillus* spp. É de formulação oral e, como os outros triazóis, parece ser metabolizado no fígado e eliminado nas fezes.

Alilaminas (terbinafina e naftifina)

Realizam a inibição dos primeiros passos do ergosterol por meio da enzima esqualeno-epoxidase, codifica por ERG1, o que leva ao acúmulo de esqualenos. São altamente eficazes contra dermatófitos, acumulam-se mais na pele e unhas que no sangue, possivelmente devido à sua lipofilia. A terbinafina é a alilamina mais conhecida, sendo fungicida contra dermatófitos; contra leveduras, é fungicida ou fungistática, dependendo da espécie. É bem mais eficaz que o itraconazol no tratamento das dermatofitoses. A disponibilidade do medicamento não é modificada pela alimentação e o pico de concentração no plasma ocorre em 2 horas, ligando-se fortemente a proteínas plasmáticas (99%). A meia-vida de eliminação é de 17 horas. O metabolismo é hepático e os metabólitos formados que não têm ação são eliminados na urina, portanto, pacientes com insuficiência renal ou hepática devem ter sua dosagem diminuída. É metabolizada por algumas isoenzimas do sistema citocromo P450, em especial a CYP2D6, o que explica seu baixo potencial de interações medicamentosas. É capaz de elevar os níveis séricos de betabloqueadores, antidepressivos tricíclicos, inibidores da recaptação da serotonina e antiarrítmicos da classe IC e tipo B; diminui a eficácia da codeína; eleva em 15% o *clearance* da ciclosporina e reduz o da cafeína em 19%. Administrada em conjunto com a tioriodazina pode provocar alargamento do espaço Q-T e arritmias. O seu metabolismo pode ser acelerado pela rifampicina e retardado pela cimetidina. Os efeitos colaterais mais frequentes são gastrintestinais, cutâneos e alteração de paladar, em especial, irritação local com o uso do creme; têm sido relatados casos de granulocitopenia grave. A apresentação em creme ou loção tem ação na pitiríase versicolor ao contrário dos comprimidos. A dose/dia em crianças acima de 12 kg é de 62,5 mg, de 20 a 40 kg é de 125 mg, e naquelas acima de 40 kg e em adultos é de 250 mg; na *tinea pedis*, o tempo de tratamento é 4 a 6 semanas; na onicomicose, de 3 a 6 meses ou mais. As unhas mantêm as concentrações fungicidas semanas após a retirada, por isso podem ser utilizadas doses intermitentes: 500 mg/dia durante 1 semana por mês. A administração de 250 mg/dia durante 1 mês com intervalo de 1 mês; a administração de um novo mês pode ter cura micológica semelhante ao regime padrão, com menor custo e sem comprometer a eficácia do medicamento. A apresentação é em comprimidos de 125 mg, 250 mg, em creme, em gel, em *spray* e em solução a 1%.

Polienos (nistatina e anfotericina B)

Apresenta atividade fungicida por meio da formação de um complexo capaz de romper a membrana, eliminando o conteúdo citoplasmático. Um segundo mecanismo de ação polienal envolve a cascata de reações de oxidação e interações com lipoproteínas que afetam a permeabilidade de membrana fúngica. A anfotericina B e a nistatina são obtidas do fungo *Streptomyces nodosus*, sendo a nistatina de uso exclusivamente tópico. A anfotericina B pode ser fungistática ou fungicida, dependendo da concentração e da sensibilidade do fungo. Tem ação na criptococose, coccidioidomicose, paracoccidioidomicose, esporotricose, candidíase, leishmaniose e, mais recentemente, no tratamento da fusariose e da aspergilose, muitas vezes associada a outros antifúngicos, sobretudo da classe das equinocandinas. A apresentação é em ampolas de 50 mg; dose que deve ser dissolvida em 10 mℓ de água esterilizada e adicionada a uma solução de glicose a 5% (500 mℓ), para uso intravenoso, durante 4 a 6 horas. Não há necessidade de fotoproteção do preparado, que não pode ser diluído em soro fisiológico, pois precipita. A dose inicial deve ser de 0,25 mg/kg/dia e aumentada em 0,25 mg/kg/dia diariamente, até o máximo de 1 mg/kg/dia. A dose diária não deve ultrapassar

50 mg/dia, a fim de diminuir os efeitos colaterais, e, em função da longa meia-vida, pode ser administrada em dias alternados. O fármaco não penetra bem no SNC, embora possa ser feita infusão intratecal, nos casos de meningite, 2 a 3 vezes/semana. Embora não seja absorvida por via oral, pode ser empregada no tratamento da candidíase oral. Os efeitos colaterais são flebite, calafrios, hipertermia, náuseas, vômitos, cefaleia, anorexia, diarreia, hipotensão ortostática, hipertensão, erupções cutâneas, diminuição da função renal e hepatite, anemia e trombocitopenia (mas não comumente com leucopenia). Também pode provocar hipopotassemia, que leva a alterações da repolarização ventricular (diminuição da onda T e aumento da onda U). Tiazídicos, assim como diuréticos de alça e corticoides sistêmicos, potencializam o risco de desencadear hipopotassemia. Medicamentos nefrotóxicos (aminoglicosídios, cisplatina, vancomicina, fluocitosina etc.) agravam o potencial nefrotóxico da anfotericina. O uso concomitante de antipsicóticos pode prolongar o espaço Q-T e causar arritmias, assim como elevar o nível de digoxina. Hipertermia e calafrios podem ser evitados com o uso prévio de ácido acetilsalicílico, paracetamol, difenidramina, meperidina e/ou hidrocortisona intravenosa. O paciente, antes de iniciar a terapia, deve fazer ECG, hemograma completo e bioquímica. A anfotericina B está formalmente contraindicada em nefropatas, cardiopatas, hepatopatas e pacientes acima de 60 anos de idade. Três formulações lipídicas de anfotericina estão disponíveis: AMB lipossomal (L-AMB), complexo lipídico de anfotericina B (ABLC) e anfotericina B dispersão coloidal (ABCD). A FDA aprovou L-AMB para uso em crianças ≥ 1 mês de idade, ABLC para crianças ≥ 16 meses de vida, e ABCD para crianças e adultos. A anfotericina B lipossomal é a mais eficiente das três apresentações lipídicas existentes, em que a substância se encontra sob a forma de um preparado lipossomal unilamelar. Tem como vantagem com relação à anfotericina B deoxicolato (AMB é um sal biliar empregado para torná-la solúvel): alcançar concentrações muito mais elevadas e mantidas no sangue (livre no plasma é menor) e, portanto, maior eficácia; além de estar associada também a menores toxicidades renal e hepática, que seriam explicadas pela menor quantidade de substância excretada sem ter sido previamente metabolizada. Tornou-se a opção terapêutica no tratamento de pacientes com insuficiência renal crônica. Seu uso de maneira mais ampla é limitado pelo alto custo. A dose empregada fica, em geral, em torno de 3 a 5 mg/kg/dia.

As crianças, em especial os neonatos, toleram a AMB convencional (deoxicolato) melhor que os adultos. Formulações lipídicas de anfotericina B são as preferidas em crianças maiores, sendo provável a necessidade de um período prolongado de tratamento. A combinação de derivados de anfotericina B com quelantes de ferro (deferasirox) apresentou maior taxa de mortalidade em pacientes com mucormicose. Reações anafiláticas com a anfotericina B lipossomal têm sido descritas e relacionadas com a perfusão, podendo estar associadas à síntese de prostaglandina E2.

Morfolinas (amorolfinas)

Tais fungicidas atuam inibindo a atividade das enzimas delta-14-reductase e delta-8, 7-isomerase, bloqueando a rota de biossíntese do ergosterol.

Parede celular

A parede celular fúngica é composta principalmente de quitina, glucanos, mananos e glicoproteínas, que são essenciais para adesão e patogênese fúngica. Servem como barreira protetora e limitam o acesso de moléculas à membrana plasmática. Dois principais mecanismos de ação de antifúngicos são a inibição da quitina e do betaglucano.

Equinocandinas (caspofungina, micafungina, aminocandina e anidulafungina)

O alvo é o complexo de proteínas responsáveis pela síntese de β-1,3-glucanos, bloqueando a enzima glucano-sintase, e ocasionando lise da parede celular. Têm potente ação fungicida contra *Candida* spp. (primeira linha), e fungistática contra *Aspergillus* spp. (segunda linha); não são ativas contra *C. neoformans* ou leveduras não *Aspergillus*. São quatro os sais atualmente existentes. Apresentam excelente tolerância e baixa incidência de efeitos secundários; podem ser empregadas em pacientes com instabilidade hemodinâmica. Não são metabolizadas pelo sistema enzimático CYP450; portanto, apresentam pequena probabilidade de interações metabólicas. Há exceção ao uso concomitante de ciclosporina por agressão hepática e por esta incrementar sua concentração em 35%. As equinocandinas estão disponíveis apenas para uso parenteral (Figura 24.4).

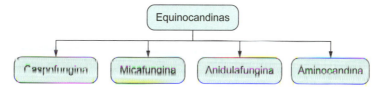

Figura 24.4 Grupo das equinocandinas e suas respectivas substâncias farmacológicas.

Caspofungina

É um produto da fermentação do fungo *Glarea lozoyensis*, de uso intravenoso exclusivo e de metabolismo hepático. É aprovada pela FDA para adultos e utilizada na dose inicial de 70 mg/dia, posteriormente 50 mg/dia, e, em crianças > 3 meses de vida, na dosagem de 50 mg/m²/dia. Não deve ser utilizada em solução com dextrose; penetra pouco no SNC. Sua meia-vida é de 9 a 10 horas. Está aprovada para uso em candidíase esofágica, candidemia, infecção por *Aspergillus* spp. e terapia empírica de pacientes neutropênicos com febre refratária. Tem como efeitos colaterais: febre (10 a 35%), calafrios, cefaleia, flebite, dor abdominal, náuseas, vômitos, erupção cutânea (15 a 20%) e *flushing* por liberação de histamina, alterações laboratoriais nos eletrólitos, transaminases, proteinúria, hematúria e elevação da CPK. Apenas a dose de manutenção deve ser ajustada para 35 mg/dia na insuficiência hepática moderada, o que não é necessário na insuficiência renal; é contraindicada em pacientes com doença hepática grave. A eficácia contra candidíase no SNC ainda não foi demonstrada. A ciclosporina pode aumentar a biodisponibilidade da caspofungina. A caspofungina reduz as concentrações do tacrolimo e mostra interação com rifampicina, efavirenz, fenitoína, dexametasona e carbamazepina.

Micafungina

Produto da fermentação do fungo *Coleophoma empetri*, está indicada no tratamento da candidíase esofágica e na profilaxia de pacientes transplantados do sistema hematopoético; é empregada, respectivamente, nas doses de 150 mg e 50 mg/dia, ou de 100 mg/dia em > 40 kg ou 2 mg/kg/dia em < 40 kg. Em pacientes com resposta inadequada (p. ex., sem melhora clínica ou com culturas positivas), a dosagem pode ser incrementada a 200 mg/dia ou 4 mg/kg/dia, respectivamente. Deve ser administrada em infusão intravenosa por 1 hora, com meia-vida aproximada de 12 horas em adultos. Causa menos efeitos colaterais que a caspofungina; pode provocar em adultos: cefaleia (7%), artralgias (7%), hipofosfatemia (4%), insônia (4%), *rash* (4%), náuseas, vômitos e aumento das enzimas hepáticas. É um substrato débil do citocromo P3A4 e incrementa os valores do sirolimo (21%), nifedipino (18%) e itraconazol (22%), mas não modifica de modo significativo os da ciclosporina e do tacrolimo. Na candidíase esofágica, a dosagem recomendada em pacientes ≥ 16 anos de idade é de 150 mg/dia com peso > 40 kg e 3 mg/kg/dia com peso ≤ 40 kg. A duração do tratamento para candidíase invasiva deve ser superior a 2 semanas e deve ser prolongada por 1 semana após a resolução dos sintomas clínicos e até duas hemoculturas sequenciais negativas. Para a profilaxia da candidíase, recomenda-se a administração por até 1 semana após a resolução da neutropenia. Os ajustes da dose não são necessários em pacientes com disfunção renal ou insuficiência hepática leve a moderada. A dose de 10 mg/kg/dia promove níveis adequados que possibilitam a penetração no SNC, podendo ser a dose ótima para prematuros e recém-nascidos. Caspofungina e micafungina podem induzir reação anafilática na infusão em cerca de 1 a 2% dos pacientes. A reação anafilática relacionada com a infusão de caspofungina pode ser mediada pela liberação de histamina.

Anidulafungina

Tem meia-vida mais longa (18 horas) e atividade similar às demais equinocandinas. Também é de uso exclusivamente intravenoso com dose de ataque de 200 mg/dia seguida de 100 mg/dia; o tratamento deve ser mantido por 2 semanas após a última cultura positiva. A candidíase esofágica requer dose de 50 mg/dia. Ao contrário das outras duas equinocandinas, seu metabolismo não é hepático e apresenta mínimas interações medicamentosas, podendo constituir uma vantagem em pacientes com disfunção hepática ou transplantados. Tem meia-vida longa de aproximadamente 26 horas para adultos e 20 horas para crianças. A eliminação do produto ocorre via excreção biliar e

Micologia Médica

fezes. Como é degradado no sangue, não é necessário o ajuste da dose em hepatopatas ou nefropatas. As concentrações tissulares depois de várias doses são maiores nos pulmões, no fígado, no baço e nos rins. Para pacientes de 2 a 17 anos de idade com neutropenia, a dose inicial é de 1,5 a 3 mg/kg, com dose de manutenção de 0,75 a 1,5 mg/kg/dia; um paciente adulto recebe 100 mg/dia. No tratamento de pacientes graves, é recomendável utilizar associação a voriconazol e caspofungina. O tratamento combinado pode estar indicado para pacientes com doença disseminada e/ou com alteração do SNC.

Aminocandina

É um produto semissintético da fermentação do *Aspergillus sydowii*, estruturalmente similar às equinocandinas, com a vantagem de meia-vida 3 a 4 vezes mais longa que as demais. É um lipopeptídeo não metabolizado no fígado e não é substrato das enzimas do citocromo P450. Tem alta afinidade por proteínas (> 99%). Apresenta boa atividade contra *Aspergillus* spp. e *Candida* spp., incluindo espécies resistentes aos azóis, a outras equinocandinas e a anfotericina B. É inativa contra *Scedosporium* spp., *Fusarium* spp. e *Mucorales*. Tem sido administrada de 1 a 2 vezes/semana para profilaxia e para o tratamento, reduzindo a carga fúngica e melhorando a sobrevida das infecções por *Candida albicans*.

Nicomicina e polioxinas

São agentes antifúngicos que visam à quitina-sintase, responsável pelo prolongamento das cadeias de quitina. A quitina é um polímero da N-acetilglucosamina ligado a β-1 a 4, componente essencial da parede celular do fungo, escasso nas leveduras e abundante nos fungos filamentosos.

Nicomicina

Age por inibição competitiva de quitina-sintase. A enzima fúngica que forma quitina é ativa para os fungos dimórficos altamente quitinosos, por exemplo, *C. immitis*, *B. dermatitidis* e *H. capsulatum*. Tem pouca ou nenhuma atividade contra *C. albicans*, *C. tropicalis*, leveduras e *Cryptococcus neoformans*, e é praticamente inativa contra *Aspergillus fumigatus*; sua combinação com azóis, quer com fluconazol ou itraconazol, mostra a atividade sinérgica *in vitro* contra cepas de *Candida* spp., *Cryptococcus neoformans* e *Aspergillus fumigatus*, e

atividade *in vivo* contra *Histoplasma capsulatum*. Interações sinérgicas também foram demonstradas com equinocandinas (caspofungina) contra *Aspergillus fumigatus* e *Coccidioides* spp.

INIBIÇÃO DE ÁCIDO NUCLEICO, PROTEÍNA E SÍNTESE DE MICROTÚBULOS

5-fluorocitosina (5-FC)

A inibição da síntese de ácidos nucleicos está relacionada com a ação da 5-flucitosina, que é convertida principalmente em 5-fluorouracilo pela enzima citosina-aminase e, depois, em ácido 5-fluorouridílico pela UMP pirofosforilase. Este ácido pode ser incorporado ao RNA, resultando em terminação prematura das cadeias, inibindo, assim, a síntese de DNA mediante a timidilato-sintase. É um quimioterápico de apresentação oral ou venosa, de ação em certas micoses: candidíase, criptococose (como terapia coadjuvante com anfotericina B), cromoblastomicose, aspergilose e esporotricose. É aprovada apenas para adultos e empregada na dose de 25 a 150 mg/kg/dia, por via oral, de 6/6 horas. Age por intermédio de sua conversão em 5-fluoruracila pela citosina-deaminase. A resistência à substância ocorre rapidamente quando utilizada isoladamente; por isso mesmo é recomendado associá-la à anfotericina B. Sua principal indicação é no tratamento da meningite criptocócica. Efeitos colaterais são infrequentes (gastrintestinais), e, raramente, podem ocorrer hepatotoxicidade, citopenias e diversas alterações neurológicas.

Griseofulvina

Interfere na produção intracelular de microtúbulos, inibindo a mitose fúngica. É um antibiótico fungistático, produto metabólico de *Penicillium griseofulvum*, de ação exclusiva contra dermatófitos. É mais bem absorvida como microcristais (não disponíveis no Brasil) e na presença de gordura, recomendando-se, pois, sua ingestão após refeições gordurosas. É metabolizada no fígado e eliminada pelos rins, chegando à superfície cutânea, possivelmente, pela sudorese. A dose para adultos é de 1 a 2 comprimidos de 500 mg/dia, enquanto na criança a dose fica entre 15 e 20 mg/kg/dia, devendo ser usada conforme orientação. O tratamento da *tinea corporis* extensa dura cerca de 20 dias; e da *tinea capitis*, de 4 a

6 semanas. É bem menos efetiva que os derivados imidazólicos, sobretudo os triazólicos, no entanto continua como a primeira escolha no tratamento da *tinea capitis*. Há numerosos casos de resistência, sobretudo quando por *Trichophyton rubrum*, portanto não é uma boa indicação no tratamento da *Tinea pedis* e *unguium*. Barbitúricos diminuem os níveis plasmáticos da griseofulvina, a qual reduz o efeito de anticoagulantes orais (cumarínicos) e, talvez, de anticoncepcionais. Os efeitos colaterais mais frequentes são: epigastralgia, cefaleia, fototoxicidade, urticária, erupções cutâneas, efeito antabuse, hepatotoxicidade, desencadeamento ou exacerbação de síndrome lúpus-símile e porfiria aguda intermitente, alterações neurológicas diversas, hepatotoxicidade e leucopenia. Tem sido difícil disponibilizá-la no Brasil.

Sordarinas

Suprimem a síntese de proteínas que retardam o crescimento celular; essencialmente, eEF2 (fator de tradução) erpP0 (subunidade ribossômico).

CRIAÇÃO DE ESPÉCIES REATIVAS DE OXIGÊNIO)

Este mecanismo pode ocorrer com os antifúngicos anfotericina B e itraconazol. O efeito antifúngico é baseado na produção mitocondrial de radicais livres.

INIBIÇÃO DE PROTEÍNA DE CHOQUE TÉRMICO 90

Sintetizada como um adaptativo em resposta a condições perigosas, essas proteínas contribuem para a sobrevivência de microrganismos patogênicos no hospedeiro. O antígeno da proteína de choque térmico 90 (HSP90), presente na superfície das leveduras e algumas células tumorais, tem sido o alvo de alguns estudos. Mycograb é um anticorpo monoclonal humano recombinante contra HSP90 e demonstra sinergia com anfotericina B no tratamento da candidíase.

INIBIÇÃO DA SINALIZAÇÃO DA CALCINEURINA

Esta proteína está envolvida em sinalização dependente de cálcio e regulação de vários processos celulares importantes em leveduras (*Candida* spp., *Cryptococcus* spp.) e fungos filamentosos (*A. fumigatus*). Regula a biossíntese de ergosterol, quitina e β-glucanos.

RESISTÊNCIA A ANTIFÚNGICOS

Diversos mecanismos de resistência antifúngica têm sido descritos, interferindo com o prognóstico de determinadas doenças para as quais estão em desenvolvimento novas alternativas terapêuticas. Os mecanismos mais conhecidos são os apresentados a seguir (Figura 24.5).

REDUÇÃO DA CONCENTRAÇÃO EFICAZ DA DROGA (ATIVAÇÃO DE BOMBAS DE EFLUXO)

Encontrada nos azóis, é uma consequência da superexpressão de transportadores associados à membrana que atuam como bombas de efluxo de múltiplas drogas. Duas classes principais de transportadores são descritas como envolvidas neste mecanismo de resistência: (i) a superfamília de proteínas do cassete de ligação de ATP (ABC), que fornece energia para conduzir o efluxo de drogas e os transportadores pertencentes à (ii) superfamília dos facilitadores principais (MFS) que constituem a atividade secundária ao produzir um gradiente eletroquímico de prótons por meio da membrana plasmática para eliminar substratos.

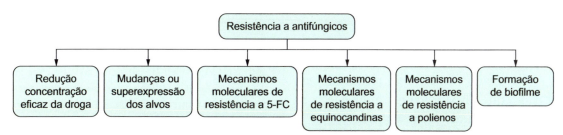

Figura 24.5 Mecanismos de resistência a antifúngicos. 5-FC: 5-fluorocitosina.

MUDANÇAS OU SUPEREXPRESSÃO DOS ALVOS DE DROGAS (MUDANÇAS QUANTITATIVAS OU QUALITATIVAS DE ENZIMAS, ALTERAÇÕES DO ERGOSTEROL E DA PAREDE CELULAR)

Também encontrada com o uso de azóis. A superexpressão de ERG11, encontrada na *Candida* sp. em resposta ao fluconazol, pode ocorrer por meio de dois mecanismos de amplificação ERG11, tanto mediante a formação de um isocromossomo contendo duas cópias do braço esquerdo do cromossomo 5, no qual ERG11 reside, como mediante a duplicação de todo o cromossomo. Outro mecanismo menos frequente de resistência a azóis é a inativação da enzima esterol 5,6-dessaturase codificada pelo gene ERG3, que é essencial para a biossíntese de ergosterol. Estudos até o momento demonstraram que a resistência cruzada entre azólicos e polienos pode ocorrer por causa da perda de função de ERG3, o que resulta em baixos teores de ergosterol, protegendo a levedura contra os efeitos tóxicos do AmB.

MECANISMOS MOLECULARES DE RESISTÊNCIA A 5-FC

Aproximadamente 10% dos isolados de *C. albicans* apresentam resistência primária (ausência de exposição prévia à droga). A resistência primária a 5-FC está relacionada com a mutação na citosina-deaminase e a deficiência na atividade da citosina-permease. No caso do *Criptococcus gatti*, acredita-se que o mecanismo seja determinado por enzimas quinases de histidinas sensoras ou enzimas de pirimidinas.

MECANISMOS MOLECULARES DE RESISTÊNCIA A EQUINOCANDINAS

As mutações no gene FKS1 levam a alterações na conformação da enzima codificada, resultando em menor afinidade entre FKS1 e equinocandinas, e, consequentemente, culminando em resistência.

MECANISMOS MOLECULARES DE RESISTÊNCIA A POLIENOS

As principais alterações envolvidas na resistência a polienos estão nas enzimas que participam da biossíntese do ergosterol como defeitos em ERG2 e ERG3, codificando C-8 esterol isomerase. Outros prováveis mecanismos de resistência a AmB é via atividade aumentada de catalases que reduzem o dano oxidativo e o bloqueio da via de sinalização Ras por HSP90 e HSP70, inibindo a formação de aquaporinas.

FORMAÇÃO DE BIOFILME

São comunidades microbianas altamente estruturadas e complexas incorporadas na matriz extracelular autoproduzida (MEC), que se adere a uma grande variedade de superfícies.

Vários fatores contribuem para a fixação superficial inicial (como pH, temperatura, osmolaridade, fluxo do meio biológico circundante, fatores imunológicos do hospedeiro e presença de agentes antimicrobianos). A formação de biofilme fúngico ocorre por meio de um processo sequencial, incluindo a adesão de células planctônicas a um substrato apropriado, com posterior colonização, produção de MEC e maturação de biofilme e dispersão.

BIBLIOGRAFIA

Boucher HW, Groll AH, Chiou C et al. Newer systemic antifungal agents. Drugs. 2004;64(18):1997-2020.

Fortún J, Carratalá J, Gavaldá J et al. Recomendaciones sobre el tratamiento de la enfermedad fúngica invasiva por Aspergillus spp. y otros hongos filamentosos de la Sociedad Española de Enfermedades Infecciosas y Microbiología Clínica (SEIMC) – Actualización 2011. Enferm Infecc Microbiol Clin. 2011; 29(6):435-54.

Girmenia C, Iori AP. Safety and interactions of new antifungals in stem cell transplant recipients. Expert Opin Drug Saf. 2012 Sep;11(5):803-18.

Grover C, Khurana A. An update on treatment of onychomycosis. Mycoses. 2012 Nov;55(6):541-51.

Kathiravan MK, Salake AB, Chothe AS et al. The biology and chemistry of antifungal agents: a review. Bioorg Med Chem. 2012 Oct 1;20(19):5678-98.

Kauffman CA, Hajjeh R, Chapman SW. Practice guidelines for the management of patients with sporotrichosis for the Mycoses Study Group Infectious Diseases Society of America. Clin Infect Dis. 2000 Apr;30(4):684-7.

Labro MT. Immunomodulatory effects of antimicrobial agents – Part II: Antiparasitic and antifungal agents. Expert Rev Anti Infect Ther. 2012 Mar;10(3):341-57.

Lass Flörl C. Triazole antifungal agents in invasive fungal infections: a comparative review. Drugs. 2011 Dec;71(18): 2405-19

Lima AM, Sacht GL, Paula LZP et al. Resposta da cromoblastomicose ao voriconazol. An Bras Dermatol. 2016;91(5):679-81.

Livermore J, Hope W. Evaluation of the pharmacokinetics and clinical utility of isavuconazole for treatment of invasive fungal infections. Expert Opin Drug Metab Toxicol. 2012 Jun;8(6):759-65.

Paiva JA, Pereira JM. New antifungal antibiotics. Curr Opin Infect Dis. 2013 Apr;26(2):168-74.

Racette AJ, Roenigk Jr. HH, Hansen R et al. Photoaging and phototoxicity from long-term voriconazole treatment in a 15-year-old girl. J Am Acad Dermatol. 2005 May;52(5 Suppl 1):S81-5

Scorzoni L, de Paula e Silva AC, Marcos CM et al. Antifungal therapy: new advances in the understanding and treatment of mycosis. Front Microbiol. 2017;8:36. Published 2017 Jan 23. doi: 10.3389/fmicb.2017.00036.

Scott LJ. Micafungin: a review of its use in the prophylaxis and treatment of invasive Candida infections. Drugs. 2012 Nov 12;72(16):2141-65.

Zhang AY, Camp WL, Elewski BE. Advances in topical and systemic antifungals. Dermatol Clin. 2007 Apr;25(2):165-83.

25 Micoses Oportunistas por Leveduras

Flávio de Queiroz Telles Filho • Kátia Sheylla Malta Purim
• Regielly Caroline Raimundo Cognialli

Sinonímia: doenças fúngicas invasivas (DFI) por leveduras.

INTRODUÇÃO A MICOSES OPORTUNISTAS

As doenças infecciosas, sejam elas de qualquer etiologia, podem ter diferentes desfechos clínicos de acordo com a integridade dos diversos mecanismos de defesa do hospedeiro, incluindo a sua resposta imune. Nesse cenário, fungos dimórficos, agentes de micoses endêmicas, fungos leveduriformes que frequentemente causam doenças superficiais, filamentosos que em geral são apenas colonizadores e mesmo alguns dermatófitos, quando associados à imunodeficiência primária de CARD9, podem ter um caráter oportunista e invasivo, causando doenças fúngicas graves com elevadas taxas de morbidade e mortalidade. Neste capítulo e no Capítulo 26, *Micoses Oportunistas por Fungos Filamentosos*, serão abordadas as principais micoses causadas por leveduras e fungos filamentosos oportunistas, agentes de doenças fúngicas invasivas (DFIs), excetuando a criptococose e a mucormicose, todas abordadas em outros capítulos deste livro.

Define-se DFI quando elementos fúngicos invadem e ocasionam dano tissular no hospedeiro, podendo ser demonstrados por meio de exame histopatológico e/ou exame micológico direto ou isolamento em cultivo, obtidos de sítios orgânicos estéreis, como órgãos, tecidos, sangue, liquor, entre outros.

As DFIs constituem problema emergente de saúde pública em todo o globo. Nas últimas décadas, aumentaram significativamente de incidência, representando importante risco de morte para pacientes com neoplasias hematológicas, receptores de transplantes de órgãos sólidos, células ou medula óssea, pacientes em quimioterapia, corticoterapia, neonatos prematuros, pacientes críticos, diabéticos, etilistas, portadores de imunodeficiências primárias ou adquiridas, indivíduos que fazem uso abusivo de álcool e drogas ilícitas, e, mais recentemente, usuários de imunobiológicos e pacientes com infeções respiratórias graves por influenza e SARS-CoV-2. A estimativa global de incidência e mortalidade das principais micoses invasivas oportunistas são mostradas no Quadro 25.1.

Quadro 25.1	Incidência global estimada de micoses invasivas de caráter oportunista.		
Micose oportunista de distribuição geográfica mundial	**Agente etiológico (gênero)**	**Estimativa de casos por ano**	**Taxas de mortalidade (%)**
Criptococose	*Criptococcus* spp.	> 1.000.000 (casos provados)	20 a 70
Candidíase invasiva	*Candida* spp.	> 750.000 (casos provados)	46 a 75
Aspergilose invasiva	*Aspergillus* spp.	> 300.000 (casos prováveis e provados)	30 a 95
Mucormicose	*Rhizopus* spp.	> 10.000	30 a 90
Pneumocistose	*Pneumocystis jiroveci*	> 500.000	20 a 80

Adaptado de Brown GP et al. Sci Transl med 4;1,2012; e de Bongomin F et al. J of Fungi 3:57.

Micologia Médica

Agravos sociais e ambientais, como mudanças climáticas, catástrofes naturais, conflitos armados, êxodo de refugiados, grandes aglomerados populacionais e pandemias também podem contribuir, em maior ou menor intensidade, na dinâmica epidemiológica das micoses oportunistas.

Diversos mecanismos atuam em conjunto para promover proteção contra fungos oportunistas, destruindo ou controlando o agente etiológico e impedindo a progressão da doença. Os mecanismos de defesa envolvem a participação de vários sistemas, componentes estruturais, moleculares e celulares, sendo os principais as barreiras de proteção natural (pele e mucosas), fagocitose, reação inflamatória, imunidade humoral e celular.

A ativação de células fagocíticas e linfócitos T e B por meio de citocinas que medeiam o sistema imunológico é fundamental contra a maioria dos agentes infecciosos. Deficiências da imunidade inata ou da imunidade adaptativa estão associadas ao aumento de suscetibilidade a essas infecções, bem como a uma resposta imune anormal. Porém, os aspectos patológicos podem não estar relacionados com a ação direta do agente agressor, mas com as disfunções transitórias ou as permanentes na resposta imune e com as doenças associadas. Também há vários fatores de virulência e patogenicidade relacionados com os fungos oportunistas, como a produção de enzimas extracelulares, lipases, fosfolipases e proteinases, adesinas, melanina, o crescimento rápido e afinidade pela corrente sanguínea que possibilitam maior invisibilidade em hospedeiros com redução de sua capacidade de mecanismos de defesa contra fungos.

Estima-se que existam aproximadamente 5 milhões de espécies pertencentes ao reino Fungi no planeta Terra e que dessas, cerca de 500 espécies sejam capazes de se adaptar ao organismo dos humanos e causar infeções denominadas micoses. A maioria dos agentes de micoses oportunistas são fungos de baixa virulência, presentes em diversas fontes ambientais, incluindo o solo e os substratos orgânicos, a água e o ar, agentes filamentosos como *Aspergillus*, *Fusarium*, *Mucorales* etc. ou originados de nossa microbiota endógena ou tegumentar, como algumas espécies de *Candida*, *Trichosporum*, *Malasezzia*, entre outros.

Os imunossuprimidos podem apresentar manifestações clínicas localizadas com lesões atípicas, processo alérgicos e infecções graves, necessitando diagnóstico clínico e micológico precoce para terapia antifúngica adequada. Pacientes que apresentam neutropenia (menos de 500 neutrófilos/mm^3), comorbidades descontroladas (diabetes, AIDS etc.) e que tenham deficiência da imunidade celular frequentemente sofrem com micoses recorrentes e ocasionalmente desenvolvem formas graves e disseminadas da doença.

ETIOLOGIA E EPIDEMIOLOGIA

Além dos fungos dimórficos endêmicos, também já abordados em capítulos específicos neste livro, uma grande diversidade de fungos filamentosos e leveduriformes podem ser causadores de infecções oportunistas, a saber:

- Filamentosos: aspergilose, fusariose, mucormicose, lomentosporiose, scedosporiose, hialoifomicoses e feoifomicoses
- Leveduriformes: candidíase, criptococose, tricosporonose, geotricose e leveduras raras.

A dinâmica epidemiológica envolvendo fatores de risco para DFIs não é estática e modifica-se constantemente de acordo com o surgimento de novas situações naturais ou iatrogênicas capazes de permitir que o hospedeiro humano seja invadido por fungos oportunistas. Assim, esquemas de quimioterapia cada vez mais agressivos e cirurgias invasivas têm contribuído para o aumento da incidência de DFIs nesse cenário. Por outro lado, em todo o mundo, surtos epidêmicos e pandêmicos de vírus respiratórios como influenza e Sars-CoV-2 têm se relacionado ao aumento de casos de aspergilose invasiva e candidemia em pacientes com longa permanência nas UTIs.

Imunobiológicos

O advento das terapias biológicas tem revolucionado a abordagem das enfermidades dermatológicas de natureza imunoinflamatória. Apesar da seleção e do acompanhamento cuidadoso dos pacientes com indicação para uso desses medicamentos, complicações infecciosas podem ocorrer em qualquer fase do tratamento. As infecções são mais comuns no início da terapia, por agente bacteriano ou viral, acometendo sistema respiratório, pele, partes moles e sistema urinário. Com a cronicidade da terapia, micoses oportunísticas podem acometer os usuários de imunobiológicos. *Histoplasma capsulatum* é o agente mais frequentemente relatado, além de criptococose, candidíase, aspergilose, mucormicose, e, no Brasil, casos de esporotricose de transmissão felina. As apresentações clínicas dessas micoses podem ser atípicas, requerendo um criterioso monitoramento do paciente para o diagnóstico precoce e manejo adequado.

Profilaxia antifúngica

A utilização frequente de antifúngicos sistêmicos profiláticos, especialmente em pacientes onco-hematológicos, como derivados triazólicos e equinocandinas, refletiu na emergência de agentes resistentes, como *Aspergillus* não *fumigatus*, *Mucorales*, *Lomentospora prolificans*, *Candida* spp. resistente a triazólicos e até *Candida* spp. resistente à equinocandina como *C. glabrata* e *C. auris*. Esta última espécie, foi recém-detectada no Brasil e é resistente a três classes de antifúngicos, inclusive a anfotericina B.

Outros fatores relacionados ao aumento da resistência são o uso maciço de antifúngicos agrícolas, da mesma classe que os triazólicos, possibilitando a emergência de *Aspergillus fumigatus* resistentes, e uso generalizado de antifúngicos associados a corticoide tópico, com aumento da resistência de *Trichophyton mentagrophytes*, como na Índia, causando dermatofitose recalcitrante. Novos patógenos fúngicos dimórficos e regiões geográficas se expandiram causando micoses disseminadas, principalmente em pacientes infectados com HIV.

MANIFESTAÇÕES CUTÂNEAS NAS MICOSES OPORTUNISTAS

Em muitas micoses oportunistas ocorre ampla variedade de lesões cutâneas, resultantes de disseminação hematogênica, linfática ou por contiguidade, o que, muitas vezes, possibilita a suspeição do diagnóstico clínico e a confirmação microbiológica por meio de métodos laboratoriais e/ou histopatológicos. O conhecimento das características clínicas e epidemiológicas das manifestações cutâneas das DFIs pelos dermatologistas é fundamental para o diagnóstico precoce e um melhor prognóstico do paciente imunodeprimido. As lesões cutâneas associadas às DFIs podem ser de curso agudo, subagudo ou crônico, de aspecto polimórfico, localizadas ou disseminadas, as quais podem comprometer diferentes extensões do tegumento cutâneo. Nos casos de fungemia, observada em várias micoses invasivas, a disseminação hematogênica do agente leva à vasculite com formação de trombos

micóticos e lesões ulceronecróticas na pele, extremamente importantes para o diagnóstico microbiológico. As lesões cutâneas secundárias às micoses oportunistas podem ser leveduras ou fungos filamentosos, pigmentados ou hialinos.

Leveduras invasivas

Agentes incomuns de DFIs como *Trichosporon*, *Geotrichum*, *Hansenula*, *Malassezia* e *Saccharomyces* também têm acometido pacientes severamente imunossuprimidos. Outra população que está se revelando como de alto risco para essas enfermidades são os pacientes críticos com menor grau de imunossupressão, portadores de doenças cutâneas crônicas, usuários de cateter venoso central e pacientes internados em unidade de terapia intensiva (UTI) submetidos a múltiplos procedimentos intervencionistas para diagnóstico, terapias medicamentosas ou cirúrgicas.

Para redução das taxas de mortalidade causadas pelas leveduras, são necessários enfoque multidisciplinar e investimento em medidas preventivas, diagnóstico rápido, identificação da espécie causal e da sua sensibilidade aos fármacos, com suporte do serviço de micologia médica.

CANDIDÍASES INVASIVAS

Candidíase invasiva (CI) é uma das principais doenças fúngicas observadas em pacientes internados em todo o mundo, respondendo por 80% de todas as infecções fúngicas de hospitais de média e alta complexidade, incluindo infecções de corrente sanguínea, da cavidade abdominal e do trato urinário alto.

O gênero *Candida* é constituído por cerca de 200 espécies, das quais 10% têm sido relacionadas a infecções em humanos. As principais espécies de interesse clínico são: *Candida albicans*, *C. parapsilosis*, *C. tropicalis*, *C. glabrata*, *C. krusei*, *C. guilliermondii*, *C. lusitaniae* e *C. auris*. Entretanto, número progressivo de casos de doenças superficiais e invasivas relacionadas a espécies emergentes, tem sido descrito, envolvendo isolamentos de *C. dubliniensis*, *C. kefyr*, *C. rugosa*, *C. famata*, *C. utilis*, *C. lipolytica*, *C. norvegensis*, *C. inconspicua*, entre outras. Algumas espécies são parte de nossa microbiota endógena e exógena, todas oportunistas, causando um amplo espectro de manifestações clínicas, que englobam doenças de pele e anexos, mucosas e infecções invasivas, acometendo órgãos profundos e, principalmente, a corrente sanguínea, onde pode causar sepse ou candidemia. Além da candidemia, outras formas de CI incluem meningoencefalite, endoftalmite, osteoartrite, peritonite, endocardite, pielonefrite e candidíase disseminada crônica, também denominada forma hepatoesplênica. Embora o isolamento de *Candida* na urina seja frequente (candidúria), sua correlação com infeção urinária deve ser criteriosamente investigada, pois a candidíase urinária (vesical), assim como a pneumonia por *Candida* não são consideradas frequentes.

Leveduras do gênero *Candida* se situam entre a quarta e a sexta causa mais frequente de infecção da corrente sanguínea, especialmente em pacientes internados em UTIs por períodos prolongados. Estima-se que anualmente ocorram 400 mil casos provados de candidemia em todo o mundo, o que corresponde à quase metade do número real de casos, uma vez que a sensibilidade das hemoculturas por métodos automatizados é de 40 a 60%. No Brasil, estudos multicêntricos revelam que a taxa de incidência de candidemia nos hospitais terciários é da ordem de 2,5 casos por mil admissões, taxa superior às observadas em países do hemisfério norte. A taxa de mortalidade da sepse por *Candida* é entre 40 e 60%.

A distribuição de pacientes com candidemia independe de sexo, mas ocorre principalmente nos extremos de faixa etária, sendo, uma causa importante de mortalidade em neonatos de baixo peso e pequenos para a idade gestacional. Idosos com comorbidades, internados por longos períodos em UTIs, unidades cirúrgicas, queimados e pacientes em neutropenia prolongada, também apresentam risco elevado de desenvolverem candidemia. Os principais fatores de risco para candidemia estão sumarizados no Quadro 25.2.

As manifestações clínicas de pacientes em sepse por *Candida* indefere da sepse bacteriana, podendo ocorrer hiper ou hipotermia, instabilidade hemodinâmica, mialgia e leucocitose com significativo desvio nuclear à esquerda e alterações da consciência. Em 5 a 10% dos casos de candidemia podem ser observados exsudatos cotonosos retinianos, fazendo com que a fundoscopia seja mandatória em todos os pacientes suspeitos. Lesões cutâneas resultantes de fungemia também são observadas no mesmo percentual de pacientes. Essas são de aspecto eritematopapular, únicas ou múltiplas, devendo sempre ser biopsiadas para diagnóstico microbiológico e/ou histopatológico da infecção.

O diagnóstico de candidemia se baseia em evidências clínicas e epidemiológicas que incluem o reconhecimento dos fatores de risco mencionados no Quadro 25.2. A comprovação microbiológica deve ser sempre perseguida, por meio de tentativas de

---

Quadro 25.2 — Fatores de risco para candidemia.

- Pacientes críticos com longa permanência em UTI
- Pacientes submetidos à cirurgia abdominal
- Anastomoses intestinais
- Laparotomias de repetição
- Colectomias
- Pancreatite necrosante
- Hemodiálise
- Nutrição parenteral prolongada e/ou presença de cateter venoso central
- Uso de antibióticos de amplo espectro
- Neoplasias hematológicas com neutropenia prolongada
- Transplantes alogênicos de órgãos sólidos e de células-tronco hematopoéticas
- Tumores de órgãos sólidos
- Neonatos de baixo peso e pequenos para a idade gestacional
- Corticoterapia e quimioterapia antineoplásica
- Infecções respiratórias graves por influenza ou SARS-CoV-2
- Colonização de vários sítios orgânicos por *Candida* spp.

---

isolamento da levedura de amostras clínicas tomadas de sítio estéril. As hemoculturas por métodos automatizados constituem o método mais empregado, mesmo que sua sensibilidade varie entre 40 e 60%. Os maiores índices de positividade são observados em neonatos e pacientes neutropênicos portadores de neoplasias hematológicas. Outros testes diagnósticos incluem os biomarcadores como a β-d-glucan e dosagens de manana e antimanana, PCR e T2 magnético. Todos esses testes são considerados de alto custo e pouco disponíveis no Brasil.

Isolamento em cultivo permite a identificação da espécie de *Candida* envolvida na infecção, além da realização de testes de sensibilidade *in vitro* para adequação terapêutica. No mundo todo, há uma tendência das espécies de *Candida* não *albicans* serem mais prevalentes como agentes de candidemia. A emergência de outras espécies, como *C. glabrata*, *C. krusei* e, mais recentemente, *C. auris*, faz com que o fluconazol, um dos medicamentos bastante utilizados em candidemia, seja contraindicado devido ao aumento de resistência. Nos EUA, tem-se observado que aproximadamente 14% das infecções invasivas por *C. glabrata* são resistentes às equinocandinas, fármacos de eleição para tratamento de candidemias.

Recentemente, foi detectada amostra de *C. auris* em paciente brasileiro. Essa espécie pode ser multidrogarresistente; no entanto, alguns espécimes isolados podem ser insensíveis a triazólicos, equinocandinas e anfotericina B. Esse patógeno é um colonizador importante de pacientes e do ambiente hospitalar, tornando-se difícil de erradicar. Sua identificação microbiológica por métodos convencionais pode ser confundida, principalmente com *C. haemulonii*. As taxas de mortalidade relacionadas às infecções invasivas por *C. auris* variam de 30 a 60%.

Após o isolamento em cultivo, pode-se empregar vários métodos de identificação da espécie, incluindo Vitek 2, um método automatizado, sistema API, MALDI-TOF, sequenciamento das regiões ITS ou D1/D2, ou ainda o crescimento em meios cromogênicos, como o CHROMagar. Esse último possibilita uma identificação rápida presuntiva e é bastante acessível à maioria dos laboratórios (Figura 25.1).

Os atuais consensos terapêuticos para candidíases invasivas e candidemia recomendam as equinocandinas – caspofungina, micafungina ou anidulafungina –, como tratamento de escolha para formas invasivas de candidíase. As equinocandinas são candicidas, atuam na parede celular das leveduras, sem ação nas células de mamífero. Os triazólicos, incluindo o fluconazol, têm ação fungistática e podem não atuar em alguns espécimes isolados de *C. glabrata*, *C. krusei* e *C. auris*. Para meningite por *Candida* e endocardite, as formulações lipídicas de anfotericina B podem ser indicadas. A profilaxia de candidíase invasiva é feita, em geral, com fluconazol e com protocolos validados para neonatos de alto risco, pacientes neutropênicos com neoplasias hematológicas, receptores de transplantes de medula alogênicos e em pacientes submetidos a cirurgia abdominal com fístulas ou anastomoses cirúrgicas.

TRICOSPORONOSE

Espécies de *Trichosporon* são leveduras ubíquas na natureza, geralmente isoladas da água e do solo, mas também componentes frequentes da microbiota da pele, unhas, mucosa respiratória e gastrintestinal. Desde 2019, esse gênero tem sido reconhecido como um patógeno emergente, causando infecções graves e disseminadas, com elevada mortalidade. A espécie mais prevalente da tricosporonose oportunista é *Trichosporon asahii*, entretanto, outros agentes como *T. inkin*, *T. asteroides*, *T. faecale* e *T. coreniforme* também têm sido relatados em pacientes imunocomprometidos.

A tricosporonose invasiva ocorre em pacientes com neoplasias hematológicas e outros tipos de doença neoplásica. Frequentemente são pacientes críticos e/ou em neutropenia profunda, em geral, usuários de antibióticos de amplo espectro e corticoterapia. Outros fatores que podem estar associados às infecções invasivas por *Trichosporon* spp. incluem a coinfecção pelo HIV, quimioterapia, transplante de órgãos, presença de cateteres, cirurgias extensas, queimaduras, hemodiálises repetidas, uso de drogas injetáveis ilícitas, neonatos, cirurgias oftalmológicas e infecções após

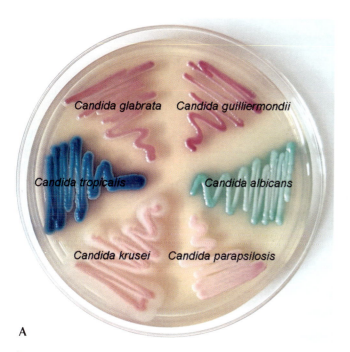
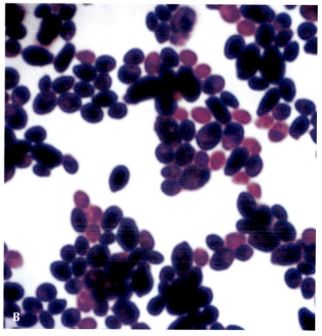

Figura 25.1 **A.** Aspecto macroscópico do crescimento de diferentes espécies de *Candida* spp. em meio CHROMagar, possibilitando a identificação rápida e presuntiva da espécie pela diferenciação das cores. **B.** Micromorfologia de blastoconídios de *C. glabrata*, corados positivamente pelo Gram ×1.000.

colocação de marca-passo, cardiodesfibrilador implantável e valvas protéticas.

As manifestações clínicas da tricosporonose variam de acometimento cutâneo superficial até quadros sépticos graves e fatais em imunossuprimidos e neutropênicos. Podem ocorrer lesões hepáticas, esplênicas, pulmonares e gastrintestinais. Pacientes neutropênicos podem apresentar lesões eritematomaculopapulares disseminadas, resultantes de fungemia. A detecção dessas lesões durante o exame clínico e a biopsia podem contribuir para o diagnóstico precoce da infecção.

O diagnóstico é realizado por meio de cultura de urina, escarro, lavado broncoalveolar, líquido peritoneal, liquor e tecidos. Biopsia de lesão de pele pode demonstrar elementos fúngicos compatíveis com *Trichosporon* spp. e eventos trombóticos por vasculite causada pelo fungo. Hemoculturas são positivas nas infecções invasivas. Métodos de PCR e ensaios de citometria de fluxo têm sido estudados, porém carecem de padronização para uso rotineiro.

Os fungos do gênero *Trichosporon* são capazes de formar biofilmes em dispositivos implantáveis, induzir resistência aos antifúngicos e à resposta imune do hospedeiro. *T. asahii* produz proteinases e lipases que geram aumento da sua virulência e dificultam a terapêutica.

O tratamento da tricosporonose invasiva apresenta controvérsias quanto à sensibilidade e à resistência do *T. asahii* aos agentes antifúngicos. Estudos apontaram que os efeitos terapêuticos dos triazóis (fluconazol e voriconazol) foram melhores do que os da anfotericina B. A espécie *T. asahii* parece ser resistente à anfotericina B e apresentar pouca ou nenhuma resposta às equinocandinas. Em séries de casos, o voriconazol apresentou os melhores resultados, embora existam subtipos de *T. asahii* resistentes aos triazóis.

Casos de tricosporonose em pacientes com endocardite fúngica, neonatos com baixo peso, imunocomprometidos e idosos internados em UTI por insuficiência cardíaca grave têm prognóstico ruim. Dificuldades na identificação desse microrganismo, diagnóstico tardio,

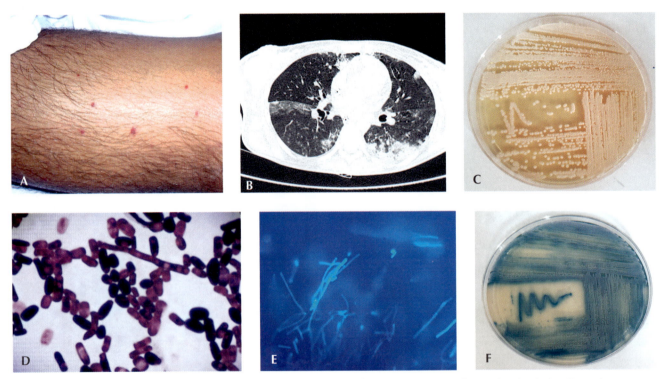

Figura 25.2 Aspectos clínicos, radiológicos e microbiológicos da tricosporonose disseminada. **A.** Lesões eritematomaculares resultantes de fungemia por *T. ashay* em paciente com leucemia mieloide aguda. **B.** Tomografia de tórax, evidenciando infiltrados pulmonares devido à tricosporonose pulmonar, em paciente receptor de transplante de células-tronco alogênico. **C.** A cultura de *T. inkin* é cremosa, de aspecto leveduriforme, branco-amarelada, com superfície lisa e depois rugosa ou cerebriforme. **D.** Blasto e artroconídios de *T. inkin*, como outras leveduras, são gram-positivos, aumento de ×1.000. **E.** Biopsia de lesão cutânea de fungemia, corada pelo calcoflúor, mostrando artro e blastoconídios de *Trichosporon* spp., aumento de ×400. **F.** As espécies de *Trichosporon* são urease positivos, têm crescimento a 37°C, produzem coloração azul em meio cromogênico com aspecto cerebriforme e a identificação de espécie pode ser realizada por métodos de assimilação de açúcares ou ainda por MALDI-TOF. Fonte: **B** e **E**, de autoria do prof. João Nóbrega de Almeida Junior, da Universidade de São Paulo (USP).

gravidade das infecções e ausência de terapia antifúngica específica para as tricosporonoses contribuem para sua alta mortalidade (Figura 25.2).

GEOTRICOSE

Embora o gênero *Geotrichum* englobe várias espécies, apenas *Geotrichum candidum* raramente é associado a DFIs em humanos. Essas leveduras retangulares são componentes da microbiota do solo e matéria orgânica em decomposição, e também utilizados na produção de queijos do tipo *brie* e *camembert* e podem estar na pele e trato gastrintestinal de seres humanos, mas não são consideradas parte de nossa microbiota.

O exame direto mostra hifas hialinas artrosporadas diferindo das espécies de *Trichosporum* por não se reproduzirem em brotamento, serem incapazes de degradar a ureia e de assimilar fontes de carbono.

A geotricose invasiva tem sido relatada em pacientes com doenças onco-hematológicas associadas à neutropenia, incluindo a população pediátrica e pacientes com HIV. Outros fatores de risco incluem diabetes descontrolado, uso de corticoides e antibióticos de amplo espectro, quimioterapia, cateter venoso e raros casos de implantação pós-trauma ou pós-cirurgia.

Os sistemas digestório e respiratório são as possíveis portas de entrada desses fungos. As manifestações clínicas incluem septicemia, meningite, encefalite, osteomielite, endocardite, infecções respiratórias e gastrintestinais. Respondem a anfotericina B e a azólicos, sendo resistentes às equinocandinas.

OUTRAS LEVEDURAS

Leveduras raras apresentam baixa patogenicidade, porém são responsáveis por 1,1 a 5,1% das fungemias. Entre aquelas que nunca haviam sido descritas como patógenos invasivos antes estão algumas espécies de *Pseudozyma*. O gênero *Pseudozyma* é um fungo anamórfico pertencente ao filo Basidiomycota isolado de folhas, plantas, flores, secreção de insetos ou do solo. Nos últimos anos a espécie *Pseudozyma aphidis* esteve envolvida em casos raros de infecção invasiva, como fungemia, infecção pulmonar, abscesso cerebral, micetoma, endoftalmite pós-cirurgia de catarata.

O exame direto pode revelar hifas curtas e células fusiformes com brotos polares. As colônias podem ser azuis inicialmente no meio cromogênico e, em seguida, produzem um pigmento creme-amarelado que, e após vários dias parecem bronzeadas, secas e enrugadas. As infecções por *Pseudozyma aphidis* podem ser subdiagnosticadas, devido ao fato de que seu reconhecimento é difícil e, no momento, apenas o sequenciamento permite sua identificação precisa. Espécies de *Pseudozyma* são resistentes à caspofungina e apresentam diminuição da suscetibilidade ou resistência ao fluconazol. Respondem ao uso de anfotericina B lipossomal ou voriconazol. O tratamento de primeira linha com antifúngico de amplo espectro deve ser preferido quando leveduras incomuns são isoladas de um local profundo.

O gênero *Malassezia* habita em regiões corporais ricas em glândulas sebáceas compondo a biota humana como saprófita. Infecções invasivas relatadas na literatura são associadas a *M. furfur* e *M. pachydermatis*. A espécie *M. furfur* pode causar pitiríase versicolor, foliculite, dermatite seborreica, dermatite atópica e infecções sistêmicas. Entretanto, observa-se aumento desse agente nas lesões decorrentes de infecções nosocomiais em neonatos, principalmente prematuros e de baixo peso. Muito embora fungemia por *Malassezia* em adultos seja rara, tem sido descrita em pacientes trombocitopênicos, leucêmicos e imunocomprometidos e incluem ainda casos de tromboflebite, sinusite, otite externa maligna, meningite, artrite séptica, abscessos de tecidos moles e peritonite. A identificação do agente pode ser complicada pela natureza dependente de lipídios do organismo, mas *Malassezia* spp. podem ser detectados no sangue e outras amostras por exame microscópico direto, por cultura e por métodos moleculares. O tratamento da fungemia e sepse relacionadas à *Malassezia* consiste na remoção imediata de qualquer cateter de demora, na interrupção temporária de soluções de lipídios nutricionais parenterais e no uso de antifúngico intravenoso (fluconazol, voriconazol ou anfotericina B) durante cerca de 14 dias após a última hemocultura positiva conforme recomendado para infecções invasivas por *Candida*.

O gênero *Saccharomyces*, cujo representante mais conhecido é *Saccharomyces cerevisiae* utilizado na panificação e produção de etanol e vinhos, pode causar infecções sistêmicas em adultos e mais excepcionalmente em crianças desnutridas usuárias de probióticos. As vias de infecção são translocação intestinal ou contaminação do cateter venoso. Desconhece-se a incidência da fungemia por *S. cerevisiae*, mas foram descritos casos de endocardite, abscesso hepático e doença disseminada. Nas infecções associadas ao uso de probiótico, o tratamento consiste na retirada do cateter venoso central contaminado e no uso de anfotericina B 1 mg/kg/dia ou fluconazol 10 mg/kg/dia. Estudos descrevem cepas resistentes ao fluconazol e mesmo à anfotericina B.

O gênero *Rhodotorula* spp. é amplamente distribuído no ambiente, podendo ser encontrado em solo, lagos, oceano, suco de frutas. além de estar presente na microbiota humana. Embora raramente cause infecção, a mais comum é fungemia, casos de infecção ocular, meningite e peritonite associada à diálise peritoneal também já foram descritos. Esse gênero compreende pelo menos 50 espécies, entretanto apenas três foram relatadas como patógeno em humanos: *R. mucilaginosa*, *R. glutinis* e *R. minuta*. No exame direto podem ser observadas células leveduriformes esféricas, ovoides e alongadas (Figura 25.3). Embora a identificação de espécie possa ser realizada por assimilação de açúcares, esse método tem limitações para discriminar entre as espécies, portanto os métodos de MALDI-TOF ou sequenciamento das regiões ITS e/ou D1/D2 são mais recomendados. O tratamento das infecções invasivas por *Rhodotorula* spp. é realizado com formulações lipídicas de anfotericina B ou equinocandinas.

O gênero *Kodamaea*, compreende cinco espécies, sendo *Kodamaea ohmeri* a única espécie que causa infecção em humanos, o qual anteriormente era conhecido como *Pichia ohmeri* ou *Yamadazyma ohmeri* e por ser teleomórfica de *C. guilliermondii var. membranaefaciens* podem ocorrer erros de identificação com o gênero *Candida*. A levedura pode ser encontrada em diferentes fontes ambientais, como folhas, areia, mar, frutas, piscinas, entre outros. Fungemia é a principal forma clínica da infecção por *K. ohmeri*, porém casos de endocardite, peritonite e infecção de pele e tecidos foram descritos. No exame direto com coloração de Gram são observadas células leveduriformes com brotamento. *K. ohmeri* cresce em ágar Sabourad com coloração branca e lisa, porém pode se tornar irregular e áspera, no meio cromogênico a cultura inicialmente tem coloração rosa e após 48 horas se torna azul (ver Figura 25.3). Para evitar erros, os métodos bioquímicos de identificação devem ser realizados em conjunto com biologia molecular ou MALDI-TOF. O tratamento de formas graves é feito com equinocandinas ou formulações lipídicas de anfotericina B.

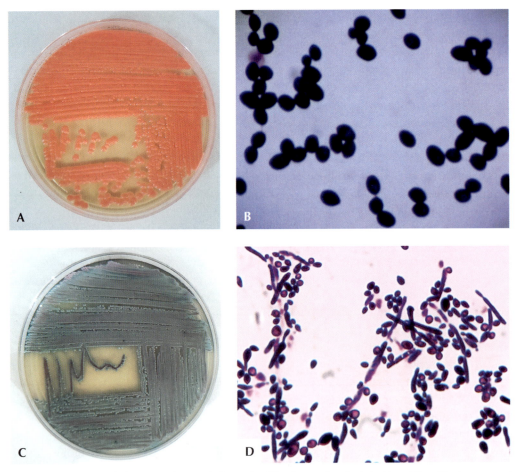

Figura 25.3 Aspectos macroscópicos e microscópicos de *Rhodotorula glutinis* (**A** e **B**) e *Kodamaea ohmeri* (**C** e **D**). **A.** Cultura em ágar Sabouraud de *Rhodotorula*, produz pigmentos carotenoides, constituindo colônias de coloração rosa coral, geralmente lisas, com aspecto úmido a mucoso. **B.** Coloração de Gram de *Rhodorula glutinis* mostrando células leveduriformes esféricas e ovoides, aumento de ×1.000. **C.** Cultura em CHROMagar *Candida* (meio cromogênico) após 48 horas de *Kodamaea ohmeri*, a cultura inicialmente desenvolve coloração rosa e após 48 horas se torna azul. **D.** Coloração de Gram de *Kodamaea ohmeri* mostrando células leveduriformes ovais, algumas alongadas e pseudo-hifas, aumento de ×1.000.

RESUMO

Micose invasiva	*Candidiase invasiva*	*Tricosporonose*	*Geotricose*	*Outras leveduras*
Sinonímia	Candidose invasiva	–	–	–
Epidemiologia	Pacientes críticos, neonatos, neutropênicos, transplantados etc.	Pacientes críticos, neonatos, neutropênicos, transplantados etc.	Pacientes críticos, neonatos, neutropênicos, transplantados etc.	Pacientes críticos, neonatos, neutropênicos, transplantados etc.
Etiologia	*C. albicans, C. parapsilosis, C. glabrata, C. tropicalis, C. krusei* etc.	*T. ashay, T. inkii* etc.	*G. candidum*.	*Pseudozyma aphidis, Malassezia* spp., *S. cerevisiae, Rhodotorula* spp., *Kodamaea ohmeri* e *Hansenula haemulonii*.
Clínica	Sepse, meningite, osteoartrite, pielonefrite etc.	Sepse, meningite, osteoartrite, pielonefrite etc.	Sepse, meningite, encefalite, osteomielite, endocardite, infecções respiratórias e gastrintestinais.	Fungemia, infecção pulmonar, abscessos etc. (depende de gênero/espécie).
Diagnóstico laboratorial	Exame micológico direto: presença de blatoconídios com ou sem pseudo-hifas. Cultura: colônias com coloração creme, aspecto liso e cremoso. Histopatologia: hifas e pseudo-hifas em meio a inflamação supurativa com granulomas raros, invasão de vasos sanguíneos, vasculite necrosante. Identificação: meio cromogênico. Métodos de assimilação e fermentação de carboidratos (Vitek2, API etc.). Biologia molecular: MALDI-TOF.	Exame micológico direto: presença de blastoconídios e de artroconídios. Cultura: colônias com coloração creme, aspecto seco e cerebriforme. Histopatologia: coloração pelo ácido periódico de Schiff (PAS) pode mostrar hifas alongadas e ovais com crescimento em padrão radial. Identificação: meio cromogênico (auxiliar). Métodos de assimilação e fermentação de carboidratos (Vitek2, API etc.). Biologia molecular: MALDI-TOF.	Exame micológico direto: presença de artroconídios. Cultura: colônias brancas, lisas com aspecto membranoso. Histopatologia: a coloração de Gomori-Grocott de lesão de pele pode mostrar hifas septadas em meio ao processo inflamatório ou necrótico. Identificação: biologia molecular MALDI-TOF.	Exame micológico direto: *Rhodotorula* – preparações com tinta da China podem evidenciar presença de pequena cápsula. Cultura: depende gênero/espécie. Histopatologia: fragmento de lesão de pele de casos de *Rhodotorula* pode revelar estruturas leveduriformes ovais a arredondadas, circundada por fino halo claro com a área central frequentemente encocorada, medindo 4,0 a 9,5 μm, pela coloração de Gomori-Grocott. Identificação: meio cromogênico (auxiliar). Métodos de assimilação e fermentação de carboidratos (Vitek2, API etc.). Biologia molecular: MALDI-TOF.
Diagnóstico diferencial	Sepse bacteriana; criptococose e histoplasmose; fusariose disseminada.	Sepse bacteriana; candidíase invasiva; fusariose disseminada.	Sepse bacteriana; candidíase invasiva; hialoifomicose.	Sepse bacteriana; candidíase invasiva.
Tratamento	Equinocandinas.	Fluconazol e voriconazol.	Anfotericina B e a azólicos.	Fluconazol, voriconazol ou anfotericina B (depende de gênero/espécie).

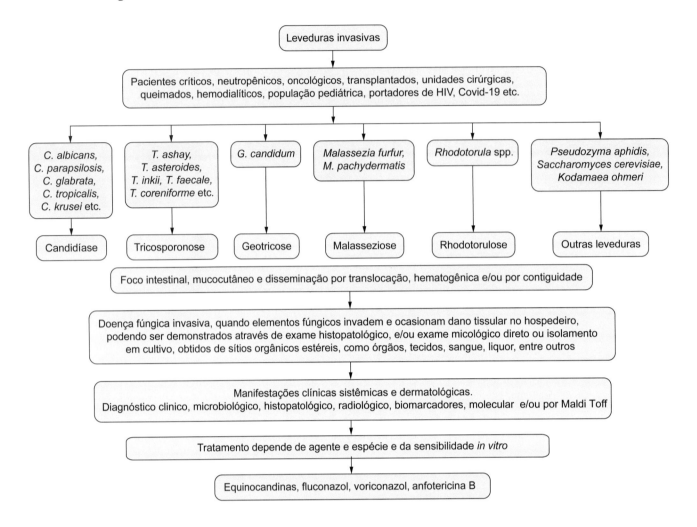

BIBLIOGRAFIA

Baddley JW, Winthrop KL, Chen L et al. Non-viral opportunistic infections in new users of tumor necrosis factor inhibitor therapy: results of the Safety Assessment of Biologic ThERapy (SABER) study. Ann Rheum Dis. 2014;73(11):1942-8.

Bongomin F, Gago S, Oladele RO et al. Global and multi-national prevalence of fungal diseases-estimate precision. J Fungi (Basel). 2017 Oct 18;3(4):57. doi: 10.3390/jof3040057.

Brown GD, Denning DW, Gow NA et al. Hidden killers: human fungal infections. Sci Transl Med. 2012;4(165):165rv113.

Brown GD, Denning DW, Gow NAR et al. Hidden killers: human fungal infections. Sci Transl Med. 2012 Dec 19;4(165):165rv13. doi: 10.1126/scitranslmed.3004404.

Donnelly JP, Chen SC, Kauffman CA et al. Revision and update of the consensus definitions of invasive fungal disease from the European Organization for Research and Treatment of Cancer and the Mycoses Study Group Education and Research Consortium. Clin Infect Dis. 2020;71(6):1367-76.

Firacative C. Invasive fungal disease in humans: are we aware of the real impact? Mem Inst Oswaldo Cruz. 2020 Oct 9; 115:e200430. doi: 10.1590/0074-02760200430.

Francisco EC, Almeida Junior JN, Queiroz-Telles F et al. Species distribution and antifungal susceptibility of 358 Trichosporon clinical isolates collected in 24 medical centres. Clinical Microbiology and Infection. 2019 Jul;25(7):909.e1e909.e5. doi: 10.1016/j.cmi.2019.03.026.

Hughes S, Troise O, Donaldson H et al. Bacterial and fungal coinfection among hospitalized patients with COVID-19: a retrospective cohort study in a UK secondary-care setting. Clin Microbiol Infect. 2020;26(10):1395-9.

Ioannou P, Papakitsou I. Kodamaea ohmeri infections in humans: a systematic review. Mycoses. 2020;63:636-43.

Ioannou P, Vamvoukaki R, Samonis G. Rhodotorula species infections in humans: a systematic review. Mycoses. 2019 Feb; 62(2):90-100.

Miceli MH, Diaz JA, Lee SA. Emerging opportunistic yeast infections. Lancet Infect Dis. 2011 Feb;11(2):142-51.

Queiroz-Telles F, Mercier T, Maertens J et al. Successful allogenic stem cell transplantation in patients with inherited CARD-9 deficiency. Journal of Clinical Immunology. 2019;39:462-9. doi: 10.1007/s10875-019-00662-z.

26 Micoses Oportunistas por Fungos Filamentosos

Flávio de Queiroz Telles Filho • Kátia Sheylla Malta Purim

Sinonímia: aspergilose pulmonar invasiva; hialoifomicose por *fusarium*; *Scedopioriose prolificans*; pseudoleschiríase; micoses por hifas hialinas; micoses por fungos negros; cladosporiose.

INTRODUÇÃO

Os fungos filamentosos constituem um grande número de agentes que se apresentam no meio ambiente como hifas hialinas ou pigmentadas, transmitidos por inalação ou implantação transcutânea de propágulos infectantes: conídios, esporos ou fragmentos de micélio. São fungos de baixo potencial virulento, não dimórficos, podendo, às vezes, colonizar o trato respiratório ou a superfície cutânea, sem invadir o tecido pulmonar ou o tegumento cutâneo.

Em hospedeiros gravemente imunossuprimidos ou submetidos a procedimentos invasivos, alguns fungos filamentosos podem invadir estruturas profundas dos órgãos ou tecido acometidos, causando doenças fúngicas invasivas (DFIs), associadas a fenômenos angioinvasivos, ocasionando quadros de infarto, necrose e hemorragia, como observados na aspergilose e fusariose invasivas, assim como na mucormicose, hialoifomicoses e feoifomicose. Algumas infeções anteriormente classificadas entre as hialoifomicoses, por sua emergência cosmopolita, principalmente entre pacientes imunodeprimidos, atualmente são denominadas lomentosporiose e scedosporiose, causadas respectivamente por *Lomentospora* (*Scedosporium*) *prolificans* e *Scedosporium apiospermum*.

ASPERGILOSE INVASIVA

A aspergilose invasiva (AI) é a principal DFI no cenário oncoematológico e também uma das formas mais letais de aspergilose, acometendo principalmente os pulmões e os seios da face nos quais determina lesões de caráter angio-invasivo. Fungos do gênero *Aspergillus* são onipresentes e causadores de amplo espectro de doenças em medicina humana e veterinária. O ambiente hospitalar alberga várias fontes de propágulos fúngicos infecciosos, particularmente os diminutos conídios de *Aspergillus* spp. que podem atingir a via respiratória de pacientes imunodeprimidos adultos e pediátricos.

A aspergilose pulmonar invasiva (API) está associada à neutropenia profunda e prolongada, resultante de regimes de intensa quimioterapia por períodos superiores a 10 dias, com contagem de neutrófilos inferior a 500 mℓ, assim como pacientes apresentando doença enxerto contra o hospedeiro (DECH). Pode se associar às taxas de mortalidade atribuída de aproximadamente 40 a 60%. A incidência de AI depende muito da doença de base e de seu tratamento. Por exemplo, em transplantados de órgãos sólidos, as taxas são de 1,8 a 2,7%. No Brasil, um estudo prospectivo de vigilância para detecção de DFI, realizado entre 2007 e 2009 em oito hospitais com centros de transplantes de células-tronco hematopoéticas (TCHs), revelou que a AI é a principal DFI em portadores de neoplasias hematológicas e receptores de TCH alogênico, com taxas de 17 e 2,2% respectivamente.

Na última década, cerca de 0,3 a 5,8% de pacientes críticos internados em UTIs têm sido diagnosticado com API. São indivíduos não neutropênicos, sob corticoterapia por doença pulmonar obstrutiva crônica (DPOC). A API também tem sido recentemente relacionada às viroses respiratórias causadas por espécies do vírus influenza e Sars-CoV-2.

Em geral, pacientes com AI desenvolvem manifestações respiratórias, decorrentes da angioinvasão pulmonar e consequente pneumonia acompanhada de áreas de infarto, necrose e hemorragia. Contudo, a doença pode se disseminar, acometendo o sistema nervoso central (SNC) e outros órgãos, além da pele. A aspergilose cutânea primária é rara, resulta da implantação traumática de *A. fumigatus* ou *A. flavus*, entretanto, manifestações cutâneas de fungemia podem ser observadas em pacientes com AI por *A. terreus* e *A. ustus*.

O diagnóstico de aspergilose invasiva é baseado em dados clínicos, segundo o órgão acometido, acompanhado de estudos epidemiológicos do paciente e de seus fatores de risco. O diagnóstico de AI comprovado só é possível pelo isolamento do fungo obtido de fragmento de tecido ou líquido estéril, uma vez que as hifas de *Aspergillus* quando observadas ao exame histopatológico e/ou micológico direto são transparentes, septadas e ramificadas em ângulo agudo, igual às de vários fungos hialinos, agente de hialoifomicoses. A macro e a micromorfologia permitem o diagnóstico de gênero da micose, já que atualmente, métodos moleculares são necessários para identificação correta das várias espécies crípticas existentes. A maioria dos pacientes com AI é diagnosticada por imagens de tomografia e biomarcadores, que aliados aos dados clínicos e epidemiológicos são considerados como "doença provável", justificando o tratamento com antifúngicos sistêmicos. O "sinal do halo" e "sinal da crescente" além de nódulos pulmonares associados ao teste de galactomanana positivo são considerados fundamentais para a comprovação diagnóstica.

O tratamento preferencial da AI é realizado com derivados triazólicos, como voriconazol ou isavuconazol, por via venosa ou oral. Alternativamente, as formulações lipídicas de anfotericina B podem também ser empregadas. Como profilaxia, tem sido recomendado o posaconazol oral, além de medidas protetivas como internamento dos pacientes em enfermarias protegidas por filtro HEPA (*high efficiency particulate arrestance*) capaz de reter os diminutos propágulos do fungo, evitando infecção por via respiratória.

FUSARIOSE INVASIVA

O gênero *Fusarium* é composto por várias espécies disseminadas no ambiente e consideradas importantes fitopatógenos, acometendo grande variedade de produtos agrícolas. Em humanos, causa amplo espectro de doenças, incluindo formas cutâneas e superficiais, como ceratites, onicomicoses e dermatomicoses,

além de micoses de implantação, micetomas, pneumonias e fungemias. Entretanto, a fusariose invasiva (FI) acomete principalmente adultos e crianças neutropênicos decorrentes de quimioterapia antineoplásica, receptores de TCH ou pacientes com DECH. Ao contrário dos países do hemisfério norte, onde a mucormicose é a segunda micose invasiva por fungo filamentoso mais prevalente, no Brasil, a fusariose e a aspergilose invasivas são mais frequentes. Os gêneros *Aspergillus* e *Fusarium* spp. compreendem várias espécies crípticas, agrupadas em complexos, identificadas por métodos de biologia molecular. As principais espécies agentes de FI são: *F. solani*, *F. oxysporum*, *F. verticiloides*, *F. proliferatum*, dentre outras. O complexo *F. solani*, inclui atualmente *F. falciforme*, antes classificado no gênero *Acremonium* (*A. falciforme*). Como a AI, a FI também determina fenômenos angioinvasivos nos pulmões e nos seios da face, além de poder se disseminar para vários órgãos, inclusive o SNC. As taxas de mortalidade associadas à FI podem ser superiores às da AI, podendo atingir 50 a 60%. Ao contrário da AI, cerca de 50% dos pacientes com FI podem apresentar lesões cutâneas polimórficas e hemocultura positiva. As lesões de pele, resultantes de fungemia são de início eritematopapulares, dolorosas, e evoluem para nódulos subcutâneo com ulceração e necrose cutânea, configurando o aspecto sugestivo de "lesão em alvo" e são comumente encontradas no tronco e nas extremidades (Figura 26.1).

Outra característica da FI, é que além da infeção por vias sinusal e pulmonar, lesões cutâneas e ungueais também podem servir como porta de entrada para FI, em pacientes imunossuprimidos. Portanto, todo paciente com terapia imunossupressora programada deverá passar por detalhado exame dermatológico para a detecção de lesões cutâneas suspeitas que possam servir de porta de entrada de fusariose.

Pacientes com FI, raramente apresentam o sinal do halo, ou seja, imagens tomográficas nodulares circundadas de atenuação em "vidro fosco". Porém, apresentam na maioria das vezes, o teste utilizando o biomarcador de galactomanana por ELISA, também positivo, como na AI. Em avaliação da galactomanana em pacientes com FI, Nucci et al. relataram a performance do teste em 18 pacientes com FI, obtendo resultados com sensibilidade de 83% e especificidade de 67%, respectivamente.

Capítulo 26 Micoses Oportunistas por Fungos Filamentosos

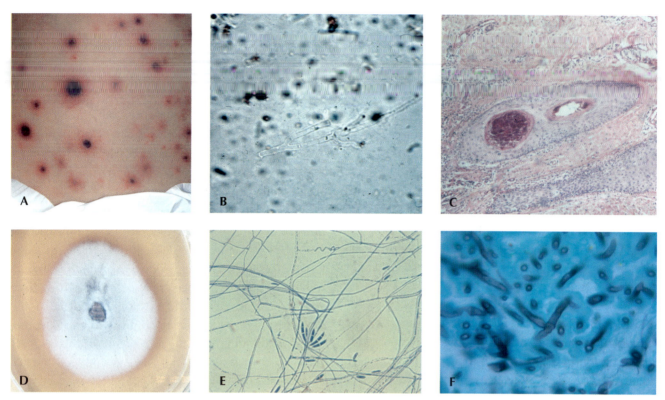

Figura 26.1 Lesões cutâneas na fusariose invasiva. **A.** Lesões cutâneas resultantes de fungemia em paciente pediátrico receptor de transplante de células-tronco. **B.** O exame a fresco em fragmentos de tecido digeridos por hidróxido de potássio revela hifas hialinas septadas com ramificação em 45° como outros agentes de hialoifomicoses. O exame histopatológico de lesões cutâneas de Fusariose resultantes de fungemia revela vasculite associada à proliferação de vasos capilares ectasiados contendo trombos de fibrina e hifas de *Fusarium* spp., **C.** Coloração PAS, aumento de ×200. **D.** Mostra colônia de crescimento rápido de *Fusarium* spp., obtida por biopsia de pele de paciente com Fusariose invasiva. A colônia tem aspecto cotonoso, sendo circundada por pigmento alaranjado. Em microcultivo, observam se macroconídios em forma de canoa ou banana, associados a hifas finas e delicadas, coradas por azul de algodão (**E**) (aumento de ×400). O aspecto histopatológico não é específico e suas hifas podem ser similares às de outros agentes de hialoifomicoses (**F**) (Gomori-Grocotti, aumento de ×1.000).

O diagnóstico de FI deve ser comprovado pelo exame histopatológico e microbiológico de fragmentos de lesões cutâneas, que podem ser biopsiadas por *punch*, mesmo em vigência de plaquetopenia. Os fragmentos devem sempre ser semeados em meios de cultivo de rotina para identificação de gênero e espécie do agente etiológico.

Não existem estudos clínicos comparativos para indicar o melhor esquema terapêutico para FI. Em geral, algumas espécies respondem a derivados triazólicos como voriconazol e isavuconazol, associados ou não às formulações lipídicas de anfotericina B. Pacientes com lesões cutâneas prévias por *Fusarium* spp. e que se tornarão neutropênicos ou serão submetidos a TCH, devem ter suas lesões cutâneas ou ungueais previamente tratadas. Importante observar que a resposta terapêutica e o prognóstico dos pacientes com FI depende muito da recuperação da neutropenia ou da pega medular, nos receptores de TCH.

LOMENTOSPORIOSE E SCEDOSPORIOSE

Entre as doenças fúngica invasivas por fungos filamentosos oportunistas, as infecções por *Scedosporium apiospermum* e *Lomentospora prolificans* têm emergido em indivíduos imunodeprimidos, principalmente devido à pressão seletiva determinada pela utilização ampla de profilaxia antifúngica causando DFIs graves, disseminadas e com índices de mortalidade superiores a 30 e 70%, para *S. apiospermum* e *L. prolificans*, respectivamente. Esses agentes são encontrados no solo e em águas poluídas, sendo que *S. apiosmermum* é frequentemente reconhecido como agente de eumicetomas de grãos brancos, agente mais comum dessa micose de implantação no Brasil. Entretanto, tanto *S. apiosmermum* como *L. prolificans* (*S. prolificans*) podem causar DFI grave em imunodeprimidos, incluindo pacientes oncoematológicos e receptores de transplante de órgãos sólidos e de células-tronco hematopoéticas (TCH). Ambos os agentes podem causar infecções pulmonares, sinusais, abdominais, neurológicas, osteoarticulares, endocardites e fungemia, além da pele e tecido celular subcutâneo. Esses agentes podem causar infecções graves com abscessos pulmonares e cerebrais em indivíduos que sofreram imersão em ambientes aquáticos e aspiraram água poluída ("síndrome do quase afogado"). Em relação às manifestações dermatológicas, embora possam resultar de inoculação traumática dos agentes, diferem dos eumicetomas por cursar com lesões nódulo ulcerativas, pápulas necróticas, lesões equimóticas ou ainda com linfangite, devendo ser diferenciadas da esporotricose linfocutânea. Os pacientes com acometimento cutâneo por *Scedosporium* ou *Lomentospora* geralmente apresentam certo grau de imunodepressão ocasionado por uso de corticoides ou outra terapia imunossupressora.

O diagnóstico deve ser sempre comprovado pelo isolamento do agente em cultivo e em amostras obtidas por biopsias, lavado broncoalveolares, aspirados de abscessos, sangue e liquor. Ao exame micológico direto e histopatológico, os elementos fúngicos dos agentes de scedosporiose e lomentosporiose são indistinguíveis dos de outros agentes de hialoifomicoses. Embora métodos sorológicos possam auxiliar na suspeição diagnóstica, eles não se encontram comercialmente disponíveis e não são utilizados na rotina.

Em relação ao tratamento, a scedosporiose pode ser tratada com itraconazol, voriconazol, posaconazol e possivelmente com isaconazol. Formas graves e disseminadas devem ser manejadas com formulações lipídicas de anfotericina B, nas doses de 3 a 5 mg/kg/dia. Já *L. prolificans* é resistente à maioria dos antifúngicos existentes, apresentando concentrações inibitórias mínimas (MIC) elevadas à maioria dos antifúngicos. Entretanto, há um antifúngico em fase de pesquisa clínica, o olorofim, pertencente a uma nova classe de antifúngicos.

HIALOIFOMICOSES

As hialoifomicoses, ou micoses por hifas hialinas, englobam todas as infecções por fungos que em vida parasitária se apresentam como hifas regularmente septadas e não pigmentadas, em geral, dicotomizando-se em ângulo de 45°. Em princípio, vários fungos oportunistas invasores, como *Aspergillus* spp., *Fusarium* spp., *L. prolificans* e *S. apiospermum*, podem se apresentar em material clínico como hifas hialinas septadas e ramificadas em ângulo agudo, e, portanto, antes de seu respectivo isolamento em cultivo e/ou identificação por métodos histoquímicos ou moleculares, as infecções por eles causadas devem ser denominadas hialoifomicoses. Entretanto, após a sua correta identificação microbiológica as doenças passam a ser denominadas aspergilose, fusariose, scedosporiose, lomentosporiose etc.

Com os avanços médicos, novas e intensas alterações dos mecanismos de resposta do hospedeiro, decorrentes de potentes esquemas de quimioterapia ou outras substâncias imunossupressoras, assim como novos procedimentos invasivos, ocorreram. Paralelamente, as ferramentas diagnósticas em microbiologia, associada a progressos de taxonomia molecular têm descoberto ou reclassificado muitos microrganismos, incluindo os fungos patogênicos e oportunistas.

A lista que envolve agentes de hialoifomicoses envolve dezenas de gêneros e espécies, incluindo os mais frequentes como *Acremonium* spp., *Penicillium* spp., *Paecylomyces* spp., *Scopulariopsis* spp., *Beauveria* spp., *Purporeocillium* spp., *Sarocladium* spp., *Gliomastix* spp., *Trichoderma* spp., entre outros.

Os agentes de hialoifomicoses têm origem ambiental e podem ser isolados de várias fontes na natureza, como ar, água e substratos orgânicos. São fungos de baixo potencial virulento, com pouca patogenicidade. Podem causar infecções superficiais, cutâneas e oculares em hospedeiros imunocompetentes ou não, sendo que as doenças graves e disseminadas ocorrem, essencialmente, em imunodeprimidos.

Paecylomyces e Purporeocillium

As principais espécies envolvidas são *Paecylomyces varioti* e *Purporeocillium lilacinum*, embora outras espécies menos frequentes possam ser identificadas, como agentes de hialoifomicoses. Espécies pertencentes a esses gêneros são muito resistentes a métodos de antissepsia e esterilização, sendo frequentemente relacionadas à infecção de órteses, próteses, válvulas cardíacas, derivações ventrículo-peritoniais, implantes de córnea e lentes de contato. Também estão associadas ao acometimento da pele e da lâmina ungueal, além do tecido subcutâneo, ossos, articulações, seios da face e pulmões. Formas disseminadas, em geral, ocorrem em imunodeprimidos. As manifestações cutâneas em imunodeprimidos são similares às observadas em pacientes com fusariose disseminada. O diagnóstico deve sempre ser comprovado por isolamento e identificação do agente. O tratamento deve incluir sempre o desbridamento cirúrgico e remoção de próteses contaminadas, além do uso sistêmico de antifúngicos. Apesar de a sensibilidade aos antifúngicos ser variada, os fármacos mais utilizados incluem os derivados triazólicos e a anfotericina B associada ou não a 5-fluorocitosina.

Acremonium, Gliomastix e Sarocladium

Fungos filamentosos do gênero *Acremonium* são isolados no ambiente, a partir do solo, água de esgoto, insetos e plantas. Com os métodos de taxonomia molecular, várias espécies de *Acremonium* foram transferidas para os gêneros *Gliomastix* e *Sarocladium*. Na maioria das vezes, as infecções humanas por espécies do gênero *Acremonium* ocorrem em imunocompetentes por implantação traumática, que determinam síndromes clínicas como micetomas e manifestações oculares como ceratite e endoftalmite, além de onicomicose, peritonite, ostemielite, meningite pós-anestesia peri ou epidural, endocardite valvar etc. As formas disseminadas com fungemia semelhantes a fusariose invasiva ocorrem em pacientes gravemente imunodeprimidos. Como *Fusarium* spp., *Acremonium* pode produzir microconídios *in vivo*, ocasionando lesões cutâneas ulceronecróticas metastáticas com vasculite.

As hifas hialinas septadas podem ser observadas à microscopia direta e também em cortes histopatológicos corados por hematoxilina-eosina (HE) ou ácido periódico de Schiff (PAS). O isolamento em cultivo e a identificação por métodos moleculares são necessários para correta identificação de gênero e espécie. O tratamento, em geral, é realizado com derivados triazólicos e ou anfotericina B.

As principais síndromes clínicas relacionadas aos fungos hialinos agentes de hialoifomicoses estão demonstradas no Quadro 26.1.

Quadro 26.1	Principais síndromes clínicas relacionadas com os fungos hialinos agentes de hialoifomicoses.	
	Principais manifestações	**Síndromes clínicas**
Fungos hialinos	**Imunocompetentes**	**Imunocomprometidos**
Aspergillus spp.	Micotoxicoses, formas alérgicas, otomicose, ceratites, cutânea, onicomicose, colonização intracavitária (bola fúngica) e sinusites	Sinusal invasiva, pulmonar invasiva e semi-invasiva, neuroaspergilose, aspergilose disseminada
Fusarium spp.	Cutânea, onicomicoses, ceratite, endoftalmite, sinusite, pneumonia, eumicetoma, artrite, osteomielite e tromboflebite	Cutânea, sinusite, pneumonia, cerebral, disseminada e fungemia
Mucorales spp.	Mucormicose de implantação: lesões de pele ulceronecróticas, fasceíte, doença intestinal e pneumonia	Mucormicose angioinvasiva, doença de implantação no tegumento cutâneo, rinossinusite, forma rinocerebral e pneumonia
Scedosporium apiospermum spp.	Otite, ceratite, endoftalmite, infecção de partes moles e de feridas cirúrgicas, eumicetoma, artrite, osteomielite, sinusite, "bola fúngica", pneumonia e síndrome do quase afogado	Pneumonia, sinusites, cerebral, forma disseminada e fungemia
Lomentospora prolificans spp.	Infecções ósseas e de partes moles pós-traumáticas ou pós-cirúrgicas	Lesões cutâneas, pneumonia, endocardite, doença neurológica, doença disseminada, fungemia, pneumonia,
Paecilomyces spp.	Ceratite, endoftalmite, peritonite, peritonite e lesões cutâneas	Pneumonia, nefrite, doença disseminada e fungemia
Acremonium spp.	Onicomicose, ceratite, eumicetoma, osteomielite, endocardite, peritonite, endocardite e meningite	Pneumonia e doença disseminada e fungemia
Scopulariopsis spp.	Ceratite, onicomicose, otomicose, sinusite e endocardite	Pneumonia e lesões cutâneas

FEOIFOMICOSES

O termo feoifomicose (micose por hifas escuras) engloba uma série de doenças causadas por ampla variedade de fungos de cor castanho-escura, em razão da presença de melanina na parede celular. Os agentes de feoifomicoses são atualmente denominados fungos melanizados ou fungos negros, anteriormente classificados como demácios, dematiáceos ou feoides. Diferentemente da cromoblastomicose, cuja principal característica é formar células muriformes (escleróticas) em vida parasitária e dos micetomas de grãos negros, os agentes de feoifomicose se apresentam com ampla variedade morfológica nos tecidos, como hifas pigmentadas septadas, hifas toruloides ou catenuladas e células vesiculares. Esses elementos estão presentes isoladamente ou em associação no material clínico (Figura 26.2).

A melanina (di-hidroxinafatleno-melanina) é análoga ao pigmento humano e um dos principais fatores de virulência e patogenicidade dos agentes de feoifomicoses. Apesar de estar presente em menor quantidade em outros fungos patogênicos, como *Cryptococcus* spp., *Paracoccidioides* spp., *Aspergillus niger*, *Scedosporium* spp. etc., sua alta concentração nos fungos melanizados, agentes de cromoblastomicose, micetomas e feoifomicoses, torna-os resistentes a uma extensa variedade de agentes físico-químicos, como

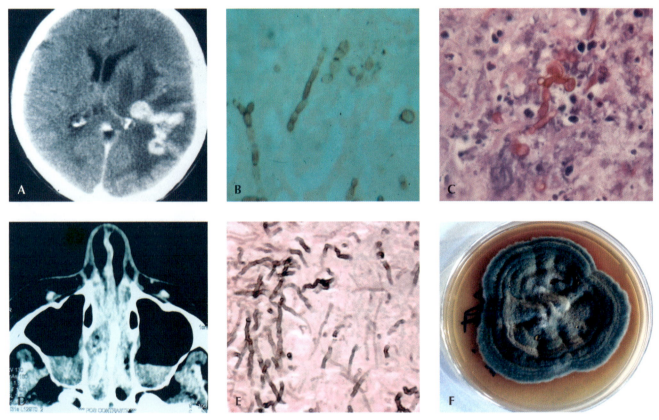

Figura 26.2 Aspectos clínicos e diagnósticos das feoifomicoses cerebral e rinossinusal. Feoifomicose cerebral em paciente imunocompetente. **A.** Tomografia de crânio, mostrando imagem multiloculada representando abscesso cerebral bocelado. **B.** A biopsia de congelação revelou elementos fúngicos melanizados, formando hifas septadas e catenuladas, células leveduriformes vesiculares (exame a fresco, aumento de ×600). **C.** Corte de tecido cerebral com hifas toruloides ou catenuladas em meio à área de necrose. PAS aumento de ×600. Rinossinusite invasiva por *Alternaria* spp. Em paciente receptor de transplante de cédulas tronco halogênico. **D.** A tomografia facial revela sinusite maxilar e etmoidal bilateral. **E.** Uma biopsia do seio mostra hifas melanizadas dicotomizadas e tortuosas técnica de Fontana-Masson aumento de ×600). **F.** O cultivo do conteúdo sinusal apresentou crescimento lento e colônia de textura velutina, de coloração cinza olivácea identificada como *Alternaria* spp. Os fungos melanizados são onipresentes na natureza, sendo sua taxonomia bastante dinâmica, devido as frequentes mudanças na nomenclatura de gêneros e espécies influenciadas pelas ferramentas de biologia molecular. Os agentes de feoifomicoses compreendem mais de 150 espécies de fungos pigmentados, classificados em aproximadamente 75 gêneros capazes de causar doenças em humanos e em outros animais. Quando cultivados, suas colônias apresentam textura velutina ou lanosa, de cor negra, marrom-escura ou cinza, pela alta concentração de pigmento melânico na parede celular de hifas e conídios.

metais tóxicos, compostos com radicais livres, hipoclorito, dessecação e radiação ionizante. No meio ambiente externo, a melanina protege os fungos melanizados contra fatores ambientais como a radiação ultravioleta, permitindo sobreviver mesmo sob a ação direta da luz do sol. Esse pigmento também protege os agentes do mecanismo oxidativo de células fagocitárias e inativa enzimas hidrolíticas, impedindo sua lise intracelular tanto por macrófagos como neutrófilos, o que poderia, em parte, explicar sua patogenicidade para indivíduos imunodeprimidos.

Os fungos melanizados possuem distribuição cosmopolita e integram a microbiota do solo e de alguns vegetais. Sua transmissão ao homem pode ser por contato superficial, inoculação traumática ou por meio das vias respiratórias sinusal ou pulmonar.

Manifestações clínicas das feoifomicoses

As feoifomicoses causam um vasto espectro de manifestações clínicas em humanos, podendo acometer hospedeiros hígidos ou imunocomprometidos. As formas mais frequentes da doença são a feoifomicose superficial ou *tinea nigra* e as feoifomicoses de implantação ou cisto feomicótico, já abordadas em outros capítulos desta obra. Em imunocompetentes, os fungos melanizados podem causar também envolvimento da pele e anexos epidérmicos, como outros fungos não dermatófitos, agentes de dermatomicoses e também acometimento ocular, como ceratite, endoftalmite e otomicose.

As formas sistêmicas e disseminadas, geralmente ocorrem em pacientes imunodeprimidos, mas também podem ser observadas em hospedeiros aparentemente hígidos. Além do envolvimento superficial cutâneo, subcutâneo e osteoarticular, os fungos melanizados podem acometer órgãos internos, principalmente os pulmões, os seios da face e o cérebro, causando abscessos cerebrais. Diferente das micoses sistêmicas endêmicas, em que geralmente há a disseminação a partir de um foco pulmonar primário, na feoifomicose o envolvimento de órgãos internos pode se dar a partir de lesões subcutâneas preexistentes ou de um foco pulmonar. Metade dos pacientes não apresenta evidências de imunodepressão ou doença de base, como em outras micoses invasivas. Entretanto as neoplasias hematológicas, a quimioterapia com medicamentos citotóxicos e o transplante de órgãos sólidos e de células-tronco hematopoéticas são referidos como fator predisponente da doença.

Pacientes imunodeprimidos, em especial os transplantados de órgãos sólidos que utilizam inibidores de calcineurina e corticoterapia, apresentam risco de disseminação hematogênica com comprometimento de cérebro, pulmao e trato digestivo. Embora a disseminação seja raramente observada em indivíduos imunocompetentes, foram relatadas infecções por alguns fungos como *Cladophialophora bantiana*, *Rhinocladiella mackenziei*, *Ochroconis gallopava*, *Bipolaris spicifera*, *Exophiala dermatitidis* e *Chaetomium strumarium*. O sítio orgânico mais acometido é o SNC, em geral como abscesso cerebral. Na revisão da maior casuística de feoifomicose cerebral, os autores encontraram *C. bantiana* como principal agente. Recentemente, *F. monophora* e *R. mackenziei* também emergiram como fungos neurotrópicos e causadores deste tipo de infecção. O quadro clínico é compatível com o dos abscessos cerebrais, podendo ser acompanhado de cefaleia, sinais neurológicos focais e convulsões. As formas meningíticas ou meningoencefalíticas de feoifomicose já foram descritas, porém não são comuns. A mortalidade observada nesses pacientes varia de 70 a 100%.

A infecção pulmonar por fungos melanizados ocorre geralmente em pacientes imunodeprimidos ou com alguma doença de base, ao contrário da feoifomicose cerebral. Clinicamente, a doença se manifesta como pneumonia, nódulos pulmonares ou menos frequentemente com lesões endobrônquicas que podem causar episódios de hemoptise. Entre as formas de sinusite por fungos melanizados, há uma forma alérgica, decorrente de fenômenos de hipersensibilidade e uma forma considerada invasora. Nesta forma, os elementos fúngicos invadem a mucosa dos seios da face e podem acometer o tecido ósseo adjacente.

Outras formas sistêmicas incluem o acometimento hepático, endocárdico, peritoneal e disseminado. Episódios de fungemia devido ao *E. jeanselmei* foram relatados em 23 pacientes com fatores predisponentes internados em um hospital terciário no Brasil. A água utilizada para preparação de soluções venosas foi o provável veículo da infecção. As principais síndromes clínicas relacionadas a fungos melanizados agentes de feoifomicose estão demonstradas no Quadro 26.2.

Diagnóstico laboratorial das feoifomicoses

O diagnóstico de feoifomicose depende da demonstração do agente em vida parasitária e somente a cultura revela o agente etiológico. A doença é caracterizada pela observação de elementos fúngicos parasitários de morfologia variada em diferentes

Micologia Médica

Quadro 26.2	Principais síndromes clínicas relacionadas com fungos melanizados agentes de feoifomicoses.

Forma clínica	Patógenos
Feoifomicose superficial	
Tinea nigra	Hortaea werneckii e Stenella araguata
Piedra negra	Piedraia hortae
Ceratite	Curvularia spp. Bipolaris spp. Exserohilum rostratum Lasiodiplodia spp.
Feoifomicose cutânea	
Dermatomicoses	Alternaria spp. Hendersonula toruloidea Taenionella stilbospora
Onicomicose	Scytalidium spp. Onychocola spp. Alternaria spp.
Feoifomicose subcutânea nodular, cística em placa etc.	Exopiala spp. Phialophora spp. Alternaria spp. Bipolaris spp. Cladophialophora bantiana
Feoifomicose sistêmica Sinusite invasiva Pulmonar Cerebral Disseminada	Curvularia spp., Alternaria spp., Bipolaris spp. Exophiala spp. Cladophialophora bantiana, Ramichloridium mackenzei Ochroconis spp., Fonsecaea monophora Chaetomium spp. Phialophora spp. Fonsecaea spp. Curvularia spp. Alternaria spp.

materiais clínicos. Esses elementos incluem células leveduriformes ou elementos vesiculares, pseudo-hifas, hifas septadas, hifas toruloides ou catenuladas, dentre outros. Essas formas podem ser vistas isoladamente ou em associação, e podem ser observadas em exame micológico direto a fresco, corado ou por meio de diferentes técnicas histológicas. Geralmente, a melanina da parede celular determina que os elementos apareçam naturalmente pigmentados ao microscópio óptico. Entretanto, alguns agentes podem ser hipopigmentados e se apresentarem como fungos hialinos.

Nesse caso, a técnica de Fontana-Masson (FM) é fundamental para revelar a presença da melanina da parede celular. Não é possível identificar o gênero ou a espécie do agente por observação das características microscópicas dos elementos fúngicos em vida parasitária. Para a correta classificação, os agentes devem ser isolados em cultivo, empregando-se os meios micológicos clássicos e métodos de taxonomia molecular.

Tratamento das feoifomicoses

Com exceção das formas superficiais e cutâneas, o tratamento da maioria das formas de feoifomicose deve ser sempre com antifúngico associado a métodos cirúrgicos, consistindo na drenagem de abscesso, remoção de cistos, curetagem de seios da face e remoção de tecidos infectados. Abscessos cerebrais e pulmonares devem ser amplamente drenados ou ressecados.

O tratamento é feito com os derivados triazólicos, incluindo o itraconazol, voriconazol, posaconazol e, possivelmente o isavuconazol, recentemente comercializado no Brasil. Dada sua boa penetração no SNC, voriconazol e isavuconazol podem ser empregados em casos de feoifomicose cerebral, além de estarem disponíveis por via oral e intravenosa. Alternativamente, pode-se utilizar anfotericina B, preferencialmente em formulação lipídica. Os fungos demácios em geral apresentam maior sensibilidade in vitro aos derivados triazólicos de segunda geração que a anfotericina B. Até o presente não há estudos comparativos publicados de eficácia terapêutica na feoifomicose. Desse modo, a escolha do melhor tratamento é baseada na experiência acumulada pela casuística publicada ou de estudos retrospectivos seriados. Igualmente, a experiência terapêutica em cromoblastomicose, doença também causada por fungos melanizados, é considerada quando se indica o tratamento atual das formas subcutâneas e sistêmicas da feoifomicose. O itraconazol na dose de 200 a 400 mg/dia é o tratamento mais utilizado. Sua utilização pode ser associada à terbinafina, 250 mg 2 vezes/dia ou ainda a 5-fluorcitosina, na dose de 100 mg/kg/dia. Para infecções refratárias, o posaconazol, na dose de 800 mg/dia pode ser eficaz. A anfotericina B deoxicolato ou lipídica pode ser empregada em formas sistêmicas ou disseminadas da feoifomicose, porém sem evidências que sua eficácia seja superior à dos derivados triazólicos. Não há experiência acumulada suficiente do uso de voriconazol em feoifomicose. Resultados in vitro sugerem que voriconazol atua em fungos demácios. Esse composto tem indicação potencial em feoifomicose cerebral, devido aos bons níveis obtidos no SNC.

RESUMO

Micose	Aspergilose invasiva	Fusariose invasiva	Lomentosporiose	Scedosporiose	Hialoifomicoses	Feoifomicoses
Sinonímia	Aspergilose pulmonar invasiva.	Hialoifomicose por *Fusarium*.	*Scedopioriose prolificans*.	Pseudoleschiríase.	Micoses por hifas hialinas.	Micoses por fungos negros, cladosporiose.
Epidemiologia	Pacientes críticos, neutropênicos, transplantados. DECH.	Pacientes críticos, neutropênicos, transplantados. DECH.	Pacientes críticos, neutropênicos, transplantados.	Pacientes críticos, neutropênicos, transplantados.	Pacientes críticos, neutropênicos, transplantados. DECH.	Pacientes críticos, neutropênicos, transplantados.
Etiologia	*Aspergillus* spp.	*Fusarium* spp.	*Lomentospora prolificans*.	*Scedosporium apiospermum*.		Fungos demácios.
Clínica	Aspergilose pulmonar invasiva, sinusite, meningite, osteoartrite, pielonefrite, cutâneas etc.	Fusariose pulmonar invasiva, sinusite, sepse e ulcerações cutâneas "lesão em alvo".	Infecções pulmonares, sinusais, abdominais, neurológicas, osteoarticulares, endocardites e fungemia.	Infecções pulmonares, sinusais, abdominais, neurológicas, osteoarticulares, endocardites e fungemia.	Sepse, infecções pulmonares, cutâneas etc. DECH.	Sepse, infecções pulmonares, rinocerebrais, cutâneas etc.
Diagnóstico laboratorial	Exame micológico direto: hifas septadas hialinas, 4 a 6 µm de diâmetro, ramificadas em ângulo agudo de até 45°.	Exame micológico direto. Hifas septadas hialinas e esporos septados transversalmente e em meia-lua.	Exame micológico direto e histopatológico: os elementos fúngicos dos agentes de scedosporiose e lomentosporiose são indistinguíveis dos de outros agentes de hialoifomicoses.	Exame micológico direto e histopatológico: os elementos fúngicos dos agentes de scedosporiose e lomentosporiose são indistinguíveis dos de outros agentes de hialoifomicoses.	Exame micológico direto: hifas septadas, hialinas, com ramificação em ângulo agudo.	Exame micológico direto: hifas septadas demácios.
	Cultura: rápido desenvolvimento de filamentos brancos-hifas – que se tornam verde a verde-acinzentado, com a formação de esporos.	Cultura: colônia inicialmente branca e coberta por um micélio aéreo plumoso que ao maturar produz um pigmento de cor lavanda a vermelho púrpura na superfície e no reverso.			Isolamento em cultivo e identificação por métodos moleculares são necessários para correta identificação de gênero e espécie.	Cultura: colônia filamentosa demácia inespecífica. Microscopia estruturas reprodutivas típicas de cada espécie.

(continua)

RESUMO (continuação)

Micose	Aspergilose invasiva	Fusariose invasiva	Lomentosporiose	Scedosporiose	Hialoifomicoses	Feoifomicoses
Diagnóstico laboratorial	Macro e micromorfologias permitem o diagnóstico de gênero.	Apresentam hifas hialinas, septadas, microconídios de 2 a 3 mm de diâmetro, e macroconídios com forma de banana ou foice.			Histopatologia: presença de elementos fúngicos.	Histopatologia: presença de elementos fúngicos.
	Histopatologia: presença de elemento fúngico.	Histopatologia.				
Diagnóstico diferencial	Hialoifomicose e fusariose.	Hialoifomicose e aspergilose.	Hialoifomicose, esporotricose e eumicetomas.	Hialoifomicose, esporotricose e eumicetomas.	Aspergilose, fusariose e scedosporiose.	Hialoifomicoses, lobomicose e esporotricose.
	Preferencial com voriconazol ou isavuconazol.	Algumas espécies respondem a voriconazol e isavuconazol, associados ou não às formulações lipídicas de anfotericina B.	Resistente a maioria dos antifúngicos, temos o olorofim em estudo.	Itraconazol, voriconazol, posaconazol formulações lipídicas de anfotericina B.	Triazólicos, formulações lipídicas de anfotericina B associado ou não a 5-fluorocitosina.	Exérese cirúrgica.
	Alternativo com formulações lipídicas de anfotericina B.					Derivados azólicos (itraconazol, voriconazol, posaconazol) e terbinafina.
Tratamento	Profilático com posaconazol.					Formulações lipídicas de anfotericina B.

DECH = doença do enxerto contra o hospedeiro.

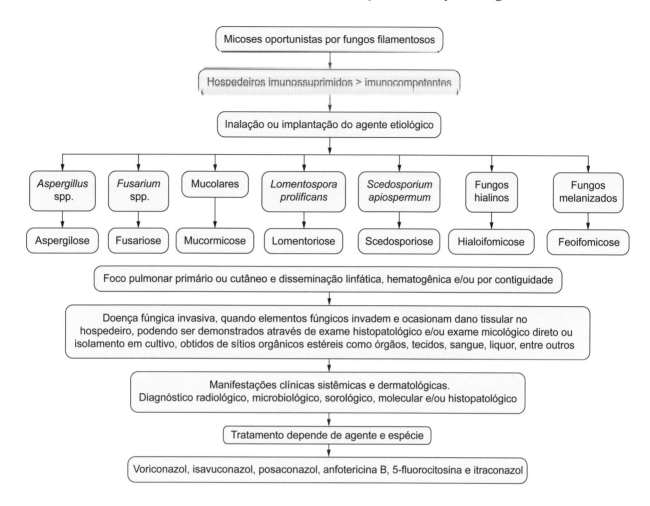

BIBLIOGRAFIA

Baddley JW, Winthrop KL, Chen L et al. Non-viral opportunistic infections in new users of tumour necrosis factor inhibitor therapy: results of the Safety Assessment of Biologic Therapy (SABER) study. Ann Rheum Dis. 2014;73(11):1942-8.

Badiee P, Hashemizadeh Z. Opportunistic invasive fungal infections: diagnosis & clinical management. Indian J Med Res. 2014 Feb;139(2):195-204.

Brown GD, Denning DW, Gow NA et al. Hidden killers: human fungal infections. Sci Transl Med. 2012;4(165):165rv113. Chowdhary A, Meis JF, Guarro J et al. ESCMID and ECMM joint clinical guidelines for the 2293 diagnosis and management of systemic phaeohyphomycosis: diseases caused by black fungi. Clin Microbiol Infect. 2014;20(Suppl 3):47-75.Donnelly JP, Chen SC, Kauffman CA et al. Revision and update of the consensus definitions of invasive fungal disease from the European Organization for Research and Treatment of Cancer and the Mycoses Study Group Education and Research Consortium. Clin Infect Dis. 2020;71(6):1367-76.Firacative C. Invasive fungal disease in humans: are we aware of the real impact? Mem Inst Oswaldo Cruz. 2020 Oct 9;115:e200430.Hughes S, Troise O, Donaldson H et al. Bacterial and fungal coinfection among hospitalized patients with COVID-19: a retrospective cohort study in a UK secondary-care setting. Clin Microbiol Infect. 2020;26(10):1395-9.Kohler JR, Hube B, Puccia R et al. Fungi that infect humans. Microbiol Spectr. 2017;5(3). doi: 10.1128/microbiolspec.FUNK-0014-2016.

McCarthy MW, Katragkou A, Iosifidis E et al. Recent advances in the treatment of scedosporiosis and fusariosis. J Fungi. 2018;4(2):73. doi: 10.3390/jof4020073.

Nucci M, Marr KA, Queiroz-Telles F et al. Fusarium infection in hematopoietic stem cell transplant recipients. Clin Infect Dis. 2004;38(9):1237-42.

27 Micoses de Importação

Kátia Sheylla Malta Purim • Flávio de Queiroz Telles Filho

INTRODUÇÃO

Micoses de importação são aquelas consideradas exóticas ou não autóctones das áreas endêmicas onde normalmente são observadas. Atualmente as micoses endêmicas são classificadas em dois grupos principais: (i) sistêmicas, quando adquiridas por via respiratória e de implantação; ou (ii) subcutâneas, quando adquiridas por inoculação do agente etiológico, através de um trauma transcutâneo. Todas essas micoses ocorrem em determinadas populações de maior risco epidemiológico, vivendo em áreas geográficas delimitadas. No Brasil, são observados casos autóctones da maioria das micoses endêmicas sistêmicas e de implantação. Entretanto, algumas das micoses sistêmicas endêmicas ainda não foram registradas no território brasileiro e são consideradas como doenças importadas, ou seja, adquiridas em outros países ou continentes onde ocorram de modo endêmico (Figura 27.1).

As micoses de importação são consideradas como doenças de viajantes que foram expostos às formas infectantes dos agentes etiológicos nas áreas endêmicas. Diversas categorias de indivíduos podem estar em risco, entre estas, operários, imigrantes, militares, atletas e, principalmente, turistas.

O Brasil recebe turistas, imigrantes e refugiados, e, em razão de seu grande contingente populacional, contribui com o crescente deslocamento humano internacional.

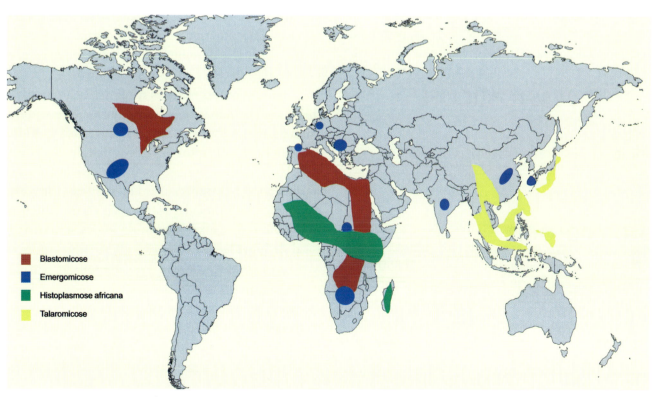

Figura 27.1 Distribuição geográfica das micoses de importação.

248 | **Micologia Médica**

O aumento das viagens intercontinentais amplia o risco de o indivíduo contrair essas infecções que têm potencial de mimetizar várias condições médicas, de modo que o manejo dos casos pode envolver dificuldades adicionais que podem levar meses e até anos, devendo, inclusive, ser identificadas em outros países. Controle, prevenção, vigilância sanitária e trabalho de equipes multiprofissionais são fundamentais para minimizar a carga da doença e para garantir melhor suporte ao paciente.

As micoses sistêmicas endêmicas, ainda sem casos autóctones no Brasil, são blastomicose (blastomicose norte-americana), talaromicose (peniciliose *marneffey*), emergomicose e histoplasmose africana. Todas podem apresentar manifestações cutâneas decorrentes de disseminação linfática, hematogênica ou por contiguidade, a partir de um foco primário pulmonar. O dermatologista desempenha importante papel no atendimento de doenças infecciosas que acometem a pele, podendo contribuir na orientação antes das viagens, na prevenção de riscos de adoecimento individual e coletivo e no seguimento especializado.

Neste capítulo, serão abordadas blastomicose, emergomicose e histoplasmose africana, uma vez que o Capítulo 22 discorre sobre a talaromicose. São apresentados sinonímias, epidemiologia, etiologia, clínica, diagnóstico laboratorial, diagnóstico diferencial e tratamento das referidas infecções fúngicas, bem como, recomendações para médicos e viajantes.

BLASTOMICOSE

> **Sinonímia:** doença de Gilchrist; doença de Chicago; blastomicose norte-americana.

EPIDEMIOLOGIA

A blastomicose é uma micose sistêmica, adquirida por via inalatória, causada por várias espécies crípticas de um fungo termodimórfico, *Blastomyces* spp. A doença atinge primariamente os pulmões, de onde pode se disseminar para qualquer sítio orgânico, principalmente a pele.

As regiões de risco geográfico para blastomicose na América do Norte são geralmente consideradas como sendo as zonas rurais do meio oeste, sudeste e centro-sul, nas províncias adjacentes aos Grandes Lagos e aos rios Saint Lawrence, Ohio e Mississippi, além das regiões de Quebec e Saskatchewan, no Canadá. Casos autóctones de blastomicose também têm sido relatados em 25 países africanos, cinco países do Oriente Médio e na Índia. Até hoje, não existem casos documentados originários da América do Sul, mas sim casos confundidos com outras micoses, como coccidiodomicose e paracoccidioidomicose.

Acomete homens a partir da quarta década de vida, principalmente os agricultores que trabalham com a terra, podendo afetar mulheres, crianças e jovens de ambos os sexos. Há relatos de surtos da doença relacionados a grandes projetos de construções nas áreas endêmicas.

ETIOLOGIA

Com a aplicação de métodos moleculares, a taxonomia dos fungos foi significativamente alterada e a espécie inicialmente considerada como *B. dermatitidis*, na verdade constitui um mosaico de espécies geneticamente diversas como *B. dermatitidis*, *B. gilchristii*, *B. helicus*, *B. parvus*, *B. percursos*, entre outras, que podem determinar a doença em áreas geograficamente distintas. Amostras ambientais de *B. dermatitidis* isoladas nos EUA sugerem que o hábitat do fungo seja o solo e os diferentes tipos de matéria orgânica mesclados ao solo de abrigos de animais domésticos (equinos, cães, coelhos e galinhas) e silvestres (castores).

Como em outras micoses sistêmicas, não há transmissão entre humanos ou entre outros reservatórios animais, mas sempre a partir da inalação de conídios presentes em substratos orgânicos de fontes ambientais. Uma vez no pulmão, o fungo provoca doença localizada ou disseminada. Há registros de casos esporádicos de inoculação traumática do fungo na pele, com o desenvolvimento de lesões solitárias no local de inoculação.

O período de incubação é indeterminado, podendo ser de semanas nas formas agudas, a anos nas lesões crônicas. A evolução dos casos varia em extensão e gravidade dependendo da resposta do hospedeiro. A disseminação hematogênica pode acometer a pele, próstata, epidídimo, testículos, rins, vértebras, extremidades de ossos longos, tecido subcutâneo, cérebro, mucosa oral ou nasal, tireoide, linfonodos e medula óssea.

CLÍNICA

As manifestações clínicas variam de infecções subclínicas a formas pulmonares agudas ou crônicas, até pneumonia multilobar fulminante e insuficiência respiratória aguda. Casos disseminados são observados em pacientes transplantados ou com AIDS.

As lesões cutâneas da blastomicose resultam da disseminação hematogênica, a partir de outros focos, principalmente dos pulmões, o que pode ocorrer em 18% dos casos. Quando o foco original não é evidenciado, o diagnóstico é realizado pelo achado do fungo nas lesões nodulares, ulceradas ou verruciformes da pele. Nas lesões cutâneas secundárias não há linfangite satélite.

Nas situações de inoculação traumática, observa-se lesão papular ou pustular no local de inoculação com desenvolvimento de linfangite ascendente, similar à esporotricose linfocutânea ou à leishmaniose cutâneo-linfática, por *Leishmania guyanensis*. A blastomicose de implantação é limitada aos linfáticos do membro acometido, e pode ser autorresolutiva, sem requerer tratamento específico.

As formas agudas e crônicas da blastomicose com acometimento pulmonar e disseminação para qualquer órgão se assemelham à paracoccidioidomicose e à coccidioidomicose, esta última endêmica nas áreas semiáridas da Região Nordeste brasileira, diferindo por sua alta frequência de lesões cutâneas.

DIAGNÓSTICO LABORATORIAL

A partir da anamnese detalhada para identificar exposição presumida ao fungo, o exame clínico pode ser complementado por meio de imagens de tórax, exame micológico direto e cultivo de amostras clínicas como escarro, lavado broncoalveolar, liquor, sangue, urina, raspados da pele e de outros tecidos infectados. A maneira mais assertiva de diagnosticar essa infecção é pelo cultivo e pela demonstração do fungo em cortes histológicos das lesões, por técnicas como Grocott-Gomori, ácido periódico de Schiff (PAS), hematoxilina-eosina (HE) ou Papanicolaou.

▶ **Blastomyces dermatitidis.** É um fungo termicamente dimórfico que existe nos tecidos e a 37°C sob a forma de levedura. Na natureza ou a 25°C, apresenta-se como fungo filamentoso de coloração branca. As células leveduriformes de *Blastomyces* spp. são semelhantes às do *Paracoccidioides* spp. diferindo por apresentar brotamento único e de base larga.

O exame micológico direto clarificado com hidróxido de potássio pode ser realizado em raspado ou fragmentos de lesões acessíveis, escarro e urina. As células são arredondadas, de 8 a 10 μm, com brotamento unipolar típico de base ampla.

A cultura pode ser obtida por incubação em meios com ou sem antibióticos, à temperatura ambiente ou de 35 a 37°C. Como o fungo é de crescimento lento, os cultivos devem ser mantidos por até 4 a 6 semanas para depois proceder o seu correto descarte.

O exame anatomopatológico revela hiperplasia pseudoepiteliomatosa com microabscessos e presença de células gigantes, podendo ser encontrados na epiderme e na derme com granuloma epitelioide neste local.

O diagnóstico sorológico pode ser realizado por métodos comercialmente disponíveis, como reação de imunodifusão dupla, teste imunoenzimático (ELISA) e detecção de antígenos circulantes, ou ainda pela demonstração do DNA de *Blastomyces* spp. por PCR. Este último não disponível comercialmente.

Embora a blastomicose possa ser causada por espécies geneticamente distintas em diferentes regiões geográficas do planeta, não há necessidade de identificação molecular dessas espécies para fins terapêuticos.

DIAGNÓSTICO POR IMAGENS

Todos os pacientes com suspeita de blastomicose devem ser examinados por radiologia convencional ou tomografia de tórax. Os achados são inespecíficos e podem revelar infiltrados lobares esparsos, nódulos, massas ou cavitações, semelhantes à tuberculose. A investigação de formas neurológicas da doença requer imagens por ressonância magnética.

DIAGNÓSTICO DIFERENCIAL

Devido ao seu polimorfismo, a blastomicose pode confundir-se com outras micoses sistêmicas endêmicas na América Latina, como a histoplasmose, a paracoccidioidomicose e a coccidioidomicose. Entre as doenças bacterianas, destacam-se a tuberculose, micobacterioses atípicas, nocardiose, actinomicose, antraz, tularemia e pioderma gangrenoso, além do câncer de pele.

TRATAMENTO

O tratamento da blastomicose depende da gravidade da infecção. Para casos leves a moderados, indica-se itraconazol 200 mg, via oral, 3 vezes/dia, durante 3 dias, e depois 200 mg 1 vez/dia ou 2 vezes/dia durante 6 a 12 meses. Para pacientes com doença leve e intolerância ao itraconazol, pode-se administrar fluconazol 400 a 800 mg, via oral, 1 vez/dia.

Para casos graves com risco de vida, as diretrizes da Infectious Diseases Society of America indicam tratamento intravenoso com anfotericina B em formulação lipídica na dose de 3 a 5 mg/kg, 1 vez/dia, ou com desoxicolato de anfotericina B 0,7 a 1,0 mg/kg, 1 vez/dia, por 1 a 2 semanas ou até observação de melhora; a terapia é então alterada para itraconazol oral 200 mg, 3 vezes/dia, por 3 dias, e, depois, para 200 mg, 2 vezes/dia, por cerca de 12 meses.

Gestantes, indivíduos com comprometimento do sistema nervoso central (SNC) e imunocomprometidos são tratados com anfotericina B lipossomal intravenosa, na mesma dosagem usada para infecção potencialmente fatal. Triazólicos são contraindicados na gestação.

Voriconazol, posaconazol e isavuconazol apresentam potencial terapêutico para blastomicose, contudo há poucos estudos. Voriconazol se mostrou eficaz para blastomicose refratária ou para indivíduos com comprometimento do SNC.

EMERGOMICOSE

Sinonímia: emonsiose.

EPIDEMIOLOGIA

A emergomicose é uma doença recentemente descrita, disseminada e frequentemente fatal em hospedeiros imunocomprometidos, causada por fungos termodimórficos do gênero *Emergomyces*. Essa enfermidade foi anteriormente referida como sendo causada por espécies de *Emmonsia* spp., agora reclassificada como *Emergomyces* spp. Atualmente, há cinco espécies de *Emergomyces* spp., relatadas como agentes de doença em pacientes imunodeprimidos, em países da América do Norte, Europa, Ásia e África.

Em 2017, após uma revisão taxonômica embasada em biologia molecular, vários fungos dimórficos semelhantes a *Emmonsia* spp. causando doenças sistêmicas humanas foram reclassificados em um novo gênero, *Emergomyces*, na ordem de *Onygenales*. A doença causada pela infecção por *emergomyce*s foi chamada de emergomicose (anteriormente denominada emonsiose).

Atualmente, cinco espécies de *Emergomyces* foram reconhecidas: (i) *Emergomyces pasteurianus* (anteriormente *Emmonsia pasteuriana*) com infecções relatadas na Itália, Espanha, França, Holanda, Índia, China, África do Sul e Uganda, e (ii) *Emergomyces europaeus* na Alemanha; (iii) *Emergomyces canadensis*, na América do Norte, implicado em quatro casos de micoses disseminadas em pacientes imunocomprometidos; (iv) *Emergomyces orientalis*, com infecção descrita em um homem previamente saudável na China; (v) *Emergomyces africanus*, no sul da África, causa da maior carga de doenças relatadas.

Estudos em busca de um reservatório ambiental para espécies de *Emergomyces* têm enfocado *E. africanus*, que foi detectado em vários hábitats de solo e em amostras de ar da Cidade do Cabo, na África do Sul. *E. africanus* foi implicado em dezenas de casos de doença disseminada em pacientes com estágios avançados de HIV e mortalidade significativa.

Emergomyces canadensis é uma das várias espécies recentemente reconhecidas em *Emergomyces*, nas regiões central e ocidental da América do Norte, e deve ser considerada em hospedeiros imunocomprometidos com doença sistêmica. Investigações ainda são necessárias para melhor compreender a epidemiologia e a prevalência da doença causada por *Emergomyces* spp. na América do Norte e globalmente.

ETIOLOGIA

Como ocorre com outros fungos dimórficos, agentes de micoses sistêmicas, presume-se que haja a inalação de conídios, seguida por uma transformação dependente da temperatura interna do organismo humano para uma fase semelhante à de levedura, acompanhado por disseminação linfática e hematogênica intrapulmonar e extrapulmonar, quase sempre em imunodeprimidos.

Ainda não está claro se esses fungos realmente surgiram ou se só agora são reconhecidos por causa de um aumento no número de hospedeiros suscetíveis, capacidade melhorada de microbiologia e/ou disseminação da adoção de técnicas de identificação molecular em laboratórios clínicos e de pesquisa.

Existem muitas questões não resolvidas sobre as espécies de *Emergomyces* e sua verdadeira extensão geográfica que permanece especulativa, devido aos relatos esporádicos de doenças em áreas com capacidade de diagnóstico micológico. Lacunas de conhecimento incluem a biologia do fungo, a fisiopatologia e o manejo da doença. Pesquisas para entender a patogênese da doença e a imunologia da infecção estão em andamento.

CLÍNICA

O quadro clínico clássico é de doença disseminada, frequentemente com envolvimento pulmonar e cutâneo, em indivíduos imunocomprometidos, com infecção pelo HIV, transplante de órgãos sólidos, malignidades hematológicas e uso de imunossupressores. As lesões cutâneas resultantes de fungemia ocorrem em 95% dos casos relatados.

A maioria dos pacientes com *Emergomyces africanus* apresenta lesões cutâneas disseminadas, como pápulas, placas, nódulos ou úlceras. A doença pulmonar é comum e geralmente os pacientes apresentam anormalidades na radiografia de tórax, incluindo doença reticulonodular difusa, consolidação, efusões e/ou linfadenopatia. Outros órgãos podem ser acometidos, como os do trato gastrintestinal, fígado, nódulos linfáticos e medula óssea. Doença pulmonar limitada é rara e foi observada em um único caso causado por *E. europaeus*, nas outras espécies verifica-se doença disseminada.

DIAGNÓSTICO LABORATORIAL

O diagnóstico de emergomicose é obtido por isolamento em cultivo de vários espécimes clínicos, principalmente da pele, pulmão e hemocultivo. Ao exame histopatológico, observam-se pequenas leveduras (2 a 5 μm) com brotamento de base estreita, que pode ser confundido com *Histoplasma capsulatum*. O diagnóstico é confirmado por cultura de espécies de *Emergomyces* de amostras clínicas e, em casos de culturas negativas, utiliza-se PCR de tecido afetado fresco. Também é possível utilizar amplificação e sequenciamento de ácidos nucleicos de material proveniente de biopsia de lesão cutânea.

Espécies de *Emergomyces* crescem prontamente em meio fúngico padrão como ágar Sabouraud, ágar extrato de malte ou ágar batata dextrose, incubado em 24 a 30°C e só podem ser identificadas por métodos moleculares. As colônias são brancas amareladas a bronzeado, inicialmente glabras, tornando-se pulverulentas, ligeiramente em relevo e enrugadas atingindo diâmetros de 2,5 a 3,5 cm em 3 semanas.

Microscopicamente, *Emergomyces* spp. são caracterizados por conidióforos delgados que surgem de hifas em ângulos retos e formam conidióforos secundários, semelhantes a "pequenas flores", curtos, com pequenos conídios subesféricos únicos. A conversão da fase de "mofo" ou filamentosa para a fase de levedura ocorre prontamente quando as colônias são semeadas em ágar batata dextrose ou ágar de extrato de malte e incubado a 35°C.

Os microbiologistas clínicos devem estar cientes de que espécies de *Emergomyces* podem apresentar reação cruzada com uma sonda de DNA comercial para *B. dermatitidis*. Não há sorologia sensível ou específica, testes nem biomarcadores para o diagnóstico de emergomicose, embora a reatividade cruzada possa ser observada com testes para infecções fúngicas relacionadas. Espécies de *Emergomyces* podem apresentar reação cruzada com testes de antígeno urinário de *Histoplasma*, entretanto um teste negativo não pode excluir o diagnóstico.

O desenvolvimento de testes diagnósticos viáveis para emergomicose deve ser priorizado para permitir o diagnóstico em locais onde a doença está disseminada e para detectar a presença dela em outros lugares para fins de vigilância epidemiológica.

DIAGNÓSTICO DIFERENCIAL

Micoses sistêmicas endêmicas, como histoplasmose, paracoccidioidomicose, coccidioidomicose e a leishmaniose cutânea difusa.

TRATAMENTO

O tratamento da emergomicose segue as diretrizes da prática clínica para o manejo de outras infecções fúngicas dimórficas em hospedeiros imunocomprometidos. Especificamente, o tratamento deve incluir anfotericina B (formulação lipídica 3 a 5 mg/kg ou desoxicolato 0,7 a 1,0 mg/kg) por 1 a 2 semanas, seguido por itraconazol (ou outro triazólico mais novo) por pelo menos 12 meses, dependendo da reconstituição imune.

Além disso, dados *in vitro* sugerem que a resistência ao fluconazol é comum, mas a suscetibilidade a outros triazóis e anfotericina B é geralmente preservada. Entre as pessoas infectadas pelo HIV com emergomicose que fazem terapia antirretroviral (ART), o momento ideal de início de ART (ou modificação) não foi estabelecido.

HISTOPLASMOSE AFRICANA

> **Sinonímia:** histoplasmose *duboisii*.

EPIDEMIOLOGIA

A histoplasmose africana é uma micose endêmica do continente africano, de evolução crônica, natureza granulomatosa e supurativa envolvendo a pele, tecido subcutâneo, gânglios linfáticos e ossos; raramente afeta pulmões e outros órgãos. É causada pelo *Histoplasma capsulatum* var. *duboisii* que, ao contrário do *H. capsulatum* var. *capsulata,* apresenta-se em sua forma parasitária como leveduras grandes, ovoides e extracelulares. Trata-se de micose sistêmica de primatas africanos, tendo sido descrita em macacos babuínos e no homem. A histoplasmose africana é endêmica na África Central e ocidental entre o deserto do Saara e o rio Zambeze e em Madagascar. A maioria dos casos foi descrita na Nigéria, Zaire, Uganda, Senegal, Gabão e Quênia. Casos esporádicos têm sido encontrados na Europa em imigrantes africanos, em militares e outros indivíduos com passagens por áreas da micose no continente africano.

Acomete predominantemente adultos na terceira e quarta décadas de vida que vivem ou visitam as áreas endêmicas. Homens são afetados com mais frequência do que mulheres (2:1); embora raro na infância, ambos os sexos são igualmente acometidos. O aumento das viagens e migrações pode estar contribuindo para mudanças no padrão epidemiológico dessa infecção.

ETIOLOGIA

O fungo *H. capsulatum* var. *duboisii* foi isolado de fezes de morcego e em grutas de zona tropical úmida de países africanos. Acredita-se que seja adquirido por inalação pela contaminação aérea do solo ácido contendo excrementos de morcegos e, raramente, por inoculação direta.

O período de incubação é variável de meses a décadas. O fungo pode permanecer viável por muitos anos nos tecidos sem evidência clínica de doença. A maioria das exposições ao fungo resulta em infecção subclínica limitada à pele e ao tecido subcutâneo, porém a doença disseminada pode ocorrer principalmente em indivíduos com algum tipo de imunodeficiência.

CLÍNICA

A variedade *duboisii* apresenta tropismo por linfonodos, pele e ossos, sendo classicamente associada a lesões cutâneas. Suas principais apresentações são: (i) forma localizada, com lesões escassas e sem envolvimento sistêmico e (ii) forma disseminada, com múltiplas lesões cutâneas, febre, perda de peso, anormalidades hematológicas, comprometimento ósseo, linfático e visceral (fígado, baço e rins).

Poucos casos cursam com acometimento pulmonar e neurológico. Infecções pulmonares, urinárias e intestinais apresentam mau prognóstico.

As lesões cutâneas únicas ou múltiplas ocorrem principalmente em tronco e face, com aspecto papulonodular e coloração eritêmato-violácea, que rapidamente ulceram e se recobrem de crostas hemáticas. As manifestações osteoarticulares surgem em metáfises de ossos longos, crânio, costelas e vértebras, podendo simular doença de Pott, e as imagens radiológicas ósseas revelam aspecto osteolítico. As formas com envolvimento ganglionar apresentam linfadenopatia de qualquer cadeia ganglionar, com ou sem fistulização, e podem se assemelhar à paracoccidioidomicose.

Casos de histoplasmose africana com apenas lesões de pele ou ósseas isoladas podem ter curso indolente e melhora espontânea. Nas situações disseminadas, o curso é progressivo e pode ser fatal quando há envolvimento visceral. A histoplasmose africana muitas vezes acomete pacientes que já sofrem de tuberculose, esquistossomose, desnutrição, leishmaniose ou AIDS, sendo que a história de exposição a locais possivelmente contaminados é peça fundamental para o diagnóstico.

DIAGNÓSTICO LABORATORIAL

O agente *H. capsulatum* var. *duboisii* mede em média 12 a 15 μm de comprimento, por 4 a 7 μm de largura sendo de fácil visualização microscópica durante o exame micológico em preparações a fresco, sem necessidade de uso da objetiva de imersão. As leveduras são grandes, com paredes espessas, refringentes à luz em preparações a fresco e em cortes corados, possuem brotamento único se unindo à célula-mãe por um colo delgado.

Quando isolado em cultivo, a fase filamentosa de *H. capsulatum* var. *duboisii* é indistinguível da variedade *capsulatum,* do mesmo modo que sua forma sexuada ou teleomórfica, *Ajellomyces capsulatus*. A fase filamentosa pode ser induzida a transformar-se em leveduriforme, por alteração de temperatura e mudança de meio de cultivo, assim como por inoculação em modelos experimentais. Portanto, são as formas leveduriformes que definem o diagnóstico microbiológico.

A histoplasmose africana difere da histoplasmose clássica pelo agente *H. capsulatum* var. *duboisii*, apresenta formas leveduriformes teciduais ovalares e grandes, ao contrário de *H. capsulatum* var. *capsulatum* que se apresenta intracelularmente como leveduras pequenas (< 3 μm), com ou sem brotamento unipolar.

A histopatologia demonstra a presença de granulomas epitelioides, de aspecto sarcoide e microrganismos. Técnicas como Gomori-Grocott e PAS podem ser necessárias para melhor visualização do fungo dentro e fora do macrófago em meio à lesão granulomatosa com ou sem necrose caseosa.

A radiografia e a tomografia computadorizada do tórax podem mostrar infiltrados intersticiais nos ápices pulmonares com cavitações de paredes espessas, raramente ocorre derrame pleural. As imagens pulmonares e de outros órgãos acometidos podem auxiliar no diagnóstico, monitoramento da resposta à terapia e na detecção de recorrência.

DIAGNÓSTICO DIFERENCIAL

Devido à heterogeneidade das manifestações clínicas, a histoplasmose africana deve ser diferenciada de histoplasmose clássica, osteomielite, tuberculose, micobacteriose atípica, leishmaniose, sífilis, doença da arranhadura do gato, criptococose e esporotricose.

Embora rara, a histoplasmose africana deve ser lembrada como possível diagnóstico das doenças infecciosas em pacientes nascidos na África, trabalhadores ou viajantes deste país que tenham apresentação clínica, micológica e radiológica compatível. As diferentes exposições epidemiológicas devem ser usadas para orientar as avaliações diagnósticas e o tratamento.

TRATAMENTO

A terapêutica varia de acordo com a síndrome clínica e o estado imune do hospedeiro. As formas graves de histoplasmose africana são tratadas com anfotericina B e em seguida com itraconazol. As demais formas são tratadas com itraconazol, 200 a 400 mg/dia. Novos triazólicos como posaconazol, voriconazol e isavuconazol

possuem ação potencial na doença, porém há poucos estudos clínicos.

Recomendações para médicos e viajantes

Nas últimas décadas, os movimentos migratórios e os deslocamentos para trabalhar, estudar, participar de competições, praticar ecoturismo, ter lazer ou por outros motivos aumentaram e isso implica contatos variados com fatores potencialmente agressivos à saúde. Em diversos países e regiões existem doenças endêmicas e condições propícias para desenvolvimento e transmissão de agentes infecciosos.

A exposição ambiental a esporos de fungos patogênicos pode resultar em síndromes subclínicas e não reconhecidas, manifestações alérgicas e doenças localizadas ou disseminadas, com curso agudo, subagudo ou crônico e, por vezes, até mesmo fatais.

Com o intuito de proteger a saúde dos brasileiros e dos estrangeiros que viajam pelo Brasil ou ao exterior, o Ministério da Saúde disponibiliza o portal Saúde do Viajante no site www.saude.gov.br/viajante (http://antigo.saude.gov.br/saude-de-a-z/saude-do-viajante), em três idiomas (português, inglês e espanhol), com orientações para preparação, durante e após a viagem. (Quadro 27.1).

A consulta médica pré-viagem deve incluir profilaxia e avaliação dos fatores de risco mais importantes para o destino da viagem. Recomenda-se planejamento estratégico e personalizado das medidas a serem adotadas contra infecções e demais riscos antes da viagem, no itinerário, nas atividades programadas e no retorno. Aconselhamento e avaliação pós-viagem também são fundamentais, em especial, para crianças, gestantes, idosos e pacientes imunossuprimidos (http://www.sbmviagem.org.br/).

Ações permanentes de controle da importação e exportação de doenças devem ser estimuladas e os viajantes devidamente orientados a respeitar as recomendações das autoridades locais e buscar evidências atualizadas a respeito dos riscos e da prevenção das doenças infecciosas em fontes científicas oficiais.

A educação médica continuada para aumentar a compreensão da extensão geográfica, reconhecimento dos casos, recursos de diagnóstico e tratamento das micoses endêmicas é fundamental para evitar disseminação dessas infecções e cuidar de modo apropriado daqueles que as tenham adquirido.

254 Micologia Médica

> **Quadro 27.1** *Sites* de interesse em saúde para uma viagem mais segura.

Viajante, saiba sobre os riscos de doenças e as medidas preventivas:
- Ministério da Saúde – Portal Saúde do Viajante www.saude.gov.br
  http://antigo.saude.gov.br/saude-de-a-z/saude-do-viajante
- Agência Nacional de Vigilância Sanitária (ANVISA) https://www.gov.br/anvisa/pt-br
- Organização Mundial da Saúde (OMS) https://www.who.int/eportuguese/publications/pt/

RESUMO

Micose	Blastomicose.	Emergomicose.	Histoplasmose africana.	Talaromicose.
Sinonímia	Doença de Gilchrist, doença de Chicago, blastomicose norte-americana.	Emonsiose.	Histoplasmose *duboisii*.	Peniciliose *marneffei*.
Agentes	*Blastomyces dermatitidis*; *B. gilchristii*; *B. helicus*; *B. parvus*; *B. percursus*; *B. emzantsi*.	*Emergomyces africanus*; *E. canadensis*; *E. pasteurianus*; *E. europaeus*; *E. orientalis*.	*Histoplasma duboisii*.	*Talaromyces marneffei*.
Distribuição geográfica continental	América do Norte e África.	África, América do Norte, Europa e Ásia.	África.	Ásia.
Fator de risco	–	AIDS.	–	AIDS.
Clínica	Doença localizada ou disseminada. Quadros pulmonares agudos e crônicos, e alta frequência de lesões cutâneas.	Doença cutâneo-pulmonar disseminada. Pápulas, nódulos, úlceras e linfadenopatia.	Doença localizada ou disseminada. Lesões papulonodulares eritêmato-violáceas ulceradas e linfadenopatia.	Doença cutâneo-pulmonar disseminada. Lesões papulonodulares eritematosas, com umbilicação necrótica central.
Diagnóstico laboratorial (micológico)	Exame micológico direto: células arredondadas, de 8 a 10 mm, com brotamento unipolar típico de base larga. Cultura: colônias esbranquiçadas, de crescimento lento.	Exame direto: conidióforos delgados que surgem de hifas em ângulos retos e formam conidióforos secundários, semelhantes a "pequenas flores", curtos, com pequenos conídios subesféricos únicos. Cultura: colônias brancas amareladas a bronzeado, inicialmente glabras, tornando-se pulverulentas, ligeiramente em relevo e enrugadas.	Exame direto: leveduras grandes ovalares, paredes espessas, refringentes, brotamento único, unindo-se à célula-mãe por colo delgado. Cultura: colônia branca aérea, microconídios, macronídios tuberculados e cobertos por projeções espiculadas. Micélio hialino, ramificado e septado, microconídios piriformes de paredes lisas.	Exame direto: micélios mostram hifas septadas com conidióforos laterais e terminais. Cultura: fase filamentosa de crescimento rápido, clara no início e depois apresenta pigmento avermelhado no centro da colônia.

(continua)

RESUMO (continuação)

Micose	Blastomicose	Emergomicose	Histoplasmose africana	Talaromicose
Diagnóstico laboratorial (histológico)	Hiperplasia pseudoepiteliomatosa, microabscessos, células gigantes e granuloma epitelioide dermoepidérmico.	Resposta inflamatória e achado de pequenas leveduras (2 a 5 µm) com brotamento de base estreita.	Granulomas epitelioides de aspecto sarcoide, com ou sem necrose caseosa e microrganismos.	Resposta granulomatosa mínima ou ausente, infiltração de células inflamatórias, eventual necrose perivascular.
Diagnóstico diferencial	Paracoccidioidomicose; coccidioidomicose; Histoplasmose. Tuberculose.	Histoplasmose, paracoccidioidomicose; leishmaniose difusa.	Histoplasmose clássica; tuberculose; sífilis.	Molusco contagioso; Histoplasmose; hialoifomicose.
Tratamento	Anfotericina B; itraconazol; novos azólicos.	Anfotericina B; itraconazol.	Anfotericina B; itraconazol; novos azólicos.	Anfotericina B; itraconazol; novos azólicos.

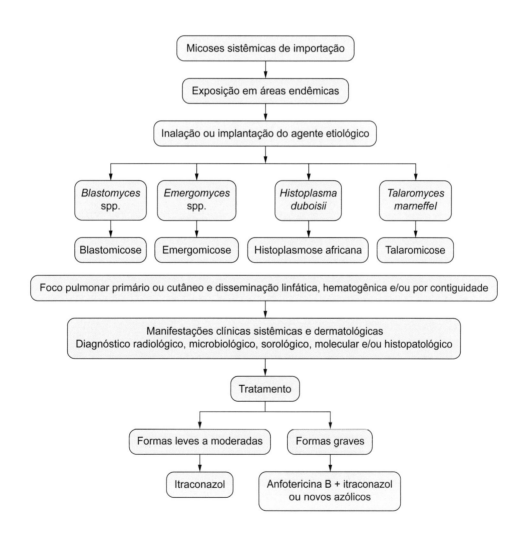

BIBLIOGRAFIA

Ashraf N, Kubat RC, Poplin V et al. Re-drawing the maps for endemic mycoses. Mycopathologia. 2020;185(5):843-65. doi: 10.1007/s11046-020-00431-2.

Dukik K, Munoz JF, Jiang Y et al. Novel taxa of thermally dimorphic systemic pathogens in the Ajellomycetaceae (Onygenales). Mycoses. 2017;60(5):296-309.

Friedman DZP, Schwartz IS. Emerging fungal infections: new patients, new patterns and new pathogens. J Fungi. 2019;5(3):67. doi: 10.3390/jof5030067.

Jenks JD, Gangneux JP, Schwartz IS et al. European Confederation of Medical Mycology (ECMM). Council Investigators Diagnosis of Breakthrough Fungal Infections in the Clinical Mycology Laboratory: an ECMM consensus statement. J Fungi. 2020;6(4):216. doi: 10.3390/jof6040216.

Jiang YP, Dukik K, Munoz JF et al. Phylogeny, ecology and taxonomy of systemic pathogens and their relatives in Ajellomycetaceae (Onygenales): blastomyces, emergomyces, emmonsia, emmonsiellopsis. Fungal Diversity. 2018;90(1):245-91.

Lutz J, Rieke A, Rieke B. Traveling with immunodeficiency: problems and prevention review. Internist (Berl). 2019 Jul;60(7): 701-8. doi: 10.1007/s00108-019-0617-4.

Oladele RO, Ayanlowo OO, Richardson MD et al. Histoplasmosis in Africa: an emerging or a neglected disease? PLoS Negl Trop Dis. 2018;12(1):e0006046.

Schwartz IS, Govender NP, Sigler L et al. Emergomyces: the global rise of new dimorphic fungal pathogens. PLoS Pathogens. 2019;15(9):e1007977. doi: 10.1371/journal.ppat.1007977.

Schwartz IS, Sanche S, Wiederhold NP et al. Emergomyces canadensis: a dimorphic fungus causing fatal systemic human disease in North America. Emerg Infect Dis. 2018;24(4): 758-61.

Schwartz IS, Wiederhold NP, Hanson KE et al. Blastomyces helicus: a new dimorphic fungus causing fatal pulmonary and systemic disease in humans and animals in Western Canada and the United States. Clin Infect Dis. 2019;68(2):188-95.

28 Histopatologia das Micoses

Leonardo Quintella • Ana Carolina Gonçalves Brito

EXAME HISTOPATOLÓGICO E DOENÇAS INFECCIOSAS

O exame histopatológico (EHP) estuda as alterações estruturais presentes nos tecidos nas diferentes doenças. Sua sensibilidade para a localização e identificação de agentes etiológicos das doenças infecciosas é relativamente baixa, pois esse não é seu objetivo precípuo. Logo, o papel de teste padrão-ouro (ou de referência) nas doenças infecciosas em geral cabe às técnicas microbiológicas ou moleculares.

A despeito dessa limitação, o EHP tem a grande e singular vantagem da ampla possibilidade de diagnósticos diferenciais. Alguns exemplos de condições que podem ser sugeridas, afastadas ou eventualmente diagnosticadas pelo EHP são: neoplasias, infecções provocadas pelos mais diversos agentes, doenças inflamatórias não infecciosas e degenerativas, entre outras. O EHP também oferece resultados mais rápidos do que a cultura e pode comprovar o papel etiológico de um microrganismo em uma lesão ao permitir melhor distinção entre infecção e eventual colonização (em sítios anatômicos não estéreis) ou contaminação (ambiental, de uma amostra, cruzada entre amostras, ou de outra natureza). Quando o agente etiológico não é cultivável, como na lobomicose e na hanseníase, o EHP pode ter um papel ainda mais relevante. Nele, aliam-se conveniências operacionais como baixo risco de exposição biológica, simplicidade de fixação e acondicionamento, baixo custo, grande disponibilidade e técnicas estabelecidas há mais de 1 século. Por tudo isso, a solicitação do EHP é boa conduta quase sempre que se obtém uma amostra de tecido.

As hipóteses diagnósticas e outras informações clínicas e epidemiológicas relevantes interferem diretamente na interpretação do EHP, então sua requisição deve ser diligentemente preenchida por profissional habilitado. A tarefa burocrática desse preenchimento pode ser delegada, porém a responsabilidade vinculada é intransferível.

DIAGNÓSTICO HISTOPATOLÓGICO DAS MICOSES

Na maioria das micoses, a reação tecidual é mista, neutrofílica e granulomatosa, também chamada granulomatosa supurativa. Sempre que houver esta reação, o diagnóstico de micose deve ser considerado. Os granulomas podem ser epitelioides ou do tipo corpo estranho. Granulomas dos dois tipos podem estar presentes concomitantemente, e geralmente são complexos, isto é, com elementos acessórios, tais como outras células inflamatórias (linfócitos, plasmócitos, eosinófilos), células gigantes, necrose ou fibrose. Pacientes com a imunidade reduzida, por qualquer razão, podem ter a resposta tecidual à infecção muito modificada, e demonstrar desde quase nenhuma inflamação até inflamação crônica inespecífica (sem granulomas) ou, até mesmo, inflamação aguda apenas, por vezes com abscessos. A maioria dos patologistas é compelida a pedir colorações especiais para a pesquisa de microrganismos apenas na presença de granulomas, mesmo diante da hipótese clínica de uma doença infecciosa. Assim, é prudente fornecer informações a respeito do *status* imunológico do paciente, para que o diagnóstico histopatológico da infecção seja seguido.

O diagnóstico histopatológico das micoses é realizado pela observação de tamanho, forma e afinidade tintorial (aos corantes) dos fungos em parasitismo, nas diferentes técnicas de coloração e impregnação.

A morfologia deve ser considerada prioritariamente, visto que a afinidade tintorial é mais facilmente alterada. A precisão desse diagnóstico morfotintorial dependerá de vários fatores, como o agente envolvido, a correta indicação e interpretação de preparados histológicos, a qualidade técnica desses preparados, a quantidade de fungos presentes na amostra, a presença de formas típicas e, por último, porém não menos importante, a experiência do microscopista. Talvez a maior qualidade do microscopista experiente seja a de diferenciar os casos em que se pode elaborar um laudo conclusivo, sucinto e assertivo, daqueles em que, dependendo dos demais fatores elencados anteriormente, um diagnóstico microscópico nosológico-etiológico preciso não pode ser realizado e um extenso laudo descritivo e analítico ser necessário. A conclusão mais precisa é decorrente de uma análise criteriosa de muitas ou todas as formas fúngicas presentes e suas variações em diferentes campos microscópicos e diferentes cortes e colorações. Imagens únicas comprovadamente patognomônicas como a roda de leme na paracoccidioidomicose ou uma cápsula vicejante na criptococose são exceção. Por isso, optou-se por ilustrar este capítulo com uma prancha de desenhos esquemáticos, em vez de fotomicrografias; muitas dezenas delas seriam necessárias para representar toda a gama de variações. Essa ênfase ao caráter minucioso do diagnóstico histopatológico das micoses serve também como advertência para quem acredita ser sempre possível realizá-lo em poucas imagens selecionadas de determinado caso.

Não é incomum que a coloração por hematoxilina-eosina (HE) permita a caracterização do fungo nos cortes histológicos, ainda que raramente seja a melhor coloração para tal. Fungos demácios que "já vêm coloridos para a gente[1] são o melhor exemplo da resolutividade da HE. No entanto, técnicas histológicas especiais sempre incrementarão a acurácia do diagnóstico (além, é claro, de alegrar um pouco o patologista).

Com base nas características morfotintoriais e nos fatores já enumerados, o laudo histopatológico muitas vezes será capaz de enunciar uma doença, e, com isso, pode-se chegar ao nível do gênero do fungo. Por sua vez, uma taxonomia completa fica cada vez mais resguardada a uma minoria de casos. Em alguns casos, o EHP pode assegurar, com base na reação tecidual e na análise das técnicas especiais, que há uma infecção fúngica, mas não pode indicar com precisão qual é o fungo presente. Nesses casos, deve-se realizar uma descrição morfológica detalhada dos microrganismos observados, concluir o laudo como "micose profunda", "doença fúngica" ou expressão semelhante. Se exequível e necessário, podem-se indicar algumas possibilidades diagnósticas e excluir outras, com o intuito de auxiliar na correlação com os aspectos clínicos e com outros exames laboratoriais (p. ex., sorologia), tendo sempre em mente que o EHP é apenas um adjunto na investigação diagnóstica, e sem olvidar jamais que "los hongos todo pueden".[2]

Cabe aqui uma defesa das expressões "micose superficial" e "micose profunda". Consideradas incorretas ou imprecisas, são termos unívocos atraentes e ocasionalmente úteis ao patologista, visto que refletem diagnósticos estruturais etiológicos e topográficos possíveis. Tais expressões são encontradas na literatura e devem ser encaradas com a condescendência que as limitações do método histopatológico demandam. Um EHP que não identifica suficientemente o fungo não pode diferenciar uma micose de inoculação de uma micose sistêmica ou de uma oportunista. Nem pode, por vezes, diferenciar a pitiríase versicolor da dermatofitose ou da candidíase. Restam ao patologista esses diagnósticos nada sofisticados. Nessa distinção aparentemente trivial entre micose superficial e micose profunda, reside uma armadilha que requer a devida atenção ao contexto clínico e histopatológico: não é infrequente encontrarmos hifas pigmentadas em meio à camada córnea de lesões de cromoblastomicose, ou hifas hialinas em meio a uma crosta que recobre uma lesão de esporotricose ou paracoccidioidomicose, por exemplo. Aliás, fungos dimórficos que se apresentam em parasitismo tecidual profundo como formas redondas unicelulares podem raramente exibir formas filamentosas, mesmo profundamente.

Passando às doenças formadoras de grãos, apenas os micetomas eumicóticos são causados por fungos, mas tradicionalmente os micetomas actinomicóticos e a botriomicose também entram no escopo da micologia.

---

[1] Como diz jocosamente o renomado patologista Kalil Madi: "os fungos amigos do patologista".

[2] Aforismo (que significa em tradução livre "os fungos tudo podem") repassado pelo eminente micologista Bodo Wanke, atribuído ao professor dermatologista e pediatra costa-riquenho Fernando Montero-Gei, e originalmente aplicado às dificuldades do diagnóstico clínico.

A HE em geral é suficiente para se estabelecer um diagnóstico de micetoma eumicótico, seja por hifas hialinas ou demácias. Colorações especiais apenas acrescentam detalhes. Bactérias filamentosas causadoras dos micetomas actinomicóticos são gram-positivas e se impregnam pelas técnicas da prata metenamina (p. ex., Gomori-Grocott). Cocos e bastonetes causadores da botriomicose também podem se impregnar, e é necessário observar a morfologia das bactérias para distingui-las das filamentosas. A investigação complementar dos grãos actinomicóticos requer colorações diferenciadas com álcool-ácido que permitem distinguir *Nocardia* spp. (fracamente positivas) de *Actinomadura* spp. e *Streptomyces* spp. (negativas). Grãos compostos por qualquer microrganismo podem se apresentar circundados por depósitos extracelulares de material eosinofílico hialino em forma de clavas irradiadas chamados de fenômeno de Höepli-Splendore. Tal fenômeno também é extensamente descrito na esporotricose (o chamado corpúsculo asteroide) e na entomoftoromicose, mas pode ocorrer associado a outros agentes de doenças infecciosas e eventualmente a corpos estranhos.

Essa grande complexidade ainda não considera substâncias, inclusões ou estruturas (parasitárias ou não), que podem simular fungos em parasitismo, e incluem depósitos de cálcio, componentes da matriz extracelular, muco, imunoglobulinas, debris celulares, tecidos vegetais e partes de artrópodos e helmintos. Tal mimetismo pode se dar em uma ou mais técnicas histológicas. Para os mais rigorosos, só se deve realizar o diagnóstico histopatológico de uma micose por fungo redondo na presença inequívoca de brotamento. É um critério aparentemente razoável, mas do qual se pode prescindir com algum ganho de sensibilidade e sem perda da especificidade, dada análise cuidadosa nas diferentes técnicas histológicas por um examinador experiente, aliada a correlações com a reação tecidual e os dados clínicos.

Tudo isto posto, segue-se uma proposta de abordagem para auxiliar nesse difícil exercício diagnóstico diferencial, acompanhada de uma breve descrição das formas fúngicas em parasitismo mais frequentemente observadas nas micoses mais comuns. Naturalmente, este capítulo serve como uma visão geral preliminar, não esgota os patógenos ou seus detalhes morfológicos, e não dispensa a consulta a demais capítulos desta obra e eventualmente à literatura complementar.

DIAGNÓSTICO HISTOPATOLÓGICO DIFERENCIAL DAS MICOSES E DAS DOENÇAS FORMADORAS DE GRÃOS (QUADRO 28.1 E FIGURA 28.1)

Deve-se excluir:

- Artefatos
- Colonização: de tecido normal ("microbiota"); de lesão tecidual
- Contaminação (amostra ou processamento técnico)
- Outros agentes infecciosos (infecção ou infestação)
- Estruturas não parasitárias (inclusões, depósitos ou corpos estranhos exógenos)

Deve-se verificar:

- História epidemiológica
- Estado imunológico
- Compatibilidade de apresentação clínica, reação tecidual e sítio anatômico
- Possibilidade de identificação: representação quantitativa e qualitativa do fungo; colorações adequadas.

Estruturas redondas unicelulares

Multiplicação por brotamento

Com cápsula

Cryptococcus sp. (Figura 28.1C)

▶ **Considerações.** A reação tecidual pode ser granulomatosa (forma reativa) ou mucinosa (gelatinosa ou forma hiporreativa). Reações intermediárias, com granulomas e mucina abundante, também existem. Quando ocorre essa associação, ou nas formas predominantemente mucinosas, pode haver macrófagos espumosos por fagocitose de muco, em um padrão que simula xantogranuloma (aí, mais bem denominado "leucogranuloma" ou "poliogranuloma", por conta do aspecto macroscópico branco-acinzentado).

A observação da cápsula pode ser feita em HE, ácido periódico de Schiff (PAS) ou mesmo na impregnação pela prata metenamina de Gomori-Grocott, na dependência da sua exuberância. A coloração de mucicarmim (de Mayer) é a mais referenciada para a coloração específica da cápsula. Outras técnicas como ferro coloidal e *alcian blue* (pH 2,5) podem ter resultados semelhantes ou até superiores. Formas muito pouco capsuladas existem.

O criptococo se divide por brotamento, geralmente único e de base estreita. Pode haver brotamento múltiplo com maior tendência à formação de pequenas

Micologia Médica

cadeias do que brotamentos multidirecionais. Na pequena cadeia, o tamanho das células tende a não ser uniforme (diferente da lobomicose), e a ser ordenado (grande-média-pequena).

O criptococo é bem redondo, quase "traçado a compasso". Formas ovaladas ou às vezes simulando alongadas (naviculares ou "em charuto", por vezes com brotamentos também alongados, em clava, dificultando o diagnóstico diferencial com a esporotricose) são degenerações ou artefatos de dobra.

Menores que 5 μm

- Arredondados ou elípticos, muitos microrganismos, raros brotamentos, sem cadeias, geralmente intracelulares no citoplasma de células do sistema mononuclear fagocitário (histiocitomicose), aspecto chamado de cacho de uva. Na HE, podem ter fino halo claro. Coram apenas fracamente pelo PAS = *Histoplasma capsulatum* var. *capsulatum* (Figura 28.1A)

▶ **Considerações.** O brotamento, quando visto, geralmente se dá em um dos "polos" de uma forma elíptica, e o longo eixo da célula-mãe é sempre alinhado com o da célula-filha, dando um aspecto de "pino de boliche" (ainda que essa comparação morfológica já tenha sido usada na literatura para descrever outros fungos). Um istmo (pequena ligação tubular entre o brotamento e a célula-mãe) quase nunca é visto.

A reação tecidual é pouco supurativa e mais histiocitária-fagocítica. Lesões granulomatosas antigas podem conter poucos microrganismos extracelulares em meio à necrose a ponto de ser necessária busca em mais de um recorte.

O diferencial com infecção profunda oportunista por *Candida* spp. (especialmente *C. glabrata*) é muito difícil ou impossível. O caráter intracelular do fungo com halo na HE e a baixa afinidade ao PAS favorecem a histoplasmose. Deixar o diagnóstico conclusivo para a cultura não é covardia do patologista

- Arredondados, elípticos ou naviculares (em "charuto"), relativa variação de tamanho (entre *H. capsulatum* e *Paracoccidioides* sp.), raros microrganismos, brotamentos relativamente frequentes, de base estreita, geralmente únicos, raramente duplos ou múltiplos, por vezes em forma de clava, sem formar cadeias. Coram bem no PAS = *Sporothrix* sp. (Figura 28.1B).

▶ **Considerações.** Ainda que a variação de tamanho seja relativa, os formatos são muito variados, tanto nas formas isoladas como nos brotamentos.

O brotamento também pode ser oblongo de largura uniforme, inclusive na base (não forma o aspecto em clava).

Não há qualquer alinhamento entre os maiores eixos da célula-mãe e da célula-filha. Brotamentos alongados em orientação oblíqua ou transversal ao maior eixo da célula-mãe são considerados bastante característicos de *Sporothrix* sp.

De todas as micoses abordadas neste capítulo, a esporotricose é aquela em que se detecta o fungo ao EHP em menor proporção dos casos. No estudo histopatológico mais recente de casos consecutivos no estado do Rio de Janeiro, apenas cerca de 35% dos 119 tinha fungos detectáveis. Podem aparecer corpos asteroides, que são estruturas leveduriformes circundadas por um material acelular eosinofílico e hialino, fibrilar ou em forma de clava, em arranjo radial. A literatura refere este achado em proporções variadas dos casos: desde ausente na casuística do Rio de Janeiro citada anteriormente, até uma sugestão da presença em 100% dos casos, se cortes seriados suficientes forem examinados.

Em pacientes imunossuprimidos existe a possibilidade de altíssima carga fúngica na lesão. Estes são os casos de maior dificuldade no diagnóstico diferencial com a histoplasmose, visto que além de haver halo claro nas formas fúngicas em HE, a reação pode ser predominantemente fagocitária. Mas é exatamente nesses casos que a variação morfológica mais se expressa e formas naviculares são mais frequentes.

Maiores que 5 μm

- Arredondados, tamanho bastante uniforme, maiores que *H. capsulatum* e *Sporothrix* sp., porém menores que as maiores formas de *Paracoccidioides* sp., arranjo em cadeia de 3 ou mais células (até 7 ou 8), conexão entre as células por istmos delgados = *Lacazia loboi* (Figura 28.1D).

▶ **Considerações.** As cadeias de fungos redondos podem ramificar.

Istmos são frequentemente vistos e podem apresentar brotamentos múltiplos (3 a 4) levando a possível confusão com *Paracoccidioides* spp. Nesse aspecto, uma maior afinidade ao PAS favorece *L. loboi*. A reação tecidual é predominantemente histiocitária, com células gigantes tipo Langhans e tipo corpo estranho:

- Brotamentos únicos ou múltiplos: "roda de leme" (uma célula grande dando origem a várias células pequenas uniformes entre si e muito menores que a célula-mãe) ou "cabeça do Mickey" (uma célula grande dando origem a duas, ou poucas mais, células menores, diferentes entre si e podendo se aproximar do tamanho da célula-mãe) = *Paracoccidioides* sp. (Figura 28.1E).

▶ **Considerações.** Na HE a parede é refringente e espessa, e o conteúdo das células tende à basofilia, podendo aparecer retraído, afastado da parede.

Há pouca afinidade ao PAS. A HE é eficaz em demonstrar o fungo quase tão bem quanto o PAS.

Istmos são frequentemente vistos.

Algumas formas degeneradas são consideradas relativamente específicas. As formas "em escumadeira" são estruturas redondas, do tamanho das maiores células, com numerosas pequenas perfurações também arredondadas, provavelmente de onde se destacaram brotamentos do tipo "roda de leme". A forma "em granada" são estruturas do tamanho das maiores células, redondas e formadas pelo encaixe de fragmentos poligonais.

Células fúngicas deformadas e colapsadas em forma de "C" ou meia-lua não são específicas ou indicativas do diagnóstico. Podem ser as formas predominantes ou as únicas vistas em lesões antigas, com granulomas de baixa cinética celular, muita necrose, fibrose e eventualmente calcificação.

Na pele e nas mucosas a reação é mista, bastante supurativa e frequentemente com hiperplasia escamosa pseudoepiteliomatosa.

■ Brotamento único de base larga = *Blastomyces dermatitidis* (Figura 28.1F).

▶ **Considerações.** O diagnóstico da blastomicose norte-americana deve ser feito com muito cuidado fora das suas áreas endêmicas.

Multiplicação por septação

■ Fungos demácios (pigmentados, castanhos) de parede espessa (corpos escleróticos ou de Medlar) e septações em mais de um plano (corpos muriformes) = cromoblastomicose (diferentes gêneros e espécies) (Figura 28.1G).

▶ **Considerações.** A reação tecidual geralmente é piogranulomatosa na derme superficial, associada a uma hiperplasia escamosa irregular chegando a pseudoepiteliomatosa e fibrose abaixo da área de inflamação.

Geralmente os fungos são abundantes e facilmente localizáveis na lesão e presentes no interior dos piogranulomas ou em outras áreas de supuração. A impregnação pela prata de Fontana-Masson pode ajudar a evidenciar o pigmento.

Em casos com poucos fungos, fungos pouco pigmentados, presentes apenas em alguns dos cortes e não encontrados em HE, pode ser necessário caracterizar o pigmento por uma tonalidade alaranjada no PAS, ou esverdeada nas colorações diferenciadas por álcool-ácido (pela metacromasia do azul de metileno usado como fundo).

■ Células grandes (até 18 μm), com parede espessa, que se dividem por septação e por brotamento, acompanhada de formas redondas pequenas = *Sporothrix schenckii* var. *luriei* (Figura 28.1H).

▶ **Considerações.** Poucos relatos na literatura, menos de uma dezena de casos.

Não se multiplicam

■ Células muito grandes, de 20 a 700 μm = *Chrysosporium parvum* (Figura 28.1I: *C. parvum* var. **parvum** tem entre 20 e 40 μm; *C. parvum* var. **crescens** tem entre 200 e 700 μm).

▶ **Considerações.** A doença é chamada adiaspiromicose e acomete apenas o pulmão.

Multiplicação por endosporulação (endósporos dentro de um esporângio ou "esférula")

■ Células hialinas entre 2 e 10 μm, sem endosporulação. Células-mãe de parede delgada e diâmetro entre 10 e 25 μm, contendo geralmente de 2 a 8 endósporos de cerca de 2 a 5 μm = *Prototheca* sp. (ou *Chlorella* sp.) (Figura 28.1J).

▶ **Considerações.** A reação tecidual pode ser muito variável, desde pouca inflamação (em pacientes imunodeprimidos) até granulomas necrosantes.

Detalhes morfológicos podem embasar a diferença entre *P. wickerhammi* e *P. zopfii. P. wickerhammi* tem células-mãe e endósporos menores e os endósporos são mais compactados no interior da célula-mãe. Essa configuração de *P. wickerhammi* é comparada a uma flor ou a uma bola de futebol (antiga, de couro, tipo bola de "capotão").

Não são fungos, são classificadas como algas

■ Esporângio de parede espessa e diâmetro entre 20 e 200 μm. Dezenas de endósporos de cerca de 2 a 3 μm = *Coccidioides* sp. (Figura 28.1K).

▶ **Considerações.** O diagnóstico da coccidiodomicose deve ser feito com muito cuidado fora das suas áreas endêmicas.

Assim como na paracoccidioidomicose, formas degeneradas em forma de "C" ou de meia-lua podem ser vistas. Em geral, entretanto, são maiores.

■ Esporângio frequentemente maior que 200 μm e de parede muito espessa, podendo chegar a 5 μm de espessura. Muitas dezenas ou mesmo centenas de endósporos de até 10 μm, alguns preenchidos por corpos globulares = *Rhinosporidium* sp. (Figura 28.1L).

▶ **Considerações.** É eucarioto, porém sua taxonomia ainda é motivo de controvérsia. Provavelmente não é um fungo; talvez seja protozoário.

Estruturas filamentosas

Micélio septado

Micélio associado a estruturas leveduriformes

- Leveduras esféricas uniformes e pequenas de 2 a 3,5 μm. "Cachos" de blastosporos entremeados com as hifas ("espaguete com almôndegas"). Hifas fragmentadas dando origem a segmentos pequenos e curvados = *Malassezia* sp.

  ▶ **Considerações.** Agente da pitiríase versicolor, uma micose superficial

- Leveduras esféricas ou ovaladas maiores, blastosporos de 4 a 5 μm, brotamentos frequentes. Hifas ou pseudo-hifas toruloides = *Candida* sp.

  ▶ **Considerações.** Hifas toruloides (ou moniliformes) são aquelas cujos segmentos têm as paredes não paralelas, curvadas e convexas, mais estreitas próximo aos septos, dando a impressão de serem constituídas pelo encadeamento de formas ovaladas muito alongadas, como uma corda de linguiças.

Nas infecções mucocutâneas, as formas redondas são vistas em meio a camadas mais superficiais do epitélio e as formas filamentosas, em camadas mais profundas, raramente atingindo a camada basal. As formas filamentosas tendem a se orientar de forma perpendicular à superfície epitelial (diferente das dermatofitoses em que a orientação tende a ser paralela). Há degeneração e perda da coesão das células epiteliais escamosas superficiais.

Micélio não associado a formas leveduriformes

- Hifas hialinas (não pigmentadas) apocíticas (com septação), com espessura uniforme e regular (cerca de 5 μm), paredes relativamente espessas e paralelas, ramificação em ângulo agudo = hialoifomicose (Figura 28.1M).

  ▶ **Considerações.** Muitos gêneros e espécies, sendo as mais frequentes *Aspergillus* spp. e *Fusarium* spp., mas também *Pseudallescheria* spp., *Paecilomyces* spp., *Penicillium* spp., *Acremonium* spp., *Scedosporium* spp., entre outros. Na presença do corpo frutificante do aspergilo, o que geralmente ocorre em lesões cavitárias ou em cavidades naturais aeradas, pode-se identificar o gênero e, às vezes, a espécie. Os demais gêneros, só pela cultura.

Segmentos vesiculares podem aparecer, com paredes abauladas.

Hifas apocíticas vistas apenas em meio ao estrato córneo da epiderme, estrutura anexial da pele ou lâmina ungueal é o achado das dermatofitoses. Geralmente acompanha uma reação espongiótica/exsudativa:

- Hifas pigmentadas (demácias), ramificação em ângulo agudo, comumente toruloides (ver item *Leveduras esféricas ou ovaladas maiores*, anteriormente) = feoifomicose (Figura 28.1N).

  ▶ **Considerações.** Muitos gêneros e espécies só determinados em cultura.

Há significativa variação das expressões morfológicas das formas fúngicas na feoifomicose. As hifas podem ser toruloides ou ter largura uniforme com paredes perfeitamente paralelas. Pode haver formas redondas com ou sem septação, extremamente semelhantes às vistas na cromoblastomicose. Por este motivo, alguns patologistas e micologistas mais escrupulosos defendem que o diagnóstico de cromoblastomicose não deve ser feito sem a visualização da septação em dois planos, critério que excluiria a feoifomicose. De novo, esse argumento é plausível, mas a correlação com dados clínicos e HE, aliada à presença exclusiva e frequente de formas redondas permite um diagnóstico seguro de cromoblastomicose, por vezes mesmo sem a observação de qualquer septação.

Como no item imediatamente anterior, a presença de hifas demácias apenas em meio à camada córnea, sem inflamação dérmica significativa, no devido contexto clínico pode corresponder à tinha negra.

Micélio não septado

- Hifas largas, de largura variável (entre 5 e 15 μm), paredes finas e tortuosas, raramente septadas (hifas cenocíticas) = zigomicose (Figura 28.1O).

  ▶ **Considerações.** As paredes delgadas da hifa podem aparecer dobradas e simular septação.

Em alguns casos a melhor coloração para a observação do fungo é a HE, porém o PAS e a impregnação pela prata costumam ajudar.

Na classe dos zigomicetos, duas ordens têm importância médica: Mucorales, causadores das mucormicoses, e Entomophtorales, causadores das entomoftoromicoses. Essa distinção depende da clínica, da epidemiologia e da cultura, mas as entomoftoromicoses geralmente apresentam hifas com fenômeno de Höeppli-Splendore e intensa eosinofilia tecidual.

O filo Zygomycota e a classe Zygomycetes, entretanto têm sido revistos por taxonomistas e podem deixar de existir. Foi proposto o filo Glomeromycota. Preparemo-nos para o advento do diagnóstico histopatológico de "glomeromicose".

Capítulo 28 **Histopatologia das Micoses** 263

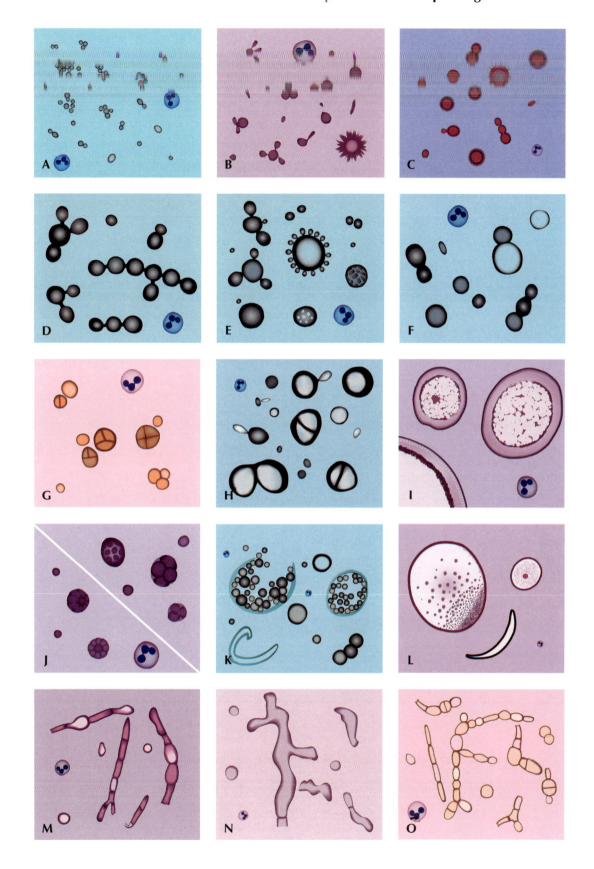

Figura 28.1 Representação esquemática das bases morfológicas para o diagnóstico histopatológico das micoses. **A.** *Histoplasma capsulatum*. **B.** *Sporothrix* sp. **C.** *Cryptococcus* sp. **D.** *Lacazia loboi*. **E.** *Paracoccidioides* sp. **F.** *Blastomyces dermatitidis*. **G.** Cromoblastomicose. **H.** *Sporothrix schenckii* var. *luriei*. **I.** *Chrysosporum parvum*. **J.** *Prototheca wickerhamii* (inferior à esquerda) e *Prototheca zopfii* (superior à direita). **K.** *Coccidioides* sp. **L.** *Rhinosporidium* sp. **M.** Hialoifomicose. **N.** Zigomicose. **O.** Feoifomicose.

Grãos

- Grãos formados por hifas septadas = micetoma eumicótico.

  ▶ **Considerações.** Várias espécies e gêneros. A identificação depende da análise conjunta de características macroscópicas do grão, como cor e consistência, e da microscopia. Mas a cultura é o método mais acurado para essa identificação

- Grãos formados por bactérias filamentosas positivas à impregnação pela prata metenamina = micetoma actinomicótico
  - Bactérias filamentosas fracamente/parcialmente álcool-ácido resistentes = *Nocardia* sp.
  - Bactérias filamentosas álcool-ácido lábeis = *Actinomadura* sp. e *Streptomyces* sp.

  ▶ **Considerações.** *Nocardia* spp. também é agente causal da nocardiose, infecção geralmente pulmonar, supurativa, sem a formação de grãos. Seja em grãos das actinomicoses ou em meio a exsudato purulento da nocardiose, a afinidade de *Nocardia* spp. para as colorações diferenciadas com álcool-ácido é fraca e segmentar, e nem sempre presente. Na coloração, pelo Gram pode ter aparência frisada ou ensartada como em um fio de contas.

Actinomicetos do gênero *Actinomyces* são causadores das actinomicoses, doença formadora de grãos que deve ser diferenciada dos micetomas pelo fato da fonte de inoculação ser endógena, em geral proveniente da cavidade oral:

- Grãos formados por bactérias não filamentosas (cocos e bastonetes, gram-positivos ou negativos) = botriomicose.

  ▶ **Considerações.** Várias espécies e gêneros, mais comuns *Staphylococcus aureus* e *Pseudomonas aeruginosa*.

Quadro 28.1 Referência rápida para o diagnóstico histopatológico das micoses e das doenças formadoras de grãos.

Características morfológicas			Diagnóstico histopatológico*	
Estruturas redondas unicelulares	Multiplicação por brotamento	Com cápsula	■ *Cryptococcus* sp.	
		Menores que 5 µm	■ *Histoplasma capsulatum* var. *capsulatum*	
			■ *Sporothrix* sp.	
		Maiores que 5 µm	■ *Lacazia loboi*	
			■ *Paracoccidioides* sp.	
			■ *Blastomyces dermatitidis*	
	Multiplicação por septação		■ Cromoblastomicose	
			■ *Sporothrix schenckii* var. *luriei*	
	Multiplicação por endosporulação		■ *Prototheca* sp.	
			■ *Coccidiodes* sp.	
			■ *Rhinosporidium* sp.	
	Não se multiplicam		■ *Chrysosporium parvum*	
Estruturas filamentosas	Micélio septado associado a estruturas leveduriformes		■ *Malassezia* sp.	
			■ *Candida* sp.	
	Micélio septado não associado a estruturas leveduriformes		■ Hialoifomicose	
			■ Feoifomicose	
	Micélio não septado		■ Zigomicose	
Grãos	Fungos filamentosos		■ Micetoma eumicótico	
	Bactérias filamentosas		■ Micetoma actinomicótico	*Nocardia* sp.
				Actinomadura sp. ou *Streptomyces* sp.
	Bactérias não filamentosas		■ Botriomicose	

*A descrição detalhada encontra-se no texto.

BIBLIOGRAFIA

Adam DO. The granulomatous inflammatory response. A review. Am J Pathol. 1976 Jul;84(1):164-92.

Baker RD. Human infection with fungi, actinomycetes and algae. New York: Springer-Verlag, 1971. p. 1-1093.

Chandler FW, Chapman RS, Kaplan W et al. Color atlas and text of the histopathology of mycotic diseases. Londres: Wolfe; 1980. p. 1-333.

Kradin RL. Diagnostic pathology of infectious disease. Philadelphia, PA: Elsevier; 2018. p. 1-685.

Marimon R, Cano J, Gené J et al. Sporothrix brasiliensis, S. globosa and S. mexicana: three new Sporothrix species of clinical interest. J Clin Microbiol. 2007 Oct;45(10):3198-206. doi: 10.1128/JCM.00808-07.

Matute DR, McEwen JG, Puccia R et al. Cryptic speciation and recombination in the fungus Paracoccidioides brasiliensis as revealed by gene genealogies. Mol Biol Evol. 2006 Jan;23(1):65-73. doi: 10.1093/molbev/msj008.

Orihel TC, Ash LR. Pseudoparasites & Artifacts. In: Parasites in human tissues. Chicago, IL: ASCP Press; 1995. p. 357-70.

Quintella LP, Passos SR, Vale AC et al. Histopathology of cutaneous sporotrichosis in Rio de Janeiro: a series of 119 consecutive cases. J Cutan Pathol. 2011 Jan;38(1):25-32. doi: 10.1111/j.1600-0560.2010.01626.x.

Rippon JW. Medical mycology: the pathogenic fungi and the pathogenic actinomycetes. Philadelphia, PA: Saunders, 1988. p. 1-559.

Índice Alfabético

A

Acremonium, 239
- *kiliense*, 127
Actinomadura madurae, 126
Actinomicetoma, 119, 129
Albaconazol, 217
Alilamina, 217
Aminocandina, 218, 220
Amorolfinas, 218
Anfotericina B, 203, 217
Anidulafungina, 218, 219
Antifúngicos, 103, 213
- tópicos, 86
Antifungigrama, 25
Ascomicetos, 2
Aspergilose
- invasiva, 235
- pulmonar invasiva, 235
Ativação de bombas de efluxo, 221
Atrofia papilar central da língua, 72
Auxanograma/zimograma, 22
Azóis, 214

B

Balanite, 77
Balanopostite, 73
Basidiobolomicose, 150, 153
Basidiobolus spp., 149
- *ranarum*, 149, 152
Basidiomicetos, 2
Blastomicose, 248
- europeia, 157

- negra, 97
- norte-americana, 248
- queloidiana, 135
Blastomyces dermatitidis, 21

C

C. neoformans, 157
Câncer do pântano, 207
Candida albicans, 71
Candidíase, 71
- atrófica
- - aguda, 72
- - crônica, 72
- congênita e neonatal, 74
- crônica hiperplásica, 72
- cutânea, 73
- em imunossuprimidos, 75
- eritematosa, 72
- invasivas, 227
- localizada, 72
- mucocutânea crônica, 76, 77
- oral, 72, 77
- pseudomembranosa aguda, 72
- vaginal, 73
- ungueal e periungueal, 74
Candidoses, 71
Cariogamia, 10
Caspofungina, 218, 219
Célula fúngica, 5
Ceratofitose negra, 31
Cetoconazol, 214
Chapa, 97

268 Micologia Médica

Cirurgia excisional, 103
Cisto
- feoifomicótico, 89
- feomicótico, 89
Cladosporiose, 97, 235
- epidérmica, 31
Clasdosporium, 98
Classificação dos antifúngicos de acordo com o alvo das drogas, 213
Cloridrato de terbinafina, 68
Coccidioides immitis/C. posadasii, 20
Coccidioides spp., 182
Coccidioidomicose, 181
- cutânea primária, 187
- disseminada, 186
- - cutânea, 186
- - neurológica, 187
- - osteoarticular, 186
- no Brasil, 187
- pulmonar
- - aguda, 183
- - crônica
- - - progressiva, 186
- - - regressiva (sequelar), 185
Cogumelo, 2
Coleta de espécime clínico, 17
Coloração por hematoxilina-eosina, 161
Conidiobolomicose, 150, 153
Conidiobolus spp., 149, 152
Conjuntiva, 18
Córnea, 18
Criação de espécies reativas de oxigênio, 221
Criocirurgia, 103
Crioterapia, 103
Criptococose, 157
- do sistema nervoso, 158
- por *C. neoformans*, 157
- pulmonar, 158
Cromoblastomicose, 97
- cicatricial ou atrófica, 100
- em placa, 100
- nodular, 100
- tumoral, 100
- verrucosa, 100
Cromomicose, 97

Cryptococcus sp., 157, 259
- *gattii*, 157
Cultura
- fúngica, 84
- para fungos dermatofitoses, 64
Cura espontânea, 111

D

Dermatite
- das fraldas, 73, 77
- verrucosa, 97
Dermatofítides, 63
Dermatofitoma, 63
Dermatofitose(s), 55
- da barba, 60
- da face, 62
- da mão, 60
- das unhas, 62
- do corpo, 60
- do couro cabeludo, 59
- dos pés, 62
- inguinal ou marginada, 60
- invasiva, 63
Dermatomicose(s), 81
- por fungos filamentosos, 81
Dermatoscopia da unha, 63
Dermatose neutrofílica febril aguda, 185
Diagnóstico
- histopatológico
- - das micoses, 257
- - diferencial das micoses e das doenças formadoras de grãos, 259
- laboratorial
- - das feoifomicoses, 241
- - das micoses, 17
- micológico, 19
- por imagens radiológicas, 128
Doença(s)
- causadas por *Trichosporon* spp., 45
- da Califórnia, 181
- da roseira, 107
- de Balingall, 119
- de Beigel, 43
- de Busse-Busschke, 157

Índice Alfabético

- de Carrion, 97
- de Chicago, 248
- de Darling, 173
- de Gilchrist, 248
- de Jorge Lobo, 135
- de Pedroso, 97
- de Posadas-Wernicke, 181
- do deserto, 181
- do jardineiro, 107
- do Vale de Ohio, 173
- formadoras de grãos, 259
- fúngicas invasivas ou leveduras, 225

E

Ecologia dos fungos, 14, 182
Emergomicose, 250
Emonsiose, 250
Entodermatoscopia, 32
Entomoftoromicose, 149
Equinocandinas, 218
Ergosterol, 214
Eritema
- multiforme, 184
- nodoso, 184
- tóxico, 184
Erosio interdigitalis blastomycetica, 73
Escarro, 18, 19
Esporotricose, 107
- após trauma com peixe, 209
- forma
- - cutânea
- - - disseminada ou cutâneo-disseminada, 110
- - - fixa, cutâneo-localizada ou localizada, 109
- - extracutânea ou disseminada, 110
- - linfocutânea, cutâneo-linfática ou linfangítica nodular, 109
Esquemas de diagnóstico e identificação molecular, 26
Estomatite da dentadura, 72
Estruturas
- filamentosas, 262
- redondas unicelulares, 259
Eumicetomas, 130
Exame
- histopatológico, 102, 113, 122, 188
- - e citológico, 144

- - e doenças infecciosas, 257
- - paracoccidioidomicose, 169
  micológico direto, 63, 71, 112, 121
- - infecções superficiais por fungos filamentosos não dermatófitos, 83
- - paracoccidioidomicose, 168
- - pitiríase versicolor, 51
Exantema agudo, 184

F

Febre do Vale, 181
- de São Joaquim, 181
Feoifomicoses, 240
- subcutâneas, 89
- tratamento das, 242
Fialófora, 98
Ficomicose, 195, 207
- subcutânea, 149
Figueira, 97
Fisiologia dos fungos, 12
Fluconazol, 68, 86, 153, 215
Fluidos corporais, 18
5-fluorocitosina (5-FC), 220
Formação
- de biofilme, 222
- de esporos, 10
Formigueiro, 97
Fragmento
- de tecido, 19
- ósseo, 19
Fungos
- assexuados, 11
- características gerais dos, 1
- dimórficos, 10
- - termodependentes, 20
- falsos, 205
- filamentosos, 235
- importância dos, 16
- patogênicos para seres humanos e ambientes aquáticos, 209
- predadores, 15
Fusariose invasiva, 236

G

Geotricose, 231
Gliomastix, 239
Glomeromicetos, 2
Glossite romboide mediana, 72
Granuloma
- cístico subcutâneo, 89
- coccidioidico, 181
- de Majocchi, 60
- micótico, 89
- subcutâneo, 89
Granulomatose coccidioidica, 181
Grãos, 264
Griseofulvina, 220

H

H. capsulatum var. *duboisii*, 173
Hialoifomicose(s), 238
- por *Fusarium*, 235
Histopatologia das micoses, 257
Histoplasma capsulatum, 20, 173
Histoplasmose, 173
- africana, 252
- *duboisii*, 252

I

Identificação molecular de fungos patogênicos, 24
Imiquimode, 103
Imunobiológicos, 226
Infecção(ões)
- bacteriana secundária, 111
- por *Penicillium marneffei*, 203
- por *Talaromyces marneffei*, 203
- superficiais por fungos filamentosos não
    dermatófitos, 81
Inflamação periungueal, 82
Inibição
- da sinalização da calcineurina, 221
- de ácido nucleico, proteína e síntese de microtúbulos, 220
- de proteína de choque térmico 90, 221
Intertrigo, 73, 77
Iodeto de potássio, 153

Isavuconazol, 216
Itraconazol, 68, 153, 214

K

Keratomycosis nigricans, 31
- *palmaris*, 31
Keratophytia nigra, 31
Kodamaea, 232

L

Lacazia loboi, 136
Lacaziose, 135
Lâmpada de Wood, 52
Laser, 103
Lepra (hanseníase), 135
Leveduras invasivas, 227
Líquen, 15
Liquor, 18
Lobomicose, 135
Lomentosporiose, 237

M

Madurella mycetomatis, 126
Maduromicose, 119
Malassezia, 231
Manifestações
- articulares, 185
- associadas à esporotricose, 111
- clínicas das feoifomicoses, 241
- cutâneas, 185
- - nas micoses oportunistas, 227
- de hipersensibilidade, 184
- oculares, 185
Mecanismos
- de transmissão e fatores de risco, 182
- moleculares de resistência
- - a 5-FC, 222
- - a equinocandinas, 222
- - a polienos, 222
Medula óssea (aspirado), 18

Meio cromogênico CHROMagar® Candida, 22

Membranas mucosas, 110

Método(s)

- convencionais para a identificação
- - de fungos filamentosos, 20
- - de leveduras, 21
- de Dalmau, 22
- imunológicos, 161
- moleculares, 114, 162

Micafungina, 218, 219

Micélio

- associado a estruturas leveduriformes, 262
- não associado a formas leveduriformes, 262
- não septado, 262
- septado, 262

Micetologia, 2

Micetoma

- eumicótico, 119
- maduro micótico, 119

Micologia, 2

- noções básicas de, 1

Micoses

- de importação, 247
- de Lane Medlar, 97
- oportunistas
- - por fungos filamentosos, 235
- - por leveduras, 225
- por fungos negros, 235
- por hifas hialinas, 235

Microscopia da cultura, 74

Microsporídios, 2

Microsporosis nigra, 31

Miraip ou piaip (na língua tupi-kaiabi), 135

Moniliase, 71

- cutânea, 71

Morfolinas, 218

Morfologia e reprodução dos fungos, 6

Mucormicose, 195

- forma cutânea, 197
- forma disseminada, 198
- forma gastrintestinal, 197
- forma pulmonar, 197
- forma rinocerebral, 196

Mucosa oral e orofaringe, 18

Mudanças

ou supersupressão dos alvos de drogas, 222

- quantitativas ou qualitativas de enzimas, alterações do ergosterol e da parede celular, 222

Multiplicação

- por brotamento, 259
- por endosporulação (endósporos dentro de um esporângio ou "esférula"), 261
- por septação, 261

N

Naftifina, 217

Nicomicina, 220

Nistatina, 217

Nocardia brasiliensis, 126

O

Onicomicose, 62, 81

- distrófica total, 63
- por dermatófitos, 68
- subungueal
- - distal e lateral, 63
- - proximal, 63
- superficial, 63
- superficial branca, 82

Onicoscopia, 63

P

Paecylomyces, 238

Paracoccidioides brasiliensis, 136, 188

Paracoccidioides spp, 20, 166

Paracoccidioidomicose, 165

- associada à imunossupressão, 166
- doença, 166
- forma
- - aguda/subaguda (tipo juvenil), 166, 167
- - crônica, 166
- - - multifocal, 167
- - - unifocal, 167
- infecção, 166
- sequelas, 166

272 Micologia Médica

Paracoco, 165
Parasitismo, 15
Parede celular, 218
Paroníquia, 77
Pbmicose, 165
PCM, 165
Pé
- de formigueiro, 119
- de Madura, 119
Pele e pelos, 18
Peniciliose, 203
Penicillium marneffei, 203
Perleche monilial, 71
Pesquisa
- de antígeno criptocócico, 161
- de fungos patogênicos em estruturas vulnerantes de peixes, 209
- direta do fungo, 160, 187
Piedra
- *alba*, 43
- *branca*, 43
- *negra*, 37
Pitiose, 205, 207
Pitiríase
- negra, 31
- versicolor, 49
Polienos, 217
Polioxinas, 220
Posaconazol, 153, 216
Processamento das amostras, 19
Profilaxia antifúngica, 227
Prototecose, 205
Prototheca wickerhamii, 205
Prototheca zopfii, 205
Prova
- da canavanina glicina azul de bromotimol (prova do CGB), 22
- da fenol-oxidase (ágar semente de Níger), 22
- da urease, 22
- do tubo germinativo, 22
Pseudozyma aphidis, 231
Purporeocillium, 238
Pus e material de abscesso, 18
Pythium insidiosum, 207

Q

Queilite angular (perleche), 72
Queratofitose negra, 31
Quérion, 60
Quirana, 37
Quitrídios, 2

R

Ravuconazol, 216
Redução da concentração eficaz da droga, 221
Reprodução sexuada nos fungos, 10
Resistência a antifúngicos, 221
Reticuloendoteliose, 173
Reumatismo do deserto, 181
Rhinosporidium seeberi, 141
Rhodotorula spp., 231
Rinocladiela, 98
Rinoentomoftomicose, 150
Rinosporidiose, 141

S

Saccharomyces, 231
Sangue, 18
Sapinho, 71
Sarocladium, 239
Scedosporiose, 237
- *prolificans*, 235
Scedosporium apiospermum, 127
Secreções pulmonares, 18, 19
Sequelas, 111
Sequenciamento de DNA, 25
Seudoleschiríase, 235
Simbiose mutualista, 15
Síndrome
- de Sweet, 185
- inflamatória de reconstituição imune associada à criptococose, 163
Sistema
- nervoso central, 111
- osteoarticular, 111
- respiratório/pulmonar, 111

Índice Alfabético

Sordarinas, 221
Sorologia, 113
- para fungos, 23
Sporothrix spp., 21
- *schenckii*, 107
Sporotrichum
- *beurmanni*, 107
- *schencki*, 107
Sulfametoxazol-trimetoprima, 153

T

Talaromicose, 203
Talaromyces (Penicillium) marneffei, 21
Tecidos, 18
Técnica de MALDI-TOF MS, 22
Terapia
- fotodinâmica, 103
- sistêmica, 86
- tópica, 86
Terbinafina, 153, 217
Termoterapia, 103
Testes
- de sensibilidade *in vitro* a antifúngicos, 162
- intradérmicos, 189
- sorológicos, 113
Tinea, 55
- *barbae*, 60
- *capitis*, 59, 67
- *corporis*, 60, 68
- *cruris*, 60
- *faciei*, 62
- *manuum*, 60
- *nigra*, 31
- *nodosa*, 37
- *pedis*, 62, 68
- *unguium*, 62
- *versicolor*, 49

Tinha, 55
- da barba, 60
- da face, 62
- da mão, 60
- da pele glabra, 60
- das unhas, 62
- do corpo, 60
- do couro cabeludo, 59
- dos pés, 62
- imbricata, 60
- incógnita, 60
- inguinal, 60
- negra, 31
- profunda, 60
- versicolor, 49
Tolurose, 157
Tricomicose
- dos estudantes, 37
- nodular, 37
Tricosporia nodosa, 43
Tricosporonose, 229

U

Unhas, 18
Urina, 18, 19

V

Voriconazol, 153, 215
Vulvovaginite, 77

Z

Zigomicetos, 2
Zigomicose, 195
- sistêmica, 195
- subcutânea, 149
Zoôhei, 37